U0711968

全国中医药行业中等职业教育"十三五"规划教材

内 科 护 理

（第二版）

（供护理、中医护理专业用）

主 编 ◎ 褚青康

中国中医药出版社

·北 京·

图书在版编目（CIP）数据

内科护理/褚青康主编 . —2 版 . —北京：中国中医药出版社，2019.4（2025.7重印）

全国中医药行业中等职业教育"十三五"规划教材

ISBN 978-7-5132-5165-5

Ⅰ. ①内…　Ⅱ. ①褚…　Ⅲ. ①内科学—护理学—中等专业学校—教材　Ⅳ. ①R473.5

中国版本图书馆 CIP 数据核字（2018）第 196059 号

中国中医药出版社出版

北京经济技术开发区科创十三街 31 号院二区 8 号楼
邮政编码　100176
传真　010-64405721
北京盛通印刷股份有限公司印刷
各地新华书店经销

开本 787×1092　1/16　印张 37　字数 759 千字
2019 年 4 月第 2 版　2025 年 7 月第 3 次印刷
书号　ISBN 978-7-5132-5165-5

定价　79.00 元
网址　www.cptcm.com

服 务 热 线　010-64405510
购 书 热 线　010-89535836
维 权 打 假　010-64405753

微信服务号　zgzyycbs
微商城网址　https：//kdt.im/LIdUGr
官方微博　http：//e.weibo.com/cptcm
天猫旗舰店网址　https：//zgzyycbs.tmall.com

如有印装质量问题请与本社出版部调换（010-64405510）
版权专有　侵权必究

全国中医药职业教育教学指导委员会

主任委员

卢国慧（国家中医药管理局人事教育司司长）

副主任委员

赵国胜（安徽中医药高等专科学校教授）

张立祥（山东中医药高等专科学校党委书记）

姜德民（甘肃省中医学校校长）

范吉平（中国中医药出版社社长）

秘 书 长

周景玉（国家中医药管理局人事教育司综合协调处处长）

委 员

王义祁（安徽中医药高等专科学校党委副书记）

王秀兰（上海中医药大学教授）

卞 瑶（云南中医学院继续教育学院、职业技术学院院长）

方家选（南阳医学高等专科学校校长）

孔令俭（曲阜中医药学校校长）

叶正良（天士力控股集团公司生产制造事业群 CEO）

包武晓（呼伦贝尔职业技术学院蒙医蒙药系副主任）

冯居秦（西安海棠职业学院院长）

尼玛次仁（西藏藏医学院院长）

吕文亮（湖北中医药大学校长）

刘 勇（成都中医药大学峨眉学院党委书记、院长）

李 刚（亳州中药科技学校校长）

李 铭（昆明医科大学副校长）

李伏君（千金药业有限公司技术副总经理）

李灿东（福建中医药大学校长）

李建民（黑龙江中医药大学佳木斯学院教授）

李景儒（黑龙江省计划生育科学研究院院长）

杨佳琦（杭州市拱墅区米市巷街道社区卫生服务中心主任）

吾布力·吐尔地（新疆维吾尔医学专科学校药学系主任）

吴　彬（广西中医药大学护理学院院长）

宋利华（连云港中医药高等职业技术学院教授）

迟江波（烟台渤海制药集团有限公司总裁）

张美林（成都中医药大学附属针灸学校党委书记）

张登山（邢台医学高等专科学校教授）

张震云（山西药科职业学院党委副书记、院长）

陈　燕（湖南中医药大学附属中西医结合医院院长）

陈玉奇（沈阳市中医药学校校长）

陈令轩（国家中医药管理局人事教育司综合协调处副主任科员）

周忠民（渭南职业技术学院教授）

胡志方（江西中医药高等专科学校校长）

徐家正（海口市中医药学校校长）

凌　娅（江苏康缘药业股份有限公司副董事长）

郭争鸣（湖南中医药高等专科学校校长）

郭桂明（北京中医医院药学部主任）

唐家奇（广东湛江中医学校教授）

曹世奎（长春中医药大学招生与就业处处长）

龚晋文（山西卫生健康职业学院／山西省中医学校党委副书记）

董维春（北京卫生职业学院党委书记）

谭　工（重庆三峡医药高等专科学校副校长）

潘年松（遵义医药高等专科学校副校长）

赵　剑（芜湖绿叶制药有限公司总经理）

梁小明（江西博雅生物制药股份有限公司常务副总经理）

龙　岩（德生堂医药集团董事长）

中医药职业教育是我国现代职业教育体系的重要组成部分，肩负着培养新时代中医药行业多样化人才、传承中医药技术技能、促进中医药服务健康中国建设的重要职责。为贯彻落实《国务院关于加快发展现代职业教育的决定》（国发〔2014〕19号）、《中医药健康服务发展规划（2015—2020年）》（国办发〔2015〕32号）和《中医药发展战略规划纲要（2016—2030年）》（国发〔2016〕15号）（简称《纲要》）等文件精神，尤其是实现《纲要》中"到2030年，基本形成一支由百名国医大师、万名中医名师、百万中医师、千万职业技能人员组成的中医药人才队伍"的发展目标，提升中医药职业教育对全民健康和地方经济的贡献度，提高职业技术院校学生的实际操作能力，实现职业教育与产业需求、岗位胜任能力严密对接，突出新时代中医药职业教育的特色，国家中医药管理局教材建设工作委员会办公室（以下简称"教材办"）、中国中医药出版社在国家中医药管理局领导下，在全国中医药职业教育教学指导委员会指导下，总结"全国中医药行业中等职业教育'十二五'规划教材"建设的经验，组织完成了"全国中医药行业中等职业教育'十三五'规划教材"建设工作。

中国中医药出版社是全国中医药行业规划教材唯一出版基地，为国家中医中西医结合执业（助理）医师资格考试大纲和细则、实践技能指导用书、全国中医药专业技术资格考试大纲和细则唯一授权出版单位，与国家中医药管理局中医师资格认证中心建立了良好的战略伙伴关系。

本套教材规划过程中，教材办认真听取了全国中医药职业教育教学指导委员会相关专家的意见，结合职业教育教学一线教师的反馈意见，加强顶层设计和组织管理，是全国唯一的中医药行业中等职业教育规划教材，于2016年启动了教材建设工作。通过广泛调研、全国范围遴选主编，又先后经过主编会议、编写会议、定稿会议等环节的质量管理和控制，在千余位编者的共同努力下，历时1年多时间，完成了50种规划教材的编写工作。

本套教材由50余所开展中医药中等职业教育院校的专家及相关医院、医药企业等单位联合编写，中国中医药出版社出版，供中等职业教育院校中医（针灸推拿）、中药、护理、农村医学、康复技术、中医康复保健6个专业使用。

本套教材具有以下特点：

1. 以教学指导意见为纲领，贴近新时代实际

注重体现新时代中医药中等职业教育的特点，以教育部新的教学指导意

见为纲领，注重针对性、适用性以及实用性，贴近学生、贴近岗位、贴近社会，符合中医药中等职业教育教学实际。

2. 突出质量意识、精品意识，满足中医药人才培养的需求

注重强化质量意识、精品意识，从教材内容结构设计、知识点、规范化、标准化、编写技巧、语言文字等方面加以改革，具备"精品教材"特质，满足中医药事业发展对于技术技能型、应用型中医药人才的需求。

3. 以学生为中心，以促进就业为导向

坚持以学生为中心，强调以就业为导向、以能力为本位、以岗位需求为标准的原则，按照技术技能型、应用型中医药人才的培养目标进行编写，教材内容涵盖资格考试全部内容及所有考试要求的知识点，满足学生获得"双证书"及相关工作岗位需求，有利于促进学生就业。

4. 注重数字化融合创新，力求呈现形式多样化

努力按照融合教材编写的思路和要求，创新教材呈现形式，版式设计突出结构模块化，新颖、活泼，图文并茂，并注重配套多种数字化素材，以期在全国中医药行业院校教育平台"医开讲－医教在线"数字化平台上获取多种数字化教学资源，符合职业院校学生认知规律及特点，以利于增强学生的学习兴趣。

本套教材的建设，得到国家中医药管理局领导的指导与大力支持，凝聚了全国中医药行业职业教育工作者的集体智慧，体现了全国中医药行业齐心协力、求真务实的工作作风，代表了全国中医药行业为"十三五"期间中医药事业发展和人才培养所做的共同努力，谨此向有关单位和个人致以衷心的感谢！希望本套教材的出版，能够对全国中医药行业职业教育教学的发展和中医药人才的培养产生积极的推动作用。需要说明的是，尽管所有组织者与编写者竭尽心智，精益求精，本套教材仍有一定的提升空间，敬请各教学单位、教学人员及广大学生多提宝贵意见和建议，以便今后修订和提高。

国家中医药管理局教材建设工作委员会办公室

全国中医药职业教育教学指导委员会

2018 年 1 月

全国中医药行业中等职业教育"十三五"规划教材

《内科护理》
编 委 会

主 编

褚青康

副主编

谭素涛（四川中医药高等专科学校）

陈梅芳（成都中医药大学附属医院针灸学校/四川省针灸学校）

艾玉姝（重庆三峡医药高等专科学校）

刘佳美（四川卫生康复职业学院）

任 蓁（黑龙江中医药大学佳木斯学院）

编 委（以姓氏笔画为序）

王 丽（邢台医学高等专科学校）

王静娴（洛阳职业技术学院）

朱 冉（南阳医学高等专科学校）

刘 红（泸州医学院卫生学校）

刘炎奎（湖北中医药高等专科学校）

张 毅（贵州护理职业技术学院）

陈少蕾（山东中医药高等专科学校）

赵淑艳（安阳职业技术学院医药卫生学院）

胡 婷（汉中职业技术学院）

学术秘书

田林燕（南阳医学高等专科学校）

本教材的编写依托《中医药健康服务业发展规划（2015—2020）》，落实教育部中医药职业教育行指委《关于加快发展中医药现代职业教育的意见》和《中医药现代职业教育体系建设规划（2015—2020）》精神。坚持与临床实践紧密结合，以执业护士资格考试大纲为导向，以提高教材编写质量为重点，以教材内容与形式的改革为突破口，主动适应素质教育、实践能力和解决问题能力培养的需要。从内容选材、教学方法、学习方法、实训等方面突出护理职业教育的特点，反映临床护理向预防、康复、健康教育、社区人群干预、家庭护理服务等领域扩展的趋势。

全书共十个模块：第一模块绪论，主要阐述内科护理学的概念、内容、学习目的、方法，以及内科护理的发展趋势和内科护士应具备的素质；第二模块到第九模块为内科疾病；第十模块是传染性疾病。每模块起始为概述，介绍各模块的解剖学、生理学等内容，原则上重点突出、简明够用；项目一为每模块疾病患者常见症状和体征的护理，按完整的护理程序格式编写；其余各项目为某疾病患者的护理，编写内容包括概述、病因与发病机制、临床表现、辅助检查、治疗要点、护理诊断、护理措施和健康教育等；每模块最后的一个项目为该模块疾病的常用诊疗技术及护理。每个项目之后都有相对应的复习思考题，题目紧扣护士资格考试大纲，以便促进学生对知识的掌握和运用。

本教材首先注重以例释理，每一项目均导入了贴近临床的实际案例，将基础理论知识融入案例中，提出针对性的学习任务，有利于提高学生自主学习的能力；同时与国家执业护士资格考试有效衔接，用下划线的方式突出护士执业考试大纲的主要考点，便于学生掌握；其次紧密结合中职学生的特征，教材语言力求简练，尽可能以图释理，使复杂的知识简单化，便于学生理解。

本教材模块一、模块二项目一和项目十三、模块十项目一由褚青康编写；模块三项目六至项目十二由谭素涛编写；模块五由陈梅芳编写；模块三项目一至项目三由艾玉姝编写；模块四项目一至项目五由刘佳美编写；模块七由任蓁编写；模块二项目十至项目十二由王丽编写；模块二项目五至项目九由王静娴编写；模块六由朱冉编写；模块九项目四至项目五由刘红编写；模块十项目六至项目十由刘炎奎编写；模块十项目二至项目五由张毅编写；模块二项目二至项目五由陈少蕾编写；模块九项目一至项目三由赵淑艳编写；模块三项目四、项目五由胡婷编写；模块四项目六至项目十一、模块八由田林燕编写。

本教材的编写借鉴了有关教材和资料的一些观点，在此向有关作者表示崇高的敬意和衷心的感谢！

由于编写人员水平有限，如有不当之处，恳请使用本教材的老师和同学们批评指正！谢谢！

《内科护理》编委会

2018 年 6 月

绪 论

随着我国经济、社会的快速发展，以及卫生和健康事业的改革，目前我国大力推进老年护理、发展社区护理、开展延续性护理、加快护理队伍建设。内科护理学作为临床专业课的核心课程，其地位显得尤为重要。内科护理学是研究内科疾病患者生理、心理和社会等方面健康问题的发生、发展规律，运用护理程序的方法，诊断和处理患者健康问题，以达到恢复和保障患者健康的一门临床护理学科。内科护理学是临床各科护理学的基础和关键，与基础医学、人文科学、其他临床医学等有着密切的联系，其涉及范围广、整体性强，服务对象年龄跨度大。同时由于人民生活水平的提高，疾病谱的改变，人们对各种健康问题和保健知识的需求增多，对内科护理学的教学和护士的素质都提出了更高的要求。

【内科护理学的内容与要求】

内科护理学主要包括呼吸、循环、消化、泌尿、血液、内分泌、风湿、神经模块常见疾病的护理及传染病的护理。内科疾病涉及青少年（≥14 岁）、中年、老年直至高龄老人，疾病种类繁多、病因复杂、病程长而多变。内科主要以非手术治疗为主，疾病治疗不易立竿见影，需要患者长期与疾病抗争，患者容易产生焦虑情绪，护理工作不仅包括常规的疾病护理，还包括患者的心理护理和健康指导，因此，对现代护士提出了更高的目标和要求。

【内科护理学的学习目的】

通过该门功课的学习，培养学生建立"以人的健康为中心"的护理理念；能够较为系统和全面地掌握内科的常见病、多发病的防治和护理的基础理论、基本知识和基本技能，能够运用护理程序对内科患者实施整体护理，以及对内科常见急危重病的配合抢救；培养和提高学生分析、解决问题的能力，逐步培养学生独立工作的能力；使学生职业技能逐渐提高，职业素养逐渐形成，以适应现代护理工作的需要。

【内科护理学的学习方法】

内科护理学的理论性和实践性都很强，特别注重理论联系实际，又与基础医学结合密切，因此，在学习过程中首先应当重视基础医学的学习，及时复习解剖学、生理学、免疫学、病理学、健康评估、药理学等相关知识，只有打牢基础，才能掌握和理解疾病的临床表现、辅助检查和治疗原则，能够准确判断和处理患者现存的和潜在的健康问题，才能制定合理的护理措施。学习中要采用理解性、对比性、推理性、系统性、归纳总结性、重点突出性、规律性、强化性等记忆学习方法。结合护理程序的五大内容，包括评估、诊断、计划、实施、评价，建立系统科学的思维方法，将零碎的知识系统化，提高临床思维能力，为临床实践打好基础。最后需要将学习的理论知识与临床实践密切联系起来，通过示教、观看录像、病例分析、情景模拟、角色扮演、操作训练、见习、实习等，多动手、勤练习，将所学的理论知识理解、掌握、应用和创新，提高发现问题、分析问题和解决问题的能力。

【内科护理的发展趋势】

近年来，随着基础医学和临床医学的飞速发展，对许多内科疾病的病因和发病机制有了更深入的认识，从而也带动了治疗技术的进步和治疗效果的改观，内科护理也随之出现了更蓬勃的发展。如血液净化技术的不断改进、心脏介入技术的进展等，促进了相应的术前、术中、术后护理方案的完善；电子监护系统技术的改进，促进了内科重症监护的护理措施的完善；内科常见疾病如心血管疾病、糖尿病、恶性肿瘤等疾病的发生均与生活方式、环境因素有关，给内科护理带来了新的健康教育方向。同时，与此相关的内科护理各项科学研究课题，也将会在各医疗卫生及教学机构中开展起来。

随着我国社会的发展，老龄化现象日益严重，老年疾病重点是内科疾病，因此，我们需要从预防保健、护理教育、医疗保障和服务体系等多方面探索出符合我国国情的养老护理。这就要求内科护士不仅要做好住院和门诊患者疾病护理，还要将护理工作范围从医院扩展到社区，服务对象从患者扩展到全民，服务范围不仅包括院内的护理知识和技能，还包括社区护理、老年护理、康复护理、营养保健、健康档案管理等。

随着医疗新技术的发展，新仪器的使用、消毒灭菌方法、保管措施、注意事项、电子计算机和监护仪器的应用等，对护士的专业水平也提出了更高的要求。同时为了协助医生促进患者康复，临床专科护理师也快速发展，如造口护理师、疼痛护理师、肿瘤护理师、糖尿病专科护理师、呼吸管理护理师等，这就要求护士需要适应新的形势发展，不断学习，才能满足人民健康的需求。

【内科护士应具备的素质】

内科护理工作需要护理人员富有耐心、细心、爱心、同情心和责任心。护士担当着基本护理活动的照顾者、患者安全和利益的维护者、患者健康知识的咨询者、医患工作的协调者、病房工作的管理者、新入职护士的教育者、护理科学的研究者。因此应不断加强自身素质的培养。

1. 职业道德素质 良好的职业道德是护士的基本素质。护士要有强烈的社会责任感和极大的工作热忱，特别是内科疾病老年人较多，老年患者动作反应慢、表达能力差、生活自理能力欠缺等，作为护士应当不怕脏、不怕累、勇于奉献，把患者视为亲人，平时工作中要做到眼勤、手勤、腿勤、脑勤，对待患者要虚心、耐心、诚心、爱心，真正成为一名救死扶伤、维护患者身心健康的白衣天使。

2. 专业文化素质 护士应当具有敏锐细致的观察能力，能够及时准确发现患者病情变化，并迅速配合医生进行抢救治疗；能够掌握患者的心理动态变化，及时发现患者的心理问题，有效地进行心理疏导。要求内科护理人员必须具备扎实的护理理论知识、熟练的专科护理技能、丰富的人文科学知识、较强的护理教育和科研能力，能够运用护理程序解决患者现存的或潜在的健康问题。还应当树立终身学习的信心和能力，能够快速掌握先进的诊疗技术，学会各种电子设备的参数及使用方法，了解学科发展动态，不断更新专业知识。

3. 身体心理素质 内科护理工作任务繁重，内容琐碎。作为内科临床护士应当具备健康的身体、开朗的性格，在工作负担突然增加时能够快速应对。当今的护理学已经不再是一个孤立的学科，而是多学科的交汇贯通，内科护理工作也不再是传统的技能性工作，既有繁重的体力劳动，又有复杂的临床思维，还要面对复杂的护患关系。因此需要护理工作人员具备强壮的身体素质，良好的心理承受能力和自我控制能力，灵活的人际沟通和交流能力。知识、技能和情感的综合运用是内科护理工作的特色，只有这样，才能在护理工作中使患者获得安全感、亲切感、信任感。

4. 实践技能素质 内科护理学所涉及的护理技术操作是临床护士必须掌握的基本功，正确熟练的操作是做好护理工作的重要条件，也是提高护理质量、满足患者需求的重要保障。因此理解护理操作的原理、熟练护理操作步骤、掌握护理操作的目的，加强训练，反复实践，才能不断提高护理实践操作技能。随着临床护理工作独立性和自主性的日益增加，护理新技术的开展，内科护士承担的责任更重，护理任务更艰巨。为确保高水平的护理质量，除了娴熟的操作，还应当在操作中具备细致入微的观察能力、冷静沉着的应变能力、准确果断的判断能力、条理清晰的处置能力。因此，不断提高实践技能素质，是成为一名合格的内科护理人员的重要任务。

复习思考

1. 内科疾病及内科患者的特征各有哪些？
2. 学习内科护理学的方法有哪些？
3. 如何做好内科护理工作？

模块二

呼吸系统疾病

呼吸系统与外界直接相通，易导致各种微生物、理化因素及致敏物质侵入而发病。随着大气污染、吸烟、人口老龄化和工业化程度的加剧，肺癌、支气管哮喘的发病率明显增加，肺结核的发病率又有增高趋势，慢性阻塞性肺疾病居高不下，肺血栓栓塞症和弥漫性肺间质纤维化已成了重要的医疗保健问题。呼吸系统许多疾病呈慢性过程，肺功能逐渐损害，最终使患者丧失劳动、自理能力，甚至死亡，严重危害我国人民的健康，因此，呼吸系统疾病的防治任务仍然艰巨。

呼吸系统由鼻、咽、喉、气管、支气管和肺、胸膜组成，主要功能是进行气体交换，亦有防御、免疫和代谢功能。

呼吸道是气体进出肺的通道，以环状软骨为界，分为上、下呼吸道。上呼吸道包括鼻、咽、喉。鼻由外鼻、鼻腔和鼻窦三部分组成。鼻窦包括上颌窦、额窦、蝶窦和筛窦。上颌窦是鼻窦中最大的一对，其窦口高于窦底，与牙齿毗邻，最容易发生炎症，积液最不容易引流。鼻腔对吸入气体有加温、保湿和过滤作用。咽分为鼻咽、口咽和喉咽三部分，是呼吸道和消化道的共同通道。喉是发声的主要器官，在咳嗽时起主要作用。吞咽时，会厌覆盖喉口，防止食物进入下呼吸道。下呼吸道包括气管和支气管。气管位于食管前，长 11~13cm，直径 1.5~2.5cm，由 14~17 个 "C" 形气管软骨、平滑肌和结缔组织构成，后壁由膜壁封闭，在胸骨角平面分为左、右主支气管。主支气管斜行向外下进入肺门。左主支气管细长、走向倾斜；右主支气管短粗且陡直，异物或气管插管易进入右肺。气管和支气管壁均由黏膜、黏膜下层和外膜构成。黏膜层的杯状细胞分泌黏液，可黏附空气中的细菌、灰尘和异物。纤毛向咽部摆动，具有清除呼吸道内异物和分泌物的功能。黏膜下层和外膜起支架作用，可保持管腔通畅。

肺位于胸腔内纵隔两侧，左右各一，表面光滑，质软而轻，富有弹性，呈海绵状，是容纳气体并进行气体交换的器官。左肺分两叶，右肺分三叶，外被胸膜，叶间有裂相隔，每叶又依支气管和血管分支再分为肺段，通常左肺有 8 个肺段，右肺有 10 个肺段。肺分为实质和间质两部分。肺实质指肺内支气管的各级和终末端大量的肺泡；肺间质包括结缔组织、血管、淋巴管、淋巴结和神经，起支撑作用。肺实质分为导气部和换气部。导气部是指主支气管入肺后到终末细支气管为止的各级分支，为肺内传送气体的通道；换气部包括呼吸性细支气管、肺泡管、肺泡囊和肺泡，具有气体交换的功能。肺泡上皮有 I 型细胞、II 型细胞和巨噬细胞，I 型细胞是气体交换的主要场所，II 型细胞分泌表面活性物质，其功能为降低肺泡表面张力，防止肺泡萎缩。肺内支气管的组织结构与主支气管相似，但随着管径变细、管壁变薄，黏膜上皮由假复层纤毛柱状上皮逐渐变为单层纤毛柱状上皮，杯状细胞逐渐减少以至消失，软骨逐渐变为碎片状以至消失，平滑肌纤维逐渐增多。平滑肌的舒缩可控制进出肺泡的气体量。

胸膜是被覆于胸腔内面和肺表面的浆膜，分脏层和壁层，两层胸膜在肺门处相连。脏、壁层胸膜之间的密闭潜在腔隙为胸膜腔，内有少量浆液，可减少呼吸时脏、壁两层胸膜之间的摩擦。正常胸膜腔为负压，胸膜腔的密闭性是胸膜腔负压形成的前提，胸膜腔负压是由肺组织的弹性回缩力造成的。肋膈隐窝是肋胸膜与膈胸膜返折形成，是胸膜隐窝中位置最低、容量最大的部位。

肺由双重血液供应，即肺循环和支气管循环。肺循环由肺动脉、肺毛细血管、肺静脉组成，执行气体交换功能，肺泡毛细血管网非常丰富，对气体交换十分有利。肺循环毛细血管壁薄，有较大扩张性，与体循环相比，具有容量高、压力低、阻力小等特点。支气管循环是支气管壁、肺泡和胸膜的营养血管，由支气管动脉和静脉构成。

正常呼吸运动是通过呼吸中枢、神经反射和体液化学变化三个环节来调节的。延髓是呼吸中枢所在部位，肺牵张反射是调节呼吸的主要形式，血液中 O_2、CO_2、H^+ 浓度是调节呼吸运动的化学因子，其中 CO_2 是调节呼吸运动最重要的体液因素，血液中一定浓度的 CO_2 是维持呼吸中枢正常兴奋性所必需的生理刺激。CO_2 主要通过中枢化学感受器发挥作用。低 O_2 主要刺激外周化学感受器，反射性地使呼吸加深加快。但低 O_2 对呼吸中枢的直接作用是抑制。轻度缺 O_2 时，外周化学感受器的兴奋占优势，使呼吸加强；严重缺 O_2 时，呼吸中枢的抑制占主导地位，呼吸将减弱，甚至停止。因 H^+ 不易透过血脑屏障，所以 H^+ 主要是通过刺激外周化学感受器发挥作用的。血液中 H^+ 浓度升高可兴奋呼吸，反之则呼吸减弱。

呼吸系统疾病包括气管、支气管、肺和胸膜等组织的疾病。最常见的病因为感染和理化刺激，其次为变态反应、遗传及免疫缺陷、肿瘤等。对呼吸系统疾病患者应加强症状护理，促进排痰、保持呼吸道通畅，合理给氧，重视心理护理、饮食护理及健康指导，应针对患者的生理、心理特征，实施整体护理。

项目一　呼吸系统疾病常见症状与体征的护理

【学习目标】

1. 掌握咳嗽、咳痰、肺源性呼吸困难、咯血和胸痛的护理评估、主要护理诊断及促进痰液排出、保持呼吸道通畅、有效氧疗、预防窒息的护理措施。

2. 熟悉咳嗽、咳痰、肺源性呼吸困难、咯血和胸痛的病因及辅助检查。

3. 了解咳嗽、咳痰、肺源性呼吸困难、咯血和胸痛的发病机制。

呼吸系统疾病患者常见的症状和体征有咳嗽与咳痰、肺源性呼吸困难、咯血和胸痛等。

一、咳嗽与咳痰患者的护理

咳嗽（cough）是人体的一种保护性反射动作，借咳嗽反射可将外界侵入呼吸道的异物和呼吸道内分泌物排出体外，具有重要的呼吸道局部防御作用。但长期剧烈、频繁的咳嗽则为病理现象，对机体不利。

咳痰（expectoration）是借助咳嗽动作将呼吸道内病理性分泌物排出的现象，咳嗽与咳痰两者可同时出现，也可仅有咳嗽。

【病因】

1. 呼吸道疾病　呼吸道刺激性气体（冷、热空气、氯、酸、氨）的吸入、异物、炎症、出血、肿瘤等刺激，均可引起咳嗽，其中以细菌和病毒感染最多见。

2. 胸膜疾病　各种胸膜炎或胸膜受到刺激（气胸、胸腔穿刺）时均可出现咳嗽。

3. 心血管疾病　各种原因所致左心功能不全引起肺淤血、肺水肿，或来自体循环的静脉栓子引起肺栓塞时，肺泡及支气管内漏出或渗出物刺激支气管黏膜，引起咳嗽。

4. 神经因素　位于喉、气管及支气管黏膜的感受器，在各种原因的刺激下，冲动由迷走神经、舌咽神经和三叉神经的感觉纤维，传入延髓咳嗽中枢，然后传出冲动，经喉下神经、膈神经与脊神经、分别传到咽肌、膈肌与其他呼吸肌，引起咳嗽动作。

【咳嗽的性质、音色、时间与节律】

1. 干性咳嗽　患者咳嗽无痰，多见于急性上呼吸道炎症和急性支气管炎症初期、气管异物、胸膜炎、支气管肿瘤、咳嗽变异性哮喘等。

2. 湿性咳嗽　患者咳嗽有痰，常见于慢性支气管炎、支气管扩张、肺脓肿和空洞型肺结核等。

3. 突然发作性咳嗽 多见于刺激性气体所致的急性上呼吸道炎症及气管、支气管异物。

4. 慢性咳嗽 长期反复发作的慢性咳嗽，清晨或夜间变动体位时咳嗽加剧，多见于慢性呼吸系统疾病。

5. 夜间咳嗽 多见于左心衰竭、肺淤血。

6. 犬吠样咳嗽 见于会厌、喉部疾患和气管受压或异物。

7. 金属音调咳嗽 见于纵隔肿瘤、主动脉瘤、支气管肺癌等压迫气管所致。

8. 咳嗽声音嘶哑 见于声带炎、喉炎、喉结核、喉癌和喉返神经麻痹等。

【痰的性状】

痰的性状分黏液性、浆液性、脓性、黏液脓性、血性等。铁锈色痰见于肺炎球菌肺炎；粉红色泡沫痰提示急性左心衰；砖红色胶冻样痰见于克雷白杆菌肺炎等。急性炎症时痰量少；而支气管扩张、肺脓肿痰量多，且静置后分层；痰有恶臭提示厌氧菌感染。可有发热、胸痛、呼吸困难、咯血等伴随症状。

【护理评估】

1. 健康史

（1）病程与诱因 应注意询问咳嗽病程的长短和起病情况，有无受凉、粉尘吸入和服用血管紧张素抑制剂等情况。

（2）症状与持续时间 咳嗽的性质、节律、音色及发生时间，如询问是干性咳嗽还是湿性咳嗽；咳嗽发作的时间规律，是突然发作的咳嗽还是长期反复发作的慢性咳嗽，是清晨咳嗽还是夜间睡眠时咳嗽；咳嗽的音色是金属音调还是嘶哑性，是犬吠样咳还是低微或无力性咳；同时还应询问咳痰的性质和量，是黄脓痰、草绿色痰、粉红色痰还是铁锈色痰等。有无伴随症状如发热、胸痛、呼吸困难等。

（3）既往病史及治疗情况 既往有无支气管炎、肺结核、支气管扩张、胸膜炎等疾病史。家族中有无类似的疾病史。患者有无吸烟史、过敏史，职业及工作环境。了解治疗及用药情况。

（4）社会-心理状况 有无烦躁不安、失眠、注意力不集中、焦虑、抑郁等。

2. 护理体检 评估患者意识状态、生命体征的改变情况。有无急性病容，呼吸困难，口唇、肢端发绀，杵状指（趾），三凹征等。有无桶状胸，肺部听诊有无异常呼吸音、湿啰音、哮鸣音等。

3. 辅助检查 检查痰液（痰涂片，痰脱落细胞、痰培养及药敏试验）、血常规（有无白细胞总数及中性粒细胞升高）、X线胸片、肺功能测定有助于诊断和指导治疗。

【常见护理诊断及医护合作性问题】

1. 清理呼吸道无效 与咳嗽咳痰、痰液黏稠、胸痛、咳嗽无力有关。

2. 有窒息的危险 与呼吸道分泌物增多、黏稠阻塞大气道，意识障碍有关。

3. 焦虑 与剧烈咳嗽、咳痰及疾病迁延不愈有关。

【护理目标】

患者能保持呼吸道通畅，呼吸道分泌物减少或清除；患者能正确掌握排痰方法，并积极配合进行排痰，未发生窒息；患者焦虑程度减轻或消失。

【护理措施】

1. 生活护理

（1）环境 保持环境舒适、整洁，室内空气新鲜、流通，避免尘埃和烟雾刺激。维持适宜的室温（18~20℃）和湿度（50%~60%），注意保暖，避免受凉。

（2）休息与体位 剧烈咳嗽与咳痰应卧床休息，协助患者采取屈膝侧卧位、半坐位或坐位，并不断改变体位有利于痰液排出，但应注意让脊柱尽量挺直，以利肺部扩张。

（3）饮食护理 对于慢性咳嗽咳痰者，给予高热量、高蛋白、高维生素、清淡饮食。足够的水分有利于痰液稀释和排出，可保证呼吸道黏膜的湿润和病变黏膜的修复，如患者情况允许，饮水宜每天1.5L以上。注意保持口腔的清洁卫生。

2. 病情观察 密切观察咳嗽、咳痰情况，详细记录痰液的颜色、量与性质；正确采取痰液标本并及时送实验室检查。观察患者体力情况，判断其能否有效咳嗽及将痰液咳出；对意识障碍、痰量较多且排痰无力者，应警惕窒息的发生。

3. 促进痰液排泄

（1）深呼吸和有效咳嗽 ①适用症：神志清醒能咳嗽的患者。②方法：让患者坐位或立位，身体稍前倾，先行数次深而缓慢的腹式呼吸，深吸气末屏气几秒，继而咳嗽2~3次，使痰到咽部附近，再用力咳嗽，同时收缩腹肌，腹壁回缩，用力将痰排出。或用自己的手按压上腹部，帮助咳痰。进行有效咳嗽时，必须保证呼吸道通畅，以防肺不张等并发症的发生。注意经常变换体位有利于痰液咳出。

对于胸部有伤口的患者，应采取相应措施，避免或减轻因咳嗽而加重伤口的疼痛。可用双手或枕头轻压伤口的两侧，起固定或扶持作用，减轻伤口局部的牵拉和疼痛。对伤口疼痛明显者，可遵医嘱服用止痛剂，30min后再进行深呼吸和有效咳嗽。

（2）胸部叩击与胸壁震荡 适用于久病体弱、长期卧床、排痰无力的患者。

1）操作前准备：让患者了解操作的意义、过程及注意事项以配合治疗；监测生命体征并进行肺部听诊，以明确痰鸣音或湿啰音的部位和性质；宜用薄层布保护胸廓部位，避免直接叩击引起皮肤发红。

2）操作时注意事项：叩击时应避开乳房和心脏，勿在骨突部位（如脊柱、肩胛骨、胸骨）进行；避开拉链、纽扣等硬物。

3）操作方法：胸部叩击法：患者取侧卧位，操作者手指和拇指并拢，手背隆起，指关节微屈，以手腕力量，从肺底由下向上、由外向内叩拍胸壁，振动气道，边叩边鼓励患者咳嗽，以促进痰液排出，每侧肺叶反复叩击 1~3min。或者指导患者双侧前臂屈曲，双手掌置于锁骨下，咳嗽时用前臂同时叩击前胸及患侧胸壁，振动气管分泌物，以增加咳嗽排痰效率；胸壁振荡法：操作者双手掌重叠并将手掌置于欲引流的胸廓部位，吸气时手掌放开（即随胸廓扩张慢慢抬起，不施加任何压力），从吸气最高点开始，在整个呼气期手掌紧贴胸壁，施加一定压力并作轻柔的上下抖动，以震荡患者胸壁约 5~7 次，每一部位重复 3~4 个呼吸周期。震荡法只在呼气期进行，且紧跟叩击后进行。

4）操作的时间、力度和病情观察：每次叩击和（或）震荡的时间以 5~15min 为宜，应安排在餐后 2h 至餐前 30min 完成，避免治疗中呕吐。操作时要注意观察患者的反应，操作的力度适中，以患者不感到疼痛为宜。

5）操作后护理：询问患者感受，观察痰液情况，复查生命体征，肺部呼吸音及啰音变化。协助做好口腔护理，祛除痰液气味。

（3）体位引流　①原理：是利用重力的作用使肺、支气管内分泌物排出体外。②适应证：支气管扩张、肺脓肿等痰液较多且排出不畅的患者。③禁忌证：严重的心血管疾病，如高血压、心功能Ⅲ~Ⅳ级、肺水肿、近期有大咯血的患者禁忌体位引流。④方法：见本模块项目六"支气管扩张患者的护理"相关内容。

（4）湿化呼吸道　①目的：湿化气道，稀释痰液。②适应证：痰液黏稠不易咳出者。③方法：超声雾化吸入法和蒸汽吸入法。常用的湿化剂有低渗盐水（0.45%，较常用）、生理盐水、蒸馏水。④作用：临床上常在雾化液中加入一些药物如痰溶解剂、抗生素、平喘药等，其排痰、平喘、消炎的效果更佳。

湿化气道时注意事项：①防止窒息：干稠分泌物湿化后膨胀易阻塞气管，应帮助患者翻身、拍背，及时排痰，尤其是年老体弱、无力咳嗽者。②控制湿化温度：一般应控制湿化温度在 35~37℃。温度过低则可能诱发哮喘、寒战反应；温度过高可引起呼吸道灼伤。③避免过度湿化：湿化时间不宜过长，一般以 10~20min 为宜。药液量也不宜过多。过度湿化可引起黏膜水肿、气道狭窄，甚至诱发支气管痉挛；也可导致体内水潴留，加重心脏负荷。④防止感染：严格无菌操作，定期进行湿化装置及病房环境的消毒，加强口腔护理。

（5）机械吸痰　①适应证：意识不清或分泌物量多并黏稠而无力咳出、咳嗽反射减弱或消失的患者。②方法：经患者的口、鼻腔、气管插管或气管切开处进行吸痰。③注意事项：每次吸引时间不超过 15 秒，两次抽吸间隔时间一般在 3min 以上，为防止吸痰引起低氧血症，应在吸痰前后，适当提高吸入氧的浓度。

4. 预防窒息的发生 密切观察患者病情变化，评估患者的神志、呼吸、发绀、咳嗽、咳痰、痰液性质和量等情况，及时发现和正确判断患者有无窒息的可能。如患者出现烦躁不安、神志不清、面色明显苍白或发绀、出冷汗、呼吸急促、咽喉部明显痰鸣音，应考虑窒息的发生。及时做好抢救准备，如机械吸痰、气管插管或气管切开等。

5. 用药护理 遵医嘱使用抗生素、止咳、祛痰药，观察药物疗效和副作用。

6. 心理护理 帮助患者熟悉、适应医院环境，消除陌生感、紧张感。向患者介绍咳嗽、咳痰的病因，诱因及防治方法，缓解症状，帮助其树立战胜疾病的信心，避免焦虑等不良情绪发生。认真倾听患者诉说，对患者产生的焦虑情绪表示理解，帮助患者认识焦虑的原因及危害性，以便采取有效的应对技巧，可参加一定的娱乐活动，分散注意力，以减轻焦虑症状。

【护理评价】

患者是否痰液变稀、痰量减少，能否有效咳嗽咳痰；气道是否保持通畅，呼吸平稳，有无窒息征象；是否能运用有效的应对技巧维持情绪稳定，积极配合治疗和护理。

二、肺源性呼吸困难患者的护理

肺源性呼吸困难（pulmonary dyspnea）是由于呼吸系统疾病引起的患者主观上感觉空气不足，呼吸费力，客观上表现为用力呼吸，张口抬肩，并伴有呼吸频率、深度与节律的异常，是由于呼吸系统疾病引起的通气、换气功能障碍，导致缺氧和二氧化碳潴留所致。

【呼吸困难类型】

1. 吸气性呼吸困难 由于气管、大气管阻塞或狭窄引起。

（1）特点 吸气时呼吸困难，严重者呈三凹征，常伴高调的吸气性哮鸣音。

（2）常见病因 喉、气管、大气管的炎症、水肿、痉挛、异物、肿瘤及喉上神经、喉返神经麻痹等。

2. 呼气性呼吸困难 由于小支气管痉挛、狭窄及肺弹性减低引起。

（1）特点 呼气时困难，呼气时间延长，常伴有哮鸣音。

（2）常见病因 支气管哮喘、喘息型慢性支气管炎、慢性阻塞性肺气肿等。

3. 混合性呼吸困难 由于肺广泛病变影响换气功能所致。

（1）特点 吸气、呼气均困难，呼吸浅而快、异常呼吸音。

（2）常见病因 重症肺炎、大片肺不张、大面积肺梗死、大量胸腔积液或气胸等。

【呼吸困难程度】

根据呼吸困难对日常活动的影响，呼吸困难可分为 5 度，见表 2-1。

表2-1 呼吸困难程度及日常生活自理能力评价

程度	表现	日常自理能力
Ⅰ度	日常体力活动无不适，中、重度体力活动时出现气促	正常，无气促
Ⅱ度	与同龄健康人平地行走无气促，但登高或上楼出现气促	可自理，不需要帮助
Ⅲ度	与同龄健康人以同等速度行走时呼吸困难	虽可自理，但费时费力
Ⅳ度	以自己的步速平地行走100m或数分钟即有呼吸困难	差，显著呼吸困难，需部分帮助
Ⅴ度	洗脸、穿衣甚至休息时也有呼吸困难	极差，不能自理，完全需要帮助

【护理评估】

1. 健康史

（1）发病诱因与程度　呼吸困难的发生与时间、运动、环境、气候、季节的关系。详细询问呼吸困难发生的缓急和进展程度，是突然发生还是逐渐加重。

（2）伴随的症状　了解呼吸困难发生时是否伴有发热、胸痛、咳嗽、咳痰、意识障碍等。

（3）既往病史及治疗情况　评估患者既往健康状况以及有无类似症状。患者的生活规律和生活习惯、工作种类和工作环境等。治疗及用药情况，如使用支气管扩张剂后，呼吸困难是否缓解。

（4）社会-心理状况　有无焦虑、抑郁、恐惧等心理反应。

2. 护理体检　观察患者的神志变化、面容与表情。观察呼吸的频率、节律和深度。密切注意胸部体征，有无辅助呼吸肌参与呼吸运动、三凹征、呼吸音异常、哮鸣音、湿啰音等。

3. 辅助检查　动脉血气分析可判断缺氧和二氧化碳潴留的程度。血常规检查、X线胸片、CT、胸部超声波检查了解有无炎症、结核、气胸等。肺功能测定可了解肺功能的基本状况。

【常见护理诊断及医护合作性问题】

1. 气体交换受损　与呼吸面积减少、支气管平滑肌痉挛和分泌物增多有关。

2. 活动无耐力　与缺氧、二氧化碳潴留、胸闷有关。

3. 睡眠形态紊乱　与呼吸困难影响患者睡眠有关。

【护理目标】

患者呼吸道通畅，呼吸困难减轻；患者缺氧、二氧化碳潴留症状减轻，活动耐力增加；患者睡眠充足。

【护理措施】

1. 生活护理

（1）环境　保持环境安静、舒适、空气新鲜、流通，适宜的温湿度，避免刺激性气

11

体。哮喘患者室内避免过敏源，如尘螨、花粉等。

（2）体位与休息　患者宜采取身体前倾坐位或半卧位，必要时可抬高床头，垫靠背或设置跨床小桌等，以利于患者休息，减轻呼吸困难。休息能缓解呼吸困难症状，有利于身心恢复。严重呼吸困难患者应尽量减少活动和不必要的谈话，以减少耗氧量；待症状缓解，可适当增加每日活动量，加强呼吸功能训练，注意劳逸结合，逐渐恢复活动耐力。

（3）饮食护理　宜进食高蛋白、高热量、高维生素易消化食物。避免刺激性强、易产气的食物，防止腹胀、便秘影响呼吸。对于张口呼吸、痰液黏稠的患者，应补充足够水分，若无心、肾疾患，每日摄水量应在 1.5~2L，以利于痰液稀释和排出，并注意口腔卫生，每日清洁口腔 2~3 次。

2. 病情观察　监测呼吸频率、节律和深度，观察呼吸道是否通畅，口唇、颜面和甲床颜色，监测血气分析，判断缺氧程度。

3. 保持呼吸道通畅　教会患者掌握有效的呼吸技巧，可嘱患者做慢而深的呼吸，以增加肺脏呼吸功能，缓解症状。指导患者有效的排痰方法，以保持呼吸道通畅，增加肺泡通气量。

4. 氧疗和机械通气　氧气疗法是纠正缺氧，缓解呼吸困难的一种最有效的治疗手段。

（1）严重缺氧而无二氧化碳潴留者氧疗　可用面罩、短时间内、间歇、高浓度（>35%）、高流量（4~6L/min）给氧。

（2）缺氧伴有二氧化碳潴留氧疗　可用鼻导管或鼻塞法，低浓度（25%~29%）、低流量（1~2L/min）给氧。

（3）氧疗的注意事项　①应向患者说明氧疗或机械通气的重要性、注意事项和正确使用方法，以得到患者理解和积极配合。②氧疗过程中应专人负责监护，密切观察疗效，根据动脉血气分析结果及时调整吸氧浓度和流量，防止发生氧中毒和二氧化碳麻醉。③注意保持吸入氧气的湿化，以免干燥的氧气对呼吸道刺激及引起气道黏液栓的形成。④给氧面罩、鼻导管、气管导管等应定时更换消毒，防止交叉感染。⑤慢性患者应教会患者合理家庭氧疗。

5. 用药护理　遵医嘱应用支气管舒张药、抗生素、呼吸兴奋剂等，观察药物的疗效和副作用。

6. 改善睡眠　给患者提供安静的环境，适宜温度，舒适的体位；教会患者放松的技术，如听轻音乐、睡前喝热牛奶、温水泡脚、背部按摩、全身肌肉放松等。帮助患者寻找影响睡眠的因素，以采取有效的应对措施。因焦虑导致失眠者，应帮助患者认识不良心理会加重病情，需做好患者的心理疏导，减轻焦虑。对呼吸困难，影响睡眠者，应采取相应措施，缓解呼吸困难，如指导患者进行缓慢而深的呼吸，遵医嘱给予支气管扩张剂，以缓解支气管痉挛，减轻呼吸困难。必要时遵医嘱使用镇静催眠剂，以帮助患者入睡，但须注意呼吸衰竭者慎用，伴有二氧化碳潴留者在改善通气之前禁用。

7. 心理护理 呼吸困难可引起患者烦躁不安、恐惧，甚至有濒死感，使病情加重。护士应耐心倾听患者诉说，给予心理安慰和疏导，消除患者紧张不安的情绪，充分解释疾病、治疗方法及疗效，帮助患者树立治疗信心，积极配合治疗。

【护理评价】

患者呼吸是否平稳、发绀有无减轻，能否平卧或降低床头抬高角度；动脉血气分析结果是否正常，活动耐力有无增强，生活能否自理；能否叙述促进睡眠的有效方法，休息后精神状态如何。

三、咯血患者的护理

咯血是指喉部以下的呼吸道或肺组织出血，血液随咳嗽经口腔咯出。咯血常使患者极度恐惧，不自主的屏气，可致喉头痉挛，引起窒息。长期小量咯血可引起贫血，短期大量咯血可致循环血量锐减，甚至休克。

【病因】

（1）支气管疾病 支气管扩张、支气管内膜结核等。

（2）肺部疾病 肺结核、肺吸虫病、肺动静脉瘘、肺癌等。

（3）心血管疾病 二尖瓣狭窄、肺梗死、左心衰竭、肺瘀血等。

（4）全身性疾病 血液病、急性传染病、子宫内膜异位症等。

（5）医源性因素 反复经气管吸痰、气管插管、气管切开等。

【临床特点】

1. 咯血先兆及伴随症状 患者常有胸闷、喉痒和咳嗽等先兆。结核引起者常伴低热、盗汗、干咳；支气管扩张为反复咯血，可伴杵状指；肺癌为痰中带血伴消瘦、胸痛；风湿性心脏病咳出粉红色泡沫样痰，伴心悸、气短，心尖部可闻及杂音。

课堂互动：咯血与呕血的鉴别，见表2-2。

表2-2 咯血与呕血的鉴别

项 目	咯 血	呕 血
病因	肺结核、支气管扩张、肺癌、风湿性心脏病二尖瓣狭窄	消化性溃疡、肝硬化食管胃底静脉曲张
出血前症状	喉部痒感、胸闷、咳嗽等	上腹部不适、恶心、呕吐
出血方式	咯出	呕出，可为喷射状
血中混有物 pH 值	痰、泡沫呈碱性	食物残渣、胃液呈酸性
黑便	无，如咽下出血，可有	有，呕血停止后仍持续数日
出血后痰的性状	痰中带血，常持续数日	无痰

2. 咯血的程度 根据咯血量的多少可分为：①痰中带血；②小量咯血，每日咯血量 <100mL；③中等量咯血，每日咯血量在 100～500mL；④大量咯血，每日咯血量>500mL 或一次咯血量>300mL。咯血量的多少与受损血管的性质及数量有直接关系，而与疾病严重程度不完全相关。一次大量咯血，可窒息致死。

3. 窒息的原因及表现 窒息多见的原因：①极度衰竭无力咳嗽者；②急性大咯血者，高度紧张致声门紧闭或支气管平滑肌痉挛者；③应用镇静、镇咳药使咳嗽反射受到严重抑制者。若大咯血时突然咯血不畅、情绪紧张、烦躁不安、面色苍白，提示窒息先兆；如患者突然出现表情恐怖、胸闷气促、张口瞪目、双手乱抓、大汗淋漓、唇指发绀，甚至意识丧失等，提示发生窒息。

【护理评估】

1. 健康史

（1）基本情况与病程 患者的年龄；询问咯血病程长短、起病情况，是突然发生还是逐渐加重。

（2）临床表现 评估咯血量、颜色、性状；评估呼吸道是否通畅，有无窒息先兆表现。

（3）伴随症状 评估有无发热、胸痛、脓痰、黄疸、皮肤黏膜出血等。

（4）既往病史与治疗情况 既往有无结核、支气管扩张、风心病等病史。家族中有无类似疾病史。患者个人生活习惯和嗜好、工作种类和环境，有无吸烟史等。治疗及用药情况。

（5）社会–心理状况 是否因咯血使患者产生紧张、恐惧或悲观等。

2. 护理体检 评估患者的生命体征、神志、尿量、面容及周围循环状况，观察有无面色苍白、脉搏细数、血压下降、尿量减少、神志改变等失血性休克的表现。评估呼吸频率、节律和深度，两侧肺部呼吸音有无改变；大咯血时应注意观察患者有无窒息表现。

3. 辅助检查 血常规检查、血小板计数、出凝血时间测定、痰液检查、胸部 X 线检查、CT、MRI、支气管镜及支气管造影术等有助于明确诊断。

【常见护理诊断及医护合作性问题】

1. 有窒息的危险 与咯血导致气道阻塞有关。

2. 潜在的并发症 失血性休克、肺不张、肺部感染等。

3. 焦虑/恐惧 与大咯血或反复咯血不止有关。

【护理目标】

患者咯血减轻或咯血停止，呼吸平稳，未发生窒息；患者生命体征稳定，呼吸平稳，未发生休克、肺不张、肺部感染等；患者情绪稳定。

【护理措施】

1. 生活护理

（1）休息与卧位　小量咯血者应卧床休息，保持安静，避免紧张，不需要特殊处理即可好转。中等以上咯血者需要绝对卧床休息，保持环境安静，避免强烈光线、噪声、灰尘、寒冷空气的刺激。尽量减少搬动，取平卧位头偏向一侧或患侧卧位，有利于减少出血，保持呼吸道通畅，并有利于健侧肺的气体交换，防止病灶播散。休息期间，尽量减少探视和不必要的谈话。

（2）饮食护理　大量咯血者暂禁食，小量咯血者宜进少量温凉的流质饮食，避免进食过热、辛辣及刺激性食物，如浓茶、咖啡等。戒酒，鼓励患者多饮水，多食含纤维素食物，保持大便通畅，避免因排便用力，腹压增大引起再度咯血。

2. 病情观察　观察患者咯血的量、颜色、性质及出血速度，监测血压、脉搏、呼吸、心率、瞳孔、神志变化。密切观察有无情绪紧张、面色苍白、大汗淋漓、烦躁不安、咯血不畅等窒息先兆表现，应备好急救用品，以便及时抢救，解除呼吸道阻塞。

3. 保持呼吸道通畅

（1）及时咳出积血　嘱患者轻轻将气管内存留的积血咳出。

（2）保持正常呼吸　提醒患者，咯血时绝对不能屏气，以免诱发喉头痉挛，血液引流不畅形成血块，造成呼吸道阻塞，发生窒息。

（3）窒息的抢救　咯血量多时严密观察有无窒息发生，一旦出现窒息表现，应立即置患者于头低足高45°俯卧位，轻拍背部，迅速排出气道和咽部的血块，并尽快用吸引器吸出或用手指裹上纱布清除口、咽、喉、鼻部的血块，必要时行气管插管或气管切开，以解除呼吸道梗阻。

（4）防止再窒息　梗阻解除后，若患者自主呼吸未恢复，应行人工呼吸，高流量吸氧或遵医嘱应用呼吸兴奋剂，同时仍需密切观察病情，警惕窒息再发生。

4. 用药护理　遵医嘱应用止血药、镇静止咳药、抗感染药等。

（1）垂体后叶素的应用及注意事项　咯血量大的患者遵医嘱用垂体后叶素5～10U加入10%葡萄糖液40mL中缓慢静脉推注，或用10～20U加入10%葡萄糖液250mL静脉滴注。该药能引起子宫平滑肌收缩和冠状动脉收缩，故高血压、冠心病患者及孕妇忌用。注射过快可引起恶心、便意、心悸、面色苍白等不良反应，使用过程中须密切注意。

（2）纤维支气管镜的应用　大量咯血不止者，护士应配合医生进行纤支镜局部注射凝血酶或放置Fogarty导管行气囊压迫止血术。

（3）镇静药物的护理　烦躁不安患者常应用镇静剂如地西泮5～10mg，肌内注射或10%水合氯醛10～15mL保留灌肠，禁用吗啡、哌替啶，以免抑制呼吸。

（4）止咳药物的护理　大咯血伴剧烈咳嗽时常用可待因口服或皮下注射，年老体弱，肺功能不全者慎用。

5. 补充血容量 出血量大者遵医嘱酌情给予输血、补充血容量。

6. 保持口腔清洁 及时为患者漱口，擦净血迹，防止因口腔异味的刺激，引起再度咯血。

7. 心理护理 护士应守护床旁并安慰患者，向患者解释咯血的病因和诱因，说明心情放松有利于止血，解除患者思想顾虑，消除患者紧张情绪，使之有安全感和信任感。

【护理评价】

患者咯血是否停止，有无窒息征象；患者生命体征是否稳定，有无发生休克、肺不张、肺部感染等；是否情绪稳定，积极配合治疗。

四、胸痛患者的护理

胸痛（chest pain）是由于胸内脏器或胸壁组织病变引起的胸部疼痛。少数其他部位的疾病亦可引起胸痛，其疼痛范围和程度不一定与病变部位和程度相一致。

【病因】

主要有胸壁病变如胸壁外伤、胸肌劳损、带状疱疹等；胸内脏器疾病如肺炎、肺结核、肺癌、胸膜炎、气胸、心血管疾病（心绞痛、心肌梗死、心包炎等）、纵隔和食管疾病（纵隔肿瘤、食管炎、食管癌等）等；神经精神性胸痛如肋间神经痛、其他脏器病变产生放射性牵涉痛等。

【临床特点】

1. 疼痛的部位 胸壁疾病疼痛部位局限且多有压痛；肺与胸膜病变一般为单侧胸痛；心绞痛和心肌梗死的疼痛常位于胸骨后或心前区，并向左肩、左上肢放射。

2. 疼痛的性质 心绞痛和心肌梗死为压榨、窒息样疼痛；肺梗死、气胸为患侧的刺痛或绞痛；肋间神经痛呈阵发性灼痛或刺痛；食管炎常见灼痛或灼热感。

3. 疼痛的影响因素 大叶性肺炎、胸膜炎、自发性气胸可因深呼吸、咳嗽疼痛加剧；心绞痛常在活动或情绪激动时诱发，休息或含服硝酸甘油可以缓解；胸壁疼痛在深呼吸、举臂、咳嗽时加剧；纵隔及食管疾病在吞咽时加剧。

【护理评估】

1. 健康史

（1）发病情况 评估患者胸痛的起病情况，是突发性、持续性、还是间歇性疼痛。

（2）临床表现 疼痛的部位、性质与强度，是隐痛、钝痛、刺痛、还是压榨样疼痛，有无放射痛。疼痛的发生与呼吸、咳嗽、运动、情绪、体位的变化有无关系，有无伴随症状。治疗及用药情况。

（3）既往病史　询问既往健康状况，家族中有无类似疾病史。患者的生活规律、饮食习惯及嗜好。

（4）社会-心理状况　了解患者工作、学习、家庭、婚姻、经济等方面的压力及心理反应。

2. 护理体检　评估患者疼痛的部位及放射部位。了解患者的全身状况，有无发热、呼吸困难、发绀、休克等表现。

3. 辅助检查　检查血常规、X线胸片、心电图以明确诊断。

【常见护理诊断及医护合作性问题】

1. 胸痛　与胸内脏器或胸壁组织病变有关。

2. 焦虑　与胸部疼痛有关。

【护理目标】

患者胸痛减轻或消失；患者情绪稳定。

【护理措施】

1. 生活护理

（1）休息　创造良好的休息环境，保证患者安静休息。

（2）体位　采取舒适的体位如半坐卧位、坐位，以防止疼痛加重。如大量胸腔积液，胸膜炎患者常取患侧卧位，减少局部胸壁与肺的活动度，缓解疼痛，并有利于健侧代偿性呼吸。

2. 缓解疼痛

（1）物理疗法　①如因胸部活动引起剧烈疼痛者，可在呼气末用15cm宽胶布固定患侧胸廓（胶布长度超过前后正中线），以减低呼吸幅度，达到缓解疼痛的目的。②亦可采取局部湿热敷、冷湿敷或肋间神经封闭疗法止痛。

（2）药物止痛　患者因剧烈的胸痛或持续性隐痛影响休息或出现呼吸困难，或因癌症引起的胸痛，可遵医嘱使用镇痛剂和镇静剂。

（3）心理疗法　指导患者学会自我放松的技巧，如缓慢的深呼吸、听音乐、看书报等，以分散注意力，减轻疼痛。

3. 解除不安情绪　及时向患者说明胸痛的原因及医护措施，以取得患者信任，保持稳定情绪，注意休息，配合治疗。

【护理评价】

患者胸痛是否缓解或消失；情绪是否稳定。

复习思考

1. 机体通过哪几个方面调节呼吸?

2. 反复发作的慢性咳嗽、清晨或夜间变动体位时为什么会使咳嗽加剧?

3. 当你在巡视病房时发现一个咽喉部有大量痰鸣音的昏迷患者,你该如何处理?

4. 窒息的临床表现有哪些? 如何发现窒息? 应如何进行急救?

5. 胸部叩击的顺序是什么? 每侧肺叶叩击时间? 应安排在什么时间合适?

6. 呼吸系统疾病需要哪些辅助检查有助于诊断和指导治疗?

7. 如何观察吸氧效果? 应根据什么依据调整吸氧浓度和流量?

项目二　急性呼吸道感染患者的护理

【学习目标】

1. 掌握急性呼吸道感染的临床表现、常见护理诊断、护理措施。

2. 熟悉病因与诱因、诊断及治疗要点。

3. 了解发病机制及辅助检查。

一、急性上呼吸道感染患者的护理

案例导入

患者,女,35 岁。因发热、咳嗽、咳痰 2 天就诊。患者 2 天前因淋雨受凉后出现畏寒、发热、咽痛、鼻塞和流清水样鼻涕。体检:患者精神差,疲乏无力,咽部轻度充血。T 38.9℃,P 98 次/分,R 24 次/分,BP 120/80mmHg。血常规:WBC $5.8×10^9$/L,N 0.52,L 0.45。

请思考:

1. 你认为该患者可能患的疾病是什么?

2. 患者目前存在有哪些护理问题?

3. 作为接诊者,你将采取哪些措施可减轻患者的痛苦?

急性上呼吸道感染(acute upper respiratory tract infection)简称上感,是外鼻孔至环状

软骨下缘包括鼻腔、咽部或喉部急性炎症的总称。

本病全年皆可发病，但冬春季节多发；可通过含有病毒的飞沫或被污染的手和用具传播，多为散发，但可在气候突变时流行。由于引起上呼吸道感染的病毒类型较多，人体感染后只产生较弱而短暂的免疫力，且无交叉免疫，同时在健康人群中有人携带病毒，故一个人一年内可多次发病。

【病因与发病机制】

1. 病因 急性上呼吸道感染约有 70%～80% 是由病毒引起。其中常见的病毒包括流感病毒（甲、乙、丙）、副流感病毒、呼吸道合胞病毒、腺病毒、鼻病毒、埃可病毒、柯萨奇病毒、风疹病毒等。细菌感染约只占 20%～30%，可直接或继发于病毒感染之后发生，以溶血性链球菌最为多见，其次为流感嗜血杆菌、肺炎链球菌和葡萄球菌等，偶见革兰阴性杆菌。

2. 诱因 各种可导致全身或呼吸道局部防御功能降低的原因，如受凉、淋雨、过度紧张或疲劳等均可诱发本病。

3. 发病机制 当机体或呼吸道局部防御能力降低时，原先存在于上呼吸道或外界侵入的病毒和细菌迅速繁殖，引起本病。年老体弱者、儿童和有慢性呼吸道疾病者易患本病。

【临床表现】

1. 症状和体征 根据病因和临床表现不同，可分为五种类型。

（1）普通感冒 又称急性鼻炎，俗称"伤风"。多有鼻病毒、副流感病毒所致，好发于冬春季节。以鼻咽部卡他性炎症为主要表现，起病较急。初期出现咽痒、咽干或咽痛，或伴有鼻塞、喷嚏、流清水样鼻涕，鼻涕 2～3d 后变稠。有咽鼓管炎者听力减退，伴有味觉迟钝、流泪、声嘶和少量黏液痰。全身症状较轻或无症状，可仅有低热、轻度畏寒、头痛、不适感等。可见鼻腔黏膜充血、水肿、有分泌物，咽部轻度充血等体征。如无并发症，经 5～7d 后痊愈。

（2）病毒性咽-喉炎 多发于冬春季节，病毒性咽炎主要表现为咽部发痒、不适和灼热感，咽痛短暂且轻，可伴发热、乏力等，咽部、喉部充血、水肿，颌下淋巴结肿大和触痛。如合并喉炎时声音嘶哑、说话困难、咳嗽时咽喉疼痛，可闻及喉部喘息声。

（3）疱疹性咽喉炎 好发于夏季，主要由柯萨奇病毒 A 引起，多见于儿童。表现为明显咽痛，发热，病程 1 周左右。体检可见咽充血，软腭、腭垂（悬雍垂）、咽和扁桃体表面有灰白色疱疹及浅表溃疡，周围有红晕。

（4）咽结膜炎 好发于夏季，主要由腺病毒、柯萨奇病毒引起。儿童多见，游泳传播为主。病程 4～6d，表现为咽痛、畏光、流泪、发热和咽、结膜充血。

（5）细菌性咽-扁桃体炎 病原体主要为溶血性链球菌，其次为流感嗜血杆菌、肺炎链球菌、葡萄球菌等。起病急，咽痛明显，伴畏寒、发热，体温超过39℃。可见咽部明显充血，扁桃体肿大、充血，表面有黄色点状渗出物，颌下淋巴结肿大伴压痛。

2. 并发症 急性上呼吸道感染如不及时治疗，可并发急性鼻窦炎、中耳炎、气管-支气管炎。部分患者可继发病毒性心肌炎、肾小球肾炎、风湿热等。

【辅助检查】

1. 血常规 病毒感染者，白细胞计数正常或偏低，淋巴细胞比例升高。细菌感染者，可见白细胞计数和中性粒细胞增多，重者可有核左移现象。

2. 病原学检查 病毒分离、病毒抗原的血清学检查等，有利于判断病毒类型。细菌培养可判断细菌类型和药物敏感试验。

【治疗要点】

目前尚无特异抗病毒药物，多以对症和中医治疗为主。

1. 对症治疗 发热、头痛、全身肌肉酸痛者可给予解热镇痛药；鼻塞可用1%麻黄碱滴鼻；频繁喷嚏、流涕给予抗过敏药物；咳嗽明显可使用镇咳药。

2. 病因治疗 广谱抗病毒药利巴韦林对流感病毒、呼吸道合胞病毒等均有较强的抑制作用；吗啉胍对流感病毒、腺病毒和鼻病毒有一定疗效；奥司他韦对甲型H1N1流感病毒有抑制作用。细菌感染者，可根据病原菌和药敏试验选用抗菌药物，一般以抗革兰阳性菌为主，常用青霉素类、头孢菌素、大环内酯类或氟喹诺酮类及磺胺类抗菌药物。

3. 中医治疗 常选用具有清热解毒和抗病毒作用的中药，如正柴胡饮、小柴胡冲剂、金银花和板蓝根等。

【常见护理诊断及医护合作性问题】

1. 舒适性改变 鼻塞、流涕、咽痛、头痛与病毒和（或）细菌感染有关。

2. 体温过高 与病毒和（或）细菌感染有关。

3. 知识缺乏 缺乏疾病预防和保健知识。

4. 潜在并发症 鼻窦炎、中耳炎、气管-支气管炎、心肌炎、肺炎、风湿性关节炎等。

【护理措施】

1. 生活护理

（1）休息 患者以休息为主，症状严重者卧床休息。

（2）防止交叉感染 注意隔离患者，戴口罩，勤洗手，减少探视，避免交叉感染。患者咳嗽或打喷嚏时应避免对着他人，最好用餐巾纸掩住口鼻，餐巾纸集中焚烧。患者使用的餐具、痰盂等用具应按规定消毒，或用一次性器具，回收后焚烧弃去。

（3）饮食护理 给予清淡、高热量、丰富维生素、易消化的食物，鼓励患者每天保持足够的饮水量，避免刺激性食物，戒烟、酒。

（4）口腔护理　进食后漱口或给予口腔护理，防止口腔感染。

2. 对症护理　高热者给予降温，一般用物理降温，必要时遵医嘱用药物降温，采用降温措施 30min 后应观察降温效果并记录；出汗后及时用温水擦身、换衣和床单，但要注意防止受凉。

3. 病情观察　密切观察患者的体温、脉搏、呼吸等变化，警惕并发症发生，如果出现心率、脉搏增快与体温升高不相称，应警惕病毒性心肌炎的可能，及时通知医生。

4. 用药护理　遵医嘱对发热、头痛者，选用解热镇痛药，如复方阿司匹林、对乙酰氨基酚（扑热息痛）；鼻塞、咽痛者，口服银翘片等；鼻塞严重时可用 1% 麻黄碱滴鼻液滴鼻。注意观察药物的不良反应。

【健康教育】

1. 避免诱发因素　帮助患者及家属掌握上呼吸道感染的常见诱因，如注意保暖，防止受凉，防止过度疲劳；保持室内空气新鲜、阳光充足；在高发季节少去人群密集的公共场所；戒烟；防止交叉感染。

2. 增强免疫力　注意劳逸结合，加强体育活动，提高机体抵抗力及抗寒能力，耐寒训练，如冷水洗脸、冬泳等。必要时注射疫苗预防，如流感疫苗。

3. 识别并发症并及时就诊　药物治疗后症状不缓解，发热、头痛加重，伴脓涕，鼻窦压痛等鼻窦炎症状；耳鸣、耳痛、外耳道流脓中耳炎；恢复期出现胸闷、心悸等心肌炎症状；清晨起床时出现眼睑浮肿等肾炎症状；关节疼痛等风湿症状者，均应及时就诊。

二、急性气管、支气管炎患者的护理

📚 案例导入

患者，男，32 岁。患者 10d 前因受凉后出现畏寒、发热、咽痛、鼻塞、咳嗽和咳痰，自服感冒药物后不再发热，但近日咳嗽加剧，常梦中被咳醒，痰呈黄色，偶尔痰中带血丝。体检：T 38.1℃，咽部充血，扁桃体不肿大，双肺呼吸音粗，未闻及明显啰音。血常规：WBC $6.3×10^9$/L，N 0.76，L 0.25。

请思考：

1. 你认为该患者可能患什么疾病？

2. 患者目前存在的主要护理问题是什么？你将采取什么护理措施？

3. 作为接诊者，可采取的健康教育内容有哪些？

急性气管-支气管炎（acute tracheo-bronchitis）是指感染、物理、化学、过敏等因素引起的气管-支气管黏膜的急性炎症。临床主要表现为咳嗽和咳痰。多为上呼吸道急性感染迁延而来，常发生于寒冷季节或气候突变时。

【病因】

1. 感染　最主要的病因。由病毒、细菌直接感染，或急性上呼吸道病毒感染迁延而来，也可在病毒感染后继发细菌感染。近年来支原体和衣原体感染引起的急性气管-支气管炎有所上升。

2. 物理与化学因素　过冷空气、粉尘、刺激性气体或烟雾（氨气、氯气、二氧化硫、二氧化氮等），可刺激气管-支气管黏膜而引起本病。

3. 变态反应　花粉、有机粉尘、真菌孢子等的吸入以及对细菌蛋白质过敏等，均可引起气管-支气管的变态反应。寄生虫（如钩虫、蛔虫的幼虫）移行至肺，也可致病。

【临床表现】

不同患者的临床表现差异较大，起病缓慢，部分患者可无自觉症状，因猝死或在体检中发现。

1. 症状　起病较急，常先有鼻塞、流涕、咽痛、声音嘶哑等急性上呼吸道感染症状，继之出现干咳或伴少量黏痰，1～2d后可转为黏液脓性或脓性痰，痰量增多，咳嗽加剧，甚至痰中带血。可有深呼吸和咳嗽时感胸骨后疼痛；伴支气管痉挛时，可有气促、胸部紧缩感。全身症状较轻，可有低或中等发热伴乏力等，多3～5d后消退。咳嗽、咳痰可持续2～3周，吸烟者则更长。

2. 体征　胸部听诊呼吸音正常或增粗，并可有散在干、湿啰音，咳嗽后啰音部位、性质改变或消失。

3. 并发症　长期不愈，反复发作，可发展为慢性气管-支气管炎。

【辅助检查】

1. 血常规　病毒感染时，血常规白细胞计数多正常，一般血象不高；但细菌感染较重时，白细胞计数和中性粒细胞增高。

2. 痰涂片或培养　可发现致病菌。

3. X线胸片　多无异常，或仅有肺纹理增粗。

【治疗要点】

1. 病因治疗　避免吸入粉尘和刺激性气体，及时应用药物控制气管-支气管炎症。细菌感染者，一般选用抗革兰阳性菌为主的抗生素，如青霉素、头孢菌素、大环内酯类、喹诺酮类抗生素，或根据细菌培养和药敏试验结果选择敏感抗生素控制感染。给药方式以口服为主,严重者可静脉用药。

2. 对症治疗 剧烈干咳者,给予喷托维林、复方甘草片等止咳;咳嗽伴痰难咳出者,可用溴己新或盐酸氨溴索等祛痰药,也可用药物雾化吸入帮助祛痰。如有支气管痉挛,可选用支气管舒张药,如氨茶碱、$β_2$ 受体激动剂等。

【常见护理诊断及医护合作性问题】

1. 清理呼吸道无效 与呼吸道感染、痰液黏稠有关。

2. 气体交换受损 与过敏引起支气管痉挛有关。

【护理措施】

参见本模块项目一"咳嗽与咳痰"的护理。

【健康教育】

同"急性上呼吸道感染"。

复习思考

1. 常见的急性呼吸道感染的种类及临床表现。
2. 如何为急性呼吸道感染的患者进行病因预防和保健指导。

项目三 支气管哮喘患者的护理

【学习目标】

1. 掌握支气管哮喘的身体评估、治疗要点、常见护理诊断及护理措施。
2. 熟悉支气管哮喘的主要病因、治疗要点和辅助检查方法。
3. 了解支气管哮喘的发病机制。

案例导入

患者,男,17岁。春季,在和同学一起登山时,出现胸闷、咳嗽、气喘被送入医院。体检:患者神清,表情痛苦,呈端坐位呼吸、张口喘息,大汗淋漓,口唇发绀,讲话断续,P 110 次/分,R 28 次/分,BP 110/70mmHg,两肺叩诊过清音,呼气明显延长,伴广泛哮鸣音。经询问其母患有哮喘,患者过去常有闻到特殊气味时会打喷嚏、胸闷,但没有这次严重,因此十分紧张。

请思考：

1. 你认为该患者最可能患什么疾病？
2. 患者目前存在的主要护理诊断有哪些？
3. 作为接诊护士，你将如何减轻患者的痛苦？

支气管哮喘（bronchial asthma）简称哮喘，是由多种细胞（如嗜酸性粒细胞、肥大细胞、巨噬细胞、中性粒细胞等）和细胞组分参与的气道慢性炎症性疾病。这种慢性炎症导致气道高反应性和广泛多变的可逆性气流受限，并引起反复发作性的喘息、气急、胸闷或咳嗽等症状，常在夜间和（或）清晨发作和加重，多数患者可自行缓解或治疗后缓解。支气管哮喘如耽误诊治，随病程的延长可产生气道不可逆性狭窄和气道重塑，因此，合理的防治至关重要。

哮喘是全球性疾病，全球约有 1.6 亿患者，我国五大城市的资料显示同龄儿童患病率为 3%~4%，儿童患病率高于青壮年，老年人群的患病率有增高趋势，城市高于农村。成人男女患病率相近，约 40% 的患者有家族史。

【病因】

本病的病因目前不十分清楚，认为哮喘受遗传因素和环境因素双重影响。

1. 遗传因素　哮喘患者的亲属患病率高于群体患病率，且亲缘关系越近患病率越高。目前认为哮喘是多基因遗传疾病，有研究表明，气道高反应、IgE 调节和特应性相关的基因在哮喘的发病中起着重要作用。

2. 环境因素　主要为哮喘的激发因素。

（1）吸入性变应原　如尘螨、花粉、真菌、动物毛屑、二氧化硫、氨气等各种特异和非特异性吸入物。

（2）感染　如细菌、病毒、原虫、寄生虫等。

（3）食物　如鱼、虾、蟹、蛋类、牛奶等。

（4）药物　如普萘洛尔（心得安）、阿司匹林等。

（5）其他　气候改变、运动、妊娠等。

【发病机制】

哮喘的发病机制非常复杂（见图 2-1），变态反应、气道炎症、气道反应性增高和神经等因素及其相互作用被认为在哮喘的发病中有重要作用。其中气道炎症是哮喘发病的本质，而气道高反应性是哮喘患者共同的病理生理特征。

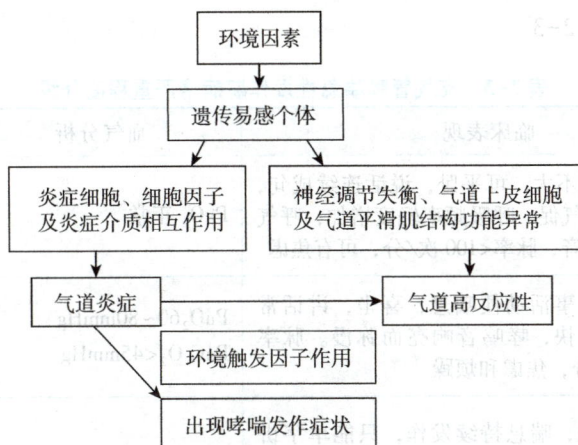

图 2-1 支气管哮喘发病机制示意图

根据变应原吸入后哮喘发生的时间，可分为速发性哮喘反应（IAR）、迟发性哮喘反应（LAR）和双相型哮喘反应（DAR）。IAR 在吸入变应原的同时立即发生反应，15~30min 达高峰，2h 逐渐恢复正常。LAR 约在吸入变应原 6h 左右发作，持续时间长，症状重，常呈持续性哮喘表现，为气道慢性炎症反应的结果。

【病理】

疾病早期，肉眼所见无明显器质性病理改变。随疾病进展，肉眼可见肺膨胀及肺气肿，支气管及细支气管内含有黏稠痰液及黏液栓。支气管壁增厚、黏膜肿胀充血，形成皱襞。黏液栓塞局部，可出现肺不张。

【临床表现】

1. 先兆表现 哮喘患者发作前常有先兆症状，如鼻、眼睑发痒、流涕、打喷嚏、咳嗽等表现。

2. 症状 典型表现为发作性呼气性呼吸困难（喘息）或发作性胸闷和咳嗽，伴有哮鸣音，患者常被迫坐起，干咳或咳大量白色泡沫样痰。在夜间及凌晨发作和（或）加重是哮喘的特征之一。

部分患者仅以咳嗽为唯一症状（咳嗽变异性哮喘）。有些青少年，可在运动时出现胸闷、咳嗽和呼吸困难，称运动性哮喘。

3. 体征 发作时胸部呈过度充气征象，双肺可闻及广泛的哮鸣音，呼气音延长。严重者心率快、发绀严重，可出现奇脉、颈静脉怒张、胸腹反常运动。但在轻度哮喘或非常严重哮喘发作时，哮鸣音可不出现，称之为寂静胸。非发作期无明显异常体征。

4. 分期与分级 根据临床表现可分为急性发作期、慢性持续期。

（1）急性发作期 是指气促、咳嗽、胸闷等症状突然发生或症状加重，常有呼吸困难，以呼气流量降低为其特征，原因是气道慢性炎症、长期接触变应原或治疗不当所致，其严重程度分级见表2-3。

表2-3　支气管哮喘急性发作期病情严重程度分级

程度	临床表现	血气分析	SaO$_2$	平喘药
轻度	日常生活影响不大，可平卧，说话连续成句，步行上楼时有气促，呼吸频率轻度增加，呼气末有散在哮鸣音，脉率<100次/分，可有焦虑	PaO$_2$正常	>95%	能控制
中度	生活受限，稍事活动便喘息，喜坐，讲话常中断，呼吸稍快，哮鸣音响亮而弥漫。脉率100~120次/分，焦虑和烦躁	PaO$_2$60~80mmHg PaCO$_2$<45mmHg	91%~95%	部分缓解
重度	日常生活受限，喘息持续发作，只能单字讲话，端坐呼吸，大汗淋漓。呼吸频率>30次/分，哮鸣音响亮而弥漫，脉率>120次/分。常有焦虑、烦躁	PaO$_2$<60mmHg PaCO$_2$>45mmHg	≤90%	无效
危重	不能讲话、嗜睡、意识模糊，哮鸣音减弱或消失，脉率>120次/分或不规则	PaO$_2$<60mmHg PaCO$_2$>45mmHg	<90%	无效

（2）慢性持续期　亦称为非急性发作期，哮喘即使没有急性发作，但在相当长的时间内仍有不同频度和（或）不同程度地出现喘息、咳嗽、胸闷等症状，肺通气功能下降。根据患者的症状和对药物的需求情况及肺功能情况，将慢性持续期的病情分为控制、部分控制和未控制（表2-4）。

表2-4　慢性持续期哮喘控制水平分级

临床特征	控制（满足以下情况）	部分控制（任何一周出现下列之一）	未控制
日间有症状	无或≤2次/周	>2次/周	
活动受限	无	有	
夜间有症状/憋醒	无	有	任何一周出现
对缓解或急救药有需求	无或≤2次/周	>2次/周	部分控制表现≥3项
肺功能*（PEF或FEV$_1$）	正常	FEV$_1$≤80%预计值或PEF≤80%个人最佳值	
急性发作	无	≥1次/年	任何一周出现1次

*肺功能检查对5岁以下的儿童可靠性差。

5. 并发症　发作时可并发气胸、纵隔气肿、肺不张。反复发作和感染可并发慢性支气管炎、肺气肿和肺源性心脏病。

【辅助检查】

1. 实验室检查　发作时血象中嗜酸性粒细胞增多；痰涂片可见嗜酸性粒细胞亦增多。

2. 呼吸功能检查

（1）通气功能检测　发作时呈阻塞性通气功能障碍，呼气流速显著下降，第1秒钟用力呼气容积（FEV1）、第1秒钟用力呼气容积占用力肺活量比值（$FEV_1/FVC\%$）、呼气峰值流速（PEF）均降低。肺容量指标用力肺活量减少、残气量增多、功能残气量和肺总量增加，残气量占总肺活量比值增高。缓解期上述通气功能指标逐渐恢复。

（2）支气管激发试验　测定气道反应性。常用吸入激发剂为醋甲胆碱、组胺。吸入激发剂后其通气功能下降、气道阻力增加。激发试验只适用于FEV_1在正常预计值的70%以上的患者。在设定的激发剂量范围内，如FEV_1下降>20%，可诊断为激发试验阳性。

（3）支气管舒张试验　测定气道气流的可逆性。常用吸入型的支气管舒张药（如沙丁胺醇、特布他林等），舒张试验阳性标准：①FEV_1较用药前增加≥12%，且其绝对值增加≥200mL。②PEF较治疗前增加≥60L/min或增加≥20%。

（4）PEF及其变异率　测定PEF可反映气道通气功能的变化。哮喘发作时PEF下降。昼夜PEF变异率≥20%，则符合气道气流受限可逆性改变的特点。

3. 血气分析

严重发作时可有PaO_2降低。轻度哮喘，由于过度通气可使$PaCO_2$下降，pH上升，表现为呼吸性碱中毒。重症哮喘，气道阻塞严重，出现CO_2潴留，$PaCO_2$上升，表现呼吸性酸中毒。如缺氧明显，可合并代谢性酸中毒。

4. 胸部X线检查

哮喘发作时双肺透亮度增高，呈过度充气状态如肋间隙增宽、膈肌下降。合并感染时，可见肺纹理增加和炎性浸润阴影。

5. 特异性变应原的检测

哮喘患者大多数对众多的变应原和刺激物敏感。结合病史，测定变应原指标有助于对病因的诊断，避免或减少对该致敏因素的接触。常用的检测方法：检测患者的特异性IgE、皮肤过敏源测试。变应性哮喘患者血清特异性IgE可较正常人明显增高。

【治疗要点】

目前无特效的根治方法。治疗目的为控制症状，减少复发；防止病情恶化，维持肺功能正常，维持正常活动能力。

1. 脱离变应原

立即使患者脱离可能的变应原的接触，消除其他非特异刺激因素，是防治哮喘最有效的方法。

2. 药物治疗

（1）缓解哮喘发作　支气管舒张药舒张支气管。

1）β_2受体激动剂：是控制哮喘急性发作的首选药物。主要通过作用于呼吸道的β_2受体，舒张支气管平滑肌。常用的短效β_2受体激动剂有沙丁胺醇（舒喘灵）、特布他林（博利康尼、喘康速）和非诺特罗等，作用时间为4~6h。长效β_2受体激动剂药物有福莫特罗（奥克斯都保）、沙美特罗（施立稳）及丙卡特罗（美普清）等，作用时间为10~

12h，有一定抗气道炎和增强黏液-纤毛运输功能的作用。长效 β_2 受体激动剂不宜单独使用，需与吸入激素联合应用。缓释型及控释型 β_2 受体激动剂的疗效维持时间较长，用于防治反复发作性哮喘和夜间哮喘。

用药方法有定量气雾剂吸入、干粉吸入、持续雾化吸入等，也可用口服或静脉注射。首选吸入法，因药物直接作用于呼吸道，局部浓度高且作用迅速，所用剂量较小，全身性不良反应少。常用沙丁胺醇或特布他林，每喷 $100\mu g$，3~4 次/天，每次 1~2 喷。长效 β_2 受体激动剂如福莫特罗每喷 $4.5\mu g$，2 次/天，每次 1 喷。持续雾化吸入方法简单，易于配合，多用于重症和儿童患者。注射用药因易引起心律失常，只用于严重哮喘，其他疗法无效时，一般每次用量为沙丁胺醇 $0.5mg$，$2~4\mu g/min$。

2）茶碱类：是治疗哮喘的有效药物。通过抑制磷酸二酯酶，提高平滑肌细胞内的 cAMP 浓度，松弛支气管平滑肌；拮抗腺苷受体；刺激肾上腺分泌肾上腺素，增强呼吸肌的收缩；增强气道纤毛清除功能和抗炎作用。茶碱与糖皮质激素有协同作用。口服氨茶碱一般剂量每天 $6~10mg/kg$；危重症哮喘静脉给药，静脉注射首次剂量 $4~6mg/kg$，注射速度不超过 $0.25mg/$（$kg\cdot min$），静脉滴注维持量为 $0.6~0.8mg/$（$kg\cdot h$），每日用量一般不超过 $1.0g$。控（缓）释茶碱制剂，可用于夜间哮喘。

3）抗胆碱药：胆碱能受体（M 受体）拮抗剂，降低迷走神经兴奋性而舒张支气管及减少痰液分泌。与 β_2 受体激动剂联合应用有协同作用。适应于夜间哮喘及痰多的患者。常用异丙托溴铵吸入或雾化吸入，约 10min 起效，维持 4~6h。长效抗胆碱药噻托溴铵（泰乌托品），为选择性 M1、M3 受体拮抗剂作用，维持时间可达 24h，不良反应少。

（2）控制和预防哮喘发作　此类药物主要治疗哮喘的气道炎症，即抗炎药。

1）糖皮质激素：是当前控制哮喘发作最有效的药物。主要作用机制是抑制炎症细胞的迁移和活化，抑制细胞因子的生成，抑制炎症介质的释放，增强平滑肌细胞 β_2 受体的反应性。可吸入、口服和静脉用药。吸入治疗是目前推荐长期抗感染治疗哮喘的最常用的方法。常用吸入药物有倍氯米松、氟替卡松、莫米松等，通常需规律用药一周以上方能生效。吸入剂量（倍氯米松或等效量其他糖皮质激素），轻度持续者 $200~500\mu g/d$、中度持续者 $500~1000\mu g/d$、重度持续者 >$1000\mu g/d$（不宜超过 $2000\mu g/d$）。口服药物用于吸入糖皮质激素无效或需要短期加强的患者。泼尼松或泼尼松龙，起始 $30~60mg/d$，症状缓解后逐渐减量至 $\leq10mg/d$，然后停用或改用吸入剂。静脉给药用于重度或严重哮喘发作时，常用药物有琥珀酸氢化可的松，常用剂量每天 $100~400mg$，或甲泼尼龙（甲基强的松龙），$80~160mg/d$。症状缓解后逐渐减量，然后改为口服和吸入制剂维持。

2）白三烯（LT）拮抗剂：具有抗炎和舒张支气管平滑肌的作用。常用药物有扎鲁司特 $20mg$，每天 2 次口服；或孟鲁司特 $10mg$，每天 1 次口服。

3）其他：色苷酸钠是非糖皮质激素类抗炎药物，对预防运动或变应原诱发的哮喘有效。色苷酸钠雾化吸入 3.5~7mg 或干粉吸入 20mg，每天 3~4 次。酮替芬和新一代组胺 H_1 受体拮抗剂阿司咪唑、氯雷他定等对轻症哮喘和季节性哮喘有一定效果，也可与 $β_2$ 受体激动剂联合用药。

3. 急性发作期的治疗 急性发作的治疗目的是尽快缓解气道阻塞，纠正低氧血症，恢复肺功能，预防进一步恶化或再次发作，防止并发症。一般根据哮喘的分度进行综合性治疗。

（1）轻度 每天定时吸入糖皮质激素（200~500μg 倍氯米松）。出现症状时可间断吸入短效 $β_2$ 受体激动剂。效果不佳时可加服 $β_2$ 受体激动剂控释片或小量茶碱控释片（200mg/d），或加用抗胆碱药如异丙托溴铵气雾剂吸入。

（2）中度 每天增加糖皮质激素吸入剂量（500~1000μg 倍氯米松），规则吸入 $β_2$ 受体激动剂，或口服长效制剂，或联合白三烯拮抗剂，若不能缓解，可持续雾化吸入 $β_2$ 受体激动剂（或联合用抗胆碱药吸入），或口服糖皮质激素（泼尼松<60mg/d），必要时可氨茶碱静脉注射。

（3）重度至危重度 持续雾化吸入 $β_2$ 受体激动剂，或合用抗胆碱药，或静脉滴注氨茶碱或沙胺丁胺醇，加服白三烯拮抗剂。静脉滴注糖皮质激素如琥珀酸氢化可的松或甲泼尼松，待病情控制和缓解后，改为口服给药。注意维持水、电解质及酸碱平衡，纠正缺氧，如病情恶化缺氧状态不能纠正时，进行机械通气。

4. 哮喘非急性发作期的治疗 哮喘经过急性期治疗症状得到控制，其哮喘的慢性炎症病理生理改变仍然存在，因此，必须根据哮喘的控制水平，联合用药，个体化，以最小量、最简单的联合，副作用最小，最佳控制症状为原则，制定合适的长期治疗方案。

（1）控制 根据个体差异按需吸入 $β_2$ 受体激动剂或口服 $β_2$ 受体激动剂以控制症状。小剂量茶碱口服也能达到疗效。亦可考虑定量吸入小剂量糖皮质激素（≤500μg/d）。在运动或对环境中已知抗原接触前吸入 $β_2$ 受体激动剂或色苷酸钠或口服白三烯拮抗剂。当哮喘控制维持至少 3 个月后，治疗方案方可降级。

（2）部分控制 定量吸入糖皮质激素（500~1000μg/d）。按需吸入 $β_2$ 受体激动剂，效果不佳时加用吸入型长效 $β_2$ 受体激动剂，口服 $β_2$ 受体激动剂控释片、口服小剂量茶碱控释片或白三烯拮抗剂等，亦可同时吸入抗胆碱药。

（3）未控制 每天吸入糖皮质激素量>1000μg。应规律吸入或口服 $β_2$ 受体激动剂、茶碱控释片，或 $β_2$ 受体激动剂联用抗胆碱药，或加服白三烯拮抗剂。若仍有症状，需规律口服泼尼松或泼尼松龙，长期服用者，尽可能将剂量维持于每天≤10mg。

5. 免疫疗法 分为特异性和非特异性两种。前者又称脱敏疗法，一般采用特异性变应原（如螨、花粉、猫毛等）作定期反复皮下注射，剂量由低至高，以产生免疫耐受性，使患者脱敏。非特异性免疫疗法，如注射卡介苗、转移因子、疫苗等生物制品抑制变应原反应的过程。目前采用基因工程制备的人重组抗 IgE 单克隆抗体治疗中、重度变应性哮喘，已取得较好效果。

【常见护理诊断及医护合作性问题】

1. 低效性呼吸形态 与支气管痉挛、气道炎症、气道阻力增加有关。

2. 清理呼吸道无效 与支气管黏膜水肿、分泌物增多、痰液黏稠、气管痉挛、无效咳嗽等有关。

3. 知识缺乏 缺乏哮喘的防治知识和正确使用定量吸入器的相关知识。

4. 活动无耐力 与缺氧、呼吸困难有关。

5. 潜在并发症 呼吸衰竭、纵隔气肿、肺源性心脏病等。

【护理措施】

1. 生活护理

（1）环境与体位 有变应原者，应尽快脱离，使患者脱离变应原的接触是防治哮喘最有效的方法。提供安静、舒适、温湿度适宜的环境，保持室内清洁、空气流通，避免刺激性气体、粉尘和烟雾。病室不宜摆放花草，避免使用动物皮毛、羽绒、地毯或蚕丝织物。根据病情提供舒适体位，哮喘急性发作时取端坐位，需提供床旁桌支撑，以减少体力消耗。

（2）缓解紧张情绪 哮喘新近发生和重症发作的患者，通常感到情绪紧张，甚至惊恐不安，应多巡视患者，给予心理疏导和安慰，耐心解释病情和治疗措施及治疗效果，同时尽快控制发作。消除过度的紧张状态，对减轻哮喘发作的症状和控制病情有重要意义。

（3）饮食护理 提供清淡、易消化、足够热量的饮食，避免进食有刺激性的饮食，如过冷、过热、油煎炸的食物、酒、汽水等。避免食用可能诱发哮喘的食物，如鱼、虾、蟹、蛋类、牛奶、海鲜等；若能找出与哮喘发作有关的食物，应避免食用。某些食物添加剂如酒石黄、亚硝酸盐（制作糖果、糕点中用于漂白或防腐）也可诱发哮喘发作，应当引起注意。劝导患者戒酒、戒烟。

（4）补充水分 哮喘急性发作时，患者呼吸增快、出汗，常伴脱水、痰液黏稠，形成痰栓阻塞小支气管加重呼吸困难。应鼓励患者每天饮水 2500～3000mL，以补充丢失的水分，稀释痰液。重症者应建立静脉通道，遵医嘱及时、充分补液，纠正水、电解质和酸碱平衡紊乱。

（5）皮肤与口腔护理 哮喘发作时，患者常会大量出汗，应每天以温水擦浴，勤换衣服、床单，保持皮肤的清洁、干燥和舒适。协助并鼓励患者咳嗽后用温水漱口，保持口腔清洁。

2. 氧疗护理 重症哮喘患者应遵医嘱给予鼻导管或面罩吸氧，吸氧流量为 1～3L/min，吸入氧浓度一般不超过 40%。为避免气道干燥刺激而导致气道痉挛和痰液黏稠，吸入的氧气应尽量湿化。在给氧过程中，注意呼吸的频率、节律和深度，注意神志、发绀情况，监测动脉血气分析，判断氧疗效果。

3. 病情观察 观察哮喘发作的前驱症状，如鼻咽痒、喷嚏、流涕、眼痒等。哮喘发作时，观察患者意识状态、呼吸频率、节律、深度及辅助呼吸肌是否参与呼吸运动、皮肤黏膜是否发绀等，监测呼吸音、哮鸣音变化，监测动脉血气分析和肺功能情况，了解病情和治疗效果。哮喘严重发作时，如经治疗病情无缓解，$PaO_2<60mmHg$，$PaCO_2>50mmHg$时，做好机械通气准备工作。加强对急性期患者的监护，尤其在夜间和凌晨哮喘易发作，应严密观察有无病情变化。

4. 用药护理 观察药物疗效和不良反应。

（1）$β_2$ 受体激动剂 ①指导患者按医嘱用药，不宜单一、长期、规律、大量使用。因为长期应用可引起 $β_2$ 受体功能上调和气道反应性增高，出现耐药性。②静脉滴注沙丁胺醇时应注意控制滴速（$2\sim4μg/min$）。③用药过程中观察有无心悸、骨骼肌震颤、低血钾等不良反应。

（2）糖皮质激素 长期应用糖皮质激素，可抑制免疫反应，致真菌等感染；以及向心性肥胖、痤疮、骨质疏松症、胃肠道刺激，甚至消化道出血，低钾血症。吸入药物治疗，全身性不良反应少，少数患者可出现口腔念珠菌感染、声音嘶哑或呼吸道不适，指导患者喷药后必须立即用清水充分漱口以减轻局部反应和胃肠吸收。口服用药宜在饭后服用，以减少对胃肠道黏膜的刺激。气雾吸入糖皮质激素可减少其口服量，当用吸入剂替代口服剂时，通常需同时使用 2 周后再逐步减少口服量，指导患者不得自行减量或停药，以免引起肾上腺危象。

（3）茶碱类 不良反应有恶心、呕吐等胃肠道症状、心律失常、血压下降、尿量增多，严重者可致抽搐甚至死亡，急性心肌梗死和高血压患者禁用。合用西咪替丁（甲氰米胍）、喹诺酮类、大环内酯类药物等可影响茶碱代谢而使其排泄减慢，应加强观察，同时适当减少用量。发热、妊娠、小儿或老年有心、肝、肾功能障碍及甲状腺功能亢进者不良反应增加。常口服用药，饭后服用可减轻胃肠道反应，局部刺激性大，不宜肌肉注射。静脉滴注，适应于哮喘急性发作且近 24h 未用过茶碱类药物的患者，注射浓度不宜过高，速度不宜过快，注射时间宜在 10min 以上，以防中毒症状发生。用药时监测血药浓度可减少不良反应的发生，其安全浓度为 $6\sim15μg/mL$。茶碱缓（控）释片应用控释材料，不能嚼服，必须整片吞服。

（4）其他药物 ①色苷酸钠：少数患者吸入后可有咽喉不适、胸闷、偶见皮疹，孕妇慎用。②抗胆碱药：药物吸入后，少数患者可有口苦或口干感。③酮替芬：有镇静、头晕、口干、嗜睡等不良反应，对高空作业人员、驾驶员、操纵精密仪器者应慎用。④白三烯调节剂：主要不良反应是较轻微的胃肠道症状，少数有皮疹、血管性水肿、转氨酶升高，停药后可恢复。

【健康教育】

1. 疾病知识指导　与患者共同制定长期管理、防止复发的计划。向患者告之哮喘的激发因素、治疗目的和效果的认识，以提高患者在治疗中的依从性。通过教育使患者懂得哮喘虽不能彻底治愈，但只要坚持充分的正规治疗，完全可以有效地控制哮喘的发作，即患者可达到没有或仅有轻度症状，能坚持日常工作和学习。针对个体情况，指导患者有效控制可诱发哮喘发作的各种因素，如避免摄入引起过敏的食物；避免强烈的精神刺激和剧烈运动；避免持续的喊叫等过度换气动作；不养宠物；避免接触刺激性气体及预防呼吸道感染；劝导患者及家人戒烟；外出时戴围巾或口罩避免冷空气刺激；在缓解期应加强体育锻炼、耐寒锻炼及耐力训练，以增强体质。

2. 自我监测病情　指导患者识别哮喘发作的先兆表现和病情加重的征象，学会哮喘发作时进行简单的紧急自我处理方法。利用峰流速仪（图 2-2），监测最大呼气峰流速值（PEFR），做好哮喘日记，为预防疾病复发和治疗提供参考资料。峰流速仪其使用方法：取站立位，尽可能深吸一口气，然后用唇齿包住口含器后，以最快的速度，用 1 次最有力的呼气吹动游标滑动，游标最终停止的刻度，就是此次峰流速值。峰流速测仪是发现早期哮喘发作最简便易行的方法，PEFR 能判断哮喘控制的程度，根据 PEFR 的变化及时调整治疗方案（表 2-5）。

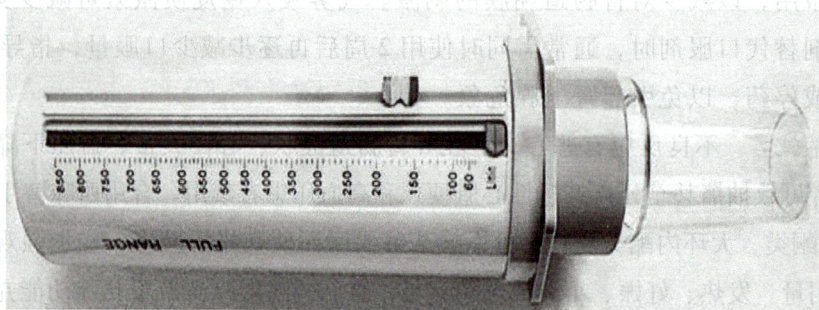

图 2-2　峰流速仪

表 2-5　峰流速仪监测最大呼气峰流速值（PEFR）

PEFR	所处区域	哮喘控制状态	治疗方法
80%～100%	安全区	哮喘控制理想	适当时间治疗方案可降级
50%～80%	警告区	哮喘加重	需及时调整治疗方案
<50%	危险区	哮喘严重	需立即到医院就诊

3. 用药指导　哮喘患者应了解自己所用各种药物的名称、用法、用量及注意事项，了解药物的主要不良反应及如何采取相应的措施来避免。掌握药物的吸入方法是预防、

缓解发作和提高患者生活质量的关键，因此护士必须指导患者掌握 β₂ 受体激动剂和（或）糖皮质激素吸入剂的正确吸入技术，医护人员演示，指导患者反复练习，直至完全掌握，每次吸药完毕用温开水漱口。

（1）定量雾化吸入器（MDI）　MDI 的使用需要患者协调呼吸动作，正确使用定量雾化吸入器是保证治疗成功的关键。①打开盖子，摇匀药液；②患者先数次深呼吸，再在深呼气至不能再呼时，张口将 MDI 喷嘴置于口中，双唇包住咬口，以慢而深的方式经口吸气，吸气开始的同时用手指按压喷药，吸气末屏气 10 秒，使较小的雾粒沉降在气道远端(图 2-3)，然后缓慢呼气；③两喷之间休息 3min 后再重复。儿童或重症患者，可在 MDI 上加储药罐，以简化操作，增加吸入到下呼吸道和肺部的药量，减少雾滴在口咽部沉积，提高雾化吸入的疗效。

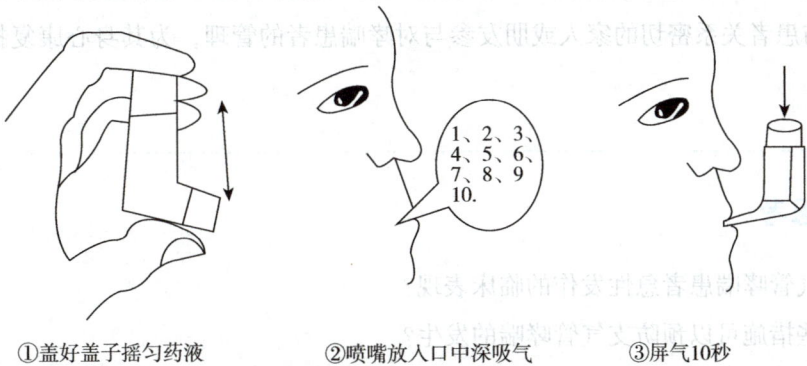

①盖好盖子摇匀药液　　②喷嘴放入口中深吸气　　③屏气10秒

图 2-3　定量雾化吸入器的使用方法

（2）干粉吸入剂　常用的是都保装置和准纳器。

1）都保装置：即储存剂量型涡流式干粉吸入剂，如信必可都保（布地奈德福莫特罗粉吸入剂）、普米克都保、奥克斯都保。使用方法：①先旋松盖子并拔出，确保旋柄在下方；②握住吸入器使之直立，握住底部和中间部分，向一方旋转到底，再向相反方向旋转到底，听到"咔嗒"声，完成一次装药；③吸药前轻轻向外呼气（不要对吸口呼气），双唇包住吸嘴，用力缓慢的深吸气，将药物吸入；④迅速闭口屏气 10 秒后再慢慢地呼气。

2）准纳器：常用的有沙美特罗替卡松粉吸入剂。使用方法：①一手握住准纳器外壳，另一手拇指向外推动滑动杆，露出吸药口；②吸药前平稳呼吸几次后，尽量呼气；③然后双唇包住吸嘴，深而平稳的吸气同时推动滑动杆将药物吸入（图 2-4）；④迅速闭口并屏气 10 秒后再缓慢的呼气。

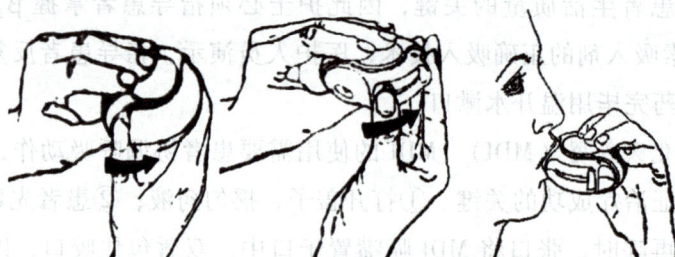

①动动滑动杆　　　②露出吸药口　　　③吸入药物

图 2-4　准纳器的使用方法示意图

4. 心理社会指导　指导患者保持有规律的生活和乐观情绪，积极参加体育锻炼，根据患者的爱好选择合适的项目，最大程度保持劳动能力。指导患者充分利用社会支持系统，动员与患者关系密切的家人或朋友参与对哮喘患者的管理，为其身心康复提供各方面的支持。

复习思考

1. 支气管哮喘患者急性发作的临床表现？
2. 哪些措施可以预防支气管哮喘的发生？
3. 如何指导患者进行病情的自我监测？
4. 简述支气管哮喘急性发作的处理方法。

项目四　慢性阻塞性肺部疾病患者的护理

【学习目标】

1. 掌握慢性阻塞性肺部疾病的概念、慢性支气管炎和阻塞性肺气肿临床表现、主要护理诊断、护理措施和健康教育。

2. 熟悉慢性支气管炎与阻塞性肺气肿的病因、诱因、辅助检查及治疗。

3. 了解慢性支气管炎和阻塞性肺气肿的发病机制。

慢性阻塞性肺疾病（chronic obstructive pulmonary disease，COPD），简称慢阻肺是一组以气流受限为特征的肺部疾病，气流受限不完全可逆，呈进行性发展。COPD 是可以预防和治疗的疾病。

COPD 是呼吸系统疾病中的常见病和多发病，其患病率和死亡率均高，且有逐年增加之势。

COPD 最终引起慢性呼吸衰竭和慢性肺源性心脏病（慢性肺心病），严重影响患者的劳动能力和生活质量。有研究显示，至 2020 年，COPD 将成为世界疾病经济负担的第 5 位。

COPD 与慢性支气管炎及肺气肿密切相关。当慢性支气管炎和（或）肺气肿患者肺功能检查出现气流受限并且不能完全可逆时，则诊断为 COPD。

一、慢性支气管炎患者的护理

案例导入

患者，男，68 岁。咳嗽、咳痰 20 余年，每年秋冬季节明显，且持续 3~4 个月。近 1 周咳嗽加重，伴发热。查体：T 38℃，P 116 次/分，R 32 次/分，P 130/75mmHg，双肺可闻及湿啰音。胸片：双肺纹理增粗、紊乱。

请思考：

1. 你认为该患者最可能的诊断是什么？

2. 针对该患者的情况提出相应的护理诊断和护理措施？

3. 你将如何对患者进行健康教育？

慢性支气管炎（chronic bronchitis，简称慢支）是指气管、支气管黏膜及其周围组织的慢性、非特异性炎症。以咳嗽、咳痰伴有喘息及反复发作的慢性过程为临床特征。长期发作可发展为阻塞性肺气肿和肺源性心脏病。

【病因及发病机制】

1. 感染 反复感染是慢支发生、发展的重要因素之一。病原体主要有流感病毒、鼻病毒和呼吸道合胞病毒等病毒，肺炎链球菌、流感嗜血杆菌、卡他莫拉菌及葡萄球菌等细菌；支原体也是感染因素之一。长期、反复感染可破坏气道正常的防御功能，损伤细支气管和肺泡。

2. 吸烟 为重要的发病因素。吸烟者慢性支气管炎的患病率比不吸烟者高 2~8 倍，患病率与吸烟时间、吸烟量呈正相关。烟草中的焦油、尼古丁和氢氰酸等化学成分，可损伤气道上皮细胞，使巨噬细胞吞噬功能降低和纤毛运动减退；黏液分泌增加，使气道净化能力减弱；支气管黏膜充血水肿和黏液积聚，而易引起感染。慢性炎症及吸烟刺激引起支气管平滑肌收缩，气流受限。烟草、烟雾还可使氧自由基增多，诱导中性粒细胞释放蛋白酶，抑制抗蛋白酶系统，使肺弹力纤维受到破坏，诱发肺气肿。

3. 理化因素 ①大气污染、职业性粉尘及化学物质，如烟雾、粉尘、工业废气及室内空气污染（大气中的二氧化硫、二氧化氮、氯气、甲醛等）等。有害气体可损伤气道黏膜，并有细胞毒作用，使纤毛清除功能下降，为细菌感染创造条件。同时刺激黏膜下感受器，使副交感神经功能亢进，导致支气管平滑肌收缩、腺体分泌亢进、杯状细胞增生，黏液分泌增加，气道阻力增加。②寒冷和环境温度剧变，可使呼吸道局部小血管痉挛，病毒和细菌易于入侵、繁殖。

4. 过敏因素 常见的过敏因素有尘埃、虫螨、细菌、寄生虫、花粉和化学性气体等。通过过敏反应引起支气管平滑肌收缩或痉挛、炎症反应，加重气道狭窄，气道阻力增加，促使慢性支气管炎的发生。

5. 其他 机体的内在因素如呼吸道防御功能及免疫功能降低、自主神经功能失调、营养缺乏、遗传等都可能参与慢性支气管炎的发生、发展。

【病理】

支气管黏膜上皮细胞变性、坏死，溃疡形成。纤毛倒伏、变短、不齐、粘连，部分脱落。各级支气管壁有炎症细胞浸润，以浆细胞、淋巴细胞为主，杯状细胞数目增多，腺体增生肥大、分泌亢进，支气管管腔内分泌物潴留。

【临床表现】

1. 症状 起病缓慢，病程较长，反复急性发作而使病情加重。主要有慢性咳嗽、咳痰、喘息。初期症状轻微，在寒冷季节、吸烟、劳累、感冒后可引起急性发作或症状加重，气候转暖时症状可自然缓解。重症患者四季不断发病，在冬春季加剧。

（1）咳嗽 长期、反复、逐渐加重的咳嗽是慢支最突出的表现。一般晨间咳嗽较重，白天较轻，睡前有阵咳或排痰。咳嗽是由支气管黏膜充血、水肿或分泌物积聚于支气管管腔内所致。

（2）咳痰 痰为白色黏液或浆液泡沫痰，偶带血。清晨排痰较多，由于起床后或体位变动可刺激排痰。急性发作伴有细菌感染时，则变为黏液脓性痰，量亦增加。

（3）呼吸困难 喘息性慢性支气管炎有支气管痉挛，可引起呼吸困难，严重时呈哮喘样发作。

（4）反复感染 患者由于抵抗力差，常有反复感染，表现为咳嗽加重，痰量增加、呈脓性，常伴畏寒、发热等。

2. 体征 急性发作期可在背部或双肺底听到散在的干、湿啰音，咳嗽后可减少或消失。喘息性慢性支气管炎可听到哮鸣音和呼气延长，且不易完全消失。

3. 分型

（1）单纯型 主要表现为慢性咳嗽、咳痰；肺部以湿啰音为主。

（2）喘息型 除慢性咳嗽、咳痰外，还有喘息，肺部以哮鸣音为主，夹杂湿啰音。

4. 临床分期

（1）急性发作期 指在1周之内出现脓性或黏液脓性痰，痰量明显增多，或伴有发热等炎症表现，或咳嗽、咳痰、喘息等症状任何一项明显加剧。

（2）慢性迁延期　有不同程度的咳嗽、咳痰、喘息症状迁延1个月以上者。

（3）临床缓解期　经治疗或自然缓解，症状基本消失或偶有轻微咳嗽、少量痰液，保持2个月以上者。

5. 并发症　随着病情的进展和反复发作，可并发阻塞性肺气肿。

【辅助检查】

1. X 线胸片检查　早期胸片可无变化，可逐渐出现肺纹理增粗、紊乱等非特异性改变。

2. 血常规　急性发作期或并发肺部感染时，血白细胞总数和中性粒细胞增多；喘息型，嗜酸性粒细胞增多。

3. 痰液检查　痰培养和药敏试验，找致病菌，指导用药；喘息型痰涂片常可见到较多的嗜酸性粒细胞。

【诊断要点】

诊断标准如患者每年咳嗽、咳痰达3个月以上，连续2年或以上，并排除其他心肺疾患，即可诊断为慢性支气管炎。根据吸烟史或工作史、慢性咳嗽、咳痰或伴喘息，肺部湿啰音和（或）干啰音，结合X线胸片可以确诊。

【治疗要点】

1. 急性发作期和慢性迁延期的治疗

（1）抗感染　一般选用以抗革兰阳性菌为主的抗生素，或根据病菌药敏试验选用抗菌药物。常用的有青霉素类、大环内酯类、氨基糖苷类、头孢菌素类、喹诺酮类等。急性发作期以静脉给药为主，慢性迁延期以口服给药为主。

（2）祛痰、镇咳、平喘　以祛痰为主。①祛痰：咳嗽伴痰难咳出者，可用溴己新（必嗽平）、复方氯化氨合剂或盐酸氨溴索（沐舒坦）等祛痰药；在临床上常应用兼有镇咳和祛痰作用的复方甘草制剂，也可用雾化吸入法祛痰。②镇咳：可选用喷托维林、氢溴酸右美沙芬等止咳药，一般在用祛痰药的基础上应用。不宜给予可待因等强力镇咳药。③平喘：喘息型患者，选用支气管舒张药，如茶碱类、β_2受体激动剂等。

2. 缓解期的治疗　加强锻炼，提高机体抵抗力；改善环境，避免诱发因素如戒烟、避免有害气体和其他有害颗粒的吸入；预防呼吸道感染。反复感染者，可试用免疫调节剂或中医中药，如卡介菌多糖核酸、胸腺素等。

【常见护理诊断及医护合作性问题】

1. 清理呼吸道无效　与呼吸道分泌物增多且黏稠、支气管痉挛、无效咳嗽有关。

2. 气体交换受损　与呼吸道分泌物增多、黏稠、支气管痉挛、阻塞有关。

【护理措施】

1. 改善环境，减少刺激 保持室内空气新鲜流通，维持适宜的室内温度（18~20℃）与湿度（50%~60%），环境整洁、舒适，减少环境的不良刺激，特别是避免尘埃与烟雾的刺激。注意保暖，避免受凉。

2. 补充营养与水分 给予高蛋白、高维生素饮食，不宜油腻、辛辣等刺激性食物。患者情况允许时，每日保证饮水在1500mL以上。

3. 协助排痰 指导患者深呼吸和有效咳嗽，痰液黏稠而不易咳出者可雾化吸入稀释痰液

4. 用药护理 抗生素可杀灭细菌、对抗炎症，止咳剂可抑制咳嗽、减少分泌，祛痰剂可稀释痰液、降低痰液黏稠度而利于排出。

5. 心理护理 与患者多沟通、多交流，给予心理上的安慰和支持，以缓解其紧张不安情绪，建立良好的护患关系，取得患者信任，使其身心舒适。

【健康教育】

1. 疾病知识指导 向患者讲解诱发疾病加重的因素，指导患者避免烟雾、粉尘及刺激性气体吸入，避免上呼吸道感染等；加强营养，合理锻炼，增强机体抵抗力。根据咳嗽、咳痰的变化及呼吸困难与活动的关系，判断病情变化。若体温升高、咳嗽加剧、痰量增多、痰液黏稠、呼吸困难加重，应及时就医。

2. 疾病预防指导

（1）增强机体免疫力 积极参加体育锻炼，根据患者的爱好和病情可进行散步、慢跑、太极拳、游泳、有效的呼吸运动等。

（2）预防上呼吸道感染 指导患者防寒保暖，避免和呼吸道感染患者接触，在呼吸道传染病流行期间，尽量避免去人群密集的公共场所。

（3）指导患者戒烟 告知患者和家属，吸烟是引起慢支和加速慢支进展的重要因素；慢支如不及时治疗和去除诱因，则按慢支-阻塞性肺气肿-肺源性心脏病的规律发展。戒烟能减轻慢支的咳嗽、咳痰，缓解病情的进展，早期戒烟能阻止病情的发展，使患者乐意戒烟并能积极参与共同制订戒烟计划。与戒烟成功者交流经验和体会，清除工作场所、家中的储烟和与吸烟有关的用具，避免接触吸烟的人群和环境。事先告之患者戒断过程中有可能出现坐立不安、烦躁、头痛、腹泻、体重增加等现象，第1周最严重，尼古丁完全撤离约需2~4周。有计划的逐渐戒烟以减轻戒断症状，减轻痛苦；戒烟第1周多饮水，以排除体内积蓄的尼古丁，多吃水果、蔬菜，参加文体活动，必要时可外出旅游，嚼口香糖等以分散注意力。

（4）避免有害气体刺激 改善环境卫生，加强劳动保护，及时佩带口罩，避免烟雾、粉尘和刺激性气体对呼吸道的影响。

二、阻塞性肺气肿患者的护理

案例导入

患者，女，72岁。患者20余年前开始，每年冬春季咳嗽、咳痰。8年前出现活动后气促，且逐年加重。1周前，因受凉咳嗽加重，痰量增多，以睡前和早晨起床时为剧，为黏液脓痰；稍活动即气促、心悸，生活不能自理。体格检查：T 38℃，P 96次/分，R 28次/分，BP 126/78mmHg。端坐位，口唇发绀，桶状胸，双肺叩诊呈过清音，呼吸音低，可闻及散在的哮鸣音，双中下肺可闻及中等量的细湿啰音。胸片：肋间隙增宽，膈肌低平，两肺透亮度增加。

请思考：

1. 你认为该患者最可能的诊断是什么？
2. 针对该患者的情况提出相应的护理诊断和护理措施？
3. 该疾病的健康教育内容有哪些？

阻塞性肺气肿（obstructive pulmonary emphysema，简称肺气肿）是指肺部终末细支气管远端气腔（呼吸细支气管、肺泡管、肺泡囊和肺泡）弹性减弱、充气、过度膨胀、肺容量增大或同时伴有气道壁结构的破坏。临床主要表现为呼气性呼吸困难。中老年多见。多由慢支发展而来，进一步发展为肺源性心脏病。

【病因】

1. 呼吸系统疾病 慢性支气管炎是阻塞性肺气肿最主要的病因，绝大多数肺气肿是由慢支发展而来。引起慢支的各种因素如吸烟、大气污染、感染、职业性粉尘和有害气体的长期吸入、过敏等，都可引起肺气肿。支气管哮喘、支气管扩张、肺纤维化等也是肺气肿的常见病因。

2. 蛋白酶-抗蛋白酶失衡 蛋白酶增多或抗蛋白酶不足，导致肺组织结构破坏。蛋白酶对组织有损伤和破坏作用；抗蛋白酶对弹性蛋白酶等多种蛋白酶有抑制功能，其中 α_1-抗胰蛋白酶（α_1-AT）是活性最强的一种。在正常情况下，弹性蛋白酶与其抑制因子处于平衡状态。吸入有害气体、有害物质、感染等均可导致蛋白酶产生增多或活性增强，而抗蛋白酶产生减少或灭活加速；同时氧化应激、吸烟等也可降低抗蛋白酶的活性。极少数人先天性 α_1-AT缺乏。

3. 氧化应激 肺气肿患者氧化应激增加。氧化物主要有超氧阴离子（O_2^-）、羟根（OH^-）、次氯酸（$HClO_3$）、H_2O_2 和 NO 等。氧化物可直接作用并破坏许多生化大分子如蛋白质、脂质、核酸等，导致细胞功能障碍或细胞凋亡，还可破坏细胞外基质；引起蛋白酶-抗蛋白酶失衡；促进炎症反应。

4. 慢性炎症 气道、肺实质及肺血管的慢性炎症是慢性阻塞性肺疾病的特征性改变，中性粒细胞释放的蛋白酶（弹性蛋白酶、组织蛋白酶 G、基质金属蛋白酶等）引起慢性黏液高分泌状态并破坏肺实质。

5. 其他 自主神经功能失调、营养不良、气温变化等都有可能参与慢性阻塞性肺疾病的发生。

【发病机制】

阻塞性肺气肿的发生机制复杂，是多因素共同参与。COPD 发病机制可简单归纳为如图 2-5。

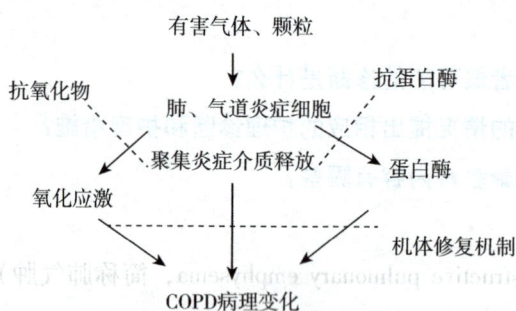

图 2-5 COPD 发病机制示意图

【病理】

1. 病理解剖 阻塞性肺气肿的主要病理改变是肺泡过度膨胀，弹性减退，肺表面可见多个大小不一的肺大泡。镜检见肺泡壁变薄、破裂、融合，肺泡腔扩大，肺泡壁血管床扭曲、毁损，血液供应减少。按累及肺小叶的部位，将阻塞性肺气肿分为小叶中央型、全小叶型及介于两者之间的混合型三类（图 2-6）。

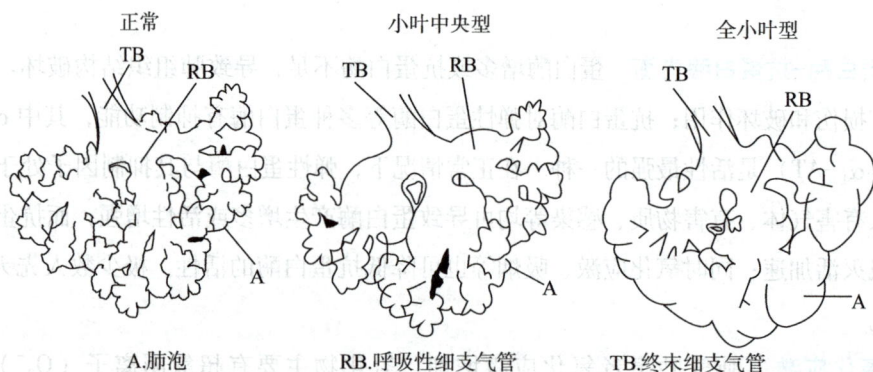

A.肺泡　　RB.呼吸性细支气管　　TB.终末细支气管

图 2-6 正常肺泡与肺气肿结构示意图

2. 病理生理 COPD 早期病变仅局限于细小气道时，吸气时由于肺泡膨胀对气道壁的牵拉，小气道舒张，气体能进入肺泡，但呼气时肺泡对小气道的牵拉作用减弱，胸腔内压力增高，小气道受压萎陷，气体排出受阻，产生活瓣样作用，肺泡内气体聚集，肺泡膨胀、压力增高。随着肺气肿加重，大量肺泡周围的毛细血管受膨胀肺泡挤压而退化，使毛细血管大量减少，肺泡间的血流量减少，导致通气与血流比例失调。也有部分肺区虽有血液灌流，但肺泡通气不良，也导致通气与血流比例失调，使换气功能障碍。反映肺组织弹性阻力及小气道阻力的肺顺应性降低。病变侵入大气道时，肺通气功能明显障碍，最大通气量降低。通气和换气功能障碍引起缺氧和二氧化碳潴留，进而发展为呼吸衰竭（如图 2-7）。

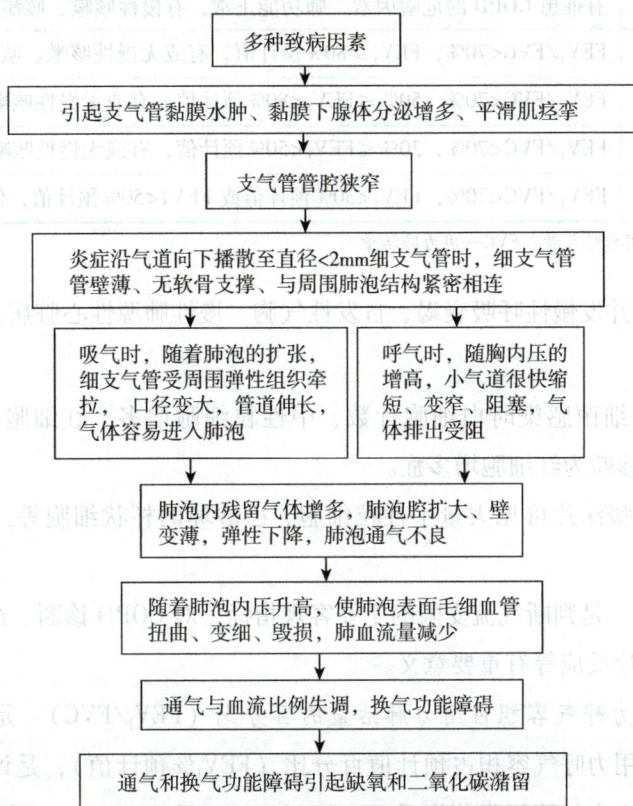

图 2-7 阻塞性肺气肿病理生理改变示意图

【临床表现】

1. 症状 在原有慢性支气管炎的咳嗽、咳痰或伴喘息的基础上，出现逐渐加重的呼气性呼吸困难。早期仅在体力劳动或上楼等活动时出现，随着病情发展逐渐加重，日常活动甚至休息时也感到呼吸困难。呼气性呼吸困难是 COPD 的标志性症状。

2. 体征 早期无明显体征，随着病情进展，逐渐出现肺气肿的体征。①视诊：桶状胸，呼吸浅快，呼吸运动减弱；②触诊：语颤减弱；③叩诊：过清音，心浊音界缩小或不易叩出，肺下界和肝浊音界下降；④听诊：心音遥远，呼吸音减弱、呼气延长，并发肺部感染时肺部有湿啰音。严重时颈肩部辅助呼吸肌参与呼吸运动，口唇发绀，甚至端坐呼吸，呼吸衰竭。

3. 分期和分级　按病程可分为急性加重期和稳定期，前者指在短期内咳嗽、咳痰、气短和（或）喘息加重、脓痰量增多，可伴发热等症状；稳定期指咳嗽、咳痰、气短等症状稳定或轻微。其严重度分级见表2-6。

表2-6　COPD的严重程度分级

级别	程度	分级标准
0级	高危	有罹患COPD的危险因素，肺功能正常，有慢性咳嗽、咳痰
Ⅰ级	轻度	$FEV_1/FVC<70\%$，$FEV_1 \geq 80\%$预计值，有或无慢性咳嗽、咳痰
Ⅱ级	中度	$FEV_1/FVC<70\%$，$50\% \leq FEV_1<80\%$预计值，有或无慢性咳嗽、咳痰
Ⅲ级	重度	$FEV_1/FVC<70\%$，$30\% \leq FEV_1<50\%$预计值，有或无慢性咳嗽、咳痰
Ⅳ级	极重度	$FEV_1/FVC<70\%$，$FEV_1<30\%$预计值或$FEV1<50\%$预计值，伴慢性呼吸衰竭

注：FEV1—第一秒用力呼气量；FVC—用力肺活量。

4. 并发症　可并发慢性呼吸衰竭、自发性气胸、慢性肺源性心脏病。

【辅助检查】

1. 血液检查　细菌感染时白细胞计数、中性粒细胞增多。红细胞、血红蛋白增多，红细胞比容≥55%诊断为红细胞增多症。

2. 痰液检查　痰涂片可见大量中性粒细胞、已破坏的杯状细胞等，痰培养可检出各种致病菌。

3. 肺功能检查　是判断气流受限的主要客观指标，对COPD诊断、严重程度评价、疾病进展、预后及治疗反应等有重要意义。

（1）第一秒用力呼气容积占用力肺活量的百分比（FEV_1/FVC）　是评价气流受限的敏感指标。第一秒用力呼气容积占预计值百分比（FEV_1%预计值），是评估COPD严重程度的良好指标。吸入支气管舒张药物后$FEV_1/FVC<70\%$及$FEV_1<80\%$预计值者，可确定为不能完全可逆的气流受限。

（2）其他肺功能检查项目　肺总量（TLC）、功能残气量（FRC）和残气量（RV）增高。残气量（RV）/肺总量（TLC）增高。深吸气量（IC）/肺总量（TLC）是反映肺过度膨胀的指标。肺活量（VC）减低，表明肺过度充气，有参考价值。

4. X线胸片　胸廓前后径增大，肋间隙增宽，肋骨平行，膈低平，两肺透亮度增加，肺血管纹理减少或有肺大疱征象；心影狭长。

5. 动脉血气分析　早期无异常，随病情进展可出现低氧血症、高碳酸血症、酸碱平衡失调等，用于判断呼吸衰竭的类型。

【诊断要点】

根据临床症状、体征及肺功能检查、X 线胸片检查等综合分析确定。不完全可逆的气流受限是 COPD 诊断的必备条件。

【治疗要点】

1. 稳定期治疗

（1）支气管舒张药　短期应用可以缓解症状，长期规律应用可预防和减轻症状。常选用 β_2 受体激动剂如沙丁胺醇气雾剂，每次 $100 \sim 200\mu g$（$1 \sim 2$ 喷），每 24h 不超过 $8 \sim 12$ 喷。抗胆碱药如异丙托溴铵气雾剂，每次 $40 \sim 80\mu g$（$2 \sim 4$ 喷），$3 \sim 4$ 次/天。茶碱类如茶碱缓（控）释片 0.2g，2 次/天；氨茶碱 0.1g，3 次/天。

（2）祛痰药　对痰不易咳出者可选用盐酸氨溴索 30mg，$1 \sim 3$ 次/天；或羧甲司坦 0.5g，3 次/天；或稀化黏素 0.3g，3 次/天。

（3）长期家庭氧疗（LTOT）　对 COPD 慢性呼吸衰竭者可提高生活质量和生存率，持续低流量吸氧 $1 \sim 2L/min$，每天 $10 \sim 15h$ 以上。LTOT 的指征：①$PaO_2 < 55mmHg$ 或 $SaO_2 \leqslant 88\%$，有或没有高碳酸血症。②PaO_2 $55 \sim 60mmHg$ 或 $SaO_2 < 89\%$，并有肺动脉高压、心力衰竭所致的水肿或红细胞增多症。

（4）糖皮质激素　对重度或极重度患者，反复加重的患者，长期吸入糖皮质激素和长效 β_2 肾上腺素能受体激动剂联合制剂（沙美特罗加氟替卡松、福莫特罗加布地奈德），可增加运动耐受量，减少急性加重发作频率，提高生活质量，部分患者的肺功能可得到改善。

2. 急性加重期治疗

（1）安置方式　根据病情严重程度决定门诊或住院治疗。

（2）保持呼吸道通畅　支气管舒张药的使用同稳定期；祛痰剂溴己新、盐酸氨溴索可酌情选用；痰液黏稠者可及时给予雾化吸入治疗。

（3）氧疗　给予鼻导管持续低流量吸氧，纠正低氧血症，防止呼吸衰竭。

（4）控制感染　根据病原菌种类及药物敏感试验，选用抗生素积极治疗，如给予 β 内酰胺类/β 内酰胺酶抑制剂、第二代头孢菌素、大环内酯类或喹诺酮类。如出现持续气道阻塞，可使用糖皮质激素。

（5）纠正电解质紊乱　常见呼吸性酸中毒，一般畅通气道、吸氧就能纠正。

【常见护理诊断及医护合作性问题】

1. 气体交换受损　与气道阻塞、通气不足、呼吸肌疲劳、分泌物过多和肺泡呼吸面积减少有关。

2. 清理呼吸道无效 与分泌物增多而黏稠、气道湿度减低和无效咳嗽有关。

3. 活动无耐力 与疲劳、呼吸困难、氧供与氧耗失衡有关。

4. 营养失调：低于机体需要量 与食欲降低、摄入减少、腹胀、呼吸困难、焦虑有关。

5. 潜在并发症 自发性气胸、呼吸衰竭等。

【护理措施】

1. 生活护理

（1）环境与活动 保持环境安静、舒适、空气新鲜及温湿度适宜，避免吸入刺激性气体。视病情安排适当的活动量，活动以不感到疲劳、不加重症状为宜。严重呼吸困难者应尽量减少活动和不必要的谈话，以减少耗氧量、减轻呼吸困难。

（2）调整体位 患者采取舒适的体位，严重患者宜采取高枕、或半卧位、或端坐位，身体前倾，便于辅助呼吸肌参与呼吸。必要时设置跨床小桌，以便患者伏桌休息，以减轻呼吸困难。

（3）口腔护理 张口呼吸者应每日口腔护理2~3次，并根据需要补充因呼吸加快所丧失的水分，病情允许的情况下，一般保证水的每日摄入量在1.5~2L。

（4）饮食护理 指导患者饭前休息至少30min，每日正餐应安排在患者最饥饿、休息最好的时间。饮食给予高蛋白、高热量、高维生素、易消化食物，经常变换食谱以刺激食欲。多食含有高膳食纤维的蔬菜和水果，以促进肠蠕动，保持大便通畅。腹胀者应进软食，少量多餐，避免进食产气食物，如汽水、啤酒、豆类、马铃薯和胡萝卜等；避免易引起便秘的食物，如油煎食物、干果、坚果等。因干食易刺激咽部产生不适感而引发咳嗽，牛奶、巧克力可使唾液和分泌物黏稠，应避免食用。餐前和进餐时避免饮用液体，以免过早产生饱感而影响热量的摄入。对通过进食不能吸收足够营养者，可应用管喂饮食或全胃肠外营养。

2. 病情观察 询问患者咳嗽、咳痰的情况，观察痰的颜色、量及咳出顺畅情况，观察发绀情况和呼吸困难程度，了解病情变化。监测患者的神志、呼吸、心率、体温及血气分析等变化，判断有无并发症发生。

3. 用药护理 临床常给予抗生素、平喘药、化痰药及镇咳药等治疗。抗生素及平喘药的应用分别见"肺炎患者的护理"，和"支气管哮喘患者的护理"。

（1）镇咳、化痰药及其用法 常用镇咳药有喷托维林（咳必清）、可待因，祛痰药有溴己新（必嗽平）、氯化铵及乙酰半胱氨酸。均可口服给药，乙酰半胱氨酸、溴己新亦可雾化吸入，可待因可皮下注射。为加强疗效，各种止咳糖浆最后口服，服用后不再饮水。

（2）不良反应及注意事项 ①喷托维林，偶有口干、头晕、恶心、腹胀和便秘等不良反应，青光眼患者慎用。②可待因，可抑制支气管腺体分泌，使痰液黏稠而不易咳出，痰多者禁用；连续使用可产生成瘾性，应控制使用；大剂量时可明显抑制呼吸中枢。③溴己新，偶有恶心、胃肠不适，个别患者氨基转移酶可暂时升高，减量或停药可恢复；胃溃疡患者慎用。④氯化铵，空腹服用效果明显，剂量过大可引起呕吐；可使血氨增高，能酸化尿液和促进碱性药物的排泄；大量服用可产生酸中毒，肝功能不全及肾功能严重减退者禁用，溃疡病者慎用。⑤乙酰半胱氨酸，有特殊气味，可引起呛咳、呕吐等，减量后消失；亦可引起支气管痉挛，哮喘患者及老年严重肺功能不全者慎用。

4. 对症护理 对咳痰较多或咳出困难者，可结合患者情况，采取翻身、拍背、雾化吸入等措施协助排痰，必要时给予吸痰。对喘息者，可根据血气分析结果，调整吸氧的方式和氧浓度，一般给予鼻导管、低浓度（25%～29%）、低流量（1～2L/min）、持续吸氧。

5. 心理护理 多安慰、陪伴患者，进行必要的解释，以缓和紧张不安情绪。当患者出现精神不振、焦虑，自感喘憋时，应设法分散患者注意力，指导患者做慢而深的呼吸，以缓解症状，使身心舒适。

6. 防治自发性气胸

（1）避免诱因 航空、潜水作业而无适当防护措施时，从高压环境突然进入低压环境，机械通气压力过高，以及抬举重物用力过猛、剧烈咳嗽、屏气、大笑等均可诱发气胸发生。指导患者避免以上诱因。

（2）病情判断 监测患者的生命体征，若患者出现剧烈胸痛、畏寒、发热、咳嗽咳痰及神志改变，应警惕自发性气胸的发生。COPD患者感觉迟钝，应注意胸部体征改变，若一侧胸部隆起，呼吸运动与触觉语颤减弱，叩诊呈过清音或鼓音，心或肝浊音界缩小或消失，听诊呼吸音减弱或消失，提示已并发气胸，应立即报告医生并采取必要的急救措施。

（3）配合处理 小量气胸患者应严格卧床休息，酌情给予镇静、镇痛药物。可遵医嘱给予高浓度吸氧，以加快胸腔内气体的吸收。若气胸量大，呼吸困难严重，应立即排气减压或胸腔闭式引流。

【健康教育】

1. 疾病知识教育 向患者讲解诱发疾病加重的因素，加强营养，合理锻炼，增强机体抵抗力；指导患者避免烟雾、粉尘及刺激性气体吸入，避免上呼吸道感染等。根据咳嗽、咳痰的变化及呼吸困难与活动的关系，判断病情变化。若体温升高、咳嗽加剧、痰量增多、痰液黏稠、呼吸困难加重，应及时就医。

2. 指导呼吸功能锻炼

（1）腹式呼吸 通过腹肌的主动收缩与舒张，增加胸腔容积，可使呼吸阻力减低，肺泡通气量增加，提高呼吸效率。患者取半卧位膝半屈曲或立位上半身前倾，使腹肌和全身肌肉放松，左右手分别放在腹部或胸前，静息呼吸。吸气时用鼻吸入，尽量挺腹，胸部不动；呼气时用口呼出，同时收缩腹部，胸廓保持最小活动幅度，缓呼深吸，增进肺泡通气量（图2-8）。每分钟呼吸7~8次，如此反复训练，每次10~20min，每日2次，熟练后逐步增加次数和时间，使之成为不自觉的呼吸习惯。

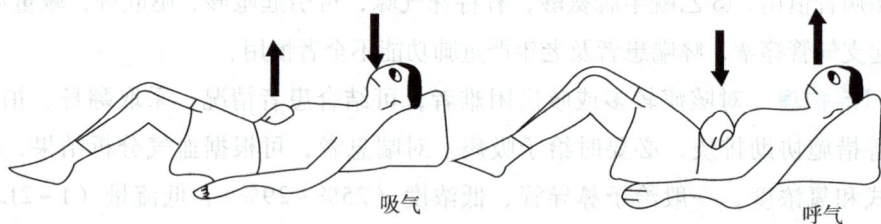

图2-8　腹式呼吸示意图

（2）缩唇呼吸　在呼气时将口唇缩成吹笛子状（图2-9），气体经缩窄的口唇缓慢呼出，其作用为提高支气管内压，延缓小气道的陷闭，以利肺泡气排出。用鼻吸气用口呼气，呼气时口唇缩拢持续慢慢吹气，同时收缩腹部。吸气与呼气时间之比为1∶2或1∶3。缩唇大小程度与呼气流量由患者自行选择调整，以能使距离口唇15~20cm水平处蜡烛火焰随气流倾斜而又不熄灭为宜。

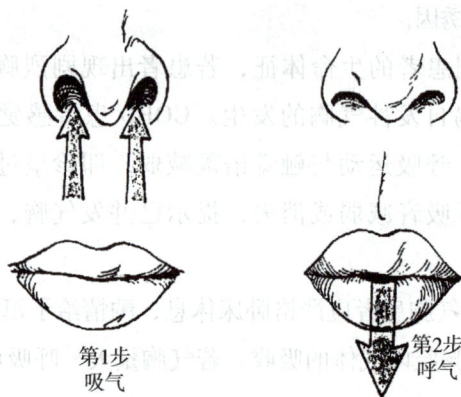

图2-9　缩唇呼吸示意图

3. 指导戒烟　向患者讲解吸烟对疾病的影响及戒烟的好处。帮助患者分析吸烟习惯，制订戒烟计划并实施。戒烟时间最好安排在假期或住院期间。可以和朋友一起戒烟，相互鼓励和督促。清除工作场所和家中所有香烟及烟具，避免接触吸烟人群或环境，合理安排生活，参加多种娱乐活动或外出旅游，以分散注意力。有条件者可贴戒烟膏药以减少痛苦。

4. 指导家庭氧疗

（1）注意用氧安全　患者及探视者禁止吸烟；确保电器（如电剃须刀、助听器、电热毯、电视等）处于正常工作状态，以防产生短路火花而引起火灾。避免使用产生静电的材料，如毛毯、合成纤维等。患者和照顾者最好穿棉质衣服。避免附近有易燃物品，如酒精、油等。患者及其家属应掌握火灾时逃生和自救的方法。

（2）掌握流量和时间　应给予低流量（1~2L/min）吸氧，不要随意调整氧流量，以免影响疗效或发生氧中毒。每日吸氧时间不宜少于15h，尤其在夜间睡眠时不宜间断吸氧。必要时家庭配备简易经皮血氧饱和仪（图2-10），可以检测缺氧情况，以便指导患者的活动强度和用氧时间。

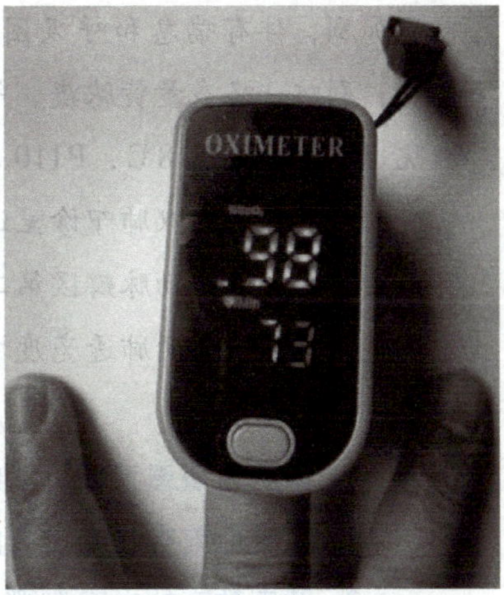

（3）预防感染　鼻导管、鼻塞、湿化瓶等可能成为细菌藏匿的部位，应按规定或病情的需要及时更换或消毒，并及时更换或添加消毒的湿化液。

（4）疗效判断　氧疗有效的指标为患者呼吸困难减轻、呼吸频率减慢、发绀减轻、心率减慢、活动耐力增加。吸氧中，家属应密切注意患者有无咳嗽、胸痛、恶心、呕吐和呼吸困难等氧中毒的首发症状。

图2-10　简易经皮血氧饱和仪

复习思考

1. 慢性阻塞性肺疾病的定义？
2. 慢性支气管炎和阻塞性肺气肿的临床表现？
3. 长期家庭氧疗的用法、指征及注意事项？
4. 如何对慢阻肺的患者进行健康教育？

项目五　慢性肺源性心脏病患者的护理

【学习目标】

1. 掌握慢性肺源性心脏病的临床表现、治疗要点、常见护理诊断、护理措施及健康教育。

2. 熟悉慢性肺源性心脏病的病因、治疗要点和辅助检查方法。

3. 了解慢性肺源性心脏病的发病机制。

案例导入

患者，男，76岁。有吸烟史30余年，慢性咳嗽、咳痰20余年，近5年来明显加剧，伴有喘息和呼吸困难，且以冬春季更甚。5天前因受凉感冒，而致发热、剧咳、咯多量黄脓痰、气急、发绀，今晨出现神志模糊、躁动不安，急诊入院。体检：T 38.8℃，P110次/分，R28次/分，BP 130/80mmHg。端坐位，口唇发绀，桶状胸，双肺叩诊呈过清音，呼吸音低，可闻及散在的哮鸣音，双下肺可闻及湿啰音，肺动脉瓣区第二心音亢进；双下肢轻度凹陷性浮肿。胸片：肋间隙增宽，膈低平，两肺透亮度增加，双肺纹理增粗、紊乱，心影狭长。

请思考：

1. 你认为该患者最可能的诊断是什么？
2. 患者目前存在的首要的护理诊断是什么？
3. 健康教育的内容有哪些？

慢性肺源性心脏病（chronic pulmonary heart disease），简称慢性肺心病，是指支气管-肺组织、胸廓或肺血管的慢性病变致肺血管阻力增加，肺动脉压力增高，继而右心室结构和（或）功能改变的心脏病。慢性肺心病是我国呼吸系统的常见病，一般患病年龄在40岁以上，且患病率随年龄增长而增高，患病率北方高于南方，农村高于城市。吸烟者比不吸烟者患病率明显增高，男女无明显差异。冬春季节和气候骤变时，易出现急性发作。

【病因】

1. 支气管、肺疾病　慢性阻塞性肺疾病是慢性肺心病最常见的病因，约占80%～90%，其次为支气管哮喘、支气管扩张、重症肺结核、肺尘埃沉着病、特发性肺间质纤维化等。

2. 胸廓运动障碍性疾病　较少见，严重脊椎侧凸、后凸、脊椎结核、类风湿关节炎、胸膜广泛粘连及胸廓成形术后造成的严重胸廓或脊椎畸形，以及神经肌肉疾患如脊髓灰质炎等。

3. 肺血管疾病　慢性血栓栓塞性肺动脉高压、肺小动脉炎，以及原因不明的原发性肺动脉高压等引起肺血管阻力增加、肺动脉高压和右心室负荷加重，形成慢性肺心病。

另外，原发性肺泡通气不足及先天性口咽畸形、睡眠呼吸暂停综合征等均可引起肺动脉高压而发展成慢性肺心病。

【发病机制】

肺功能和结构的不可逆改变，反复发生的气道感染和低氧血症，导致一系列体液因子和肺血管的变化，使肺血管阻力增加，肺动脉血管的结构重塑，产生肺动脉高压，引起心脏结构和功能的变化。

1. 肺动脉高压的形成

（1）肺血管阻力增高的功能性因素　缺氧、二氧化碳潴留和呼吸性酸中毒导致肺血管收缩、痉挛，其中缺氧是形成肺动脉高压的最重要因素。体液因素在缺氧性肺血管收缩中占重要地位，缺氧时收缩血管的活性物质增多，如前列腺素、白三烯、5-羟色胺、血管紧张素Ⅱ、血小板活化因子等起收缩作用，使血管收缩；缺氧时内皮舒张因子和内皮收缩因子的平衡失调；缺氧时，平滑肌细胞膜对 Ca^{2+} 的通透性增加，使肺血管平滑肌收缩。高碳酸血症时，H^+ 产生增多，使血管对缺氧的收缩敏感性增强，致肺动脉压增高。

（2）肺血管阻力增加的解剖学因素　肺血管解剖结构的变化，形成肺循环血流动力学障碍。主要原因有：①肺血管炎症：长期反复发作的慢性阻塞性肺疾病及支气管周围炎，累及邻近肺小动脉，引起血管炎，管壁增厚、管腔狭窄或纤维化，甚至完全闭塞。②肺血管受压和破坏：肺气肿加重，肺泡内压增高，一方面压迫肺泡毛细血管，另一方面致肺泡壁破坏造成毛细血管网的毁损，使肺毛细血管床减少，血流阻力增加。③肺血管重塑：慢性缺氧使肺血管收缩，管壁张力增高，肺内产生多种生长因子，直接刺激管壁平滑肌细胞、内膜弹力纤维、胶原纤维增生，动脉管腔狭窄。

（3）血液黏稠度增加和血容量增多　慢性缺氧产生继发性红细胞增多，血液黏稠度增加，血流阻力随之增高，甚至形成肺微动脉血栓；慢性缺氧使肾小动脉收缩，肾血流量减少而致水钠潴留，血容量增多。血液黏稠度增加和血容量增多，使肺动脉压升高。

2. 心脏病变和心力衰竭
肺循环阻力增加时，右心发挥代偿作用而引起右心室肥厚。随着病情进展，肺动脉压持续升高，超过右心室的代偿能力，右心失代偿而致右心衰竭。此外，缺氧、高碳酸血症、酸中毒、相对血容量增多等因素，不但可引右心室肥厚，也可以引起左心室肥厚，甚至导致左心衰竭。

3. 其他重要器官的损伤
缺氧和高碳酸血症还可导致重要器官如脑、肝、肾、胃肠及内分泌系统、血液系统的病理改变，引起多器官的功能损害。

【临床表现】

本病病程缓慢，临床上除原有肺、胸疾病的各种症状和体征外，主要是逐步出现肺、心功能衰竭以及其他器官损害的表现。按其功能分为代偿期与失代偿期。

1. 肺、心功能代偿期

（1）症状　主要是原有肺部疾病的表现，如咳嗽、咳痰、气促，活动后可有心悸、呼吸困难、乏力和活动耐力下降。急性感染可使上述症状加重。

（2）体征　可有不同程度的发绀和肺气肿体征。偶有干、湿性啰音，心音遥远。肺动脉瓣区第二心音亢进，可闻及收缩期杂音和剑突下心脏搏动，提示右心室肥大。部分患者因肺气肿使胸内压升高，阻碍腔静脉回流，出现颈静脉充盈。

2. 肺、心功能失代偿期

（1）呼吸衰竭

1）症状：呼吸困难加重，夜间为甚，常有头痛、失眠、食欲下降、白天嗜睡、夜晚烦躁不安，重者出现表情淡漠、神志恍惚、谵妄等肺性脑病的表现。

2）体征：明显发绀、球结膜充血、水肿，严重时出现颅内压升高的表现，如视网膜血管扩张和视盘水肿等；因二氧化碳的潴留，可出现周围血管扩张的表现，如皮肤潮红、多汗。

（2）右心衰竭

1）症状：明显气促、心悸、食欲不振、腹胀、恶心等。

2）体征：发绀更明显，颈静脉怒张，心率增快，可出现心律失常，剑突下可闻及收缩期杂音，甚至出现舒张期杂音。肝大并有压痛，肝颈静脉回流征阳性，下肢水肿，重者可有腹水。少数患者可同时出现肺水肿，呈全心衰表现。

3. 并发症 肺性脑病、酸碱失衡及电解质紊乱、心律失常、休克、消化道出血和弥散性血管内凝血等。

【辅助检查】

1. 实验室检查

（1）血液检查 红细胞及血红蛋白可升高，全血黏度及血浆黏度增加；合并感染时白细胞计数增高，中性粒细胞增加。部分患者可有肝肾功能的改变以及电解质的紊乱。

（2）血气分析 慢性肺心病代偿期可出现低氧血症或高碳酸血症。呼吸衰竭时 $PaO_2 <$ 60mmHg、$PaCO_2 > 50$mmHg。

2. 影像学检查

（1）X 线检查 除原有肺、胸基础疾病及急性肺部感染的特征外，尚可有肺动脉高压症，如右下肺动脉干扩张，其横径≥15mm；横径与气管横径比值≥1.07；肺动脉段明显突出或其高度≥3mm；中央动脉扩张，外周血管纤细，形成"残根"征；右心室增大等。

（2）超声心动图检查 右心室流出道内径≥30mm、右心室内径≥20mm、右心室前壁厚度≥5mm、左右心室内径比值<2、右肺动脉内径或肺动脉干及右心房增大等，可诊断为慢性肺心病。

3. 心电图检查 典型改变为：右心室肥大变化，如电轴右偏（额面电轴≥+90°）、重度顺钟向转位、$RV_1 + SV_5 ≥ 1.05$mV、肺性 P 波。部分患者右束支阻滞、低电压。

【治疗要点】

1. 急性加重期 积极控制感染，保持呼吸道通畅，改善呼吸功能，纠正缺氧和二氧化碳潴留，控制呼吸衰竭和心力衰竭，积极处理并发症。

（1）控制感染　参考痰菌培养及药敏试验选择抗生素。没有培养结果时，根据感染的环境及痰涂片选用抗生素。常用青霉素类、氨基糖苷类、喹诺酮类及头孢菌素类药物。同时注意可能继发真菌感染。

（2）氧疗　通畅呼吸道，纠正缺氧和二氧化碳潴留，用鼻导管或面罩给氧，改善呼吸功能。一般给予低流量、低浓度给氧。

（3）控制心力衰竭　慢性肺心病患者一般经积极控制感染，改善呼吸功能后心力衰竭多可缓解，不必常规抗心力衰竭治疗。但对治疗无效者，可适当选用以下药物。

1）利尿剂：利尿剂有减少血容量、减轻右心负荷、消除水肿的作用。原则上选用作用较缓的利尿药，小剂量、间断使用。如氢氯噻嗪或螺内酯。重度而急需利尿者可用呋塞米 20mg，口服、或肌内注射、或静脉注射。

2）正性肌力药：由于慢性缺氧和感染，患者对洋地黄类药物耐受性降低，易发生毒性反应。应选用作用快、排泄快的洋地黄类药物，剂量宜小、一般为常规剂量的1/2 或2/3 量，如毒毛花苷 K 0.125～0.25mg，或毒毛花苷 C 0.2～0.4mg 加于 10% 葡萄糖溶液内缓慢静脉注射。应用指征：感染已被控制、呼吸功能已改善、利尿剂未能取得良好疗效而反复水肿的心衰患者，如以右心衰竭为主要表现而无明显感染的患者，出现急性左心衰竭者。

3）血管扩张药：可减轻心脏前、后负荷，降低心肌耗氧量，对部分顽固性心衰有一定效果，但疗效并不显著。常选用硝酸酯类、酚妥拉明、钙拮抗剂等。

（4）控制心律失常　一般经抗感染、纠正缺氧等治疗后，心律失常多可自行消失。如持续存在，可根据心律失常的类型酌情选用抗心律失常药物。

（5）抗凝治疗　应用普通肝素或低分子肝素防止肺微小动脉原位血栓形成。降低肺动脉阻力，减轻右心功能。

2. 缓解期　原则上采用中西医结合的综合治疗措施，目的是增强免疫功能、去除诱发因素，减少或避免急性加重期的发生，使肺、心功能得到部分或全部恢复。如长期家庭氧疗、营养疗法和调节免疫功能等。

【常见护理诊断及医护合作性问题】

1. 气体交换受损　与肺气肿、小气道狭窄、肺通气/血流比例失调有关。

2. 清理呼吸道无效　与呼吸道感染、痰液过多而黏稠有关。

3. 活动无耐力　与心、肺功能减退有关。

4. 体液过多　与心输出量减少、肾血流灌注量减少有关。

5. 有皮肤完整性受损的危险　与水肿、长期卧床有关。

6. 潜在并发症　心律失常、休克、消化道出血。

【护理措施】

1. 生活护理

（1）休息与活动　告之患者充分休息有助于心肺功能的恢复，减慢心率和减轻呼吸困难。在心肺功能失代偿期，绝对卧床休息，协助采取舒适体位，如半卧位或坐位，以减少机体耗氧量。有意识障碍者，予床栏及约束带进行安全保护，必要时专人护理。对于卧床患者，应协助定时翻身、拍背、更换姿势，有利于肺通气。代偿期鼓励患者进行适量活动，以量力而行、循序渐进为原则，活动量以不引起疲劳、不加重症状为度。开始时指导患者在床上进行缓慢的肌肉松弛活动，如上肢交替前伸、握拳；双下肢交替抬离床面，使肌肉保持紧张、松弛交替进行并平放床上。依据患者的耐受能力逐渐增加活动量。鼓励患者进行呼吸功能锻炼，提高活动耐力。

（2）饮食护理　给予高热量、高蛋白、高维生素、高纤维素、易消化的清淡饮食；每天热量摄入至少达到125kJ/kg（30kcal/kg），其中蛋白质为1g/（kg·d）~1.5g/（kg·d），因碳水化合物可增加 CO_2 生成量，高糖食物，可引起痰液黏稠，故一般碳水化合物≤60%。避免产气的食物，防止因便秘、腹胀而加重呼吸困难。如患者出现水肿、腹水或尿少时，应限制钠水摄入，钠盐<3g/d，水分<1500mL/d。少食多餐，减少用餐时的疲劳，进餐前后漱口，保持口腔清洁，促进食欲。必要时遵医嘱静脉补充营养。

2. 病情观察　观察患者的生命体征、尿量及意识；注意有无发绀和呼吸困难，及其严重程度；观察有无心悸、胸闷、腹胀、下肢水肿等右心衰竭的表现；注意观察全身水肿情况、有无压疮发生；定期监测动脉血气分析，密切观察病情变化，出现头痛、烦躁不安、表情淡漠、神志恍惚、精神错乱、嗜睡和昏迷等肺性脑病症状时，及时通知医生并协助处理。

3. 用药护理

（1）用药注意事项　对二氧化碳潴留、呼吸道分泌物多的重症患者慎用镇静剂、麻醉药、催眠药，如必须用药，使用后注意观察是否有神志改变、抑制呼吸和咳嗽反射的情况出现。

（2）利尿剂　应用过程中易出现低钾、低氯性碱中毒而加重缺氧，过度脱水引起血液浓缩、痰液黏稠不易排出等不良反应，应注意观察及预防。使用排钾利尿剂时，督促患者遵医嘱补钾。利尿剂尽可能在白天给药，避免夜间频繁排尿而影响患者睡眠。

（3）洋地黄　应用洋地黄前应纠正缺氧和电解质紊乱，特别纠正低血钾。使用洋地黄类药物时，应询问有无洋地黄用药史，遵医嘱准确用药，注意观察有无药物毒性反应，如恶心、呕吐、腹泻、色视、头痛、心律失常等。每次给药前监测心率、心律或脉搏、脉律，如心率或脉率低于60次/分，或节律不整齐，则不能给药，并告之医生。

（4）血管扩张剂　应用时注意观察患者心率及血压情况，严格控制滴速。血管扩张药在扩张肺动脉的同时也扩张体动脉，可造成体循环血压下降、反射性心率增快、氧分压下降、二氧化碳分压上升等不良反应。

（5）抗生素　应用时注意观察感染控制的效果，防止继发性二重感染。

4. 对症护理

（1）保持呼吸道通畅　根据患者具体情况，采取翻身、拍背、湿化呼吸道、吸痰等措施保持气道通畅。

（2）氧疗　给予持续低流量、低浓度吸氧，氧流量 1~2L/min，浓度 25%~29%。防止高浓度吸氧，以免抑制呼吸、加重二氧化碳潴留。判断氧疗效果最重要的指标是神志，如吸氧后神志逐渐清醒、精神好转、发绀有所缓解，说明氧疗有效。

（3）皮肤护理　对年老、水肿明显、卧床过久者，应加强皮肤护理。指导患者穿宽松、柔软的衣服；定时更换体位，帮助患者进行床上四肢活动和翻身，避免其腿部和踝部受压，以防压疮发生，受压处垫气圈或海绵垫，或使用气垫床。

5. 心理护理　关心体贴患者，增强其治疗疾病的信心。聆听患者的诉说，做好患者与家属的沟通，疏导其心理压力。加强自护能力，提高生活质量。

6. 并发症防治　观察患者的生命体征及意识状态，定期监测动脉血气分析。注意有无肺性脑病、心律失常、栓塞等并发症的表现。

【健康教育】

1. 疾病知识指导　指导使患者和家属了解疾病发生、发展过程及防治原发病的重要性，减少反复发作的次数。积极防治原发病，避免和防治各种可能导致病情急性加重的诱因，如戒烟、避免刺激性气体、防止受凉、避免劳累等。坚持家庭氧疗。

2. 饮食、运动指导　加强饮食营养，以保证机体康复的需要。增强抗病力，病情缓解期应根据肺、心功能及体力情况进行适当的体育锻炼和呼吸功能锻炼，如散步、气功、太极拳、腹式呼吸、缩唇呼吸等。

3. 定期门诊随访　告知患者及家属病情变化的征象，如体温升高、呼吸困难加重、咳嗽剧烈、咳痰不畅、尿量减少、水肿明显或发现患者神志淡漠、嗜睡、躁动、口唇发绀加重等，及时到医院就诊。

复习思考

1. 慢性肺源性心脏病肺心功能失代偿期的临床表现？

2. 慢性肺源性心脏病可能出现的并发症？

3. 慢性肺源性心脏病的患者如何进行休息与活动？

4. 对慢性肺源性心脏病的患者该如何进行饮食护理？

5. 对慢性肺源性心脏病的患者如何进行药物护理？

项目六　支气管扩张患者的护理

【学习目标】

1. 掌握支气管扩张患者的护理评估及护理措施；体位引流意义、原则、方法及注意事项。

2. 熟悉支气管扩张的辅助检查、诊断及治疗要点。

3. 了解支气管扩张的病因与发病机制。

案例导入

患者，男，20岁。患者间断发热、咳嗽、咯黄痰8年，痰量多，有时一天达300mL，经抗感染治疗后好转。1天前咯鲜血约800mL入院。体检：T 38.9℃，P 100次/分，R 24次/分，BP 110/70mmHg。神清，消瘦，面颊潮红，左肺下野可听到固定的湿性啰音。血常规：WBC $18.9×10^9$/L，N 0.91，L 0.09。X线胸片示：两肺下野纹理增多、增粗、紊乱，有多个不规则的环状透亮阴影，阴影内出现液平面。

请思考：

1. 该患者的临床表现有何特点？

2. 患者目前主要的护理诊断有哪些？

3. 针对该患者体位引流最适宜什么体位？

支气管扩张（bronchiectasis）是指直径>2mm中等大小的近端支气管，由于管壁的肌肉和弹性组织破坏，从而引起支气管异常和持久性的扩张。主要表现为慢性咳嗽，咳大量脓性痰和（或）反复咯血。本病属于呼吸道慢性化脓性炎症，常见于儿童和青年。近年来，随着免疫接种和抗生素的应用，发病率明显降低。

【病因病理】

1. 病因

（1）支气管-肺组织感染和阻塞　这是引起支气管扩张症的主要病因，感染和阻塞两者互为因果，相互影响，促使本病的发生和发展。尤其是婴幼儿期的麻疹、百日咳或支气管肺炎最为常见。这是因为小儿支气管较细，感染致黏膜充血、水肿、分泌物增多，易引起管腔狭窄和阻塞；且小儿气道壁薄弱，反复感染破坏管壁各层组织，尤其是平滑肌和弹性纤维的破坏，削弱其支撑作用，导致气腔扩张。此外，肿瘤、异物、支气管周围肿大的淋巴结等亦可导致支气管阻塞，从而引起支气管扩张。

（2）先天性支气管发育障碍和遗传因素　先天性支气管发育异常和与遗传有关的肺囊性纤维化、α_1-抗胰蛋白酶缺乏症等可出现支气管扩张，但较少见。

（3）机体免疫功能失调　类风湿关节炎、系统性红斑狼疮、溃疡性结肠炎、人免疫缺陷病毒感染等也可伴有支气管扩张，可能与机体免疫功能失调有关。

2. 病理

（1）支气管扩张形状改变　可分为柱状和囊状两种，亦常混合存在。常常是位于段或亚段支气管管壁的破坏和炎性改变，受累管壁的软骨、肌肉等弹性组织遭到破坏，被纤维组织替代。扩张的支气管内可积聚黏稠的脓性分泌物，其外周气道也往往被分泌物阻塞或被纤维组织闭塞。黏膜表面常有慢性溃疡，柱状纤毛上皮鳞状化生或萎缩，杯状细胞和黏液腺增生，支气管周围结缔组织常受损或丢失，并有微小脓肿。

（2）支气管扩张的好发部位　首先是引流欠佳的左肺下叶及舌叶，其次是右下叶背段、右中叶，双肺上叶多是肺结核柱状扩张，先天性支气管扩张多是双肺弥漫性囊状扩张。

【临床表现】

1. 症状

（1）慢性咳嗽、大量脓痰　与体位改变有关，常在晨起或夜间卧床转动体位时分泌物刺激支气管黏膜引起咳嗽加剧、痰量增多。感染急性发作时，黄绿色脓痰明显增多，每日可达数百毫升，如痰有臭味，提示合并有厌氧菌感染。感染时痰液静置后出现分层的特征：上层为泡沫，中层为脓性黏液，下层为坏死组织沉淀物。引起感染的常见病原体为铜绿假单胞菌、金黄色葡萄球菌、流感嗜血杆菌、肺炎链球菌和卡他莫拉菌。

（2）反复咯血　50%～70%的患者有程度不等的反复咯血，咯血量与病情严重程度、病变范围有时不一致。部分患者以反复咯血为唯一症状，无咳嗽、咳脓痰等症状，称为"干性支气管扩张"，常继发于肺结核所致的肺上叶病变。

（3）反复肺部感染　其特点是同一肺段反复发生肺炎并迁延不愈。因扩张的支气管清除分泌物的功能丧失，引流差，易于反复发生感染。出现发热、咳嗽加剧、痰量增多、胸闷、胸痛等症状。

（4）慢性感染中毒症状　如发热、乏力、食欲减退、消瘦、贫血等，严重者可出现气促与发绀。重症支气管扩张患者由于支气管周围肺组织化脓性炎症和广泛的肺组织纤维化，可并发阻塞性肺气肿、肺心病，继而出现相应症状。

另外，由于支气管持续的炎症反应，部分患者可出现可逆性的气流阻塞和气道高反应性，表现为喘息、呼吸困难和发绀。

2. 体征 早期或干性支气管扩张可无异常肺部体征，病变重或继发感染时常可闻及下胸部、背部固定而持久的局限性粗湿性啰音，部分慢性患者伴有杵状指（趾）。出现肺气肿、肺心病等并发症时有相应体征。

3. 并发症 心力衰竭、心律失常、栓塞和心源性猝死。对支扩患者应警惕窒息的可能，咳痰不畅有可能导致痰栓阻塞气道；大咯血患者突然停止咯血并出现呼吸急促、面色苍白、口唇发绀、烦躁不安等提示将有窒息危险。另外，慢性患者可并发阻塞性肺气肿及慢性肺源性心脏病等。

【辅助检查】

1. CT 检查 可以发现早期较小的病变，目前往往作为首选的检查手段。CT 显示支气管壁增厚的柱状扩张，或成串成簇的似葡萄状的囊样改变。

2. X 线检查 胸部平片对支气管扩张的敏感性较差。早期轻症患者常无特殊发现，以后可显示一侧或双侧下肺纹理局部增多及增粗，而典型的 X 线表现为粗乱肺纹理中有多个不规则的蜂窝状透亮阴影或沿支气管的卷发状阴影，感染时阴影内出现液平面。

3. 纤维支气管镜 纤维支气管镜可发现出血、扩张或阻塞部位，还可进行局部灌洗作涂片、细菌学、细胞学检查，可经纤维支气管镜作选择性支气管造影。

4. 支气管造影 可明确支气管扩张的部位、形态、范围和病变严重程度，主要用于准备外科手术的患者。

课堂互动

纤维支气管镜检的应用

纤维支气管镜检查是利用光学纤维内镜对支气管管腔进行的检查。纤维支气管镜可经口腔、鼻腔、气管导管或气管切开套管插入段、亚段支气管，甚至更细的支气管，可在直视下行活检或刷检、钳取异物、吸引或清除阻塞物，并可作支气管肺泡灌洗，行细胞学或液体成分的分析。另外，利用支气管镜可注入药物，或切除气管内腔的良性肿瘤等。纤维支气管镜检查成为支气管、肺和胸腔疾病诊断及治疗不可缺少的手段。

【治疗要点】

主要是控制感染，保持呼吸道通畅，必要时手术治疗。

1. 控制感染 控制感染是本病急性感染期的主要治疗措施。应根据病情、痰培养结果及药物敏感试验合理选用抗生素。常用半合成青霉素如阿莫西林、喹诺酮类和头孢菌素等，重症患者需选用敏感药物联合静脉给药，伴厌氧菌混合感染，加用甲硝唑、替硝唑等。

2. 清除气道分泌物 清除气道分泌物的目的是保持气道通畅，减少继发感染和减轻全身中毒症状，与抗生素治疗同样重要。①体位引流：根据病灶部位，采取相应体位，利用重力作用，促进脓痰排出。②雾化吸入：痰液黏稠者配合雾化吸入以促进痰液稀释，增强分泌物的清除效果。③祛痰药物：可应用盐酸氨溴索、溴已新、复方甘草合剂等祛痰药物。此外，对伴有气道高反应及可逆性气流受限的患者，可加用支气管舒张剂。

3. 咯血的治疗 少量咯血可选用氨甲苯酸、氨基己酸等止血药物；大咯血时，首选垂体后叶素静脉注射或滴注，但有高血压、冠心病、心力衰竭者和孕妇禁用；反复大咯血，内科治疗难以控制者，应选择手术治疗。

4. 手术治疗 病灶较局限，严重咯血或反复感染经内科治疗无法控制者，应考虑手术切除病变肺段或肺叶。

📖 **课堂互动**

支气管扩张手术

手术切除肺是根治支气管扩张最有效的方法。具体手术指征要依据胸片情况及肺功能检查结果而定。适应证为反复呼吸道急性感染和（或）大咯血，病变范围小于两叶肺，不易控制，年龄40岁以下，全身状况好，可根据病变范围做肺叶切除术。对于双侧广泛支气管扩张手术与否一直存在争议。对已并发肺气肿或年老体弱者，估计病变切除后，将导致严重呼吸功能损害者，不宜手术。对反复大咯血而不能耐受手术，经行支气管动脉造影确定血管病变后，可行支气管动脉栓塞治疗以止血。

【常见护理诊断及医护合作性问题】

1. 清理呼吸道无效 与大量脓痰滞留呼吸道有关。

2. 焦虑/恐惧 与反复咯血或大咯血有关。

3. 有窒息的危险 与大咯血有关。

4. 营养失调：低于机体需要量 与消耗增多、摄入不足有关。

5. 活动无耐力 与营养失调、贫血等有关。

【护理措施】

1. 生活护理

（1）休息与体位 急性感染或咯血时应卧床休息，大咯血患者需绝对卧床，取患侧卧位。病室内保持空气流畅，维持适宜的温湿度，注意保暖。

（2）饮食　给予高蛋白、高热量、高维生素饮食，发热患者给予高热量流质或半流质饮食，避免冰冷、油腻、辛辣食物。鼓励患者多饮水，每日1500mL以上，稀释痰液。指导患者在咳痰后及进食前用清水或漱口液漱口，保持口腔清洁，促进食欲。

2. 病情观察　观察痰液量、颜色、性质、气味及与体位的关系，记录24h痰液排出量；定期测量生命体征，记录咯血量，观察咯血颜色、性质及量；病情严重者需观察有无窒息前症状，发现窒息先兆，立即报告医师并配合处理。

3. 对症护理

（1）湿化呼吸道、促进痰液排出　遵医嘱给予祛痰药，指导患者有效咳嗽，辅以叩背、体位引流，及时排出痰液。痰液黏稠者遵医嘱及时给予超声雾化吸入或蒸汽吸入治疗。

（2）体位引流　根据不同病变部位采取不同的体位进行引流（图2-11）。

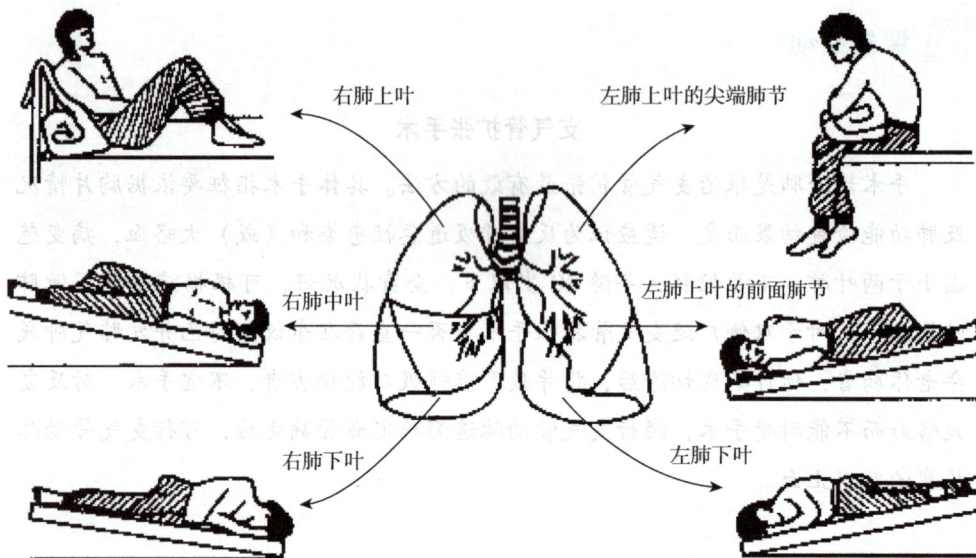

图2-11　体位引流示意图

1）适宜引流时间：体位引流宜在饭前或睡前进行。

2）引流体位：依据病变部位不同而采取不同的体位。原则上抬高患肺位置，引流支气管开口向下，有利于分泌物随重力作用流入大支气管和气管排出。

3）持续引流时间：可从每次5~10min逐步增加到每次15~30min。

4）协助引流方法：引流过程嘱患者间歇做深呼吸后用力咯痰，同时用手轻拍患部以提高引流效果。

5）引流注意事项：①在为痰量较多的患者引流时，应注意将痰液逐渐咯出，以防发生痰量过多涌出而窒息；②引流过程中注意观察，若患者出现咯血、发绀、头晕、出汗、疲劳等情况，应及时终止引流；③引流完毕要及时给予漱口；④患有高血压、心力衰竭及高龄患者禁止体位引流。

4. 用药护理 遵医嘱使用抗生素、祛痰剂、支气管舒张药和止血药，观察疗效及不良反应。

5. 心理护理 向患者及家属介绍有关支气管扩张的疾病和自我护理的知识，保持乐观主义精神，增强战胜疾病的信心和决心，鼓励同种病患者之间进行交流治疗成功信息，保持情绪稳定，放松心情，增加其对疾病治疗的信心，尽快康复。

【健康教育】

1. 生活指导 指导患者合理安排休息与活动，大咯血患者需绝对卧床休息；摄入高热量、高蛋白、富含维生素的饮食。合理饮食有助于疾病修复，且增强体质、提高机体抵抗力，可帮助患者预防呼吸道感染。

2. 疾病知识指导 帮助患者及家属认识本病，指导患者积极防治呼吸道感染，尤其是婴幼儿时期的麻疹、百日咳或支气管肺炎等；及时根治上呼吸道及邻近部位的慢性感染灶；规律生活，劳逸结合，避免过度活动、便秘或情绪激动而诱发咯血；指导患者按医嘱坚持长期治疗，熟悉常用治疗药物的疗效和主要不良反应；指导患者自我监测病情，患者和家属均应学会识别病情变化的征象，一旦发现症状加重，及时就诊。

3. 心理疏导 本病呈慢性病程，应指导患者树立信心，坚持长期治疗。护士应多巡视病房，与患者交流沟通，给患者安全感，避免其产生焦虑、恐惧心理，而加重病情。告诫患者咯血时切勿惊慌、屏气，应尽量将气道内积血咯出，防止窒息发生。

4. 排痰指导 有效清除气道分泌物是本病治疗的关键，应指导患者学会有效呼吸和咳嗽、雾化吸入及体位引流等促进排痰的方法。

复习思考

1. 什么是支气管扩张？

2. 支气管扩张有何典型临床特点？

3. 护士应如何做好对支气管扩张患者进行体位引流的护理工作？

4. 支气管扩张患者的主要护理诊断是什么？

项目七 肺炎患者的护理

【学习目标】

1. 掌握肺炎患者的主要护理诊断及护理要点，重症肺炎的主要护理诊断及措施，社区获得性肺炎和医院获得性肺炎的定义及常见病原体。

2. 熟悉肺炎链球菌肺炎的临床表现，重症肺炎的诊断标准。

3. 了解肺炎的分类、辅助检查和治疗要点。

案例导入

患者，男，22岁，淋雨后寒战，高热达40℃，伴咳嗽、胸痛，咳铁锈色痰。检查：神志清楚，呈急性病容，面色潮红，呼吸急促，T 39.7℃，P 102 次/分，R 32 次/分，BP 100/70mmHg，右下肺部闻及管状呼吸音；X 线示：右下肺大片状阴影，呈肺段分布；痰涂片可见肺炎球菌。初步诊断为：肺炎球菌性肺炎或大叶性肺炎。

请思考：

1. 该患者为什么诊断为肺炎球菌肺炎？诊断的依据有哪些？

2. 如果你是接诊护士该怎样护理该患者？

肺炎（pneumonia）是指终末气道、肺泡及肺间质的炎症，可由病原微生物、理化因素、免疫损伤、过敏等引起。其中引起的肺炎最常见的是细菌感染。虽然新的强效抗生素不断的投入使用，但其发生率和病死率仍然很高，其原因可能与病原变迁、人口老龄化、吸烟、医院获得性肺炎发生率增高、不合理使用抗生素导致细菌耐药性增加等有关，尤其老年人伴有基础疾病或免疫功能低下者，如 COPD、糖尿病、艾滋病、应用免疫抑制剂等并发肺炎时死亡率更高。

【分类】

1. 解剖分类

（1）大叶性（肺泡性）肺炎 是病原体先在肺泡引起炎症，经肺泡间孔（Cohn 孔）向其他肺泡扩散，致使部分肺段或整个肺段、肺叶发生炎症改变。典型者表现为肺实质炎症，通常不累及支气管。致病菌多为肺炎链球菌。

（2）小叶性（支气管性）肺炎 病变起于支气管或细支气管，继而累及终末细支气管和肺泡。病灶常以细支气管为中心，可融合成片状或大片状，密度深浅不一，且不受肺叶和肺段限制。常继发于其他疾病，主要由化脓性细菌引起，常见致病菌有葡萄球菌、肺炎链球菌、肺炎克雷白杆菌、链球菌、铜绿假单胞菌等。

（3）间质性肺炎 是以肺间质炎症为主，包括支气管壁、支气管周围间质组织及肺泡壁。由于病变在肺间质，呼吸道症状较轻，异常体征较少。可由细菌、支原体、衣原体、病毒或肺孢子菌等引起。

2. 病因分类

（1）细菌性肺炎 是最常见的肺炎，约占肺炎的80%。肺炎链球菌是最常见的病原菌，其次为金黄色葡萄球菌、溶血性链球菌等；革兰阴性杆菌如肺炎克雷白杆菌、大肠杆菌、绿脓杆菌及厌氧菌等。

（2）病毒性肺炎 常见病毒包括腺病毒、呼吸道合胞病毒、流感病毒、麻疹病毒、巨细胞病毒、单纯疱疹病毒等。

（3）支原体肺炎 病原体为肺炎支原体。

（4）其他病原体肺炎 病原体包括立克次体、肺炎衣原体、弓形虫、寄生虫等，艾滋病患者易伴发卡氏肺孢子虫、弓形虫等感染。

（5）真菌性肺炎 真菌包括白色念珠菌、曲菌、放线菌等。

（6）其他病因导致的肺炎 如放射性肺炎、化学性肺炎、过敏性肺炎等，均可表现轻重不一的呼吸道症状。

3. 按患病环境分类

（1）社区获得性肺炎 又称院外肺炎，是在院外罹患的感染性肺实质炎症，其中也包括具有明确潜伏期的病原体感染而于入院48h内或平均潜伏期内发病的肺炎。常见病原菌为肺炎链球菌，其次是肺炎支原体、肺炎衣原体等。

（2）医院获得性肺炎 又称院内肺炎，是患者入院时不存在，也不处于潜伏期，而于入院48h后在医院内发生的肺炎。常见病原菌为革兰阴性杆菌，包括铜绿假单胞菌、肠杆菌属、肺炎克雷白杆菌等。

【易患因素】

多种因素损伤免疫、防御功能时，病原菌达到下呼吸道引起肺炎。常见因素有：吸烟；空气污染；引起意识改变的因素，如酒精中毒、头部损伤、癫痫发作、麻醉、药物过量；呼吸道使用管道，如气管插管、气管切开；上呼吸道感染；慢性疾患，如慢性肺部疾病、糖尿病、心脏病、尿毒症、癌症等；免疫功能低下，如长期使用糖皮质激素、癌症的化疗、器官移植后免疫抑制治疗及艾滋病病毒感染等；营养不良；吸入有害物质；病情危重且进行性加重；长期卧床和运动受限性疾病；口咽部菌群改变。

【发病机制】

正常呼吸道的免疫防御机制使气管隆凸以下的呼吸道保持无菌，当进入人体的病原体数量多、毒力强和（或）宿主呼吸道局部及全身免疫防御系统损害，即可发生肺炎。

在所有致病菌中，以肺炎球菌最常见。肺炎球菌为革兰阳性球菌，其毒力大小与具有多糖荚膜有关。机体免疫功能正常时，肺炎链球菌是寄居在上呼吸道的一种正常菌群，只有当机体免疫功能降低或受损时，如受凉、淋雨、疲劳、醉酒、上呼吸道感染等，细菌侵入下呼吸道，并在肺泡内繁殖，引起肺泡壁充血、水肿，大量纤维蛋白、红细胞、白细胞渗出，渗出液含有细菌，经 Cohn 孔向肺的中央部分蔓延，累及整个肺段或肺叶而致肺炎，并释放毒素，引起全身中毒症状。

【病理】

肺炎球菌肺炎典型的病理分期包括：充血期、红色肝变期、灰色肝变期和溶解消散期。肺组织充血水肿，肺泡内浆液渗出和红细胞、白细胞浸润，吞噬细菌，而后纤维蛋白渗出物溶解、吸收，肺泡重新充气。

除金黄色葡萄球菌、铜绿假单胞菌和肺炎克雷白杆菌等可引起肺组织坏死性病变形成空洞外，肺炎治愈后多不遗留瘢痕，肺的结构与功能均可恢复。

【临床表现】

肺炎的临床表现变化较大，主要取决于病原体和宿主的状态（表 2-7）。

表 2-7　常见肺炎的症状、体征和 X 线特征

病原体	病史、症状和体征	X 线表现
肺炎链球菌	起病急、寒战、高热、咳铁锈色痰、胸痛、肺实变体征	肺叶或肺段均匀阴影，无空洞，可伴胸腔积液
金黄色葡萄球菌	起病急、寒战、高热、脓血痰、气急、毒血症症状、休克	肺叶或小叶浸润，早期空洞，脓胸，可见液气囊腔
肺炎克雷白杆菌	起病急、寒战、高热、全身衰竭、砖红色胶冻状痰	肺叶或肺段实变，蜂窝状脓肿，叶间隙下坠
厌氧菌	吸入病史，高热，腥臭痰，毒血症症状明显	支气管肺炎、脓胸、脓气胸，多发性肺脓肿
病毒	流行季节发病，起病急、发热、头痛，小儿与老人呼吸系统症状重	肺纹理增多，小片状或广泛浸润
支原体	起病缓，可小范围流行，乏力、肌肉痛、头痛	多种形态浸润影，节段性分布，以下肺野多见，3~4 周自行消散
念珠菌	慢性病史，畏寒、高热、黏痰	双下肺纹理增多，支气管肺炎或大片浸润，可有空洞

1. 肺炎球菌肺炎

（1）症状 典型者起病急骤，出现高热、寒战、全身肌肉酸痛，体温通常在数小时内升至 39~40℃，高峰在下午或傍晚，典型热型呈稽留热，脉率随之增加；累及胸膜者可有患侧胸部疼痛，可放射到肩部或腹部，咳嗽或深呼吸时加剧；充血期痰量少，典型痰液呈铁锈色，消散期痰量较多；肺炎病变范围广者可以出现呼吸困难。食欲锐减，偶有恶心、呕吐、腹痛或腹泻，易被误诊为急腹症。

（2）体征 呈急性病容，面颊绯红，鼻翼扇动，皮肤灼热、干燥，口角及鼻周有单纯疱疹，严重时可出现呼吸困难、发绀、心率增快及心律不齐。早期肺部体征不明显，典型者可有肺实变体征，患侧叩诊浊音、语颤增强并可闻及异常支气管呼吸音，消散期可闻及湿啰音，累及胸膜时出现胸膜摩擦音。重症患者可累及膈胸膜，出现肠胀气及上腹部压痛等。本病自然病程大致 1~2 周。

（3）并发症 肺炎链球菌肺炎的并发症近年来已很少见。严重者可发生感染性休克（中毒性肺炎），尤其是老年人。表现为血压降低、四肢厥冷、脉搏细速、尿少或无尿、发绀严重、心律失常等，而高热、胸痛、咳嗽等症状并不突出。其他并发症有胸膜炎、脓胸、心包炎、脑膜炎和关节炎等。

2. 葡萄球菌肺炎 葡萄球菌为革兰染色阳性球菌，属化脓菌，致病物质主要是毒素和酶。

（1）症状 起病急骤，寒战、高热（呈弛张热），体温可达 39~40℃，胸痛、咳嗽、咳痰，痰液多，呈脓性或脓血性；毒血症状明显，全身肌肉、关节酸痛，严重者早期可出现周围循环衰竭。易并发脓胸、脓气胸。

（2）体征 肺部体征早期不明显，其后在肺部可闻及散在湿啰音；病变较大或病变融合时可有肺实变体征。

3. 革兰阴性杆菌肺炎 是由肺炎克雷白杆菌、铜绿假单胞菌、流感嗜血杆菌等引起的肺部炎症，是医院获得性肺炎的常见致病菌。多见于年老体弱、营养不良、有基础疾病及长期使用免疫抑制剂致机体免疫功能低下者。

（1）症状 发热、咳嗽、咳痰、胸痛、气急、发绀等，其中痰的性状与感染的病原菌有关，如克雷白杆菌感染，痰呈砖红色胶冻状；铜绿假单胞菌感染，痰呈绿色脓痰。严重者可出现休克和呼吸衰竭。

（2）体征 肺部湿啰音和肺实变体征。

4. 肺炎支原体肺炎 肺炎支原体是介于细菌和病毒之间、兼性厌氧、能独立生活的最小的微生物。

（1）症状 起病缓慢，有低热、咽痛、乏力、食欲不振肌肉酸痛等症状；咳嗽逐渐加剧，呈阵发性刺激性干咳为特征，时而有少量白色黏液痰。

（2）体征　咽部充血，肺部体征常不明显。

5. 病毒性肺炎　是由上呼吸道病毒感染向下蔓延所致的肺部炎症。婴幼儿、老年人、原有慢性心肺疾病等免疫力差者易发病。

（1）症状　起病较急，先有发热、头痛、全身酸痛、倦怠等上呼吸道感染的症状，累及肺部时出现咳嗽、少痰或白色黏液痰、胸痛等症状。婴幼儿或老年人易发生重症病毒性肺炎，甚至发生心力衰竭、呼吸衰竭或呼吸窘迫综合征。

（2）体征　肺部体征常不明显，严重者有呼吸浅快、心率加快、发绀、肺部干湿性啰音。

【辅助检查】

1. 血液检查　细菌感染者白细胞计数多在（$10 \sim 20$）$\times 10^9$/L，中性粒细胞多在 80%以上，并有核左移和中毒颗粒。年老体弱、酗酒、免疫功能低下者，白细胞计数可不增高，但中性粒细胞的百分比仍增高。休克型肺炎白细胞计数明显升高或不升。发病初期，血培养可阳性。病毒感染者白细胞不升高。

2. X 线检查　致病菌不同 X 线表现亦不同，常见肺炎的 X 线特征见表 2-6。

肺炎球菌肺炎早期仅见肺纹理增粗，或受累的肺段、肺叶稍模糊。随着病情进展，表现为大片炎症浸润阴影或实变影。在消散期，X 线显示炎性浸润逐渐吸收，可有片状区域吸收较快，呈现"假空洞"征。

3. 痰液检查　痰涂片、培养可找到病原菌。

【治疗要点】

1. 对症支持治疗　患者应卧床休息，注意补充足够蛋白质、热量及维生素，鼓励饮水。中等或重症患者（$PaO_2 < 60mmHg$ 或有发绀）应给氧。烦躁不安、谵妄、失眠者酌用地西泮 5mg 肌内注射或水合氯醛 $1 \sim 1.5g$ 保留灌肠。剧烈胸痛者，可酌用少量镇痛药。

2. 药物治疗　肺炎治疗的最主要环节是抗感染治疗，一经诊断即应给予抗菌药物治疗，不必等待细菌培养结果。

（1）肺炎球菌肺炎　首选青霉素 G，给药途径及剂量视病情轻重及有无并发症而定。抗生素一般疗程为 $5 \sim 7$ 天，或热退后 3 天即可停药，合并其他疾病（如糖尿病）、免疫力低下者疗程可延长至 14 天。对青霉素过敏者或耐青霉素者，可用头孢菌素类等药物，多重耐药菌株感染者可用万古霉素、替考拉宁等。

（2）葡萄球菌肺炎　首选耐青霉素酶的半合成青霉素或头孢菌素，如苯唑西林、头孢呋辛等，抗生素应用体温正常后继续用药 2 周，总疗 6 周。

（3）革兰阴性杆菌肺炎　常用第二、三代头孢菌素联合氨基糖苷类，也可用喹诺酮类药物。

（4）支原体肺炎　首选大环内酯类抗生素如红霉素，也可选用喹诺酮类，至少用药2~3周。

（5）病毒性肺炎　以对症处理为主，选用抗病毒药物利巴韦林、阿昔洛韦等。

3. 中毒性肺炎的抢救

（1）立即补充血容量　及时补充血容量是抢救休克最重要的措施。应先补低分子右旋糖酐，再给平衡液，24h内输液总量2500~3000mL，维持尿量30mL/h以上，或根据中心静脉压测定结果调整输液量与速度，以恢复血容量。

（2）纠正酸碱失衡　由于休克致组织缺氧，常伴有代谢性酸中毒而加重休克病情。因此，对休克者应遵医嘱给予5%的碳酸氢钠静脉滴注纠正代谢性酸中毒。

（3）使用血管活性药物　休克时血压骤降，若血容量一时难以补足，可选用血管收缩药（如间羟胺）静脉滴注，维持收缩压在90~100mmHg左右，血压稳定30min后逐渐减量。当血容量已补足，但休克病情未改善，可应用血管扩张药（如多巴胺）改善微循环。

（4）应用糖皮质激素　病情严重者可静脉滴注氢化可的松或地塞米松。

（5）抗菌治疗　联合2~3种广谱抗生素，大剂量静脉给药。

【常见护理诊断及医护合作性问题】

1. 体温过高　与细菌或病毒感染有关。

2. 清理呼吸道无效　与痰液黏稠、咳嗽无力有关。

3. 气体交换受损　与肺部炎症导致呼吸面积减小有关。

4. 疼痛：胸痛　与肺部炎症累及壁层胸膜有关。

5. 潜在并发症　感染性休克。

【护理措施】

1. 生活护理

（1）休息与体位　发热患者应卧床休息；气急者取半卧位，以增加通气量；胸痛时取患侧卧位。保证室内空气清新，病室温度、湿度适宜，环境安静。

（2）饮食护理　给予高热量、高蛋白质、高维生素、易消化流质或半流质饮食，少食多餐，并避免食用产气食物；若有明显麻痹性肠梗阻或胃扩张，应暂时禁食、禁饮和胃肠减压，直至肠蠕动恢复。鼓励患者多饮水，每天饮水量2000mL左右，以补充发热、出汗或呼吸急促所丢失的水分，并利于痰液排出。脱水严重者应遵医嘱补液，但对老年人或有心脏病者补液不可过多过快，以免诱发急性肺水肿。

（3）口腔护理　定时清洁口腔，尤其对张口呼吸者，在保持口腔卫生的基础上，注意保持口腔黏膜湿润。

2. 病情观察　严密监测并记录生命体征、尿量、皮肤黏膜及神志变化，观察有无呼吸困难及发绀，观察痰液的颜色和量。尤其对儿童、老年人或久病体弱者，应警惕感染性休克的发生。发现有休克的征象，立即报告医师并配合抢救。对高热者经抗菌药物治疗后常在24h内热退，或数日内体温逐渐下降。若体温降而复升或3天后仍不降者，应考虑合并肺外感染，如脓胸、心包炎或关节炎等。

3. 对症护理

（1）降温护理　高热时可采用乙醇擦浴、冰袋、冰帽等物理降温，以体温缓缓下降为宜，防止虚脱。儿童要预防惊厥，不宜用阿司匹林或其他解热药，以免大汗、脱水和干扰热型观察。患者出汗时应及时协助擦汗，更换衣服，避免受凉。

（2）咳嗽、咳痰护理　鼓励患者深呼吸，协助翻身及进行胸部叩击，指导有效咳嗽，促进排痰。痰液黏稠不易咯出时，可鼓励患者多饮水，亦可给予蒸汽或雾化吸入。

（3）胸痛护理　胸痛明显者，协助取患侧卧位，指导患者在深呼吸和咳嗽时用手按压患侧胸部，指导患者采用放松术、局部按摩、穴位按压、转移注意力等方法，以缓解疼痛，必要时遵医嘱给予止痛药。

（4）呼吸困难护理　气促、发绀者，遵医嘱吸氧，氧流量一般为4~6L/min，若为COPD患者，应低流量、低浓度持续吸氧。

4. 用药护理

按医嘱正确使用抗菌药物，注意药物浓度、配伍禁忌、滴速和用药时间；用药前应详细询问过敏史，有药物过敏或药疹史者，应在病历中及病历卡的显著部位标明禁用此类药物。凡对青霉素类药物过敏的患者，不得使用此类药物，也不能做皮肤试验，以免发生意外。药物治疗48~72h后应对病情进行评价，如出现体温下降、症状改善、白细胞逐渐降低或恢复正常等为治疗有效，如用药72h后病情仍无改善，应及时报告医生并作相应处理。并注意观察和防治抗生素药物的不良反应（表2-8）。

表2-8　肺炎常用抗生素不良反应及防治

常用药物	不良反应	防治
青霉素类：青霉素G、氨苄西林、阿莫西林、哌拉西林	①过敏反应；②肌内注射偶见周围神经炎；③胃肠道反应；④半合成药可有ALT升高；⑤钠盐可致高钠血症，钾盐可致高钾血症	①询问过敏史；②用前皮试；③乳母暂停哺乳；④单独用药；⑤钾盐不可快速注射；⑥监测肝功能、电解质等
头孢菌素类：头孢唑啉、头孢氨苄；头孢孟多、头孢克洛；头孢哌酮、头孢曲松	①过敏反应较青霉素少见；②肌内注射局部疼痛；③第一代有潜在肾毒性；④头孢孟多、头孢哌酮可有低凝血酶原血症，诱发出血；⑤偶有腹泻；⑥大剂量偶有抽搐等	①询问过敏史；②避免大剂量应用；③用药期间不宜饮酒；④监测肾功能；⑤不宜与抗凝血药、水杨酸制剂、非甾体抗炎药合用
碳青霉烯类：亚胺培南	①胃肠道反应；②药疹、静脉炎；③一过性ALT升高；④偶可引起癫痫	①滴速宜慢，每剂不少于1h；②合并有中枢神经疾患者不用

常用药物	不良反应	防治
氨基糖苷类：卡那霉素、庆大霉素、阿米卡星等	①肾、耳毒性；②偶有神经肌肉接头阻滞而引起呼吸停止；③ALT、AST升高；④周围神经炎	①孕妇、小儿禁用，老人慎用；②监测肾、肝功能及听力改变
大环内酯类：红霉素、罗红霉素、阿奇霉素等	①胃肠道反应；②静脉给药可引起血栓性静脉炎；③红霉素酯化物可引起肝毒性和肝功能异常	①饭后服用；②控制浓度和滴速，浓度<1mg/mL；③监测肝功能
喹诺酮类：氧氟沙星、环丙沙星、左氧氟沙星、莫西沙星	①胃肠道反应；②头痛、头昏、失眠、皮疹、光感皮炎等；③偶见ALT、血肌酐及尿素氮升高；④少见神志改变、癫痫样发作、视力减退、幻视	①饭后服用；②监测肝肾功能；③孕妇、16岁以下儿童、中枢神经疾病患者不用；④避免与含钙、镁、铝离子的药物合用
林可霉素克林霉素	①胃肠道反应；②偶见肠道菌群失调；③皮疹、药物热，ALT、中性粒细胞和血小板减少，嗜酸性粒细胞增多；④林可霉素大量快速滴注可致血压下降和心电图变化；⑤血栓性静脉炎	①饭后服用；②监测血常规、肝功能；③控制滴速，监测血压和心电图；④新生儿及孕妇不用，肝病患者慎用
万古霉素	①肾、耳毒性；②偶有皮疹及红人综合征；③血栓性静脉炎	①监测肾功能及听力改变；②监测血药浓度
甲硝唑	①胃肠道反应；②大剂量可致头痛、眩晕；③偶有肢体麻木、多发性神经炎；④可有皮疹及白细胞减少	①孕妇、中枢神经疾患者不用；②肝肾功能减退者应调整剂量

5. 心理护理 护士应主动询问和关心患者的需求，鼓励患者说出内心感受，与患者进行积极有效的沟通。耐心给患者讲解疾病的相关知识，解释各种症状和不适的原因，说明各项检查、护理操作的目的、程序和配合要点，告知患者大部分肺炎球菌肺炎预后良好，消除患者焦虑、紧张的情绪，树立治愈疾病的信心。

【健康教育】

1. 疾病知识指导 向患者及家属讲解肺炎的病因和诱因。注意休息，劳逸结合，防止过度疲劳；参加体育锻炼，增强体质；避免受凉、淋雨、吸烟、酗酒；积极治疗上呼吸道感染；慢性病、长期卧床、年老体弱者，应注意保持气道通畅。

2. 饮食指导 肺炎链球菌肺炎患者由于抵抗力低下及感染影响消化吸收，应指导家属给予患者营养丰富、少胀气、无刺激、易消化的流质和半流质饮食，少食多餐，多饮水，以改善营养状况、增强体质。

3. 心理疏导 肺炎虽然起病急、病情变化快，但抗菌治疗效果较好，病程短，预后好。保持良好心态，积极配合治疗与护理，能加快疾病康复。

复习思考

1. 肺炎按其获得环境可分为哪两类？其临床特点分别是什么？

2. 肺炎球菌肺炎的临床特点及治疗要点有哪些？

3. 针对肺炎"体温过高"这一护理诊断如何制订护理措施？

4. 休克型肺炎有哪些表现？如何抢救？抢救成功的证据有哪些？

项目八　肺脓肿患者的护理

【学习目标】

1. 掌握肺脓肿患者的临床表现、护理措施及健康教育。

2. 熟悉肺脓肿的实验室及其他检查、治疗要点。

3. 了解肺脓肿的概念、致病因素及分类。

案例导入

　　患者，女，42岁。患者咳嗽、咳脓痰2个月，以晨起和夜间卧床时较重，且痰黏稠有恶臭味。1月前自服甲硝唑片后，恶臭味明显减轻但咳嗽及痰量未见明显好转。今晨起床时突觉咽部发痒、胸闷，随即咳出色泽鲜红、量约50mL（含唾液及少量痰）的鲜血，急诊入院治疗。体检：患者神清，消瘦，T 38.5℃，P 94次/分，R 18次/分，BP 120/70mmHg；背部听到固定持久的较粗湿性啰音。实验室检查：WBC 21.6×10^9/L，N 89%，核左移，并有中毒颗粒。

　　请思考：

1. 你认为该患者可能是什么疾病？和支气管扩张有什么区别？

2. 如何进一步确诊？

3. 患者目前存在的主要护理问题有哪些？

　　肺脓肿（lung abscess）是由于多种病原菌引起的肺部化脓性感染，早期为肺组织的感染性炎症，继而坏死、液化、外周有肉芽组织包围形成脓肿。临床特征为高热、咳嗽、咳大量脓痰。多发生于壮年男性及体弱或原有慢性呼吸道疾病的老年人。

【病因及分类】

肺脓肿的主要病原体是细菌，一般与口腔、上呼吸道的常存细菌相一致，多为混合感染，包括需氧、厌氧及兼性厌氧细菌，其中以厌氧菌感染占多数。免疫力低下者，如接受化疗、白血病或艾滋病患者其病原菌可为真菌。根据感染途径，肺脓肿可分为以下类型。

1. 吸入性肺脓肿　误吸是致病的主要原因，病原体经口、鼻、咽腔吸入，是肺脓肿发病的主要原因。正常情况下，呼吸道有较完善的防御能力，可防止误吸。在麻醉、醉酒、脑血管意外等引起意识障碍或过度疲劳、受凉等诱因，全身抵抗力与呼吸道防御能力降低，可吸入病原菌致病。也可由鼻窦炎、牙龈脓肿等脓性分泌物被吸入而致病。吸入性肺脓肿常为单发，好发于右肺。

2. 继发性肺脓肿　原有细菌性肺炎、支气管扩张、支气管肺癌、肺结核空洞等继发感染可导致继发性肺脓肿；肺部邻近器官的化脓性病变，如食管穿孔感染、膈下脓肿、肾周围脓肿及脊柱旁脓肿等波及肺组织引起肺脓肿；阿米巴肝脓肿好发于右肝顶部，可穿破膈肌至右肺下叶，形成阿米巴肺脓肿。

3. 血源性肺脓肿　肺外感染所致的菌血症及脓毒菌栓经血行播散到肺，形成血源性肺脓肿。致病菌多为金黄色葡萄球菌、表皮葡萄球菌或链球菌。泌尿道、腹腔或盆腔感染产生败血症可导致肺脓肿，其病原菌常为革兰阴性杆菌或少数厌氧菌。

【病理】

化脓性物质进入支气管后引起支气管的阻塞而有利于化脓菌的滋长繁殖。在病变的初期，病变区肺组织发生炎性渗出，在5~7天内受侵组织坏死、液化与支气管相通，坏死的液化组织排出而空气进去则形成空洞，空洞内含有黄色或绿色脓液。空洞周围有较厚的炎症浸润。大部分位于远端支气管，故病变靠近肺表面，可发生局限性纤维蛋白性胸膜炎，引起脏层胸膜粘连。有时入胸膜腔内，形成脓胸或脓气胸，急性期如能及时有效的治疗，可促进炎症消散，脓肿可完全吸收或残留少量纤维疤痕组织，否则病变可延迟进入慢性脓肿阶段。

【临床表现】

急性肺脓肿经充分引流，脓液由气道排出，可使病变逐渐吸收，脓腔缩小甚至消失或仅剩少量纤维瘢痕。炎症迁延3个月以上不能愈合，则成为慢性肺脓肿。

1. 症状　发病急骤，畏寒、高热，体温达39~40℃，伴有咳嗽、咳少量黏液痰或黏液脓性痰，如感染不能及时控制，可于发病的10~14天后突然咳出大量脓臭痰及坏死组织，每天量可达300~500mL，典型痰液呈黄绿色、脓性，时有带血，大量痰液静置后可分3层，腥臭痰多系厌氧菌感染所致。约1/3患者有不同程度的咯血，多为脓血痰，偶有中、大量咯血，可引起窒息。血源性肺脓肿多先有原发病灶引起的畏寒、高热等全身脓毒血症的表现，经数日或数周后才出现咳嗽、咳痰，痰量不多，极少咯血。慢性肺脓肿患者除咳嗽、咳脓痰、反复发热和咯血外，还有贫血、消瘦等慢性消耗症状。

2. 体征 肺部体征与肺脓肿的大小、部位有关。肺脓肿早期，体格检查发现与肺炎相似，当脓肿形成时，所累及的肺野可闻及空瓮音或空洞性呼吸音。病变累及胸膜时有胸膜摩擦音或胸腔积液体征。慢性肺脓肿常有杵状指（趾）、贫血和消瘦。血源性肺脓肿体征多为阴性。

3. 并发症 可并发支气管扩张、纤维蛋白性胸膜炎、脓胸、脓气胸、支气管胸膜瘘等。

【辅助检查】

1. 血常规 白细胞计数增高，可达 $(20～30)×10^9/L$，中性粒细胞在 90% 以上，核明显左移，常有中毒颗粒。慢性肺脓肿患者血白细胞可稍高或正常，红细胞和血红蛋白减少。

2. 细菌学 胸腔脓液标本细菌培养对确定病原体更有价值。

3. 影像学检查 X线胸片早期可见大片浓密模糊浸润阴影，边缘不清或为团片状浓密阴影。脓肿形成、脓液排出后，可见圆形透亮区及液平面。CT 能更能准确定位及发现体积较小的脓肿。

4. 纤维支气管镜检查 有助于明确病因、病原学诊断及治疗。通过活检、刷检及细菌学、细胞学检查获取病因诊断证据。

【治疗要点】

1. 抗生素治疗 根据病因或细菌药物敏感试验结果选择有效抗菌药物。吸入性肺脓肿多为厌氧菌感染，多对青霉素治疗敏感。对青霉素过敏或不敏感者，可用林可霉素、克林霉素或甲硝唑等药物。血源性肺脓肿多为葡萄球菌或链球菌感染，可选用耐β-内酰胺酶的青霉素或头孢菌素。耐甲氧西林葡萄球菌感染选用万古霉素。

2. 脓液引流 可用祛痰药、雾化吸入，以利排痰。身体状况较好者可采取体位引流。有条件尽早应用纤维支气管镜冲洗及吸引治疗，可向脓腔内注入抗生素以加强局部治疗，提高疗效并缩短病程。

3. 手术治疗 适应证：①肺脓肿病程超过 3 个月，经内科治疗病变未见明显吸收，并有反复感染或脓腔过大（直径>5cm）不易吸收者；②大咯血内科治疗无效或危及生命；③并发支气管胸膜瘘或脓胸经抽吸、冲洗疗效不佳者；④怀疑肿瘤堵塞时。

【常见护理诊断及医护合作性问题】

1. 清理呼吸道无效 与痰液黏稠、聚积及位置较深有关。

2. 体温过高 与肺组织感染、坏死有关。

3. 营养失调：低于机体需要量 与肺部感染导致机体消耗增加有关。

4. 气体交换受损　与气道内痰液积聚、肺部感染有关。

5. 疼痛：胸痛　与炎症波及胸膜有关。

【护理措施】

1. 生活护理

（1）休息与活动　高热、中毒症状明显者应卧床休息。创造舒适的休息环境，保持室内空气流通，定时开窗通气，定期消毒。因痰有恶臭且咳嗽严重者，最好单居一室隔离。

（2）口腔护理　协助做好口腔护理，促进食欲。肺脓肿患者高热时间较长，唾液分泌减少，口腔黏膜干燥；又因咳大量脓臭痰，利于细菌繁殖，易引起口腔炎及黏膜溃疡；大量抗生素的应用，易诱发真菌感染。因此协助患者在晨起、饭后、体位引流后、临睡前漱口，做好口腔护理。

（3）饮食护理　患者应增加营养，鼓励患者多饮水，给予清淡易消化的高热量、高蛋白、高维生素的流质、半流质饮食或软食，以增强机体抵抗力，慢性肺脓肿有消瘦、贫血等表现的患者营养补充更为重要。必要时可少量间断输全血、血浆或复方氨基酸。

2. 病情观察　监测体温、脉搏、呼吸，观察并记录降温效果。观察皮肤颜色、出汗情况，出汗后要及时更换衣服，注意保暖并遵医嘱补液。观察咳嗽、咳痰和缺氧、呼吸困难的情况。

3. 对症护理

（1）降温　出现畏寒、寒战时要给予保暖。当体温超过39℃时进行物理降温，必要时遵医嘱使用药物降温。降温措施实施30min后应观察、记录降温效果，有无过度出汗及虚脱，出汗后要及时擦身换衣和更换床单，防止受凉。

（2）保持呼吸道通畅　痰液黏稠不易咳出者，帮助清理呼吸道分泌物；嘱患者多饮水，帮助翻身、拍背，进行有效的咳嗽、咳痰，并给予雾化吸入稀释痰液，必要时机械吸痰。

（3）体位引流的护理　根据病变部位采用肺段支气管引流的体位，使痰液借重力作用经支气管、气管排出体外。对脓痰甚多且体质虚弱的患者，应作好监护，以免大量脓痰涌出、无力咳出而窒息。年老体弱或在高热、咯血期间不宜行体位引流。

（4）胸腔穿刺护理　需胸腔穿刺抽脓时，应备好闭式引流装置，术中观察患者反应，术后保持引流通畅，并观察记录每日引流量。

4. 用药护理　遵医嘱给予抗生素、祛痰药、支气管扩张剂，或雾化吸入，以利于痰液稀释排出。注意观察药物疗效及副作用。

5. 心理护理　肺脓肿患者经常因咳出大量脓痰而对个体产生不良刺激，导致患者出现焦虑、忧郁。对此，护士应给予极大的关心，讲解疾病治疗过程中配合的方法，指导患者进行心理放松训练及有效咳嗽、咳痰技巧，减轻焦虑、紧张情绪，增加战胜疾病的信心，增强自信心。

【健康教育】

1. 疾病预防指导　应彻底治疗口腔、上呼吸道慢性感染病灶，以防止病灶分泌物吸入肺内诱发感染。积极治疗化脓性病灶，防止血源性肺脓肿的发生。

2. 疾病知识指导　教会患者有效咳嗽、体位引流的方法；指导患有慢性基础疾病、年老体弱患者的家属经常为患者翻身、叩背，促进痰液排出，疑有异物吸入时要及时清除异物。

3. 用药指导与病情监测　告知患者及家属抗生素治疗应遵从治疗计划。患者出现高热、咯血、呼吸困难等表现时应警惕大咯血和窒息的发生，需及时就诊。

复习思考

1. 肺脓肿的临床特征有哪些？
2. 如何做好肺脓肿患者的健康指导？
3. 血源性肺脓肿如何进行预防？

项目九　肺结核患者的护理

【学习目标】

1. 掌握肺结核患者的护理评估及护理措施；结核菌素试验的方法及判断标准；肺结核患者的健康指导。

2. 熟悉肺结核的临床分型及其临床表现；肺结核的化疗方法及常用药物的副作用。

3. 了解肺结核的病因及发病机制。

案例导入

　　患儿，女，11 岁。持续高热 1 周，伴寒战、大汗、干咳、气促、发绀、胸痛入院。体检：T 39.2℃，P 100 次/分，R 24 次/分，BP 120/80mmHg。神志清楚，发热病容，消瘦，呼吸急促，口唇轻度发绀，双肺听诊呼吸音减弱，有少许湿性啰音。X 线胸片示：两肺可见弥漫性、等大、均匀的粟粒状阴影。血常规：WBC $8.2×10^9$/L，N 0.60，L 0.40。血沉（ESR）40mm/h。

　　请思考：

　　1. 患者还需要做什么辅助检查？

2. **如何确定患者是否具有传染性？**

3. **你将如何对患者进行健康教育？**

肺结核（pulmonary tuberculosis）是由结核分枝杆菌引起的慢性呼吸道传染病。结核杆菌可累及全身各个器官，但以肺结核最多见。临床常有低热、盗汗、乏力、纳差、消瘦等全身症状和咳嗽、咳痰、咯血等呼吸系统表现。近年来，由于多发耐药结核菌株、结核菌与人类免疫缺陷病毒的双重感染和流动人口增多，结核病疫情出现回升，目前仍是全球重要的公共卫生问题。肺结核若能及早诊断、规律治疗，可获临床痊愈。

【病因与发病机制】

1. 结核杆菌的生物学特性　结核分枝杆菌分为人型、牛型、非洲型和鼠型四类，其中引起人类结核病的主要为人型。其生物学特性具有抗酸性，对干燥、潮湿、寒冷、酸碱环境等抵抗力较强，结核菌在阴湿处可生存 5 个月以上。但在烈日下曝晒 2~7h，紫外线照射 30min，70% 乙醇浸泡 2min 或煮沸 5min，均能被杀死。煮沸消毒和高压消毒是最有效的消毒方法，而将痰吐纸上包好直接焚烧是最简单的杀菌方法。

结核菌菌体含有脂质、蛋白质及多糖等复合成分。在人体内，脂质能引起单核细胞、上皮样细胞和淋巴细胞浸润而形成结核结节；蛋白质可引起过敏反应、中性粒细胞及单核细胞浸润；多糖类则参与某些免疫反应。

结核菌在繁殖过程中，由于染色体基因突变而产生耐药性，是结核分枝杆菌重要的生物学特性。患者过去从未用过某药，但对该药产生的耐药称为原发耐药；长期不合理用药产生的耐药称为继发耐药。耐药常常是导致治疗失败的主要原因，因此避免或减少结核菌耐药性的产生，是保证结核病治疗成功的关键。

2. 传染性

（1）传染源　痰菌阳性患者是主要的传染源。

（2）传播途径　主要通过呼吸道传播。健康人吸入患者咳嗽、打喷嚏、说话时喷出的带菌飞沫，可引起肺部结核菌感染。生活在拥挤而空气不流通环境的人们易患肺结核。传染的次要途径是经消化道进入人体，如通过与患者共餐或食用患者的剩余食物或饮用受到污染而未经消毒处理的牛奶等而引起肠道感染。

（3）人群易感性　人群普遍易感。影响人群对结核病易感性的因素分为机体自然抵抗力和获得性特异性抵抗力，接种过卡介苗或自然感染后可获得特异性免疫，影响自然抵抗力的因素有遗传因素、生活贫困、居住拥挤、营养不良，以及婴幼儿、老年人、糖尿病及免疫缺陷疾病和接受免疫抑制剂治疗者。

3. 人体的反应性

（1）免疫与超敏反应　人体感染结核菌后既获得了对结核杆菌的免疫力，同时组织又会对结核杆菌的一些成分发生变态反应。是否发病，以及病变的性质、范围等，与感染结核菌的菌量、毒力和人体的免疫状态与变态反应有关。人体对结核菌的自然免疫力（先天性免疫力）是非特异性的，接种卡介苗或经过结核菌感染后所获得的免疫力（后天性免疫力）具有特异性，能将入侵的结核菌杀死或严密包围，制止其扩散，使病灶愈合。人体感染结核菌后，由于免疫的存在可不发展成结核病，但因各种原因使人体免疫削弱时，就容易受感染而发病，或引起原已稳定的病灶重新活动。

结核菌侵入人体后 4~8 周，机体对结核菌及其代谢产物所发生 IV 型（迟发性）超敏反应。人体感染结核菌后发生的超敏反应和获得性免疫力是同时存在的，此时结核菌素皮肤试验呈阳性反应。未受结核菌感染或未接种卡介苗者，则呈阴性反应。免疫与超敏反应的强弱与人体复杂的内外环境、药物的影响、感染细菌的量和毒力等因素有关。

（2）初感染与再感染 机体对结核菌初次感染与再次感染产生不同反应。初次感染结核菌后，细菌被吞噬细胞携带至肺门淋巴结（淋巴结肿大），并可全身播散（隐性菌血症），此时若正值免疫力低下，可以发展成为原发性肺结核（图 2-12）。但经受过轻微结核感染，或已接种卡介苗后，机体已有相当的免疫力，若再感染，多不引起局部淋巴结肿大，也不易发生全身性播散，而是在再感染局部发生剧烈的组织反应。

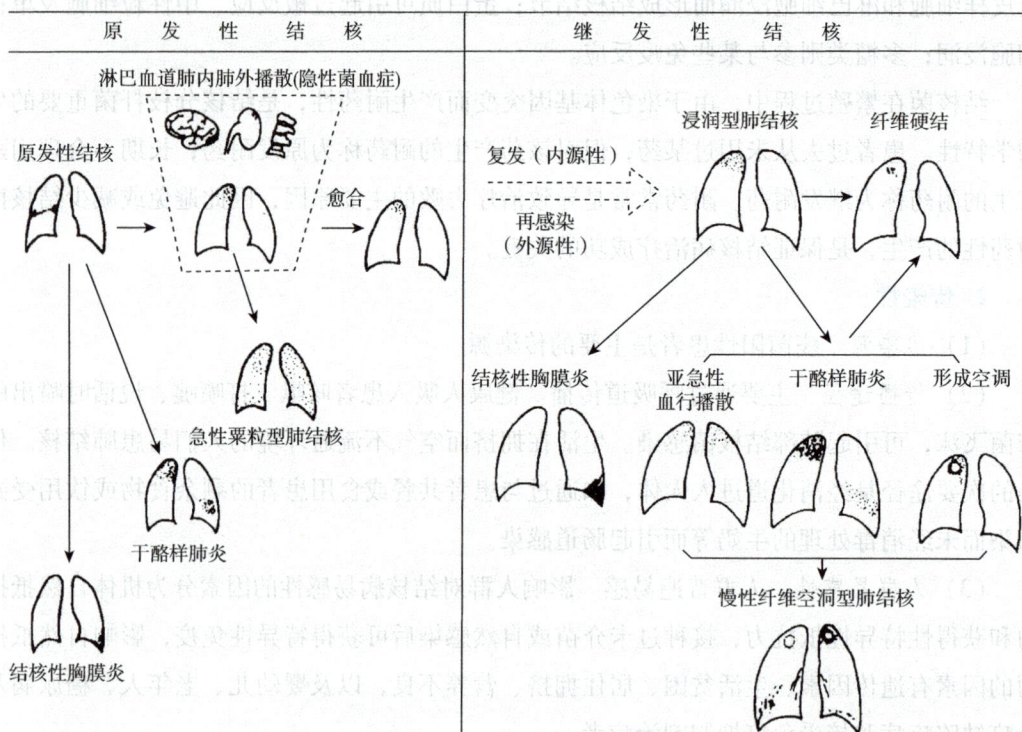

图 2-12 肺结核演变过程示意图

4. 病理及转归 结核病基本的病理变化有渗出、增殖、干酪样坏死及空洞形成。上述病变可同时存在于一个肺部病灶中，但通常以一种为主。渗出为主的病变常发生在结核炎症早期或病灶恶化时，也可见于浆膜结核，表现为充血、水肿、白细胞浸润。病情好转时，渗出性病变可完全吸收。增生为主的病变多发生在菌量较少、人体免疫力占优势时，其特征是形成典型的结核结节。变质为主的病变又称干酪样坏死，多发生于人体免疫力低下或感染的结核菌数量过大，超敏反应强烈时，干酪样坏死液化后，结核菌大量繁殖，液化物经支气管排出，常引起支气管播散和空洞形成。经治疗或人体抵抗力增强时病灶可吸收消散、纤维化、钙化、空洞闭合而好转或痊愈。

📖 课堂互动

卡介苗接种

卡介苗是牛型结核杆菌经过 13 年 230 代传代人工培养制成的减毒活菌苗，其致病力完全消失，接种后对人体无害，但可以产生对结核病的特异性免疫力。于 1907 年由法国科学家研制成功，英文缩写"BCG"。国际研究证实，卡介苗对预防儿童结核病，特别是儿童结核性脑膜炎和急性粟粒性结核病的发病高度有效。我国把卡介苗接种作为计划免疫之一，并称为"出生第一针"。

【临床表现】

1. 呼吸系统症状

（1）咳嗽、咳痰 咳嗽、咳痰是肺结核最常见的症状。早期为干咳或仅有少量黏液痰，有空洞时痰量增多，伴发细菌感染时痰呈脓性。

（2）咯血 1/3~1/2 的患者有不同程度的咯血，多数为痰中带血，少数为大咯血，大咯血时可发生失血性休克，有时血块阻塞大气道，引起窒息。

（3）胸痛 结核累及壁层胸膜时可出现胸痛，随呼吸运动和咳嗽加重。

（4）呼吸困难 严重毒血症状和高热可引起胸闷、呼吸急促。若广泛肺组织破坏、胸膜粘连增厚、大量胸腔积液时可有呼吸困难。

2. 全身症状 表现为午后潮热、盗汗、乏力、食欲下降、体重减轻、全身不适等结核毒性症状，育龄妇女可有月经失调。若病灶急剧进展或播散可有畏寒、高热等。

3. 肺部体征 取决于病变性质、部位、范围或程度。早期无明显体征。因成人肺结核好发于肺尖和下叶背段，故在肩胛间区或锁骨上下咳嗽后可闻及湿啰音，对诊断有一定意义。病变范围较大时，患侧呼吸运动减弱，叩诊呈浊音，听诊肺泡呼吸音减弱，可闻及支气管肺泡呼吸音或湿啰音。慢性纤维空洞型肺结核可有胸廓塌陷、气管移位，叩诊呈浊音，健侧可有代偿性肺气肿征象。

4. 结核病分类 我国于 1999 年对结核病制定了新的分类标准，归纳为六型。

(1) 原发型肺结核 多见儿童，为初次感染结核杆菌所致的临床病症。症状多轻微而短暂。X线胸片表现为原发复合征：即原发病灶、引流的淋巴管炎和肿大的肺门淋巴结（图 2-13）。

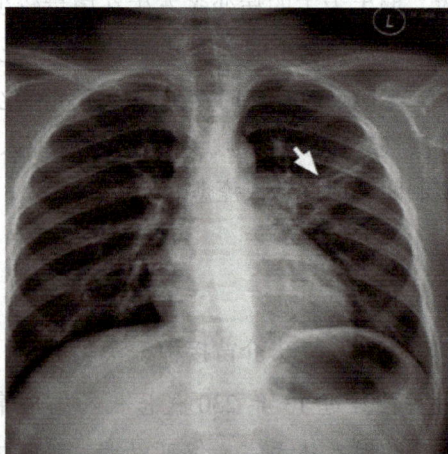

图 2-13　原发复合征

（2）血行播散型肺结核 包括急性血行播散型肺结核（急性粟粒型肺结核）及亚急性、慢性血行播散型肺结核。急性粟粒型肺结核常见于营养不良、患传染病或长期使用免疫抑制剂致免疫低下的儿童，起病急，全身毒性症状严重，可有高热、盗汗、气急、发绀等，并发脑膜炎时出现脑膜刺激征。胸部 X 线片可见两肺野有分布均匀、大小相等、密度一致的粟粒状阴影（图 2-14）。

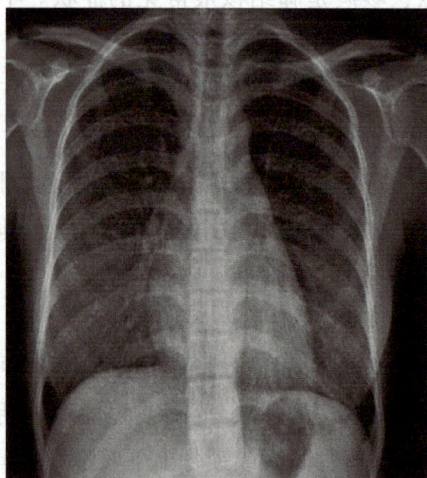

图 2-14　急性粟粒性肺结核

当机体免疫力较强，少量结核菌分批经血行进入肺部时，则血行播散病灶大小不均匀、新旧不等，较对称地分布在两肺上中部，称为亚急性或慢性血行播散型肺结核。此型病程长，全身毒性症状较轻，通常在 X 线检查时发现。

（3）继发型肺结核　多见于成人，病程长、易反复。包括浸润性肺结核、空洞性肺结核、结核球（瘤）、干酪性肺炎、纤维空洞型肺结核。

1）浸润性肺结核：病变多发生在肺尖和锁骨下，可为浸润渗出性结核病变和纤维干酪增殖病变。影像学检查表现为小片状或斑点状阴影，可融合和形成空洞（图 2-15）。渗出性病变易吸收，而纤维干酪增殖病变吸收慢，可长期无改变。

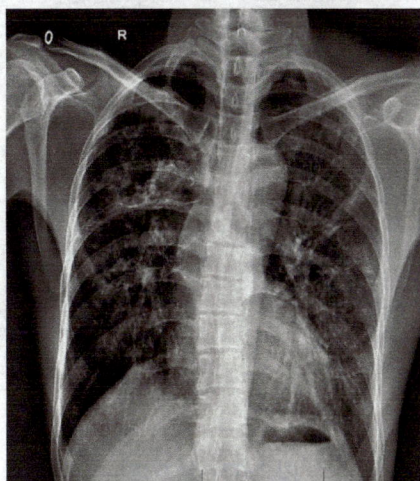

图 2-15　浸润性肺结核

2）空洞性肺结核：多因干酪渗出病变溶解形成，多出现虫蚀样空洞（图 2-16）。临床症状较多，常有发热、咳嗽、咳痰和咯血等，痰中常有结核分枝杆菌，为结核病的重要传染源。

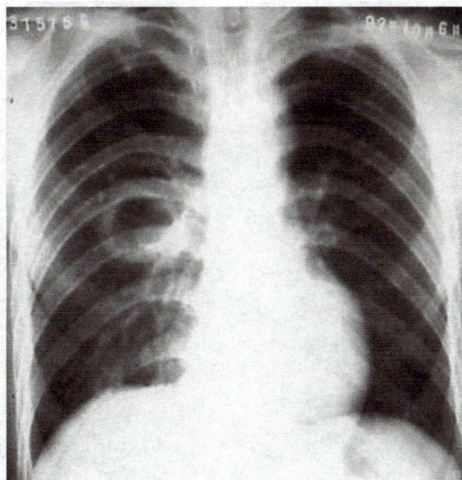

图 2-16　空洞性肺结核

3）结核球：多由干酪样病变吸收或周边纤维膜包裹或干酪空洞阻塞愈合而形成，是一种静止性病灶，遇到抵抗力下降时，又会再次繁殖引起感染。直径一般在 2~4cm，多＜3cm。结核球内有钙化灶或液化坏死形成空洞，80%以上结核球有卫星灶（图 2-17）。

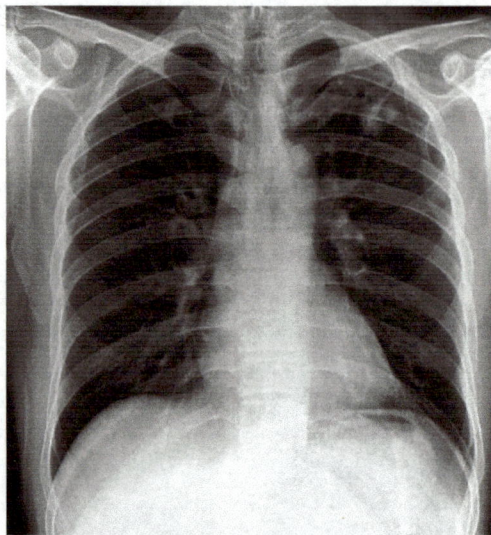

图 2-17　结核球

4）干酪性肺炎：多发生在人体免疫力低下和体质衰弱时，受到大量结核分枝杆菌感染的患者，或有淋巴结支气管瘘，淋巴结中大量干酪样物质经支气管进入肺内而发生。大叶性干酪性肺炎症状体征明显，可有高热、盗汗、发绀、咳痰、呼吸困难等，X 线呈大叶性密度均匀玻璃状阴影，出现虫蚀样空洞，播散病灶（图 2-18）。痰中找到结核分枝杆菌。

图 2-18　干酪性肺炎

5）纤维空洞性肺结核：由于肺结核未及时治疗或治疗不当，导致空洞长期不愈，空洞壁逐渐变厚，病灶广泛纤维化，肺组织严重破坏，肺功能严重受损。症状时有起伏，痰中带有结核分枝杆菌，为结核病的重要传染源。X线显示：双侧或单侧出现纤维厚壁空洞和广泛的纤维增生，造成肺门抬高和肺纹理呈垂柳样。患侧肺组织收缩，纵隔牵向病侧，常见胸膜粘连和代偿性肺气肿（图2-19）。常并发慢性支气管炎、肺气肿、支气管扩张、继发感染和肺源性心脏病；若肺组织广泛破坏，纤维组织大量增生，可导致肺叶或全肺收缩，称为"毁损肺"。

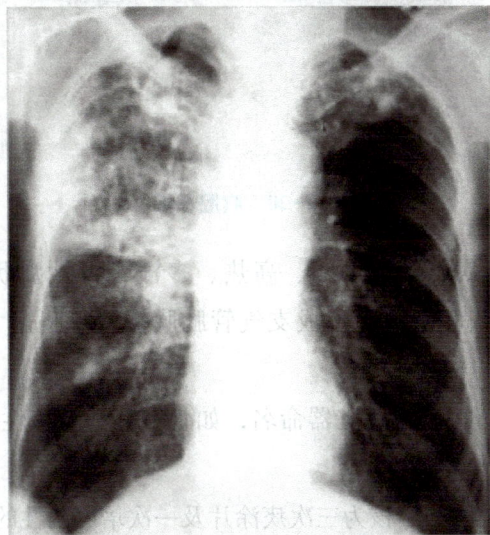

图2-19 纤维空洞性肺结核

（4）结核性胸膜炎 分为结核性干性胸膜炎、结核性渗出性胸膜炎、结核性脓胸3种类型。可有结核病接触史，多见于青壮年，起病缓慢，发病前多有低热、食欲下降、体重减轻等结核中毒症状。

1）干性胸膜炎：发生在胸腔渗液早期液量较少时，以胸痛和干咳为主要症状，可闻及胸膜摩擦音。

2）渗出性胸膜炎：全身毒性症状明显，可出现高热，渐感胸闷、呼吸困难。随积液增多，胸痛可减轻，但呼吸困难加重。有胸腔积液征。X线检查：少量积液仅见肋膈角变钝；中等量积液时则中下肺野呈一片均匀致密阴影，上缘呈外高内低凹面向上的弧形曲线（图2-20）。

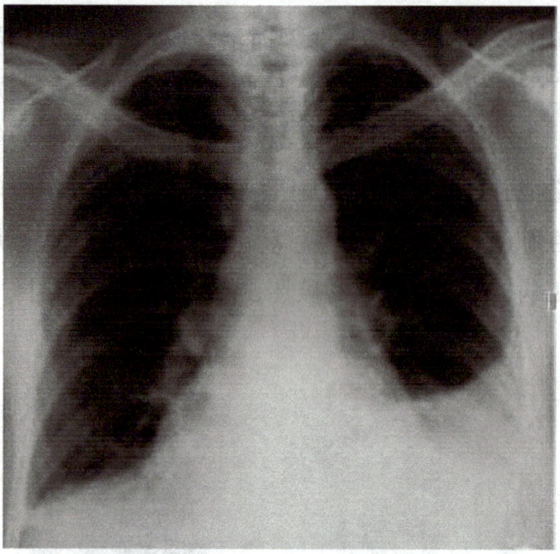

图 2-20　胸腔积液

3）结核性脓胸：起病急，有畏寒、高热、多汗等毒性症状，胸腔积脓量大时症状及体征与渗出性胸膜炎相似。若形成支气管胸膜瘘，可咯出大量"脓痰"（实为脓胸液）。

（5）其他肺外结核　按部位及脏器命名，如骨结核、结核性脑膜炎、肾结核、肠结核等。

（6）菌阴肺结核　菌阴肺结核为三次痰涂片及一次培养阴性的肺结核。

5. 并发症　常并发自发性气胸、支气管扩张、脓气胸、肺源性心脏病。结核菌随血行播散可并发结核性脑膜炎、结核性心包炎、子宫内膜结核及骨结核等。

【辅助检查】

1. 痰结核菌检查　为确诊肺结核最可靠的方法。检查方法主要有痰涂片、痰培养。结核分枝杆菌培养为痰结核分枝杆菌检查提供准确可靠的结果，常为结核病诊断的金标准，同时还可作为药物敏感试验与菌型鉴定。结核分枝杆菌培养费时较长，一般为 2~6 周，阳性结果随时报告，培养至 8 周仍未生长者报告阴性。应连续多次送检。痰菌阳性说明病灶是开放性的，为传染源。

2. 影像学检查　胸部 X 线检查是早期诊断肺结核和对肺结核进行临床分型的重要方法，对确定病变部位、范围、性质，判断选择治疗方法、病情发展、治疗效果都有重要参考价值。肺结核的主要 X 线表现见本节前述结核病分型。CT 易发现隐蔽和微小病变。

3. 结核菌素（简称结素）试验　目前国际上常用的结核菌素为纯蛋白衍生物（PPD）PPD-RT23。

（1）部位　选择左侧前臂屈侧中上部分1/3处。

（2）方法　取0.1mL（5IU）结素皮内注射。

（3）观察时间　试验后48~72h观察硬结直径。

（4）结果判断　小于5mm为阴性，5~9mm为弱阳性，10~19mm为阳性，20mm以上或虽小于20mm但局部出现水泡或坏死者为强阳性。

（5）意义　成人结核菌素试验阳性反应仅表示受过结核菌感染或接种过卡介苗，并不表示一定患病；3岁以下婴幼儿强阳性反应，即使无症状也应视为有新近感染的活动性结核病。相反，成人阴性反应一般可视为没有结核菌感染，但在某些情况下也不能排除结核病，如结核分枝杆菌感染后需4~8周才充分建立变态反应，在此之前，结核菌素试验可呈阴性；营养不良、HIV感染、麻疹、水痘、重症结核病、应用免疫抑制剂等，结核菌素试验结果则多为阴性或弱阳性。

4. 纤维支气管镜检查　纤维支气管镜检查常应用于支气管结核和淋巴结支气管瘘的诊断，在直视下可以对病灶部位钳取活体组织进行病理学检查、结核分枝杆菌培养。

5. 其他检查　肺结核患者血象一般无异常，严重病例可继发贫血，急性血行播散型肺结核白细胞总数减低或类白血病反应。活动性肺结核的血沉可增快。

【治疗要点】

1. 抗结核化学药物疗法（简称化疗）　化疗是目前治愈结核病的主要方法。

（1）化疗的原则　肺结核化学治疗的原则是早期、联用、适量、规律和全程。①早期：可以发挥最大杀菌或抑菌作用；②联用：联合使用两种以上的药物，以提高疗效，防止耐药性的产生；③适量：药物剂量过低不能达到有效的血浓度，易产生耐药性，剂量过大易发生药物毒副作用；④规律：即患者必须严格按照化疗方案规定的用药方法，按时用药，不可随意停药或间断用药，亦不可自行更改方案；⑤全程：指患者必须按治疗方案，坚持完成疗程。

（2）常用的一线抗结核药物　异烟肼（INH）和利福平（RFP）能杀灭细胞内外结核分枝杆菌，称全杀菌剂。链霉素在碱性环境中作用最强，能杀灭细胞外的结核分枝杆菌，对细胞内结核分枝杆菌作用较小；吡嗪酰胺只能杀灭吞噬细胞内酸性环境中的结核分枝杆菌，两者均为半杀菌剂。乙胺丁醇、对氨基水杨酸钠为抑菌剂。常用抗结核药的成人剂量、主要不良反应见表2-9。

表2-9　常用抗结核药成人剂量和主要不良反应

药物名称	缩写	每日剂量（g）	主要不良反应
异烟肼	H，INH	0.3	周围神经炎、偶有肝功能损害
利福平	R，RFP	0.45~0.6*	肝功能损害、过敏反应
链霉素	S，SM	0.75~1.0△	听力障碍、眩晕、肾功能损害
吡嗪酰胺	Z，PZA	1.5~2.0	胃肠不适、肝功能损害、高尿酸血症、关节痛
乙胺丁醇	E，EMB	0.75~1.0**	视神经炎
对氨基水杨酸钠	P，PAS	8~12***	胃肠不适，过敏反应、肝功能损害

注：* 体重<50kg用0.45，≥50kg用0.6；S、Z用量亦按体重调节；△老年每次0.75g；

** 前2个月25mg/kg，其后减至15mg/kg；*** 每日分2次服用（其他药均为每日1次）

（3）化学治疗方案　根据病情选用不同的化疗方案（表2-10）。

表2-10　肺结核化学治疗方案

方法	适应证、药物及疗程
标准疗法	适用于无症状的原发肺结核，INH、RFP、EMB，疗程9~12个月
短程疗法	①2HRZ/4HR；②2SHRZ/4HR；③2EHRZ/4HR（数字为月数）。任选一方案，疗程6~9个月
两阶段疗法	用于活动性原发型肺结核、急性粟粒型肺结核、结核性脑膜炎 ①强化治疗阶段：联用3~4种杀菌药，目的是防止和减少耐药菌株的产生，为化疗的关键阶段。在长疗程化疗时需3~4个月，短程疗法时需2个月 ②巩固治疗阶段：联用2种抗结核药，在长疗程化疗时一般需12~18个月，短程疗法时一般需4个月

📖 **课堂互动**

全程督导短程化疗（DOTS）

全程督导短程化疗（DOTS），是WHO于1995年开始在全球推广并被认为是当今结核病诊治和管理最有效的方法，即在全程短程化疗期内（一般为6个月），患者的每一剂抗结核药物均在医务人员面视下服用。WHO把每年的3月24日定为"世界防治结核病日"，其目的是动员公众支持加强在全球范围的结核病控制工作，使人类历史上最大的杀手—结核病能得到及时的诊断和有效的治疗。同时纪念1882年德国微生物学家罗伯特·科霍发表他对结核病病原菌的发现。

2. 对症治疗

（1）毒性症状　结核病的毒性症状在有效抗结核治疗1~2周内多可消退，不需特殊处理。对于干酪性肺炎、急性粟粒型肺结核、结核性脑膜炎有高热等严重结核毒性症状，以及胸膜炎伴大量胸腔积液的患者，可在使用有效足量抗结核药物的基础上加用糖皮质激素，以减轻炎症和过敏反应，促使渗液吸收，减少纤维组织形成和胸膜粘连的发生。常用泼尼松，每日20mg，顿服，1~2周，以后每周递减5mg，用药时间为4~8周。

（2）咯血　小量咯血患者以安慰患者、卧床休息为主，可用氨基己酸、氨甲苯酸、酚磺乙胺等药物止血。大咯血时应采取患侧卧位，轻轻将气管内存留的积血咳出。精神紧张者，必要时应用小剂量镇静剂镇静。频繁剧烈咳嗽者可服枸橼酸喷托维林止咳。止血先用垂体后叶素5~10U加入50%葡萄糖40mL中缓慢静脉推注，然后将10U加入5%葡萄糖液500mL静脉滴注。大量咯血不止者，可经纤维支气管镜确定出血部位后，用浸有稀释的肾上腺素海绵压迫或填塞于出血部位止血。可用Fogarty导管气囊压迫止血。亦可用冷生理盐水灌洗。或在局部应用凝血酶或气囊压迫控制出血。支气管动脉造影发现出血灶后，向病变血管内注入可吸收性明胶海绵作栓塞治疗。反复大咯血用上述方法无效，对侧肺无活动性病变，肺功能储备尚佳又无禁忌证者，可在明确出血部位的情况下考虑肺叶、肺段切除术。咯血过多时，根据血红蛋白和血压测定酌情给予小量输血。

（3）胸腔积液　结核性胸膜炎胸腔积液较多时，应及时进行胸腔穿刺抽液，解除肺及心血管受压，使被压迫的肺迅速复张，使肺功能免受损伤，改善呼吸。结核性胸膜炎的胸水蛋白质含量高，容易引起胸膜粘连，应尽早抽尽胸腔内积液，减少粘连发生。结核性胸膜炎抽液后可减轻毒性症状，体温下降。

3. 手术治疗　经合理化学治疗无效，多重耐药的厚壁空洞，大块干酪灶，结核性脓胸，支气管胸膜瘘和大咯血保守治疗无效者可作外科手术治疗。

【常见护理诊断及医护合作性问题】

1. 知识缺乏　缺乏结核病治疗、防止传染与预防的知识。

2. 营养失调：低于机体需要量　与机体消耗增加、食欲减退有关。

3. 潜在并发症　大咯血、呼吸衰竭、肺源性心脏病。

【护理措施】

1. 生活护理

（1）休息与体位　轻症患者在坚持化疗的同时，可进行正常工作，应避免劳累和重体力劳动，保证充足的休息和睡眠，做到劳逸结合。肺结核活动期、咯血、高热等结核中毒症状明显或有大量胸腔积液者，均应卧床休息，一般采取患侧卧位，可以减少患侧活动度、防止病灶向健侧扩散，有利健侧肺的通气功能。恢复期患者可适当增加户外活动，如散步、做保健操等，通过加强体育锻炼，增强机体的免疫功能，从而提高机体的抗病能力。

（2）饮食　肺结核是一种慢性消耗疾病，营养状态差，需要合理的营养来提高机体的抵抗力，促进疾病的痊愈。①向患者及家属宣传加强饮食的重要性，使其了解在药物治疗的同时，辅以营养支持对促进疾病康复的意义。②食物的选择：以高热量、高蛋白质、富含维生素的食物为主。蛋白质能增加机体的抗病能力和修复能力，饮食中应有鱼、肉、蛋、牛奶、豆制品等动、植物蛋白，成人每日应提供蛋白质 1.5~2.0g/kg。食物中的维生素 C 有减轻血管渗透性的作用，可以促进渗出病灶的吸收。维生素 B 对神经系统及胃肠神经有调节作用，应每日摄入一定量的新鲜蔬菜和水果，以补充各种维生素。③补充水分：由于机体代谢增加，盗汗使体内水分的消耗量增加，如患者无心、肾功能障碍，应鼓励患者多饮水，每日不少于 1500~2000mL，补充足够的水分，保证机体代谢的需要和体内毒素的排泄。必要时遵医嘱给予静脉补充液体。④增进食欲：患病后患者食欲减退，故应增加食物的花色品种，采用患者喜欢的烹调方法，同时患者进食时还应做到心情愉快、细嚼慢咽、少食多餐，以促使食物的消化和吸收。

2. 病情观察　观察患者临床症状的动态变化，如咳嗽咳痰有无加重，痰量有无增多，痰的性状；有无高热，若有高热则应考虑病情加重或发生并发症；观察咯血的量、颜色、咯血是否顺畅。及时发现窒息、呼吸衰竭、肺源性心脏病、气胸等并发症。

3. 对症护理

（1）结核毒性症状　一般不需特殊处理。对于干酪性肺炎、急性血行播散性肺结核、结核性胸膜炎有高热等严重结核毒性症状，遵医嘱在有效抗结核治疗的基础上加用糖皮质激素，以减轻炎症和变态反应。如患者持续高热，体温 39℃ 以上应予物理降温。夜间盗汗时，应做好皮肤护理，勤换衣服，防止受凉。

（2）咯血　协助患者取患侧卧位，以防止结核病灶向健侧扩散。遵医嘱用氨基己酸、氨甲苯酸等药物止血，大咯血时静脉滴注垂体后叶素；对支气管动脉破坏造成的大咯血可采用支气管动脉栓塞法，护士做好相应的准备与配合。对精神紧张者，可遵医嘱给予小剂量镇静剂，但禁用吗啡，以免抑制咳嗽反射中枢和呼吸中枢。在抢救大咯血时，应特别注意保持呼吸道的通畅。若有窒息征象，应立即取头低脚高体位，轻拍背部，以便血块排出，并尽快挖出或吸出口、咽、喉、鼻部血块。必要时作气管插管或气管切开，以解除呼吸道阻塞。

4. 用药护理　肺结核的主要治疗方法是化疗，患者能否坚持化疗是治疗肺结核的关键。在化疗过程中，应告诉患者及家属抗结核药物的正确服用方法、剂量、主要的不良反应及注意事项见表2-11。

表2-11　用抗结核药物的注意事项

药名（缩写）	注意事项
异烟肼（H，INH）	晨空腹顿服，避免与抗酸药同服；遵医嘱服用维生素 B_6；注意消化道反应、肢体远端感觉等；定期检测肝功能
利福平（R，RFP）	早晨空腹顿服，体液及分泌物会呈橘红色，定期检测肝功能
链霉素（S，SM）	用药前后 1~2 个月注意检测听力，注意有无平衡失调；定期检测尿常规和肾功能
吡嗪酰胺（Z，PZA）	定期检测肾功能，检测血尿酸，注意关节有无疼痛，孕妇禁用
乙胺丁醇（E，EMB）	用药后注意检测视力和辨色力，幼儿禁用
对氨基水杨酸（P，PAS）	饭后服以减轻消化道的不良反应，检测肝功能

5. 心理护理　肺结核患者的心理表现类型多种多样，可有抑郁、焦虑、恐惧、性格的改变，社会工作能力的下降、担心把该病传染给家人的心理表现。急性发作期的患者时常出现焦虑和恐惧等心理反应。护理人员应体谅和同情患者的痛苦，给予心理疏导和教育，向患者解释避免不良情绪的重要性，减轻患者的心理压力，提高治疗的信心和依从性。

【健康教育】

1. 疾病知识的指导　肺结核是呼吸道传染病，控制结核病流行的基本原则是：控制传染源、切断传染途径及保护易感人群。

（1）控制传染源　做到早发现、早诊断、早报告、早隔离、早治疗。由于病程长，易复发，故应长期对患者随访，掌握患者发病-治疗-治愈的全过程。

（2）切断传染途径　①痰菌检查阳性患者在住院治疗期间，应进行呼吸道隔离，做到室内勤通风，每日用紫外线灯消毒病室。②严禁随地吐痰，不可面对他人咳嗽或打喷嚏。在咳嗽或打喷嚏时，要用双层纸巾遮住口鼻，然后将纸巾焚烧处理。有痰时，可吐在泡有消毒剂的瓶中，并经灭菌处理后再弃去，也可将痰吐在纸上直接焚烧是最简便有效的方法。接触痰液后用流水彻底洗手。③餐具一般煮沸消毒，同桌共餐时使用公筷。④被褥、书籍在烈日下曝晒 6h 以上。⑤探视者应戴口罩，佩戴时要紧紧遮盖口鼻，患者外出时也应戴口罩。

（3）保护易感人群　①给未受过结核菌感染的新生儿、儿童及青少年接种卡介苗，使人体获得对结核菌的特异性免疫力，但卡介苗不能预防感染，故仍需与肺结核患者隔离。②对接触过结核菌患者而易发病的高危人群如糖尿病患者、HIV 感染者等，可预防性给予化学治疗。

2. 生活指导　嘱患者戒烟、戒酒，合理安排休息，避免劳累、情绪波动及呼吸道感染，房间应保持通风、干燥。应加强营养，以提高患者的免疫力和促进病灶愈合。

3. 心理疏导　让患者及家属了解肺结核这个疾病是可防可治的，只要早期发现、规律用药，定期复查是完全能够治愈的，以帮助患者树立信心；告知患者结核病是一种慢性传染病，治疗需要一定的时间，不可过于心切；让家属了解结核病知识，从身心健康、生活起居等方面合予患者更多的支持和鼓励，以克服患者自卑心理。

4. 用药指导　反复强调坚持规律、全程、合理用药的重要性，以取得患者与家属的主动配合。定期复查胸片和肝、肾功能，注意观察有无药物的不良反应，如有不适及时就医，不可擅自减少剂量或停药。

复习思考

1. 何为原发肺结核？
2. 肺结核的化疗原则包括哪些？理论依据是什么？
3. 常用抗结核药的种类及副作用有哪些？
4. 肺结核的预防措施包括哪些？
5. 对开放性肺结核患者应如何进行健康教育？

项目十　自发性气胸患者的护理

【学习目标】

1. 掌握自发性气胸的临床表现、护理措施和健康教育。
2. 熟悉自发性气胸的病因、病理和辅助检查方法。
3. 了解自发性气胸的临床类型和治疗要点。

案例导入

患者，男，17岁，身高180cm，学生，体育课上抬举杠铃时突然感觉左胸部刺痛、胸闷、呼吸急促就诊。查体：神清，面色苍白，口唇发绀，P 110 次/分，R 28 次/分，BP 110/70mmHg，左上肺叩诊呈鼓音，呼吸音消失。

请思考：

1. 该患者最可能的诊断是什么？
2. 为明确诊断，最佳的辅助检查是什么？
3. 作为接诊者采取何措施减轻患者痛苦？

自发性气胸（spontaneus pneumothorax）是指肺组织及脏层胸膜的自发性破裂，或靠近肺表面的肺大泡、细小气肿泡自发破裂，使肺及支气管内气体进入胸膜腔所致的气胸，分为原发性和继发性两类。

【病因与发病机制】

1. 病因

（1）原发性自发性气胸　多发生于无基础肺疾病的健康人，如瘦高体形的男性青壮年。胸部 X 线检查仅见胸膜下大泡，肺部无显著病变。胸膜下大泡的产生原因尚不清楚。

（2）继发性自发性气胸　多发于有基础肺部疾病的患者，最常见是支气管哮喘、肺结核、慢性阻塞性肺疾病，其次有艾滋病合并卡氏肺孢子感染、肺癌、肺脓肿等，可造成支气管的不完全阻塞，形成肺大泡破裂。若脏层胸膜破裂或胸膜黏连带撕裂时可导致其中的血管破裂形成自发性血气胸。

（3）其他　偶因胸膜上有异位子宫内膜，在经期可以破裂而发生气胸，称为月经性气胸。航空、潜水作业如无适当防护措施，从高压环境突然进入低压环境以及机械通气压力过高时，均可发生气胸。

（4）常见诱因　抬举重物、用力过猛、剧烈咳嗽、屏气、大笑、用力排便等因素。

2. 发病机制　气胸发生时，气体进入胸膜腔，胸膜腔内压力升高，甚至由负压变成正压，对肺产生压迫，使肺失去膨胀能力，肺的容积缩小，肺活量降低，通气功能障碍，通气/血流比例减少，出现低氧血症。大量气胸时还可导致静脉回心血流受阻，心脏充盈减少，心搏出量降低。张力性气胸可引起纵隔移位，导致循环障碍，甚至窒息死亡。

【临床类型】

1. 闭合性（单纯性）气胸　胸膜破裂口较小，随着肺萎缩而闭合，气体不再进入胸膜腔。

2. 交通性（开放性）气胸　胸膜破裂口较大或两层胸膜间有粘连或牵拉，可使破裂口继续开放，呼吸时气体自由进出胸膜腔。

3. 张力性（高压性）气胸　胸膜破裂口呈单向活瓣或活塞作用，吸气时空气进入胸膜腔；呼气时因胸膜腔内压升高压迫活瓣而关闭破裂口，使气体不能排出，造成胸膜腔内气体不断积聚，压力持续升高，可达 $10\sim20cmH_2O$，严重危及人的生命。

【临床表现】

1. 症状

（1）胸痛　多数患者在正常活动（如抬举重物、用力过猛、剧咳、大笑等）或安静休息时，突感一侧肺部针刺样或刀割样疼痛，持续时间较短，继而出现胸闷、呼吸困难，也偶见在睡眠中发生者。

（2）呼吸困难　取决于有无肺基础疾病及肺功能状态、气胸发生速度、胸腔内积气量及压力三方面因素。气胸发生前肺功能良好，特别是青壮年，即便肺压缩80%也可无明显呼吸困难；若原有严重肺功能障碍者，虽气胸量较小，也可出现明显的呼吸困难，不能平卧，取健侧卧位以缓解呼吸困难；大量气胸时（主要是张力性气胸），因胸膜腔内压增高，患侧肺完全被压缩、纵隔移位，很快出现呼吸循环障碍，出现烦躁不安、表情紧张、挣扎坐起、胸闷、发绀、出冷汗、心律失常、脉速、虚脱，甚至发生休克、意识丧失、呼吸衰竭。

2. 体征　少量气胸时则体征不很明显。发生大量气胸时，出现呼吸增快、呼吸运动减弱、发绀、患侧胸部隆起；气管移向健侧，肋间隙增宽，语颤减弱；患侧叩诊过清音或鼓音，心浊音界缩小或消失，右侧气胸时肝浊音界下降；患侧呼吸音减弱或消失，左侧气胸并发纵隔气肿时在左心缘处可听到与心脏搏动一致的气泡破裂音，称Hamman征。若为液气胸，可听到胸内振水声；如血气胸发生失血量过多，或张力性气胸发生循环障碍，可出现血压下降，甚至休克等。

【辅助检查】

1. X线胸片检查　是诊断气胸的重要方法。其影像可显示肺受压程度，肺内病变情况及有无胸膜粘连、胸腔积液和纵隔移位等。特征为气胸线，即被压缩肺边缘呈外凸弧线状阴影，线外透亮度增强，无肺纹理。若为大量气胸，则肺被压向肺门，呈球形高密度影，纵隔和心脏向健侧移位；若有积液或积血，则见气液平面。

2. 胸部CT　可见胸腔内极低密度影，伴有肺组织不同程度的萎缩改变。CT对于小量气胸、局限性气胸及肺大泡与气胸的鉴别优于X线胸片。

【治疗要点】

1. 保守治疗　主要适用于稳定型小量闭合性气胸。其方法为严格卧床休息、给氧、适当给予镇静和镇痛药物、积极治疗肺基础病。可经面罩吸入10L/min的氧，每次20~30min，2次/天，避免长时间吸氧发生氧中毒。

2. 排气疗法

（1）胸腔穿刺排气　适用于少量气胸、呼吸困难较轻、心肺功能良好的闭合性气胸患者。但对于病情危急的张力性气胸，应立即胸腔穿刺排气。穿刺部位一般在锁骨中线外侧第2肋间为穿刺点（不包括局限性气胸），胸腔内气体较多时，1次抽气量不应超过1000mL，每天或隔天1次。

（2）胸腔闭式引流　适用于呼吸困难明显、肺压缩程度较大的不稳定型气胸患者。对于交通性气胸、张力性气胸和反复发作的气胸患者，不管气胸容量多少，均应立即行胸腔闭式引流。插管部位在锁骨中线外侧第2肋间或腋前线4~5肋间，对于局限性气胸或胸腔积液的患者应经X线胸片定位。

3. 化学性胸膜固定术 对于不宜手术治疗的患者可往胸腔内注入硬化剂，常用的如多西环素、无菌滑石粉等，使其产生无菌性胸腔炎症，促使两层胸膜粘连，胸膜腔闭合，以达预防气胸复发的效果。

4. 手术治疗 对于气胸引流失败、双侧气胸、血气胸、胸膜增厚导致的肺膨胀不全或影像学发现多发性肺大泡的患者，可行开胸破口修补术、肺大泡结扎术、肺叶肺段切除术。

【常见护理诊断及医护合作性问题】

1. 活动无耐力 与日常活动时氧供不足有关。

2. 焦虑 与呼吸困难、胸痛、气胸复发、胸腔穿刺或胸腔闭式引流术有关。

3. 疼痛：胸痛 与脏层胸膜破裂、引流管置入有关。

4. 潜在并发症 纵隔气肿、皮下气肿、血气胸、脓气胸。

【护理措施】

1. 生活护理

（1）环境和休息 保持病房安静，嘱患者绝对卧床休息，协助患者采取有利的体位，如抬高床头、半坐位或端坐位，以有利呼吸、咳嗽、排痰及胸腔引流。避免一切增加胸腔压力的活动，如屏气、咳嗽、用力等。卧床期间，应协助患者每2h翻身一次。如有胸腔引流管，患者翻身时，应注意防止引流管脱落。

（2）饮食 嘱患者多进食粗纤维食物和新鲜的蔬菜水果，保持大便通畅，防止排便用力引起胸痛或伤口痛，防止气胸复发，促进裂口闭合。

2. 病情观察 主要观察患者的呼吸频率、呼吸困难和缺氧情况、治疗后的反应及患侧呼吸音的变化等，同时还要注意有无心率增快、血压下降等循环衰竭的表现；特别要注意在大量抽气或放置胸腔引流管后，如呼吸困难缓解后再次出现胸闷，并伴有顽固性咳嗽、患侧肺部湿性啰音，可能是复张性肺水肿，应立即报告主管医生，进行相关处理。

3. 氧疗 针对患者缺氧的严重程度，选择适当的给氧方式和吸入量，应保证患者$SaO_2>90\%$。保守治疗的患者，给予高浓度吸氧。

4. 排气护理 积极做好胸腔抽气或胸腔闭式引流的准备和配合工作。对胸腔闭式引流的护理做到以下几点：

（1）术前准备 ①患者准备：应向患者简单说明排气疗法的目的、意义、过程及注意事项，以便取得患者的理解和主动配合。②用物准备：包括无菌手套、无菌手术衣、皮肤消毒液、局部麻醉剂、无菌胸腔闭式引流包、无菌胸腔闭式引流装置、无菌蒸馏水或生理盐水。胸腔闭式引流装置工作原理见《外科护理学》相关章节。③胸腔闭式一次性引流装置（图2-21）：根据病情需要可选择单瓶或多瓶（图2-22），应用时严格胸腔引流装置包装和瓶底是否完好，同时分别在水封腔和调压腔注入蒸馏水或生理盐水到标记水位线，随后将水封腔的加水口密封盖拧紧，应确保处于密闭状态。④非一次性胸腔引流装置：单瓶非一次性胸腔引流装置（图 2-23），将连接胸腔引流管的玻璃管一端置于水面下 1~2cm，将排气管的一端置于距离水液面 5cm 以上；多瓶非一次性胸腔引流装置（图 2-24），若引流液体，应在水封瓶之前增加一贮液瓶，使液体引流入贮液瓶中，确保水封瓶液面的恒定，为了确保患者的安全，以防负压过大造成肺损伤，应在水封瓶与负压吸引之间增加一调压瓶，调压瓶中的调节管末端需保持在水面下 10~20cm，同时确保压力调节管的外端处于开放状态。

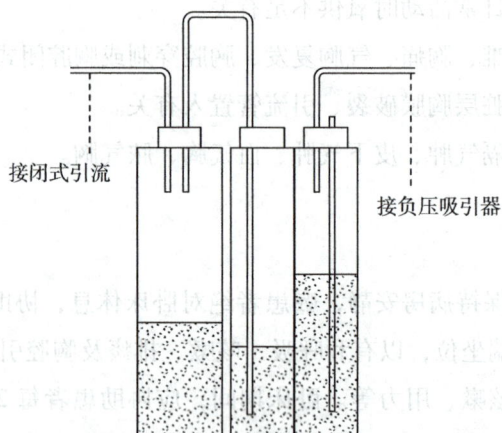

接闭式引流

接负压吸引器

图 2-21 一次性胸腔闭式引流装置示意

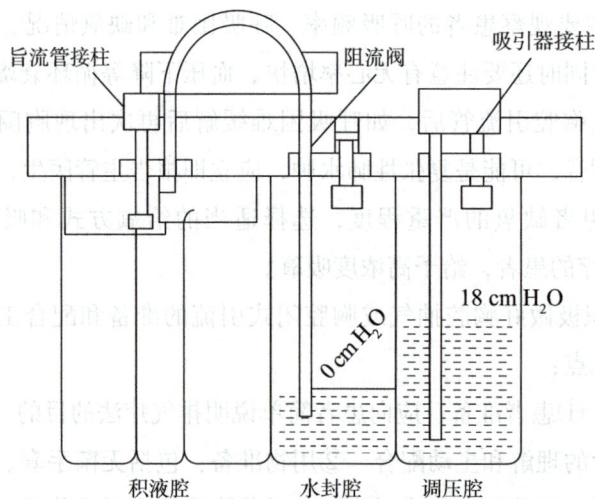

旨流管接柱

阻流阀

吸引器接柱

18 cm H_{2}O

0 cm H_{2}O

积液腔

水封腔

调压腔

图 2-22 一次性三腔闭式引流装置示意

排气管

1~2 cm

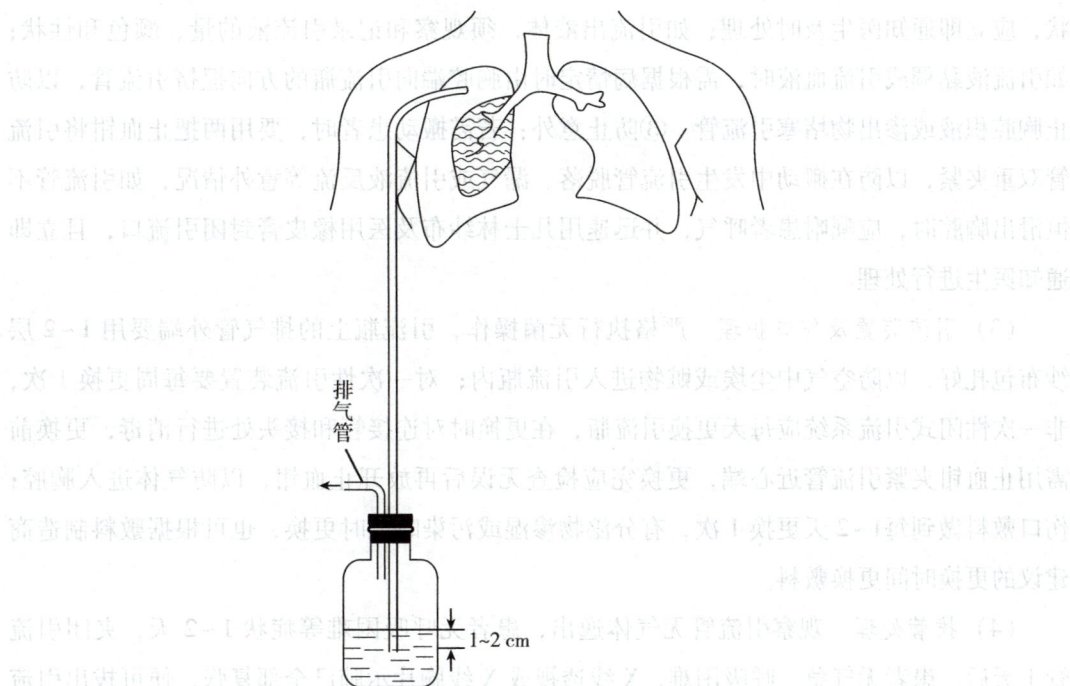

图 2-23 单瓶非一次性闭式引流装置

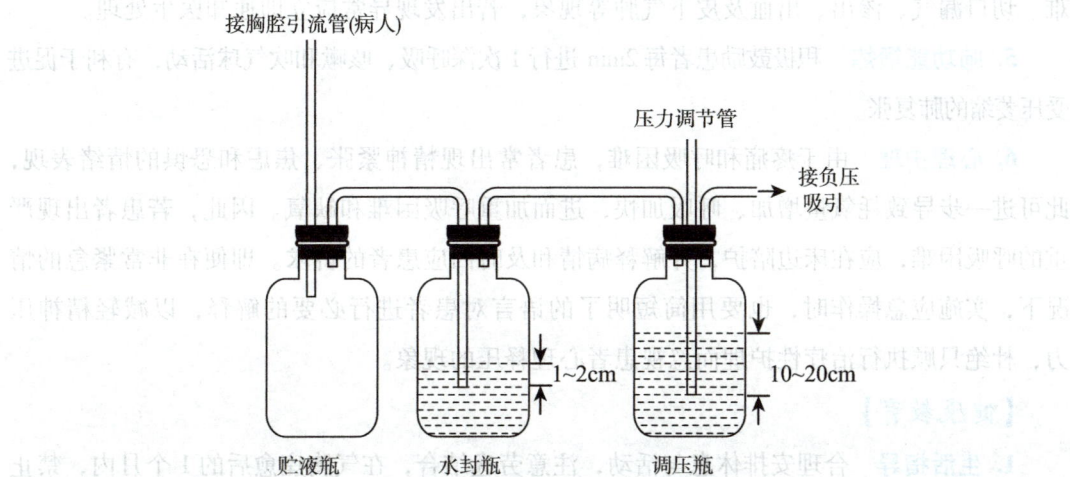

接胸腔引流管(病人)

压力调节管

接负压吸引

1~2cm

10~20cm

贮液瓶　　水封瓶　　调压瓶

图 2-24 三瓶非一次性闭式引流装置

（2）确保有效引流　①规范引流装置摆放：引流瓶液平面必须低于患者引流管胸腔出口平面60cm摆放，且放在不易被人踢倒的地方，同时将引流管合理固定于床旁，做到便于患者翻身活动，又防止过长扭曲受压。②观察引流管通畅情况：判断引流管是否通畅，可请患者做深呼吸或咳嗽，如水柱上下波动并有气体从水封瓶液面逸出，表明引流通畅；若水柱波动不明显，液面未见气泡冒出，患者无胸闷、呼吸困难，可能是肺组织已复张；如患者症状缓解不明显，甚则出现呼吸困难加重，发绀、大汗、胸闷、气管偏向健侧等症

91

状，应立即通知医生及时处理；如引流出液体，须观察和记录引流液的量、颜色和性状；如引流液黏稠或引流血液时，需根据病情定时由胸腔端向引流瓶的方向捏挤引流管，以防止胸腔积液或渗出物堵塞引流管。③防止意外：若需搬动患者时，要用两把止血钳将引流管双重夹紧，以防在搬动中发生引流管脱落、漏气或引流液反流等意外情况，如引流管不慎滑出胸腔时，应嘱咐患者呼气，并迅速用凡士林纱布及医用橡皮膏封闭引流口，且立即通知医生进行处理。

（3）引流装置及伤口护理 严格执行无菌操作，引流瓶上的排气管外端要用1~2层纱布包扎好，以防空气中尘埃或脏物进入引流瓶内；对一次性引流装置要每周更换1次，非一次性闭式引流系统应每天更换引流瓶，在更换时对连接管和接头处进行消毒，更换前需用止血钳夹紧引流管近心端，更换完应检查无误后再放开止血钳，以防气体进入胸腔；伤口敷料做到每1~2天更换1次，有分泌物渗湿或污染时及时更换，也可根据敷料制造商建议的更换时间更换敷料。

（4）拔管处理 观察引流管无气体逸出，患者无呼吸困难等症状1~2天，夹闭引流管1天后，患者无气急、呼吸困难，X线透视或X线胸片示肺已全部复张，便可拔出引流管。在拔管前充分做好患者和物品的准备工作，拔管后应密切注意患者有无胸闷、呼吸困难、切口漏气、渗出、出血及皮下气肿等现象，若出发现异常应立即通知医生处理。

5. 肺功能锻炼 积极鼓励患者每2min进行1次深呼吸、咳嗽和吹气球活动，有利于促进受压萎缩的肺复张。

6. 心理护理 由于疼痛和呼吸困难，患者常出现精神紧张、焦虑和恐惧的情绪表现，此可进一步导致耗氧量增加、呼吸加快，进而加重呼吸困难和缺氧。因此，若患者出现严重的呼吸困难，应在床边陪护，并解释病情和及时回应患者的诉求。即便在非常紧急的情况下，实施应急操作时，也要用简短明了的语言对患者进行必要的解释，以减轻精神压力，杜绝只顾执行治疗性护理而忽视患者心理释压的现象。

【健康教育】

1. 生活指导 合理安排休息与活动，注意劳逸结合，在气胸痊愈后的1个月内，禁止进行剧烈的运动，如打球、跑步、游泳等；饮食宜清淡合理，适宜饮水，防止便秘，戒烟酒。

2. 疾病知识指导 耐心细致地向患者及家属宣讲气胸的有关知识，让其了解遵医嘱积极治疗肺部基础疾病对于预防气胸复发的重要性；指导患者有效地预防气胸诱因的措施，避免抬举重物、剧烈咳嗽、屏气，防止便秘；避免情绪波动，保持心情舒畅；教会患者和家属监测病情，一旦患者出现突发性胸痛、胸闷、气急时，应及时就诊。

复习思考

1. 简述原发性自发性气胸的临床表现。

2. 自发性气胸的护理措施有哪些？

项目十一　原发性支气管肺癌患者的护理

【学习目标】

1. 掌握原发性支气管肺癌的临床表现、护理措施和健康教育。

2. 熟悉原发性支气管肺癌的病因、病理。

3. 了解原发性支气管肺癌的辅助检查、治疗要点。

案例导入

患者，男，62 岁，农民。吸烟史 40 年、慢性支气管炎 10 年。自诉阵发性干咳 2 个月，认为是咽炎、慢支导致，没有引起重视。3 天前因感冒，出现胸闷、胸痛、咳黄色脓性血痰就诊。体检：两肺呼吸音粗糙，右下肺有湿性啰音，右侧中肺可听到轻度的喘鸣音。X 线胸片示：两肺纹理增粗、紊乱，右侧肺门处可见一毛刺状阴影（大小约 2cm×2cm×3cm）。

请思考：

1. 为明确诊断建议做哪些辅助检查？

2. 患者目前首要的护理问题是什么？

3. 作为接诊者采取何措施减轻患者的痛苦？

原发性支气管肺癌（pnimary bronegenic careinoma），简称肺癌（lung caner），是起源于支气管黏膜或腺体的恶性肿瘤，其发病率（120 万/年）和死亡率（110 万/年）均居全球癌症首位，在我国为男性肿瘤的首位，是严重危害人类健康的疾病之一。

【病因】

肺癌的病因和发病机制目前尚未明确，通常认为与以下因素有关。

1. 吸烟　吸烟是肺癌与死亡率进行性增加的首要因素。研究证实，吸烟年龄越小、吸烟时间越长、吸烟量越大，肺癌的发病率越高；且越来越多的资料表明，被动吸烟或环境吸烟也是肺癌的致病因素。

2. 职业致病因子 已被证实的包括石棉、砷、铬、铍、镍、煤焦油、芥子气、双氯甲醚、氯甲甲醚、烟草的加热产物以及铀、镭等放射物质衰变时产生的氡和氡子气、电离辐射和微波辐射等。

3. 空气污染 空气污染包括两方面，一是室内小环境污染，如被动吸烟、燃料燃烧和烹饪过程皆可能产生致癌物；二是大环境污染，如汽车尾气、工业废气、沥青等物质，其主要成分为苯并芘。

4. 电离辐射 接触大量的电离辐射有可能引起肺癌，最常见的是医疗性照射，大约占 44.6%，其中大多数来自 X 线诊断，约占医疗性照射的 36.7%。

5. 饮食与营养 较少食用含 β 胡萝卜素的蔬菜和水果也是肺癌发生的危险因素。资料证实，较多地食用含 β 胡萝卜素的绿色、黄色和橘黄色的蔬菜和水果及含维生素 A 的食物，则可减少肺癌发生的危险性。

6. 遗传和基因改变 资料表明，遗传因素和基因改变与肺癌的发生有一定的相关性。

7. 其他 某些疾病也是引起肺癌的一些不可忽视的因素，如结核病、病毒感染、真菌霉素（黄曲霉）等。

【分类】

1. 按解剖部位分类

（1）中央型肺癌 发生在段支气管至主支气管的肺癌，大约占全部肺癌的 3/4，其中以鳞状上皮细胞癌（简称鳞癌）和小细胞癌多见．

（2）周围型肺癌 发生在段支气管以下的肺癌，腺癌约占 1/4。

2. 按组织病理学分类

（1）非小细胞癌（NSCLC） 包括鳞癌、腺癌、大细胞癌等。①鳞癌又分乳头状型、小细胞型、基底细胞样型，以中央型多见，多发生在主支气管腔，状如息肉或无蒂肿块，阻塞管腔引起肺不张或阻塞性肺炎，且癌组织容易变性、坏死，常形成空洞和癌性肺脓肿；②腺癌又分腺泡状腺癌、乳头状腺癌、细支气管-肺泡细胞癌（或称细支气管肺泡癌）、实体癌黏液形成，早期侵犯淋巴管、血管，多在原发癌出现症状前已经转移，其中肺泡细胞癌可发生在肺外周，在原位保持很长时间，或呈弥漫型，侵犯肺叶的大部分，甚则波及一侧或两侧肺脏；③大细胞癌发生在肺门附近或肺边缘的支气管，其癌转移较小细胞未分化癌晚，适宜手术切除；④其他如腺鳞癌、类癌、肉瘤样癌、唾液腺型癌等。

（2）小细胞肺癌（SCLC） 包括燕麦细胞型、中间细胞型、复合燕麦细胞型，起源于较大支气管，多为中央型，淋巴和血行转移出现早，是一种恶性程度较高的肺癌。

【临床表现】

临床表现与肿瘤发生的部位、大小、类型、发展阶段、有无转移或并发症有密切的关系，大多数患者就诊时已出现症状，大约 5%~15% 的患者无症状。

1. 原发肿瘤出现的症状和体征

（1）咳嗽　是最早出现的症状，多为无痰或少痰的刺激性干咳。若肿瘤造成支气管狭窄则咳嗽加重，多为持续性，呈高调金属音性咳嗽或刺激性呛咳；肺泡细胞癌则咳大量黏液痰；继发感染则痰量增多，呈黏液脓性。

（2）血痰或咯血　多见于中央型肺癌，肿瘤在管腔内生长可出现间断或持续性痰中带血，若严重侵蚀大血管则出现大量咯血。

（3）气短或痰鸣　肿瘤在支气管腔内生长或转移到肺门淋巴结使其肿大，常压迫主支气管或隆突，造成部分气道阻塞，出现呼吸困难、气短、喘息，有时喘鸣，听诊时可有局限性或单侧哮鸣音。

（4）发热　多数发热常由肿瘤所致的阻塞性肺炎引起，但坏死的肿瘤组织也可引起发热。

（5）体重下降　消瘦也是恶性肿瘤的常见症状之一，多由肿瘤的毒素和消耗的原因，或感染、疼痛导致的食欲减退，出现进行性消瘦或恶病质。

2. 肺外胸内扩展出现的症状和体征

（1）胸痛　胸痛与肿瘤所在的部位及侵蚀的组织有关。如肿瘤位于胸膜附近，则有不规则的钝痛或隐痛，并在呼吸、咳嗽时加重；侵犯脊柱或肋骨时，则在病变处有压痛点；肿瘤压迫肋间神经时，胸痛可累及分布区。

（2）声音嘶哑　多因肿瘤直接或纵隔淋巴结转移压迫喉返神经出现声音嘶哑，尤以左侧多见。

（3）咽下困难　肿瘤侵犯或压迫食管，出现咽下困难，若进一步侵蚀则引起气管-食管瘘，可导致肺部感染。

（4）胸水　肿瘤转移累及胸膜，或淋巴回流受阻，常出现胸水，发生率大约为 10%。

（5）上腔静脉阻塞综合征　右上肺原发癌或转移性肿大的淋巴结压迫上腔静脉，以及腔静脉内癌栓阻塞静脉回流，皆可出现上腔静脉阻塞综合征，表现为头颈部水肿、颈静脉扩张，前胸壁可见扩张的静脉侧支循环，患者常有领口进行性变紧的感觉和诉说。

（6）Horner 综合征　肺癌发生于肺尖部（又称肺上沟瘤），其压迫颈部交感神经出现病侧眼睑下垂、瞳孔缩小、眼球下陷、额部与胸壁无汗或少汗。若压迫臂丛神经则出现腋下为主、向上肢内侧放射的烧灼样疼痛，尤其夜间痛甚。

3. 胸外转移出现的症状和体征　大约 3%~10% 的患者可有胸腔外转移的症状和体征，小细胞肺癌多见，未分化大细胞肺癌、腺癌、鳞癌次之。

（1）转移至中枢系统　常出现颅内高压的症状，如头痛、呕吐、精神异常；也有癫痫发作、偏瘫、共济失调、定向力和语言障碍的少有症状；或有外周神经病变、肌无力及精神症状。

（2）转移至骨骼　表现为骨痛和病理性骨折；脊柱转移压迫椎管出现局部压迫症状；股骨、肱骨和关节转移也较多见，甚者出现关节腔积液。

（3）转移至腹部　若转移至肝脏、胰腺，出现肝区疼痛、胰腺炎症状、阻塞性黄疸；转移至胃肠道、肾上腺和腹膜后淋巴结，大多没有临床症状，须依靠 CT、MRI 或 PET 进行诊断。

4. 胸外表现　肺癌非转移性胸外表现，又称副癌综合征。临床表现为肥大性肺性骨关节病引起的杵状指（趾）和肥大性骨关节病；异位促性腺激素引起的男性乳房发育和增生性骨关节病；分泌促肾上腺皮质激素样物引起促肾上腺皮质激素增高；分泌抗利尿激素出现低钙、低渗。神经肌肉综合征导致小脑皮质变性、脊髓小脑变性、周围神经病变、重症肌无力和肌病等。

【辅助检查】

1. 胸部 X 线检查　是发现肺癌的最基本的方法。通过透视可发现肺部块状阴影，配合 CT、MRI 可明确诊断。

（1）中央型肺癌　癌肿在总支气管、叶和段支气管，呈段、叶局限性气肿或肺不张征象；肺不张伴肺门淋巴结转移呈"倒 S 状"影像；继发感染出现阻塞性肺炎和肺脓肿等征象。

（2）周围型肺癌　癌肿在段以下支气管，早期多为局限性小斑片状阴影，或可呈结节状、球状或网状阴影，肿物周边有毛刺、切迹和分叶。

（3）细支气管-肺泡细胞癌　分结节型、弥漫型。弥漫型表现为两肺大小不等的结节状播散灶，进一步发展，可见肺炎样片状影或充气征；结节型与周围型肺癌类似。

2. 计算机断层扫描（CT）、磁共振显像（MRI）检查　可显示早期肺门及纵隔淋巴结肿大，并可识别肿瘤有无侵犯邻近器官。其中 MRI 在明确癌肿影响大血管方面优于 CT，而 CT 在发现小病灶（<5cm）方面则优于 MRI。

3. 正电子发射体层显像（PET）检查　多用于肺癌及淋巴结转移的定性诊断，其对肺癌的敏感性高达 95%，特异性达 90%，并对转移病灶的发现也有较高的敏感性，对肺泡细胞癌的敏感性较差。

4. 纤维支气管镜检查　其经支气管镜肺活检可提高周围型肺癌的诊断率，因而对诊断、明确手术指征与方式有所帮助。

5. 癌脱落细胞检查　经 3 次以上新鲜的系列痰标本检查，中央型肺癌的诊断率达 80%，周围型肺癌的诊断率达 50%。

6. 其他　还有针吸细胞学检查、纵隔镜检查、胸腔镜检查、肿瘤标志物检查、开胸肺活检等。

【治疗要点】

1. 非小细胞肺癌

（1）局限性病变 可考虑外科手术或放射治疗（简称放疗），化学药物治疗（简称化疗）效果较差。

（2）播散性病变 大约70%的不能手术的患者预后较差，可考虑应用：①化疗：联合化疗在提高生存率、缓解症状及提高生活质量方面，发挥着较大的作用，使大约30%～40%的部分患者缓解，可使5%左右的患者完全缓解；②放疗：对原发瘤阻塞支气管引起阻塞性肺炎、上呼吸道或上腔静脉阻塞的患者，考虑放疗；③靶向治疗：以肿瘤组织或细胞中的特异分子为靶点，利用靶向药物特异性阻断靶点的生物活性，达到抑制肿瘤生长甚则消退的目的；④转移灶治疗：脑转移可考虑放疗，气管内肿瘤则可激光治疗。

2. 小细胞肺癌 一般发现时大多已经转移，主要以化疗或放化疗综合治疗为主，不考虑手术治疗。

3. 生物反应调节剂 如干扰素、转移因子、左旋咪唑等常作为辅助治疗。

4. 中医中药治疗 可提高患者的生活质量，对促进和提高患者的机体功能起到辅助作用。

【常见护理诊断及医护合作性问题】

1. 疼痛 与癌细胞浸润、肿瘤压迫有关。

2. 营养失调：低于机体需要量 与癌肿造成的机体过度消耗，或压迫食管引起的吞咽困难，或放化疗反应等导致的食欲下降、摄入量不足有关。

3. 皮肤完整性损伤 常与放疗损伤皮肤组织或长期卧床导致的皮肤循环障碍有关。

4. 潜在并发症 肺部感染、呼吸衰竭、放射性食管炎、放射性肺炎等。

【护理措施】

1. 生活护理

（1）良好沟通 及时了解患者的心理状态和对诊断及治疗的理解情况，积极地鼓励患者表达自己的感受，建立良好的护患关系，恰当调整患者的情绪，使患者能以乐观的心态面对疾病。

（2）饮食 原则是给予高蛋白、高能量、高维生素、易消化的食物，动、植物蛋白合理搭配，少食产气食物，如韭菜、地瓜等，并注意调配好食物的色香味。创造融洽、和谐、愉快的进食环境，提倡患者与他人共同进食；吞咽困难者给予流质饮食，进食应慢，可取半卧位，以防止吸入性肺炎或呛咳造成窒息；化疗引起严重胃肠道反应影响进食者，可依据情况相应处理；病情危重者采取喂食、鼻饲等方法；对进食不能满足机体需要者，通过静脉给予脂肪乳、复方氨基酸、全血、血浆、白蛋白等以改善营养状况。鼓励患者多进富含纤维素的蔬菜、水果，或口服中药番泻叶，以缓解和预防便秘。

2. 病情观察 密切观察患者的生命体征，注意患者有无失眠、紧张、恐惧、烦躁不安、心悸等情况；观察胸痛的部位、性质、程度及止痛效果；了解加重或减轻疼痛的因素；注意疼痛对睡眠、饮食、活动等日常生活的影响程度。

3. 对症护理

（1）疼痛 疼痛明显，影响日常生活者，建议及早使用有效的止痛药，需取得患者及其家属的配合，以便选择有效的止痛药物和剂量，并提倡口服给药。另一方面指导和协助患者用手或枕头护住胸部，用来减轻呼吸、咳嗽或变换体位引起的疼痛，并指导患者掌握自控镇痛的方法。

（2）咳嗽 观察有无上呼吸道感染，一旦出现咳嗽或咳嗽加重，及时给予止咳药，防止因咳嗽加重疼痛或其他意外发生。

（3）消化道反应 恶心、呕吐、食欲不振等消化道反应出现的时间及程度与化疗药物的种类有关，一般第 1 次用药后的 1~3h 出现消化道反应症状，可持续数小时或 24h 不等，以后逐渐减轻；但因个体差异的不同，体弱者症状出现较早并且反应较重的情况。因此，积极采取缓解和减轻消化道反应的措施：①为患者营造良好的进食和休息环境，避免不良刺激。②选择胃肠道症状最轻的时间进食，以减轻消化道反应，避免在治疗前后 2h 进食，若出现恶心、呕吐应暂缓或停止进食，及时清除呕吐物，保持口腔清洁，或遵医嘱在治疗前 1~2h 给予止吐药物，以减轻恶心、呕吐反应。③少食多餐，以半流质为主，给予高热量、富含蛋白质与维生素、适量纤维素、易消化食物；进食后可根据病情适当活动，以坐位、半卧位为主，避免进食后立即平卧。

（4）骨髓抑制 骨髓抑制是化疗药物共有的常见不良反应。一般多数化疗药物骨髓抑制作用最强时间在化疗后的第 7~14 天，恢复时间多在此后的 5~10 天，或因个体差异有所不同。化疗期间遵医嘱定期检查血象，初期每周 2 次，若出现骨髓抑制者依据情况随时检查；每个疗程结束后应复查骨髓象。一旦出现骨髓抑制，要加强贫血、感染和出血的预防和护理。

（5）口腔溃疡 发生口腔溃疡者应重视口腔护理，每天 2 次，同时教会患者正确的漱口液含漱及溃疡局部用药的方法：①漱口液的选择与含漱方法：一般常用生理盐水、复方硼砂含漱液（朵贝液）等交替漱口；如为真菌感染则选择 1%~4% 的碳酸氢钠溶液或制霉菌素溶液或 1：2000 的氯已定溶液；若为厌氧菌感染选择 1%~3% 过氧化氢溶液。每次含漱时间为 15~20min，每天至少 3 次，溃疡严重疼痛者也可在漱口液中加入 2% 利多卡因。②溃疡局部用药：碘甘油 10mL 加蒙脱石散（思密达）1 包与地塞米松 5mg 混合成糊状涂抹患处；也可用溃疡贴膜、外用重组人表皮生长因子衍生物（金因肽）锡类散、新霉素、金霉素甘油等；真菌感染选择制霉菌素甘油。方法：三餐后及睡前用漱口液含漱后，立即将药涂于患处，涂药 2~3h 后方可进食或饮水。

（6）静脉炎 一些化疗药物对机体组织刺激性较大，多次注射常引起静脉周围炎症，常见注射血管发生条索状红斑、皮温增高、有硬结或压痛，炎症消退后，该血管因内膜增生而狭窄，甚则血管闭锁。因此，化疗时应注意几方面：①合理选择静脉：应首先选择中心静脉置管，如外周穿刺中心静脉导管、植入式静脉输液港。②静脉注射时先用生理盐水冲洗，确定注射针头在静脉内才可注入药物，推注速度应慢，药物输注完后须再用生理盐水 10~20mL 冲洗后拔针。③联合化疗时，先输注对血管刺激性较小的药物，再输注刺激性较大的药物。④静脉炎的局部禁止静脉注射，同时避免患侧卧位，以防止患处受压。可用多磺酸黏多糖乳膏（喜疗妥）等药物外敷，鼓励患者多做肢体活动，促进血液循环。

4. 用药护理 遵医嘱用药，止痛药剂量应根据患者的需要从小到大直至疼痛缓解或消失，同时观察用药效果，了解疼痛缓解程度和止痛作用持续时间，如用药方案已经不能有效止痛时，要及时通知医生，从而调整止痛方案；密切注意药物的不良反应，如阿片类药物所致的便秘、恶心、呕吐、镇静、精神错乱等不良反应。对肝功能有损害的化疗药物，用药期间须观察患者有无黄疸，并定期监测肝功能。

5. 心理护理 目前肺癌尚未有效的根治方法，只能对症治疗。疼痛和恐惧是患者的主要心理问题，剧烈疼痛可引起患者烦躁不安和恐惧，不良情绪又可使疼痛加重，因此，要耐心倾听患者的诉说，帮助患者找出适宜的减轻疼痛的方法；正确引导患者面对现实，消除恐惧，克服不良情绪，同时与患者家属配合共同做好患者的心理护理，为患者营造一个舒适和安静的环境。

【健康教育】

1. 疾病预防指导 戒烟酒，避免被动吸烟，积极改善工作和生活环境，减少或避免吸入致癌物质污染的空气和粉尘。对 40 岁以上长期重度吸烟的高危人群出现以下情况者，应及时进行有关检查：①无明显诱因的刺激性干咳持续 2~3 周，经治疗无效；②原有慢性肺部疾病，但咳嗽性质改变者；③持续或反复无其他原因可解释的短期内痰中带血者；④在同一病位反复发作的肺炎；⑤原因不明的肺脓肿，无明显症状，无异物吸入史，抗炎治疗效果不显著者；⑥原因不明的四肢关节疼痛及杵状指（趾）；⑦X 线示局限性肺气肿或段、叶肺不张；⑧孤立性圆形病灶和单侧性肺门阴影增大者；⑨原有肺结核的病灶已稳定，近期发生形态和性质改变者；⑩无中毒症状的进行性的血性胸腔积液。

2. 生活指导 指导患者多食富含高蛋白、高能量、高维生素及易消化的食物，提高患者的食欲，避免辛辣食物刺激；防止口腔黏膜损伤，多饮水、多食蔬菜、水果，保持大便通畅；合理安排休息和活动，保证充足的睡眠，加强健身运动，如散步、打太极拳等，提高机体的抗病能力，防止呼吸道感染；督促和鼓励患者坚持化疗与放疗治疗，同时告诉患者如出现呼吸困难、疼痛等症状加重或不能缓解时，及时就诊。

复习思考

1. 简述原发性支气管肺癌的临床表现。

2. 原发性支气管肺癌的护理措施有哪些?

3. 如何对患者进行有效的健康指导?

项目十二　呼吸衰竭患者的护理

【学习目标】

1. 掌握慢性呼吸衰竭和急性呼吸窘迫综合征的临床表现和护理措施。

2. 熟悉慢性呼吸衰竭和急性呼吸窘迫综合征的病因、病理。

3. 了解慢性呼吸衰竭和急性呼吸窘迫综合征的健康指导。

呼吸衰竭（respiratory failure）是指各种原因引起的肺通气和/（或）换气功能严重障碍，造成在静息状态下也不能维持足够的气体交换，导致低氧血症伴或不伴高碳酸血症，出现一系列病理生理改变和相应临床症状的综合征，简称呼衰。因其临床表现缺乏特异性，目前以动脉血气分析作为明确诊断的主要依据，即在海平面，静息状态，呼吸空气条件下，动脉血氧分压（PaO_2）<60mmHg，伴或不伴二氧化碳分压（$PaCO_2$）>50mmHg，除外心内解剖分流和原发于心排血量降低等因素所造成的低氧血症，便可诊断为呼吸衰竭。

一、概述

【分类】

1. 按动脉血气分析分类

（1）Ⅰ型（换气型）呼吸衰竭　即低氧血症型，仅有缺氧（PaO_2<60mmHg），无二氧化碳潴留（$PaCO_2$ 降低或正常）。

（2）Ⅱ型（通气型）呼吸衰竭　即高碳酸血症型，既有缺氧，又有二氧化碳潴留（PaO_2<60mmHg，$PaCO_2$>50mmHg）。

2. 按发病机制分类

（1）泵衰竭　由神经、肌肉及胸廓疾病引起的呼吸衰竭，主要引起通气功能障碍，表现为Ⅱ型呼吸衰竭;

（2）肺衰竭　由气道、肺组织及肺血管病变造成的呼吸衰竭，严重的气道阻塞影响通气功能，造成Ⅱ型呼吸衰竭；肺组织和肺血管病变常引起换气功能障碍，表现为Ⅰ型呼吸衰竭。

3. 按发病急缓分类

（1）急性呼吸衰竭　是原来呼吸功能正常，因溺水、电击、药物中毒、神经肌肉疾患等，使肺功能突然衰竭所致，如不及时抢救，将危及患者生命。

（2）慢性呼吸衰竭　是在原有慢性呼吸系统疾病或其他疾病的基础上出现，呼吸功能损害逐渐加重。发病过程缓慢，机体通过代偿适应，仍能从事日常活动，称为代偿性慢性呼吸衰竭。一旦发生呼吸道感染或其他原因使呼吸功能负担加重，代偿失调，出现严重缺氧、二氧化碳潴留表现，则称为失代偿性慢性呼吸衰竭。临床上以慢性呼吸衰竭多见。

【发病机制】

1. 缺氧和二氧化碳潴留

（1）肺泡通气量不足　当呼吸运动减弱、气道阻塞、呼吸中枢抑制、肺泡无效腔量增加等均可导致肺泡通气不足，使肺泡氧分压下降，二氧化碳分压升高，肺泡和毛细血管间不能进行正常的气体交换，引起缺氧及二氧化碳潴留。

（2）通气与血流比例失调　是低氧血症最常见的原因。肺泡通气与周围毛细血管血流比值保持在0.84，才能保证有效的气体交换。若通气/血流比值<0.84，相当于肺动-静脉样分流。通气/血流比值>0.84相当于生理无效腔增加。最终都不能保证气体的正常交换，造成低氧血症。

（3）弥散障碍　氧的弥散能力仅为二氧化碳的1/20，故弥散障碍时产生单纯性缺氧，很少造成高碳酸血症。

（4）肺内动-静脉解剖分流增加　肺水肿、肺泡萎陷等引起肺动脉内的静脉血未经氧合直接流入肺静脉，导致PaO_2降低。

（5）耗氧量增加　发热、寒战、抽搐及呼吸困难均可增加耗氧量，使肺泡氧分压下降。正常人借助增加通气量以防缺氧，故通气功能障碍的患者，在氧耗量增加时则会出现严重的低氧血症。

2. 低氧血症和高碳酸血症对机体的影响

（1）中枢神经系统　脑组织耗氧量大，占全身耗氧量的1/5~1/4。大脑皮质对缺氧最为敏感。急性缺氧会引起烦躁不安、全身抽搐，可在短时间内引起死亡。通常完全停止供氧4~5min即可引起不可逆的脑损害。缓慢缺氧，可引起注意力不集中、智力减退、定向障碍，进一步发展可出现烦躁不安、神志恍惚、谵妄，甚至昏迷。二氧化碳潴留使脑脊液氢离子浓度增加，影响脑细胞代谢。二氧化碳潴留对皮质下层的影响是先兴奋、后抑制，患者先有失眠、精神兴奋、烦躁不安的先兆兴奋症状，后出现二氧化碳麻醉。缺氧和二氧化碳潴留均会使脑血管扩张，脑血流量增加。严重缺氧和二氧化碳潴留会发生血管通透性增加，引起脑间质水肿和脑细胞内水肿，导致颅内压增高见表2-12。

表2-12　缺氧程度对中枢神经系统的影响

PaO_2（mmHg）	临床表现
<60	注意力不集中、视力和智力轻度减退
<40~50	头痛、烦躁不安、定向力和记忆力障碍、精神错乱、嗜睡、谵妄
<30	神志丧失甚则昏迷
<20	数分钟即可出现神经细胞不可逆转性损伤

（2）循环系统　缺氧可刺激心脏，使心率加快和心排血量增加，血压上升。冠状动脉血流量在缺氧时明显增加，缺氧可影响心肌收缩力，急性严重缺氧可导致心室颤动或心搏骤停。长期慢性缺氧可导致心肌纤维化，心肌硬化。缺氧能引起肺小动脉收缩而增加肺循环阻力，导致肺动脉高压和右心负荷增加，最终导致肺源性心脏病。二氧化碳潴留可使心率加快，心排血量增加，使脑血管、冠状血管扩张，皮下浅表毛细血管和静脉扩张，而肾、脾和肌肉的血管收缩。早期二氧化碳潴留可引起血压升高。缺氧时红细胞生成增加，血液黏稠，肺循环阻力和右心负荷增加。

（3）呼吸系统　缺氧对呼吸的影响远较二氧化碳潴留的影响为小。缺氧主要通过颈动脉窦和主动脉体化学感受器的反射作用刺激通气，使呼吸加快，通气量增加。但二氧化碳对呼吸的调节作用较复杂，二氧化碳是强有力的呼吸中枢兴奋剂，轻度二氧化碳潴留可通过外周化学感受器反射性作用于呼吸中枢，使通气量增加，随着二氧化碳浓度的增高，可直接抑制呼吸中枢，导致通气量下降。故轻度缺氧和二氧化碳潴留对外周化学感受器和呼吸中枢的作用是一致的。但是，当严重缺氧和二氧化碳潴留时，由于二氧化碳对呼吸中枢的抑制，此时完全靠缺氧刺激通气。

（4）消化、泌尿系统　缺氧可直接或间接损害肝细胞使丙氨酸氨基转移酶（ALT）上升，但随着缺氧的纠正，肝功能逐渐恢复正常。动脉血氧降低时，肾血流量减少，肾小球滤过率、尿量和钠排出量减少，出现肾功能障碍，蛋白尿、血尿素氮和肌酐升高。胃肠道平滑肌因缺氧痉挛、收缩，胃肠黏膜缺血、坏死而出现消化道出血。

（5）酸碱平衡和电解质　严重缺氧可抑制细胞能量代谢的中间过程，使无氧酵解增加，酸性物质堆积，引起代谢性酸中毒。体内二氧化碳主要经肺排出，二氧化碳增高，可导致呼吸性酸中毒。血液pH值的改变可影响电解质的分布，pH值降低时，Na^+和H^+进入细胞内，K^+向细胞外移动，可出现细胞外高钾；pH值升高时K^+向细胞内移动，则细胞外钾浓度降低，出现低钾血症。

二、慢性呼吸衰竭患者的护理

案例导入

患者，男，76 岁。30 多年来经常咳嗽、咳痰，逢冬加重，气候转暖时缓解，10 年前出现活动后气促。2 年前出现双下肢水肿。1 周前因气候变冷使上述症状加重，发热、咳嗽、咳黄色脓痰，量多，呼吸困难伴嗜睡而入院。查体：T 38.5℃，P 120 次/分，R 28 次/分，BP 140/90mmHg。半卧位，嗜睡状态，呼吸促，发绀、多汗，结膜充血，颈静脉怒张，桶状胸，双肺叩诊过清音，呼吸音减弱，并可闻及干、湿性啰音。肝脏在右肋缘下 4cm，边缘钝，有触痛。双下肢可凹陷性水肿（+）。辅助检查：①血常规：WBC $12×10^9$/L，N 0.90。②X 线：双肺纹理增粗、紊乱。肋间隙增宽，膈肌低平，两肺透亮度增加。右下肺动脉干增宽，>7mm。③心电图：窦性心动过速，心电轴右偏，肺型"P"波，Rv_1>1.5mV，右室肥大。④血气分析：$PaO_2$40mmHg、$PaCO_2$60mmHg、pH 值 7.35。

请思考：

1. 患者可能患哪些疾病？

2. 患者目前存在的主要护理问题有哪些？

3. 你将如何接诊和护理该患者？

慢性呼吸衰竭（chronic respiratory failure）是由呼吸和神经肌肉系统的慢性疾病，导致呼吸功能损害不断加重，逐渐发展为呼吸衰竭。

【病因】

1. 气道阻塞性疾病 最常见慢性阻塞性肺疾病，其次是重症哮喘、支气管肺肿瘤等，引起气道阻塞和肺通气严重不足，造成缺 O_2 和 CO_2 潴留。

2. 肺组织病变 重症肺炎、重度肺结核、广泛肺纤维化、矽肺等，均可导致有效弥散面积减少、肺顺应性减低、通气/血流比例失调，发生缺氧或合并 CO_2 潴留。

3. 肺血管疾病 肺栓塞常引起通气/血流比例失调。

4. 胸廓与胸膜病变 胸外伤造成的连枷胸、胸廓畸形、广泛胸膜肥厚、气胸、胸腔积液等，造成通气减少和吸气分布不均。

5. 神经肌肉病变 脑血管疾病、脊髓颈段或高位胸段损伤、重症肌无力等因素，均可累及呼吸肌，引起呼吸肌无力或麻痹。

【临床表现】

1. 呼吸困难　是呼吸衰竭最早、最突出的症状，并随呼吸功能减退而加重。表现为点头、提肩呼吸或出现"三凹征"，严重者有呼吸频率和节律的改变。

2. 发绀　是缺氧的典型症状。当血流淤积，毛细血管和动脉血氧饱和度偏低时容易出现发绀，但伴有贫血者，发绀可不显露。慢性代偿性呼吸衰竭者，由于红细胞增多，即使血氧饱和度>85%，亦会出现发绀。

3. 精神-神经症状　随着$PaCO_2$的不断升高，患者可出现烦躁不安、昼夜颠倒，甚则谵妄的兴奋症状；若CO_2潴留加重时，可引起肺性脑病，出现表情淡漠、肌肉震颤、间歇抽搐、嗜睡甚则昏迷的抑制症状。

4. 循环系统表现　大多数患者出现心动过速，严重缺氧和酸中毒时，可引起周围循环衰竭、血压下降、心肌损害、心律失常甚则心脏骤停；若并发肺源性心脏病时可出现体循环瘀血等右心衰竭表现；或因脑血管扩张，患者出现搏动性头痛。

5. 消化和泌尿系统表现　严重者可损害肝肾功能，并发肺源性心脏病时出现尿量减少；有的患者发生应激性溃疡出现上消化道出血。

6. 并发症　易发生休克、上消化道出血、DIC等。

【辅助检查】

1. 动脉血气分析　$PaO_2 < 60mmHg$、动脉血氧饱和度（SaO_2）<75%（正常值为91%～99%）提示呼吸功能不全。$PaCO_2 > 50mmHg$，提示通气功能不足。

2. 血清电解质测定　呼吸性酸中毒合并代谢性酸中毒时，血pH值减低或伴高钾血症。呼吸性酸中毒伴代谢性碱中毒时，常有低血钾和低血氯。

3. 影像学检查　X线胸片、胸部CT和放射性核素肺通气/灌注扫描等可协助判断呼吸衰竭的原因。

4. 其他检查　急性呼吸道感染时血常规检查白细胞及中性粒细胞增多；肺功能监测可判断通气和换气功能障碍的程度；纤维支气管镜则可明确大气道情况及获得病理学依据。

【治疗要点】

原则是纠正缺氧、改善通气、积极治疗原发病、消除病因、加强脏器功能监测、预防和治疗并发症。

1. 保持呼吸道通畅　①清除呼吸道分泌物和异物；②昏迷患者用仰头提颏法打开气道并将口打开；③缓解支气管痉挛：可用β肾上腺素受体激动剂、糖皮质激素等，缓解支气管痉挛；④建立人工通道：一是简易人工通道（口咽通气道、鼻咽通气道、喉罩）；二是气管内导管（气管插管、气管切开）。

2. 氧疗 是治疗呼吸衰竭患者的重要措施。原则为Ⅱ型呼衰给予低浓度（<35%）持续吸氧；Ⅰ型呼衰应给予较高浓度（>35%）吸氧。

3. 增加通气量，减少 CO_2 潴留

（1）呼吸兴奋剂　主要适用于中枢抑制为主的呼衰，不适合用于换气功能障碍所致的呼衰。使用原则：①气道必须通畅，否则促发呼吸肌疲劳，加重 CO_2 潴留；②脑缺氧、脑水肿未纠正并出现频繁抽搐者慎用；③患者的呼吸肌功能应基本正常；④不可突然停药。

（2）机械通气　对于呼衰严重，经上述处理不能有效改善缺氧和 CO_2 潴留者，可机械通气。

4. 抗感染 感染是慢性呼衰急性加重的常见诱因，因此，应积极进行抗感染治疗。

5. 纠正酸碱平衡失调 因慢性呼衰常有 CO_2 潴留，可导致呼吸性酸中毒，一般采用改善通气的方法纠正。需要注意的是在纠正呼吸性酸中毒的同时，适当给予盐酸精氨酸和氯化钾，以防止代谢性碱中毒的出现。

6. 病因治疗 针对不同病因造成的呼衰采取相应的治疗措施。

7. 重要脏器功能的监测与支持 重症患者应转入 ICU 进行积极抢救和监测，预防和治疗肺动脉高压、肺源性心脏病、肺性脑病、肾功能不全和消化道功能障碍，特别应注意预防多器官功能障碍综合征的发生。

📚 **课堂互动**

氧中毒知识

呼吸衰竭时，常用高浓度氧治疗，但长期使用反而造成肺损害。决定氧中毒的主要因素是吸入氧的压力和吸氧时间，吸入氧压力愈大，时间愈长，氧对机体的可能损害就愈大。肺氧中毒时，支气管的纤毛运动可受到明显抑制。100%氧吸入 6h，即可产生无症状的急性支气管炎。通过大量尸检所见，认为透明膜和增生性肺炎为氧中毒的特征。其主要的病理生理改变是通气-灌流比例失调，大量血液流过肺的水肿、不张、突变和纤维变的区域，致使肺内生理分流显著增多，形成静脉血掺杂增加，于是产生持续性的低氧血症。晚期则有气体弥散障碍，二氧化碳排出受阻，此时即使吸入高浓度氧，并不能提高动脉氧分压，只能加重对肺的毒性损害，实验中可见动物常死于严重缺氧性心跳停搏。

【常见护理诊断及医护合作性问题】

1. 气体交换受损 与呼吸衰竭、气道分泌物过多有关。

2. 清理呼吸道无效 与呼吸道分泌物黏稠、咳嗽无力有关。

3. 自理能力缺陷 与长期患病、反复发作致身体每况愈下有关。

4. 营养失调：低于机体需要量 与呼吸道感染加重致食欲下降有关。

5. 潜在并发症 休克、上消化道出血、DIC 等。

【护理措施】

1. 生活护理

（1）补充营养 由于慢性呼吸衰竭患者体力消耗大，应给予充足热量、高蛋白、易消化、少刺激、富维生素饮食。必要时给予静脉补充营养，防止机体产生负氮平衡。

（2）合适体位 协助患者取舒适体位或半卧位，减少耗氧量，增加通气量，室内空气宜清新、温暖。定时消毒，防止交叉感染。

2. 病情监测 监测生命体征，尤其是血压、心率和心律失常的情况，观察意识状态及神经精神症状，观察缺氧和 CO_2 潴留的症状和体征，如有无发绀、球结膜水肿等，有无烦躁、神志恍惚、抽搐、昏睡、昏迷等肺性脑病的表现，有无心力衰竭的症状和体征，尿量及水肿情况，若有异常及时报告医生，并给予相应处理。观察患者呕吐物及粪便的性质、颜色和量，以了解有无消化道出血。监测动脉血气分析值，肝肾功能情况，血电解质检查，以及血常规和尿常规结果，以及时发现并发症。

3. 保持呼吸道通畅 及时消除呼吸道内痰液，鼓励清醒患者咳嗽、咳痰，协助翻身、拍背以利痰液排出。痰液黏稠不易咳出者可用祛痰剂或雾化吸入湿化痰液。必要时采取机械吸痰。在协助排痰之前，可遵医嘱应用支气管扩张剂，以提高排痰效果。

4. 合理给氧 根据病情可采用鼻导管、鼻塞或面罩给氧，必要时配合机械通气行气管内给氧。

（1）吸氧流量 单纯低氧血症给予>35%的浓度吸氧；对低氧血症伴高碳酸血症者，应给予低流量（1~2L/min）、低浓度（25%~29%）持续吸氧。使用呼吸兴奋剂刺激通气或使用辅助呼吸器改善通气时，氧浓度可稍高。

（2）文丘里面罩吸氧法 在面罩的底部与供氧源之间配有一调节器，可准确控制进入面罩的空气量（图2-25），并精确地控制空气和氧气混合的比例，提供准确的吸入氧分数，适用于慢性阻塞性肺疾病引起的呼衰。

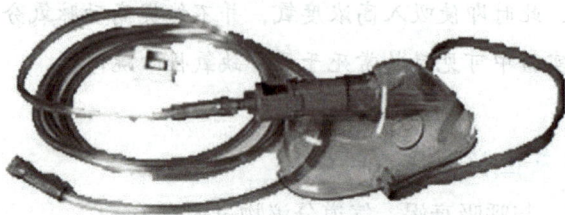

图2-25 文丘里面罩

（3）氧疗效果观察　吸氧后呼吸困难缓解、发绀减轻、呼吸平稳、心率正常、神志清醒，提示组织缺氧改善，氧疗有效；若意识障碍加深或呼吸过度表浅、缓慢，则可能为CO_2潴留加重。应随时根据动脉血气分析结果和患者的临床表现，及时调整吸氧流量或浓度，以保证氧疗效果，同时要防止氧中毒和CO_2麻醉。若发绀消失、神志清楚、精神好转，$PaO_2>60mmHg$、$PaCO_2<50mmHg$，可考虑终止氧疗。停止吸氧前必须间断吸氧，方可完全停止氧疗。若经普通面罩或无重吸面罩进行高浓度吸氧后，还不能有效地改善患者的低氧血症，需做好气管插管和机械通气的准备。

（4）吸氧注意事项　①保持吸入氧气的湿化，防止干燥的氧气刺激呼吸道黏膜；②为使患者舒适，合理固定氧气的导管、面罩、气管导管，并确保其清洁与通畅，定时更换消毒，避免交叉感染；③积极向患者和家属说明氧疗的重要性，告诉其不能擅自停止吸氧和变动氧流量，以防止出现意外。

5. 防治感染　呼吸道感染是呼吸衰竭最常见的诱因，尤其是呼吸道分泌物积滞更易招致继发感染，故应选择有效的抗生素预防和控制呼吸道感染。在进行护理操作时，如实施机械吸痰、气管切开、人工呼吸器的使用等过程中，必须注意无菌操作，以防呼吸道感染。

6. 用药护理

（1）呼吸兴奋剂　使用此类药物时应注意保持呼吸道通畅，适当提高吸入氧浓度，静脉滴注时速度不宜过快。注意观察呼吸频率、幅度以及神志的变化，若患者出现恶心、呕吐、烦躁、面色潮红、肌肉震颤等现象，应减慢滴速并及时通知医生减量，严重肌肉抽搐者应及时停药。

（2）禁用镇静催眠类药物　Ⅱ型呼吸衰竭的患者常因咳嗽、咳痰、呼吸困难而影响睡眠，缺氧及CO_2潴留引起烦躁不安，护士在执行医嘱时，应结合临床表现认真判别，禁用对呼吸有抑制的药物，如吗啡等。慎用镇静剂，如地西泮，以防止发生呼吸抑制。

7. 心理护理　呼吸衰竭患者由于病程长、自觉症状多而明显、预后不佳，对治疗丧失信心。因此，在解除患者疾苦的同时，要多了解和关心患者，减轻心理负担，应经常进行床旁巡视、照料，以稳定患者情绪。在采用各项医疗护理措施前，应向患者作简要说明，取得患者信任和合作。同时做好家属工作，使患者及其家属认识到，即使不能彻底治愈，只要掌握疾病的规律，适当治疗，适当锻炼，是能够恢复和维持一定的健康水平、生活能力的，能够回归社会和家庭。

【健康教育】

1. 疾病知识教育　向患者及其家属讲解慢性呼吸衰竭的病因、诱因、表现及病情控制方法。若有咳嗽、咳痰加重，痰为脓性或伴有发热、气急加重、神志改变，应及时就医。

2. 自我保健指导 鼓励患者进行耐寒锻炼（如用冷水洗脸）以提高对冷空气的耐受性；指导患者正确进行呼吸功能锻炼，以改善呼吸困难症状；劝告吸烟者戒烟；加强营养，以增强体质，预防感冒；指导患者及其家属掌握家庭氧疗、雾化吸入、翻身拍背的方法及注意事项。

三、急性呼吸窘迫综合征患者的护理

📚 **案例导入**

患者，男，33 岁，已婚，工人。因发热、胸闷、气短入院。体检：T 38.5℃，P 104 次/分，R 40 次/分。呼吸急促，口唇发绀，两肺布满湿性啰音。肺活量 1000mL（正常成年男性 3500mL）。动脉血气分析：$PaO_2$58mmHg，$PaCO_2$32.5mmHg，pH 7.49（正常 7.35~7.45）。

请思考：

1. 该患者可能是什么疾病？

2. 患者为什么发生呼吸困难？

3. 该患者发生了哪种类型的酸碱平衡紊乱？

4. 作为接诊者采取何种措施减轻患者痛苦？

急性呼衰窘迫综合征（acute respiratory distress syndrome，ARDS）是由心源性以外的各种肺内外致病因素导致的急性、进行性缺氧性呼吸衰竭，是急性肺损伤（acnte lung injury，ALI）的严重阶段，两者为同一疾病过程的两个阶段。其临床特征为呼吸窘迫和顽固性难以纠正的低氧血症，肺部影像学为非均一性渗出病变。多发生于原心肺功能正常的患者，起病急骤，发展迅速，病死率高达40%~70%。死亡原因主要与多脏器功能衰竭有关。

【病因与病理】

1. 病因 目前 ARDS 的病因尚不清楚，但与下列两方面因素有关。

（1）肺内因素 主要是指对肺的直接损伤因素。①化学因素：毒气、烟尘、长时间吸入纯氧、吸入胃内容物等引起的吸入性肺损伤；②物理性因素：肺挫伤、淹溺、放射性肺损伤；③生物学因素：细菌、病毒、真菌等引起的重症肺炎。

（2）肺外因素 严重休克、严重感染、大面积烧伤、败血症、严重的非胸部创伤、大量输血、急性重症胰腺炎、药物、麻醉品中毒、肺脂肪栓塞。

2. 病理 本病主要的病理改变是肺毛细血管内皮细胞损伤、通透性增加和肺表面活

性物质减少，造成毛细血管渗漏，发生渗出性肺水肿。肺含水量增多，肺广泛充血、出血、纤维蛋白渗出、血浆蛋白沉积在肺泡表面形成透明膜，以致肺顺应性降低、肺泡萎陷，气体交换和弥散功能障碍。肺内分流增加，无效腔增大，致使缺氧进行性加重，且难以纠正。

【临床表现】

1. 症状 ARDS 多发生于原发病起病 5d 内，约半数发生在 24h 内。主要表现为严重低氧血症和急性进行性呼吸窘迫。

（1）呼吸困难 早期患者突然出现进行性呼吸困难，感到胸廓紧束、严重憋气和发绀、呼吸窘迫，不能被通常的氧疗所改善。

（2）精神-神经症状 在呼吸窘迫的同时，伴有烦躁、焦虑、出汗。

（3）其他 咳嗽、咳痰甚至咳血水样痰或小量咯血。

2. 体征 早期多无阳性体征或可闻及少量细湿罗音；后期则可闻及水泡音及管状呼吸音。

【辅助检查】

1. X 线胸片 常以演变快速多变为特点。早期多无异常或见肺纹理增多，边缘模糊，继之出现斑片状且逐渐融合成大片状浸润阴影，大片阴影中可见支气管充气征，后期可见肺间质纤维化改变。

2. 动脉血气分析 典型表现为低 PaO_2、低 $PaCO_2$ 和高 pH 值，后期可出现 $PaCO_2$ 升高和 pH 值降低。氧合指数（PaO_2/FiO_2，即 PaO_2 的 mmHg 值除以吸入氧分数 FiO_2）是诊断 ALI 或 ARDS 的必备条件，ALI $\leqslant$ 300mmHg，ARDS $\leqslant$ 200mmHg 即可确诊（正常值为 400 ~ 500mmHg）。

3. 床边肺功能监测 肺顺应性降低，无效腔通气量比例（V_D/V_T）增加，但无呼气流速受限。

4. 血流动力学监测 肺毛细血管楔压（PCWP）$\leqslant$ 18mmHg，或临床上能够排除心源性肺水肿。

【治疗要点】

1. 氧疗 一般用面罩进行高浓度（> 50%）给氧，以确保 $PaO_2 \geqslant$ 60mmHg 或 $SaO_2 \geqslant$ 90%。

2. 机械通气 机械通气的目的在于：①尽快复张萎缩的肺泡并促使其维持在开放状态，以增加肺容积和改善氧合；②防止肺泡随呼吸周期反复开闭而造成的损伤。机械通气需采取肺保护性通气。

（1）呼气末正压（PEEP） 呼气末正压可使萎缩的小气道和肺泡重新开放，防止肺泡随呼吸周期反复开闭，减轻肺泡水肿，改善肺泡弥散功能和通气/血流比例，减少分流，达到提高氧合功能和肺顺应性的目的。因 PEEP 可增加胸腔正压，减少回心血量，故在使用时注意：①从低水平开始，先用 $5cmH_2O$，逐渐增加到适宜水平，一般在 $8\sim18cmH_2O$，以维持 $PaO_2>60cmHg$、$FiO_2<0.6$。

（2）小潮气量　一般通气量控制在 $6\sim8mL/kg$，使吸气平台压控制在 $30\sim35cmH_2O$ 以下，以防止肺泡过度充气。

（3）通气模式的选择　目前临床尚未有统一标准，提倡压力控制通气，联合使用肺复张法、俯卧位辅助通气等。

3. 治疗原发病　首要原则是积极治疗原发病灶。原因不能确定时，首要怀疑感染的可能，首选广谱抗生素治疗。

4. 液体管理　原则是以较低的循环容量来维持有效循环。在血压稳定时，出入液量宜呈轻度负平衡；一般 ARDS 早期不宜输胶体液；大量出血患者需输血时，应输新鲜血液，如用库存 1 周以上的血时，必须用微过滤器，防止发生微血栓而加重病情。

5. 营养支持与监护　提倡早期胃肠道足够的营养，不宜使用全静脉营养，以防止引起感染和血栓形成等并发症。患者需安置在 ICU，严密监测呼吸、循环、水电解质和酸碱平衡等，便于及时调整治疗方案。

📚 课堂互动

ARDS 病情危重，且病因复杂，20 世纪 70 年代初期报道的病死率高达 90%，尤其以脓毒症引起 ARDS 病死率最高。近年来，机械通气治疗技术有很大提高，早期积极的呼吸支持治疗大大减少了严重低氧血症引起的严重并发症和死亡率。同时注意对多脏器功能障碍的防治措施；此外对某些引起 ARDS 的基础疾病治疗效果有所提高，因此，20 世纪 90 年代以来，病死率有明显下降。

【常见护理诊断及医护合作性问题】

1. 低效性呼吸形态　与不能进行有效呼吸有关。

2. 焦虑　与呼吸窘迫、疾病危重及对环境和事态失去自主控制有关。

3. 自理困难　与严重缺氧、呼吸困难、机械通气有关。

4. 营养失调：低于机体需要量　与气管插管和代谢增高有关。

5. 语言沟通障碍　与建立人工通道、极度衰弱有关。

6. 潜在并发症　误吸、呼吸机相关性肺炎、呼吸机相关性肺损伤等。

【护理措施】

1. 生活护理

（1）体位、休息与活动　取半卧位或坐位，或趴伏床桌上，或取俯卧位辅助通气，增加辅助呼吸机的效能，促进肺膨胀，改善氧合；患者应充分休息，减少自理活动和不必要的操作，以减少体力消耗，降低氧耗量。

（2）加强营养支持　ARDS 患者常处于高代谢状态，能量消耗增加，应补充营养，给予高蛋白、高热量、高维生素饮食。因静脉营养可引起感染和血栓形成等并发症，故提倡全胃肠营养，使机体有足够的能量供应，避免代谢功能和电解质紊乱。

2. 保持呼吸道通畅　指导并协助患者进行有效的咳嗽、咳痰；每 1~2h 翻身 1 次，配合拍背，以促使痰液排出；对病情严重的患者应取仰卧位，头后仰，托起下颌，并用多孔导管经鼻或经口进行机械吸引，以清除口咽部分泌物，并可刺激咳嗽，利于气道内的痰液咳出；若是气管插管或气管切开者，则行气管内吸痰，也可用纤维支气管镜吸痰并冲洗；饮水、口服或雾化吸入祛痰药以湿化和稀释痰液，促使痰液易于咳出或吸出。

3. 给氧　迅速纠正缺氧是抢救 ARDS 的重要措施。如严重缺氧不纠正，会引起重要脏器不可逆的损害。一般需要高浓度（>50%）吸氧，才能使 PaO_2>60mmHg。轻者可选用面罩给氧，常用面罩有普通面罩、无重吸面罩（图 2-26）。重者应辅以机械通气给氧，开始选用间歇正压通气（IPPV），如血氧分压仍达不到要求水平，应采用 PEEP，应用 PEEP时患者吸气及呼气均保持在大气压以上，有利于萎陷的肺泡扩张，提高肺顺应性，促进肺间质和肺泡水肿的消退，改善肺循环，提高氧分压。

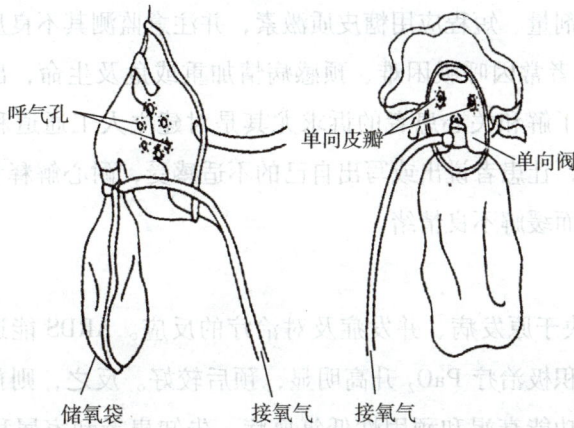

呼气孔　单向皮瓣　单向阀

储氧袋　接氧气　接氧气

图 2-26　无重吸面罩

4. 病情观察　呼衰和 ARDS 患者均需入住 ICU 进行严密监护。

（1）呼吸状况　观察呼吸频率、节律和深度及辅助呼吸肌呼吸的情况，呼吸困难程度。

（2）痰的观察与记录　密切观察痰的色、质、量、味及痰液的实验室检查结果，同时做好记录；按要求正确留取痰液检查标本；若发现痰液气味、痰液量、色及黏稠度发生变化，及时通知医生，以便处理。

（3）缺氧和 CO_2 潴留情况　观察有无出现发绀、球结膜水肿、肺部异常呼吸音及啰音。

（4）循环状况　监测心率、心律及血压，根据情况或进行血流动力学监测。

（5）意识状况和精神神经症状　昏迷者还应评估瞳孔、肌张力、腱反射及病理反射。

（6）液体平衡状况　观察和记录每小时尿量和液体出入量，若为肺水肿的患者适当保持负平衡。

（7）实验室检查结果　监测动脉血气分析和生化检查结果，了解电解质和酸碱平衡情况。

5. 维持体液平衡

（1）控制液体入量　原则是在保证血容量足够、血压稳定的前提下，出入液量呈轻度负平衡（-500~-1000mL）。液体入量一般每日不超过 1500~2000mL。

（2）利尿剂应用　常用呋塞米静脉注射，用药过程中应密切监测血清电解质。

（3）白蛋白输注　ARDS 后期遵医嘱输入白蛋白，以提高胶体渗透压。但 ARDS 早期，由于毛细血管通透性增加，胶体液可渗入间质加重肺水肿，应避免使用。

6. 用药护理　糖皮质激素具有保护毛细血管内皮细胞，防止白细胞和血小板聚集、黏附管壁形成微血栓、抗炎、减轻黏膜水肿、促进肺间质液体吸收、缓解支气管痉挛的作用。遵医嘱早期、大剂量、短程应用糖皮质激素，并注意监测其不良反应。

7. 心理护理　患者常因呼吸困难、预感病情加重或危及生命，出现紧张、焦虑、恐惧等情绪，此时需多了解和关心患者的诉求尤其是对建立人工通道和使用机械通气的患者，要经常不断巡视，让患者说出或写出自己的不适感受，耐心解释和指导患者放松、分散注意力的方法，从而缓解不良情绪。

【健康教育】

ARDS 的预后取决于原发病、并发症及对治疗的反应。ARDS 能迅速得到缓解者，大部分能恢复正常。经积极治疗 PaO_2 升高明显，预后较好。反之，则预后不良，患者常死于基础疾病、多器官功能衰竭和顽固性低氧血症。告知患者和家属积极治疗原发病的重要性。

复习思考

1. 确诊呼衰的重要依据是什么？

2. Ⅰ型呼衰与Ⅱ型呼衰的动脉血气分析有什么不同？

3. 哪些措施可以预防呼衰和 ARDS？

4. 针对呼衰和 ARDS 如何正确实施氧疗？

项目十三　呼吸系统疾病常用诊疗技术与护理

【学习目标】

　　1. 掌握动脉血气分析采集的适应证、操作前的准备、操作方法和操作后的护理。能够自主进行动脉血气分析采集的操作，并能够配合医生进行胸腔穿刺术和纤维支气管镜检查术。

　　2. 熟悉胸腔穿刺术和纤维支气管镜检查术的适应证、操作前的准备和操作后的护理。

　　3. 了解胸腔穿刺术和纤维支气管镜的操作方法。

一、动脉血气分析标本采集的护理

　　动脉血气分析（blood gas analysis）能客观反映呼吸衰竭的性质和程度，是判断患者有无缺氧和 CO_2 潴留的可靠方法。对指导氧疗、调节机械通气的各种参数及纠正酸碱和电解质失衡均有重要意义。

【适应证】

　　1. 各种疾病、创伤或外伤手术发生呼吸衰竭者。

　　2. 心肺复苏患者。

　　3. 急慢性呼吸衰竭及进行机械通气的患者。

【操作前准备】

　　1. 核对医嘱　检查医嘱、检查项目及标签

　　2. 用物准备　治疗车上层：5mL 注射器、肝素稀释液（取肝素原液 0.2mL 加入 0.9% 氯化钠溶液中摇匀）、橡胶塞、安尔碘、手套、棉签、治疗盘、快速手消毒液；治疗车下层：污物回放盘、锐器回收盒。

　　3. 操作者准备　着装规范、洗手、戴口罩。

　　4. 患者准备　向患者说明穿刺的目的和注意事项，使患者在平静状态下接受穿刺。

　　5. 评估患者　患者病情、意识、正在进行的治疗（氧疗）、局部皮肤情况、动脉搏动情况、心理状态、合作能力。

【操作过程及护理】

　　1. 穿刺前准备　抽吸 2mL 肝素钠稀释液，湿润注射器内壁，来回推动针芯，使肝素

113

溶液涂满注射器内壁，然后针尖朝上，排弃注射器内多余的肝素溶液和空气。

2. 选择血管 一般可选择股动脉、肱动脉或桡动脉为穿刺点进针。先用手指摸清动脉的搏动、走向和深度。

3. 动脉穿刺 以动脉搏动最强点为圆心，常规消毒穿刺部位的皮肤和操作者的左手示指和中指后，用左手示指和中指固定动脉，右手持注射器，在搏动最强点下 0.5~1cm 处，穿刺针斜面向上与皮肤呈 40°~45°角逆动脉血流方向刺入动脉，见鲜红色动脉回血后固定针头，血液借助动脉压力推动针芯上移，采血 1~2mL。

4. 穿刺后处理 拔针后，立即用消毒干棉签压迫穿刺点，排除注射器内气泡后将针头刺入软木塞，以隔绝空气，用手转动注射器使血液与肝素充分混匀。

【操作后护理】

1. 防止局部出血 压迫穿刺部位至少 5min，有凝血功能障碍者按压时间延长至 10min，以防局部出血或形成血肿。

2. 详细填写化验单 注明采血时间、吸氧方法及浓度、机械通气参数等。

3. 立即送检 为避免氧气逸失影响测定结果，采血后应立即送检。

二、胸腔穿刺术的护理

胸腔穿刺术（thoracentesis）是自胸腔内抽取胸腔积液（或积气）的有创性操作。胸腔穿刺术的目的包括抽取胸腔积液送检，明确其性质，以协助其诊断；或排除胸腔内积液或积气，以缓解压迫症状，避免胸膜粘连增厚；胸腔内注射药物，辅助治疗。

【适应证】

1. 胸腔积液性质不明者，抽取积液检查，协助病因诊断。

2. 胸腔内大量积液或气胸者，排除积液或积气，以缓解压迫症状，避免胸膜粘连增厚。

3. 脓胸抽脓灌洗治疗，或恶性胸腔积液需胸腔内注入药物者。

【操作前准备】

1. 用物和药物准备 常规治疗盘 1 套，无菌胸腔穿刺包（内有接有胶管的胸腔穿刺针、5mL 和 50mL 注射器、7 号针头、血管钳、孔巾、纱布）、2%利多卡因针剂、0.1%肾上腺素、无菌手套、无菌试管、量杯等。治疗气胸者准备人工气胸抽气箱；需胸腔闭式引流者准备胸腔闭式引流贮液装置。

2. 患者准备 术前应向患者解释操作目的、过程及有关配合事宜，并取得患者同意，协助患者做好精神准备。操作前指导患者练习穿刺体位，并告知患者在操作过程中不要咳嗽、深呼吸或突然移动体位，以免损伤胸膜或肺组织。必要时给予镇咳药。操作前询问患者有无麻醉药过敏史。做好普鲁卡因皮试，并将结果记录于病历上。

【操作过程及护理】

1. 患者体位 协助患者反坐于靠背椅上，双手平放椅背上；或取坐位，使用床旁桌支托。亦可仰卧于床上，举起上臂；完全暴露胸部或背部。如患者不能坐直，还可采用侧卧位，床头抬高30°。这些体位可使肋间隙增宽，利于穿刺。抽气时，协助患者取半卧位。

2. 确定穿刺点 胸腔积液的穿刺部位选在叩诊实音最明显的部位进行，或结合X线、超声波检查确定，一般在肩胛线或腋后线第7~8肋间隙或腋前线第5肋间隙。气胸者取患侧锁骨中线第2肋间隙或腋前线第4~5肋间隙进针。

3. 消毒与麻醉 常规消毒穿刺点皮肤，术者戴手套、铺孔巾，以利多卡因逐层浸润麻醉直达胸膜。

4. 穿刺与抽取 术者左手示指和拇指固定穿刺部位的皮肤及肋间，右手持穿刺针（针座胶管用血管钳夹住）沿下位肋骨上缘缓慢刺入胸壁直达胸膜，将50mL注射器接至胶管，然后在协助下抽取胸水或气体。注意，当注射器吸满后要先夹紧胶管，再取下注射器排液或排气，防止空气进入胸腔。

5. 抽液（气）要求 每次抽液、抽气时不宜过快、过多，防止因抽液过快、过多使胸腔内压骤然下降，发生肺水肿或循环障碍、纵隔移位等意外。首次抽液不应超过700mL，以后每次抽液不超过1000mL。为了诊断目的，抽液50~100mL即可，置入无菌试管送检。如治疗需要，抽液后可注入药物。

6. 病情观察 穿刺过程中应密切观察患者的脉搏、面色等变化，以判定患者对穿刺的耐受性。要注意询问患者有无异常感觉，如患者出现不适应，应减慢抽吸或立即停止抽液。如患者突感头晕、心悸、冷汗、面色苍白、脉细、四肢发凉，提示患者可能出现"胸膜反应"，应立即停止抽液，使患者平卧，密切观察血压，防止休克。必要时按医嘱皮下注射0.1%肾上腺素0.5mL。

7. 穿刺点处理 术毕拔出穿刺针，消毒穿刺点后覆盖无菌纱布，胶布固定。

【操作后护理】

1. 病情观察 嘱患者平卧位或半卧位休息，观察患者的脉搏和呼吸状况，及时发现并发症，如血胸、气胸、肺水肿等，观察穿刺处有无渗血或渗液。

2. 护理指导 鼓励患者深呼吸，促进肺膨胀；如无气胸或其他并发症，术后1h可恢复活动。24h后方可洗澡，以免穿刺部位感染。注入药物者，应嘱患者转动体位，以便药液在胸腔内混匀，并观察患者对药液的反应。

3. 书写护理记录 记录穿刺的时间、穿刺过程、抽液抽气的量、胸水的颜色以及患者穿刺前、中及穿刺后的状态。

三、纤维支气管镜检查术的护理

纤维支气管镜（Fibrotic Bronchoscopy，FOB）检查是利用光学纤维内镜对气管支气管管腔进行的检查。纤维支气管镜可经口腔、鼻腔、气管导管或气管切开导管插入段、亚段支气管，甚至更细的支气管，可在直视下行活检或刷检、钳取异物、吸引或清除堵塞物，并可作支气管肺泡灌洗，行细胞学或液体成分的分析。另外，利用支气管镜可注入药物，或切除气管内腔的良性肿瘤等。纤维支气管镜已经成为支气管、肺、胸腔疾病诊断及治疗不可缺少的手段。

【适应证】

1. 刺激性咳嗽、胸部 X 线占位改变或阴影而致肺不张、阻塞性肺炎、支气管狭窄或阻塞、胸腔积液等经 3 周抗生素治疗不缓解，疑为异物或肿瘤的患者。

2. 原因不明的咯血，需明确病因及出血部位。

3. 引流呼吸道分泌物、作支气管肺泡灌洗、去除异物、摘除息肉、局部止血及用药、扩张狭窄支气管或激光治疗。

【禁忌证】

1. 严重心、肺功能不全，呼吸衰竭，心绞痛，严重高血压及心律失常等。

2. 严重肝、肾功能不全，全身状态极度衰弱者。

3. 出、凝血机制严重障碍者。

4. 2 周内有支气管哮喘发作或大咯血者，近期上呼吸道感染或高热者。

5. 主动脉瘤有破裂危险者。

6. 麻醉药物过敏，而又无其他药物代替者。

【操作前准备】

1. 用物准备　纤维支气管镜；活检刷、细胞刷、冷光源等附件；吸引器；注射器；药物（1%麻黄碱、2%利多卡因、阿托品、肾上腺素、生理盐水）；氧气；必要时准备心电监护仪、吸引器和复苏等抢救设备，以防术中出现喉痉挛和呼吸窘迫，或因麻醉药的作用抑制咳嗽和呕吐反射，使分泌物不易咳出。

2. 患者准备

（1）向患者说明检查目的、操作过程及有关配合注意事项，以消除紧张情绪，取得合作。

（2）痰多的患者，在纤维支气管镜检查前数天给予抗生素及祛痰药物治疗，以免分泌物过多，妨碍检查结果。

（3）了解病史和体格检查结果，对消毒剂及局麻药是否过敏；评估胸片，肝功能及出、凝血时间，血小板等检查结果，对心、肺功能不佳者必要时行心电图检查和血气分析。

（4）术前4h禁食禁水，术前30min皮下注射阿托品1mg；精神紧张者，肌注地西泮10mg；年老体弱、病重者或肺功能不全者，给予吸氧。如患者口腔有活动义齿，应嘱其取下。

【操作过程及护理】

1. 局部麻醉 先用1%麻黄碱喷入鼻腔，继用2%利多卡因溶液喷雾鼻腔及咽喉部位作黏膜表面麻醉，每2~3min喷雾1次，共3次。插入纤维支气管镜过程中，根据需要可再注入2~3mL利多卡因，总量不超过250mg。

2. 患者体位 常取仰卧位，不能平卧者可取坐位或半坐位。

3. 插入途径 一般采取经鼻腔插入，若鼻腔狭小，可通过口腔插入。气管切开患者可经气管切开处插入。

4. 依序检查 纤维支气管镜直视下，自上而下依次检查各叶、段支气管。

5. 医护配合 按需配合医生做好吸引、活检、治疗等。立即将所采标本以10%甲醛溶液固定，及时送检。

6. 病情观察 操作过程中密切观察患者的生命体征，必要时给氧。

【操作后护理】

1. 防止误吸 禁食、禁水2h。麻醉消失、咳嗽和呕吐反射恢复后进食温凉流质或半流质饮食。进食前试验小口喝水，无呛咳后再进食。

2. 病情观察 密切观察患者有无发热、胸痛，呼吸是否困难；观察分泌物的颜色和特征，有无呼吸道出血。若为痰中带血丝，一般不需特殊处理；当出血较多时，应通知医生，发生大咯血时应及时配合抢救。注意有无气急情况，少数患者可并发气胸。

3. 减少咽喉部刺激 术后30min内减少说话，使声带得以休息，如有声嘶和咽喉部疼痛，可给予雾化吸入。鼓励患者轻咳出痰液及血液。

4. 正确留取痰液标本 对怀疑肿瘤的患者，应尽可能留取血痰部分送检，以提高痰检阳性率。

5. 预防感染 观察有无继发感染、发热、咳嗽、痰多等，必要时按医嘱应用抗生素，预防呼吸道感染。

复习思考

1. 动脉血气分析采集适用于哪些患者？
2. 动脉血气分析采集可以选择的血管有哪些？如何进行动脉穿刺？
3. 试述如何进行胸腔穿刺术？
4. 简述胸膜反应的处理方法？
5. 纤维支气管镜检查前如何指导患者做好准备工作？

模块三

循环系统疾病

循环系统由心脏、血管和调节血液循环的神经-体液组成。其主要功能是通过血液循环，将氧和营养物质、激素等运输到全身组织，并将组织代谢产物运走，以保证人体的新陈代谢，维持正常的生命活动。

循环系统是密闭的管道系统，心脏是该系统的主要动力器官。心脏收缩血液由左心室泵出，经主动脉及其分支到达全身毛细血管，再通过各级静脉回流到上、下腔静脉返回右心房，该循环称为体循环（也称大循环）；心脏收缩血液由右心室泵出，经肺动脉及其分支到达肺泡毛细血管，再经肺静脉回流入左心房，该循环称为肺循环（也称小循环）。

心脏是位于胸腔纵隔内（约 2/3 位于前正中线左侧，1/3 位于前正中线右侧）的一个中空的肌性器官，由左心房、左心室、右心房和右心室四个心腔组成。左心房和左心室之间有二尖瓣，左心室与主动脉之间有主动脉瓣，右心房和右心室之间有三尖瓣，右心室与肺动脉之间有肺动脉瓣。瓣膜使血液呈单向流动，并防止血液返流。心壁由内到外，可分为心内膜、肌层和心外膜三层。心外膜紧贴于心脏表面，与心包壁层之间形成一个腔隙称之为心包腔，心包腔内有少量浆液，在心脏收缩与舒张时起润滑作用。

心脏的传导系统是由一些特殊的心肌细胞组成，具有兴奋性、自律性和传导性的特点，其主要功能是产生并传导冲动。心脏的传导系统包括窦房结、结间束、房室结、希氏束、左右束支和蒲肯野纤维。其中窦房结的自律性最高，为正常人心脏的起搏点。

心脏的血液供应来自冠状动脉，冠状动脉起源于主动脉根部，有左、右两支，左冠状动脉一般较右冠状动脉粗，血液灌注主要在舒张期。冠状动脉的大分支分布于心肌表面，小分支则由外向内进入心肌，经毛细血管网汇成心脏静脉，最后汇入冠状窦，回流至右心房。左冠状动脉主要负责左心房、左心室前壁、侧壁及室间隔前 2/3 部位心肌的血液供应，右冠状动脉负责右心房、右心室、左心室后壁的血液供应。

循环系统的血管包括动脉、毛细血管和静脉。动脉的主要功能是输送血液到组织器

官，其管壁含平滑肌和弹性纤维，能在各种血管活性物质的作用下收缩和舒张，影响局部血流量，改变血流阻力，故又称"阻力血管"。静脉的主要功能是将从毛细血管汇集来的血液运送回心脏，故又称"容量血管"。毛细血管是血液和组织液交换营养物质和代谢产物的场所，故又称"功能血管"。阻力血管和容量血管对维持和调节心功能有重要作用。

调节血液循环的神经主要有交感神经和副交感神经。交感神经兴奋时可使心率增快、心肌收缩力增强、周围血管收缩及血压增高；副交感神经兴奋时，上述表现则相反。调节血液循环的体液因素主要有肾素-血管紧张素-醛固酮系统（RASS）、血管内皮因子、电解质、某些代谢产物和激素（如心钠素）等。RASS 是调节钠钾平衡、血压和血容量的重要环节。血管内皮因子如前列环素、内皮素等具有扩张或收缩血管的作用。电解质如钙离子、钠离子等是人体体液调节的兴奋因素，可加速心率、增强心肌收缩力，而钾离子、镁离子等作用则相反。

循环系统疾病包括心脏疾病和血管疾病，统称心血管病，是危害人们健康和影响社会劳动能力的重要疾病。据《中国心血管病报告 2016》指出，该类疾病的发病率和死亡率处于上升阶段，在我国城市和农村居民的死亡原因中均占首位，由其带来的经济负担日渐加重，已成为我国重大的公共卫生问题。

心血管疾病包括先天性心血管病（如房间隔缺损、室间隔缺损、动脉导管未闭等）和后天性心血管病（如冠心病、高血压、风心病、心内膜炎等）。心血管病的发生与多种危险因素密切相关，如年龄、性别、肥胖、吸烟、高血压、血脂异常、血糖异常等，针对可干预的因素早期进行综合干预，实施科学有效的护理，可有效降低心血管病的发生率和死亡率。

项目一　循环系统疾病常见症状与体征的护理

【学习目标】

1. 掌握心源性呼吸困难、心源性水肿、心源性晕厥、心悸的护理评估、主要护理诊断、减轻呼吸困难、水肿的护理、预防心悸和晕厥的护理。

2. 熟悉心源性呼吸苦难和水肿的病因及辅助检查方法。

3. 了解心源性呼吸困难、心源性水肿、心源性晕厥的发病机制。

循环系统疾病常见症状与体征有：心源性呼吸困难、心源性水肿、心悸、心源性晕厥和心前区疼痛。

一、心源性呼吸困难患者的护理

心源性呼吸困难（cardiac dyspnea）是指由循环系统疾病引起的，患者呼吸费力，并伴有呼吸频率、节律和深浅度异常的表现。

【病因】

1. 左心衰竭　左心衰竭导致肺淤血是心源性呼吸困难最常见的原因。常见疾病如高血压性心脏病、冠心病、风湿性心脏病、心肌炎等。其机制是：①肺淤血使气体弥散功能降低；②肺泡张力增高；③肺泡弹性减退，肺活量减少。

2. 右心衰竭　右心衰竭可导致体循环淤血。①体循环淤血致肝肿大、甚至胸水、腹水，使呼吸受限；②右心房、上腔静脉压升高；③血中含氧减少，酸性代谢产物积聚。

3. 心包炎　见于渗出性或缩窄性心包炎，由于大量渗出液导致心包压塞，或心包纤维性、钙化使心脏舒张受限，引起体循环静脉淤血所致。

【临床特征】

1. 劳力性呼吸困难　是心源性呼吸困难最早表现，多在较重的体力活动时发生或加重，休息后缓解或消失。其诱因常见于快步行走、步行上楼、穿衣、排便、洗漱、吃饭过饱等。

2. 夜间阵发性呼吸困难　是心源性呼吸困难的典型表现，患者在夜间入睡后 1~2h，因突然胸闷、气急而憋醒被迫坐起，呼吸深快，重者可有哮鸣音，并伴有咳嗽、咳白色泡沫痰、发绀，称之为"心源性哮喘"。

3. 端坐呼吸　是严重肺淤血的表现，见于严重心功能不全的患者，平卧位时呼吸困难加重，半卧位或坐位时减轻。

【护理评估】

1. 健康史

（1）病程与诱因　询问患者病程的长短和起病情况，如呼吸困难发生与持续的时间、表现形式、缓解方式等。呼吸困难发作前有无呼吸系统感染、心律失常、过度劳累和情绪激动等诱发因素。

（2）伴随症状　询问是否伴有咳嗽、咳痰、乏力，痰液的性质和量；是否出现心悸、胸痛、水肿等症状，出现的时间和严重程度；是否影响睡眠和日常生活。

（3）既往病史及治疗情况　既往有无高血压、风湿性心脏病、心肌病、糖尿病等疾病史。家族中有无类似的疾病史。患者有无吸烟嗜好、过敏史、住院史等。了解治疗及用药情况。

（4）社会-心理状况　患者因呼吸困难影响日常生活和睡眠导致心情烦躁、焦虑，疾病久治不愈易产生绝望等心理。

2. 护理体检 评估患者意识状态、生命体征及营养状况。评估呼吸的频率、节律、深度，脉搏的频率、节律，血压，面容表情，体位，皮肤黏膜等；双肺有无湿啰音或哮鸣音；颈静脉有无充盈、怒张；注意患者的心率、心律、心音及心脏的大小。

3. 辅助检查 查看血气分析、X 线、心电图和超声心动图等结果以了解患者的病情和病因。

【常用护理诊断及医护合作性问题】

1. 气体交换受损 与肺淤血或伴肺部感染有关。

2. 活动无耐力 与氧的供需失衡有关。

3. 睡眠形态紊乱 与呼吸困难影响睡眠有关。

4. 焦虑 与呼吸困难影响到患者的日常生活、病情逐渐加重有关。

【护理目标】

患者呼吸困难减轻或缓解，精神状态好转；患者缺氧、二氧化碳潴留症状减轻，活动耐力增加，活动时无明显不适；患者睡眠改善；患者心理状态改善，情绪稳定。

【护理措施】

1. 生活护理

（1）休息与体位 劳力性呼吸困难者，应减少活动量，以不出现症状为宜。有明显呼吸困难者要卧床休息，以减轻心脏负荷。保持病室的安静、舒适，并根据患者呼吸困难严重程度指导患者采取高枕卧位、半卧位或端坐位。夜间阵发性呼吸困难者要加强夜间巡视。要注意保证患者体位的稳定、舒适与安全，可用软垫或枕头垫于患者臂、肩、膝下，或床上放一小桌，让患者伏桌休息，必要时可加床栏。患者的盖被应轻软，衣服应宽松，以减轻患者的憋闷感。患者卧床休息期间，注意加强日常生活护理。

（2）饮食护理 宜进食低热量、低盐、产气少且含维生素丰富易消化的饮食。少食多餐，不宜过饱，以减轻心脏负荷。

2. 给氧 保持呼吸道通畅，有低氧血症者可根据情况通过鼻导管、面罩或无创正压通气给氧。一般给氧流量为 2~4L/min，急性肺水肿患者给氧流量为 6~8L/min 并用酒精湿化，而肺源性心脏病患者给氧流量为 1~2L/min。

3. 病情观察 观察患者有无呼吸困难、发绀，是否伴有咳嗽、咳泡沫样痰，判断心功能状况，了解治疗后病情有无改善。应加强夜间巡视和床旁监护。

4. 用药护理 遵医嘱用药，观察药物的疗效，注意有无不良反应。静脉输液时应严格控制输液量和速度，一般 24h 内输液总量在 1500mL 内为宜，滴速为 20~30 滴/分。

5. 心理护理 多关心、巡视患者，了解患者的心理状况，及时给予安慰和疏导以稳定患者的情绪。

6. 协助及指导活动 在活动耐力可及的范围内，鼓励患者尽可能生活能自理，教育亲属理解并支持患者。对于只能部分自理的患者，可给予必要的协助。卧床的患者应加强生活护理，如洗脸、进食等，鼓励患者在床上进行一些肢体的主动或被动活动，以保持肌张力，预防下肢静脉血栓形成。结合患者实际情况帮助患者制订一个合理的活动计划，鼓励患者循序渐进的进行活动耐力的锻炼。

【护理评价】

患者呼吸困难是否减轻或消失，精神状态是否好转；缺氧、二氧化碳潴留症状是否减轻；活动耐力是否增强；活动时有无不适；睡眠情况是否改善，焦虑情绪能否减轻或消失。

二、心源性水肿患者的护理

心源性水肿（cardiogenic edema）是指由于心力衰竭引起的体循环静脉淤血，使机体组织间隙有过多的液体积聚而引起的水肿。

【病因】

最常见的病因是右心衰竭。由于右心衰竭引起体循环淤血，有效循环血容量减少，肾血流量减少，产生继发性醛固酮分泌增多而引起钠、水潴留。另外由于静脉淤血，静脉压升高导致毛细血管静脉端静水压增高，组织液回吸收减少引起水肿。

【临床特点】

心源性水肿发展缓慢，其特点为：①呈对称性；②可凹陷性；③首先出现在身体下垂的部位。非卧床患者常见于足踝部、胫前部，长期卧床的患者见于腰骶部、会阴或阴囊部，严重者可发生全身性水肿，甚至出现胸水、腹水和心包积液。常在活动后出现或加重，休息后减轻或消失。水肿区皮肤发绀、感觉迟钝，易发生溃破、压疮及感染。

【护理评估】

1. 健康史

（1）病程与诱因 询问患者病程的长短和起病情况，如水肿发生与持续的时间、严重程度、伴随症状及与活动、体位的关系。询问有无呼吸系统感染、过度劳累和情绪激动等诱因。患者每日进食的量、饮水量、蛋白质和钠盐的摄入量。

（2）伴随症状 询问患者是否出现腹胀、恶心呕吐、食欲不振等；是否出现颈静脉怒张、肝颈回流征阳性；是否出现胸闷、气促、呼吸困难。

（3）既往病史及治疗情况 既往有无慢性阻塞性肺气肿、肺动脉高压、风湿性心脏病、渗出性或缩窄性心包炎等疾病史。家族中有无类似的疾病史。患者有无吸烟嗜好、过敏史、住院史等。了解疾病发展、治疗及用药情况。

（4）社会-心理状况　患者是否因水肿引起躯体不适和形象改变而产生紧张情绪；是否因水肿影响到生活、工作及睡眠而出现焦虑；或因疾病长期反复发作而丧失治疗信心，甚至出现悲观、绝望等心理。

2. 护理体检　评估患者的生命体征、出入液量、体重、胸围、腹围等；评估患者颈静脉充盈程度，有无胸水和腹水；评估患者皮肤的弹性和完整性，注意有无皮肤发绀、溃破、压疮、感染等情况。

3. 辅助检查　血常规、尿常规、血生化检查，了解有无低蛋白血症、水、电解质及酸碱平衡紊乱等。

【常用护理诊断及医护合作性问题】

1. 体液过多　与体循环静脉淤血、低蛋白血症有关。

2. 有皮肤完整性受损的危险　与水肿部位血液循环障碍、营养不良、感觉迟钝、强迫体位或躯体活动受限有关。

【护理目标】

患者水肿减轻或消退；皮肤完整，无压疮形成。

【护理措施】

1. 生活护理

（1）休息与体位　轻度水肿者应限制活动，重度水肿者需要卧床休息，伴胸水或腹水的患者宜采取半卧位。无明显呼吸困难者可抬高下肢，以利静脉回流，增加肾血流量，提高肾小球的滤过率，减轻水钠潴留，消除水肿并减轻心脏负担。

（2）饮食护理　向患者说明饮水、钠盐摄入、蛋白质与水肿的关系，嘱水肿患者进食高蛋白、清淡易消化、产气少的食物，少量多餐。限制钠盐摄入，一般每天食盐摄入量在5g 以内为宜；严重水肿且利尿效果差时，严格控制液体入量，入液量一般为前 1d 尿量加 500mL。

2. 病情观察　观察心率、脉搏、呼吸、血压变化；观察水肿的特点，监测体重（同一时间、同类着装、同一体重计）、腹围、尿量及 24h 液体出入量；观察有无早期压疮的发生。

3. 用药护理　遵医嘱正确使用洋地黄、利尿剂等药物，注意观察用药后水肿的消退情况、尿量和体重的变化，监测有无电解质紊乱；水肿患者静脉补液时，输液速度应缓慢，一般控制在 30 滴/分钟以内。

4. 皮肤护理

（1）增强皮肤抵抗力　经常清洗皮肤，保持皮肤黏膜清洁、干燥；经常按摩骨隆突处和受压部位，促进皮肤血液循环；最易发生压疮的部位可用减压敷料保护皮肤；给予高蛋白饮食，增强全身营养及皮肤抵抗力。

（2）避免皮肤受刺激　保持患者床褥清洁、柔软、平整、干燥，指导患者穿宽松、柔软、透气性好的棉质内衣，严重水肿者可使用气垫床；协助或指导患者每 2h 翻身 1 次，膝部、踝部、足跟处可垫软枕以减轻压力，有阴囊水肿的男患者可用托带支托阴囊；给患者翻身或协助患者使用便盆时动作应轻巧，切勿强行推拉，以免擦伤皮肤；用热水袋保暖时水温不宜太高，防止烫伤；作肌肉注射时应严格皮肤消毒并做深部肌肉注射，拔针后用无菌棉签按压，避免药液外渗，如有外渗，局部无菌巾包裹，防止继发感染。

（3）观察皮肤情况　观察水肿部位及其他受压部位的皮肤有无发红、破溃现象，一旦发生压力性损伤应积极按常规处理。

【护理评价】

患者是否水肿减轻或消退，能否执行低盐饮食计划；皮肤是否完好，有无压疮形成。

三、心悸患者的护理

心悸（palpitation）是患者自觉心跳或心慌，伴心前区不适感。心悸可由生理性因素如强体力劳动、精神紧张、大量吸烟、饮酒、浓茶、咖啡等引起；也可由服用药物（阿托品、咖啡因、氨茶碱及肾上腺素等）引起；病理性因素如心律失常（期前收缩、心房扑动和颤动等）、器质性心脏病（风湿性心瓣膜病、心肌梗死、心肌炎、心肌病等）、全身性疾病（甲状腺功能亢进、贫血、高热和低血糖反应等）及心脏神经官能症等可引起心悸。其中病理性因素以心律失常最常见。精神因素常为发病诱因。

【护理评估】

1. 健康史

（1）病程与诱因　询问心悸发作的次数、持续时间、严重程度及心悸对日常生活及自理有无造成影响。询问既往有无心脏病、心律失常、贫血、甲状腺功能亢进等病史；有无诱因，如情绪激动、吸烟或饮酒、浓茶、咖啡或使用氨茶碱及肾上腺素等药物。

（2）伴随症状　是否出现胸闷、胸痛、呼吸困难、黑矇、晕厥等现象。

（3）既往病史及治疗情况　既往有无心动过速、期前收缩、心房颤动等心律失常；有无二尖瓣狭窄、主动脉瓣关闭不全等器质性心脏病；有无甲状腺功能亢进、贫血等全身性疾病史。患者有无酗酒、饮浓茶或咖啡的嗜好。了解疾病治疗及用药情况。

（4）社会-心理状况　评估患者因心悸不适易产生紧张的情绪，反复发作易引起焦虑不安，甚至恐惧等不良情绪。

2. 护理体检　评估脉搏的频率和节律（心率、心律），自觉心跳的强度。评估呼吸、血压、神志改变，心前区不适、头晕、胸闷、胸痛等症状。

3. 辅助检查 心电图检查可以帮助判断有无心律失常，以了解心悸的原因。

【常用护理诊断及医护合作性问题】

1. 活动无耐力 与心排血量减少有关。

2. 焦虑 与心前区不适或心悸反复发作有关。

【护理目标】

患者心悸减轻或消失；患者焦虑感减轻或消失，情绪稳定。

【护理措施】

1. 生活护理

（1）环境 为患者创造良好的休息环境，一般室温 18～22℃，湿度以 50%～60% 为宜，保持空气清新，每日通风 2 次，每次 15～30min，特别应注意保持环境安静，避免吵杂。

（2）休息与体位 轻的患者注意避免剧烈运动、情绪激动。病情严重的患者，特别是伴有心律失常的患者注意卧床休息，可取半卧位，但应避免左侧卧位。

（3）饮食护理 指导患者建立良好的生活习惯，少量多餐，避免过饱及刺激性的食物或饮料，如辣椒、浓茶、咖啡等，戒烟戒酒。

2. 病情观察 注意观察脉搏、心率、心律变化，观察患者的伴随症状，必要时进行心电、血压监护，一旦发现严重的心律失常或心悸伴有胸痛，立即向医生报告并准备配合治疗。

3. 用药护理 嘱患者定时定量服用药物，观察药物不良反应，原有症状加重或出现不适，应及时向医生报告。

4. 心理护理 建立良好的护患关系，取得患者的信任，详细了解患者的心理状况；向患者解释心悸严重程度并不一定与病情成正比，而紧张、焦虑等不良情绪却可使心悸加重；指导患者通过深呼吸、听音乐、看电视、与人谈话等方式转移注意力；鼓励家属多关心、体贴患者，尽可能的为患者解决后顾之忧。

【护理评价】

患者是否掌握避免各种诱发或加重因素；能否学会自我放松的方法，保持情绪稳定。

四、心源性晕厥患者的护理

心源性晕厥（cardiogenic syncope）是指由于心排血量突然减少或中断引起的一过性脑缺血、缺氧，从而出现的急性、短暂的意识丧失。

一般心脏供血暂停 5 秒以上可发生晕厥，超过 10 秒可出现抽搐称阿-斯综合征（Adams-Stokes syndrome），是病情严重而危险的征兆。心源性晕厥常见病因有室性心动过速、心室颤动等心律失常；严重主动脉瓣狭窄、急性心肌梗死、梗阻性肥厚型心肌病、急性主动脉夹层、心脏压塞及左房黏液瘤等器质性心脏病，其中以严重心律失常最为常见。

【护理评估】

1. 健康史

（1）病程与诱因　询问患者晕厥的发作次数、历时长短、缓解方式及晕厥与姿势或活动的关系等。询问患者发作前有无紧张、恐惧等诱因。

（2）伴随症状　询问患者发作前是否有明显先兆，如心悸、出汗、头昏、黑矇等症状。发作时是否伴有抽搐、发绀、呼吸困难、血压下降等。反复发作的晕厥是病情严重和危险的征兆。

（3）既往病史及治疗情况　询问患者有无引起晕厥的病史存在，如主动脉瓣狭窄、急性心肌梗死、心脏压塞等；有无疼痛、直立性低血压、低血糖、癔病、蛛网膜下腔出血等病史。了解相关疾病治疗及用药情况。

（4）社会-心理状况　评估患者是否因晕厥引起紧张、恐惧等心理反应。

2. 护理体检　评估患者晕厥发作前有无头晕、眼花、恶心、呕吐、出汗等先兆表现；晕厥发作时有无意识障碍、脉率增快、心音低钝或消失、抽搐、瘫痪等症状。

3. 辅助检查　可做心电图、超声心动图检查，协助判断晕厥的原因。

【常用护理诊断及医护合作性问题】

1. 有受伤的危险　与意识丧失引起跌倒损伤有关。

2. 潜在并发症　猝死。

【护理目标】

患者掌握避免晕厥发作的安全措施，能够避免受伤；患者积极治疗原发病，晕厥发作次数减少或无发作。

【护理措施】

1. 生活护理　有晕厥史的患者平时应注意休息，避免过度劳累和精神紧张；晕厥发作频繁的患者应卧床休息，加强生活护理。

2. 安全护理　嘱患者要注意避免晕厥的诱因即避免情绪激动、疲劳、快速变换体位，改善闷热、通气不良的环境等；避免单独外出；出现头晕、黑矇等晕厥先兆时应立即平卧休息，以免摔伤。

3. 发作时护理　晕厥发作时，应积极改善患者的脑供血，让患者立即平躺于空气流通处，保持呼吸道通畅，将患者的头部放低，衣领松解开，给予吸氧，注意保暖。同时应注意密切观察患者的生命体征、意识及心电图的变化，准备好抢救用物和药品，一旦发现脉搏消失，应立即向医生报告并配合医生做好抢救。

4. 心理护理 耐心向患者解释病情，以消除患者的紧张、焦虑情绪。

【护理评价】

患者是否能正确认识疾病，能够学会避免各种诱发因素，无受伤；是否积极治疗原发病，减少或避免晕厥的发作。

复习思考

1. 心源性呼吸困难的表现形式有哪些？各种形式发生的机制是怎么的？

2. 心源性水肿的主要特点是什么？饮食护理的重点是什么？如何让患者接受治疗饮食？

3. 心悸最常见的原因是什么？有哪些诱发因素？

4. 晕厥发作时如何处理？

项目二　原发性高血压患者的护理

【学习目标】

1. 掌握原发性高血压的临床表现、主要护理诊断、护理措施和健康指导。能够指导患者有效控制血压，预防心脑血管并发症。

2. 熟悉原发性高血压的主要病因、治疗要点和辅助检查方法。

3. 了解原发性高血压的病理改变。

📖 **案例导入**

王先生，60岁。有高血压病史16年，嗜好烟酒23年，吸烟约30支/天，饮白酒每天约250mL，喜食咸菜和腌腊食物。身体肥胖，腰围106cm。因担心药物对身体有危害，只在自觉不适时才服降压药。2h前与家人发生争执后出现头痛、头晕、恶心、呕吐、视力模糊。查体：BP 176/104mmHg，心尖搏动位于左侧第六肋间锁骨中线外1cm，心律整齐，肝脾未触及，双下肢无水肿。

请思考：

1. 高血压是怎么分级的？李先生的高血压属于哪一级？

2. 患者可能是因为发生了什么而就诊的？

3. 请提出该患者目前存在的护理问题有哪些？

4. 针对目前存在的护理问题应当提供哪些护理措施？

原发性高血压（primary hypertension）简称高血压，是以体循环动脉血压升高为主要临床表现的综合征，是最常见的慢性心血管疾病，也是重要的心脑血管疾病的危险因素，可致心、脑、肾和视网膜等靶器官的结构和功能受损，最终导致这些器官的功能衰竭。高血压分为原发性和继发性，本节主要阐述原发性高血压。根据世界卫生组织和国际高血压学会（WHO/ISH）高血压治疗指南将高血压诊断标准定义为：在未用降压药物的情况下，收缩压≥140mmHg和（或）舒张压≥90mmHg，根据血压升高水平，进一步将高血压分为1~3级。目前，我国采用的血压分类和标准见表3-1。

表3-1　血压的定义和分类（中国高血压防治指南，2014）

类别	收缩压（mmHg）		舒张压（mmHg）
正常血压	<120	和	<80
正常高值	120~139	和（或）	80~89
高血压	≥140	和（或）	≥90
1级高血压（轻度）	140~159	和（或）	90~99
2级高血压（中度）	160~179	和（或）	100~109
3级高血压（高度）	≥180	和（或）	≥110
单纯收缩期高血压	≥140	和	<90

注：①若患者的收缩压与舒张压分属不同级别时，则以较高的级别为准；②单纯收缩期高血压也可按照收缩压水平分为1、2、3级。

根据2015年中国心血管病报告，我国18岁以上居民原发性高血压患病率达25.2%，全国高血压患者约2.7亿，是患病率最高的慢性病，且呈明显上升趋势。发病率城市高于农村，北方高于南方，沿海高于内地，脑力劳动者高于体力劳动者，青年期男性略高于女性，中年后女性稍高于男性。

【病因病理】

1. 病因　尚未完全明确，目前认为是在一定的遗传背景下由多种因素相互作用而引起。

（1）遗传因素　高血压具有明显的家族聚集性。父母均有高血压，子女发病率高达46%，约60%高血压患者有家族史。

（2）年龄　高血压患病率随年龄增高而上升，35岁以后上升幅度较大。

（3）环境因素　有资料显示高血压的发生和血压水平与食盐摄入量呈正相关；高蛋白、高脂（特别是高饱和脂肪酸）、低钾、低钙饮食和叶酸缺乏等都可引起血压升高。长期精神紧张、压力大或环境噪音、视觉刺激下亦可引起高血压，故从事脑力劳动者和精神紧张度高的职业者容易患高血压。吸烟可使去甲肾上腺素分泌增加、损伤血管引起血压增高。

（4）其他 体重增加是血压升高的重要危险因素，约 1/3 高血压患者有不同程度肥胖，血压与体重指数（BMI）呈显著正相关。服用避孕药的女性血压高的发生率及严重程度与服用时间长短有关，停药后可逆转。睡眠呼吸暂停低通气综合征（SAHS）亦与高血压有关，50%SAHS 患者有高血压。

2. 病理

（1）病理解剖 早期可无明显病理改变，晚期可导致重要靶器官如心、脑、肾、视网膜的损伤。

1）心：长期高血压可引起左心室肥厚和扩张，称为高血压心脏病。

2）脑：长期高血压使脑血管形成动脉瘤，一旦破裂可发生脑出血；高血压促使脑动脉粥样硬化，粥样斑块破裂可并发脑血栓形成。

3）肾：长期持续的高血压可导致肾小球纤维化、萎缩、肾动脉硬化，严重者可发生慢性肾衰竭；恶性高血压时，可在短期内出现肾衰竭。

4）视网膜：视网膜小动脉早期发生痉挛，随着病程进展出现硬化，血压急骤升高可引起视网膜渗出和出血。

（2）病理生理

1）交感神经系统活动亢进：长期过度紧张和反复的精神刺激等使大脑皮质兴奋与抑制失调，导致交感神经系统亢进，血浆儿茶酚胺浓度升高，全身小动脉收缩，外周血管阻力增高。

2）肾素-血管紧张素-醛固酮系统（RAAS）激活：肾小球球旁细胞分泌的肾素将肝合成的血管紧张素原水解为血管紧张素Ⅰ（AⅠ），再经血管紧张素转换酶（ACE）的作用转化为血管紧张素Ⅱ（AⅡ）。AⅡ可使小动脉平滑肌收缩，外周血管阻力增加，还可刺激肾上腺皮质球状带分泌醛固酮，使肾小管对钠的重吸收增加，造成水钠潴留，血容量增加。

3）肾性水钠潴留：各种原因引起肾性水钠潴留，机体为避免心排出量增高使组织过度灌注，全身小动脉收缩增强，导致外周血管阻力增高。

4）胰岛素抵抗（insulinresistance，IR）：约 50% 高血压患者存在不同程度 IR，IR 可造成继发性高胰岛素血症，使肾脏水钠重吸收增加，交感神经系统活性亢进，刺激血管壁增生肥厚致动脉弹性减退。

5）其他：细胞膜离子转运异常，血管内皮功能失调，代谢异常，饮酒过多等均可导致心排出量及外周血管阻力增加，而引起血压升高。

【临床表现】

1. 症状 本病大多起病缓慢或隐匿，常见症状有头晕、头痛、颈项部僵硬、心悸、注意力不集中、失眠、乏力等，也可出现视力模糊、鼻出血等症状，典型的高血压头痛在血压下降后即可消失。症状轻重不一定与血压水平有关。可因劳累、激动、失眠等加重，休息后多可缓解。

2. 体征 一般较少，除血压升高以外，体检时心脏听诊可听到主动脉瓣区第二心音亢进、收缩期杂音或收缩早期喀喇音。

3. 并发症 随病程进展出现重要靶器官的损害，心、脑、肾等器官的功能障碍和器质性改变，是高血压患者致残、致死的主要原因。

（1）心脏 左心室肥厚扩张，最终出现左心衰竭。冠状动脉粥样硬化可致心律失常、心绞痛、心肌梗死、甚至猝死。

（2）脑 短暂性脑缺血发作、脑血栓形成、脑出血。

（3）肾脏 肾动脉硬化和肾小球纤维化及萎缩，最终可发展为慢性肾功能衰竭。

（4）其他 主动脉夹层形成，常可致死；眼底病变如视力下降、视野异常等。

4. 高血压急症和亚急症

（1）高血压急症 高血压急症指在一些诱因的作用下，血压突然显著升高（一般超过180/120mmHg），同时伴有进行性心、脑、肾等重要靶器官功能不全的表现。包括高血压脑病、恶性高血压、脑卒中、急性冠脉综合征、急性左心衰及主动脉夹层等。区别高血压急症和亚急症的唯一标准是有无新近发生的急性进行性靶器官损害，而不是以血压升高的程度为标准。

1）高血压脑病：是由于过高的血压突破了脑血流自动调节范围，使脑灌注过多，导致液体渗入脑血管周围组织，引起脑水肿。主要临床表现为严重头痛、呕吐、意识障碍、精神错乱，甚至昏迷。

2）恶性高血压：血压过高导致眼底和肾功能损害。发病急骤，舒张压持续≥130mmHg，并有头痛、视力模糊、眼底出血、渗出和视乳头水肿；出现持续蛋白尿、血尿与管型尿等，肾脏损害突出，进展迅速，预后很差。

（2）高血压亚急症 又称高血压危象，是由于交感神经兴奋性过高，导致血压明显升高但不伴有严重临床症状及进行性靶器官损害，患者可有血压明显升高的症状，如头痛、胸闷、烦躁不安和鼻出血等。

5. 高血压的危险分层 根据血压水平，结合心血管危险因素、靶器官受损情况及伴随临床症状，将患者分为低、中、高和很高危险四个层次。具体分层标准见表3-2。用于危险分层的简化项目内容见表3-3。

表3-2 高血压患者心血管危险分层标准

其他危险因素和病史	高血压		
	1级	2级	3级
无	低危	中危	高危
1~2个其他危险因素	中危	中危	很高危
≥3个其他危险因素或靶器官损害	高危	高危	很高危
临床并发症或合并糖尿病	很高危	很高危	很高危

表3-3 危险分层简化项目内容（中国高血压基层管理指南-2014版）

高血压分级	危险因素	靶器官受损	临床疾患
1级	年龄（男>55，女>65）	左心室肥厚	脑血管病
2级	吸烟	颈动脉内膜增厚或斑块	
3级	血脂异常	血肌酐轻度升高	肾脏病
	早发心血管病家族史	尿微量白蛋白	周围血管病
	肥胖或腹型肥胖		视网膜病变
	血同型半胱氨酸升高		糖尿病

【辅助检查】

1. 常规检查 尿常规、血糖、血胆固醇、血甘油三酯、肾功能、血尿酸和心电图。部分患者根据需要可以进一步检查眼底、超声心动图、血电解质等。

2. 血压测量 定期正确测量血压是诊断高血压的关键。首诊时需测量双上臂血压，较高读数一侧的上臂血压在非同日3次收缩压均≥140mmHg或（和）舒张压均≥90mmHg，可诊断为高血压。用小型携带式血压记录仪监测24h动态血压变化，对高血压诊断有较高价值，有助于判断血压升高严重程度，了解血压昼夜节律，指导降压治疗以及评价降压药物疗效。

【治疗要点】

目前高血压尚无根治方法，降压治疗的最终目的是减少高血压患者心、脑血管病的发生率和死亡率。高血压治疗包括非药物治疗（治疗性生活方式干预）和药物治疗。

1. 非药物治疗 适用于所有高血压患者。包括：①控制体重；②减少钠盐摄入，每人每日食盐<6g为宜；③补充钙和钾盐；④减少脂肪摄入；⑤戒烟限酒；⑥增加运动；⑦减轻精神压力、保持心态平衡；⑧必要时补充叶酸制剂。

2. 药物治疗

（1）降压药物治疗对象 高血压2级或以上患者；高血压合并糖尿病，或已有心、脑、肾靶器官损害，或有并发症患者；血压持续升高6个月以上，改善生活方式后仍未有效控制者；心血管危险分层，高危和极高危患者必须使用降压药物治疗。

（2）降压药物应用的基本原则 ①小剂量：采用较小有效治疗剂量，根据需要逐步增加剂量。②优先选择长效制剂：控制夜间血压和晨峰血压，更有效的预防心脑血管并发症。③联合用药：可增加降压效果又不增加不良反应，在低剂量单药治疗效果不满意时可选用联合治疗。④个体化：根据患者情况、药物有效性和耐受性，兼顾经济因素，选择合适的降压药。

（3）降压药物种类 目前常用降压药物可归纳为五大类。

1）利尿剂：主要通过排钠，减少细胞外容量，降低外周血管阻力达到降压作用。适用于轻、中度高血压，对高血压合并肥胖或糖尿病、合并心力衰竭、更年期女性及老年人高血压有较强的降压效果。常用药物有氢氯噻嗪、呋塞米、吲达帕胺、螺内酯等。

2）β受体拮抗剂：该类药主要通过抑制中枢和周围 RAAS，抑制心肌收缩力和减慢心率而降压。适用于各种不同严重程度高血压，尤其是心率较快的中、青年患者或合并心绞痛患者，常用药物有普萘洛尔、美托洛尔、比索洛尔等。

3）钙通道阻滞剂：降压作用主要通过减少细胞外钙离子进入血管平滑肌细胞内，减弱兴奋-收缩偶联，降低阻力血管的缩血管效应，同时还可减少肾小管对钠的重吸收。适用于各种类型的高血压，尤其适用于老年收缩期高血压。常用药物有硝苯地平、氨氯地平、硝苯地平控释剂等。

4）血管紧张素转换酶抑制剂（ACEI）：主要通过抑制循环和组织中的 ACE，使血管紧张素Ⅱ（ATⅡ）生成减少，改善胰岛素抵抗和减少尿蛋白的作用。对肥胖、糖尿病及心脏、肾脏等靶器官受损的高血压患者有较好疗效，特别适用于伴有心力衰竭、心肌梗死后、糖耐量减退或糖尿病肾病的高血压患者。常用药物有卡托普利、依那普利、贝那普利等。

5）血管紧张素Ⅱ受体拮抗剂（ARB）：降压作用主要通过阻断 ATⅡ的缩血管、水钠潴留与血管重塑作用。此类药最大的特点是直接与药物有关的不良反应较少。常用药物有氯沙坦、缬沙坦、厄贝沙坦等。

3. 高血压急症的治疗 治疗原则为尽快控制血压，防治靶器官损害和功能障碍。首选硝普钠，同时扩张动脉和静脉，降低前、后负荷。短时间内血压急骤下降，可使重要器官的血流灌注明显减少，故使用硝普钠必须密切监测血压，根据血压水平调节滴速。其次可选用硝酸甘油，扩张静脉和选择性扩张冠状动脉与大动脉，但降压作用不及硝普钠。根据病情可联合用药。

【常用护理诊断及医护合作性问题】

1. 急性疼痛：头痛 与血压、颅内压升高有关。

2. 有受伤的危险 与头晕、体位性低血压反应、视力模糊有关。

3. 知识缺乏 与缺乏高血压防治与自我管理知识有关。

4. 潜在并发症 高血压危象、高血压脑病、脑卒中、心力衰竭等。

【护理措施】

1. 生活护理

（1）休息与活动 保持病室环境清洁、安静、舒适。轻症患者注意劳逸结合，保证足够的睡眠，血压较高、症状明显者应卧床休息。血压稳定、无明显脏器功能损害者，除保证充足的睡眠外，可适当参加力所能及的工作，并根据年龄及血压水平选择适当运动方式，合理安排运动量。运动方式可以选择步行、慢跑、太极拳、气功等，运动时间、频度和强度以患者不出现不适为宜。

（2）饮食护理 给予患者低盐、低脂、低热量、高维生素饮食为宜。每日食盐摄入量不超过6g，少吃咸菜、火腿、罐头、酱油和味精等含钠量高的食物；不吃或少吃肥肉和动物内脏；减少脂肪高胆固醇的摄入。多食含钾、钙、镁及维生素丰富的食物如新鲜蔬菜、水果、牛奶、豆类、蘑菇、木耳等。适量蛋补充白质。戒烟限酒。

2. 病情观察 定时测量血压，必要时进行动态血压监测；观察患者有无头痛、头晕、眼花、耳鸣、恶心、呕吐等症状；观察头痛性质、精神状态、视力、语言能力、肢体活动障碍等急性脑血管疾病的表现；观察有无呼吸困难、咳嗽、咳泡沫痰，突然胸骨后疼痛等心脏受损的表现；注意有无尿量变化，有无水肿。如发现血压急剧升高，患者出现高血压急症与亚急症等表现，立即通知医生，积极配合抢救。

3. 高血压急症的护理

（1）休息 立即安置患者绝对卧床休息，抬高床头，减少一切不良刺激和不必要的活动，协助生活护理。消除患者紧张心理、稳定情绪，必要时遵医嘱使用镇静剂。意识不清时应加床栏以防止坠床。发生抽搐时解开患者衣领，用牙垫置于上、下磨牙间，防止唇舌咬伤。

（2）吸氧 保持呼吸道通畅，给予氧气吸入，氧流量4~5L/min。

（3）药物治疗 迅速建立静脉通道，遵医嘱给予降压、脱水、镇静等治疗。

1）降压：首选硝普钠静脉滴注，亦可选择硝酸甘油、尼卡地平等。硝普钠现用现配，避光输注，用药过程中严密监测血压，降压不宜过快或过低，若患者出汗、烦躁、头痛、心悸、胸骨后疼痛等血管过度扩张现象，应立即停止用药。

2）脱水：有颅内压增高者立即进行脱水治疗，常用20%甘露醇快速静脉滴注，呋塞米静脉注射。用药过程中注意观察尿量，监测电解质。

3）镇静：有烦躁、抽搐者可遵医嘱静脉注射地西泮或10%水合氯醛保留灌肠，注意观察呼吸情况，防止发生呼吸抑制。

（4）病情监测 严密观察神志、瞳孔、生命体征变化，观察有无肢体麻木、活动不灵活、语言不清、嗜睡等情况，必要时进行呼吸、血压、心电监护。

4. 用药护理

（1）利尿剂 主要不良反应为电解质紊乱，在用药过程中注意观察记录 24h 出入量，监测电解质变化，排钾利尿剂注意补钾；保钾利尿剂可引起高血钾，不宜与 ACEI 和 ARB 合用，肾功能不全者禁用。

（2）β受体阻滞剂 不良反应为心动过缓、乏力和四肢发冷等，在用药的过重中注意监测心率、脉搏变化，注意有无心动过缓。急性心力衰竭、支气管哮喘及房室传导阻滞患者禁用。

（3）钙通道阻滞剂 不良反应有头痛、颜面潮红、心悸和下肢水肿等。心力衰竭、窦房结功能低下或心脏传导阻滞患者不宜使用。

（4）血管紧张素转换酶抑制剂 不良反应有刺激性干咳、高血钾和血管性水肿等。用药过程中注意监测血钾和血压。

（5）血管紧张素Ⅱ受体阻滞剂 不良反应很少，不引起刺激性干咳，持续治疗的依从性高，主要不良反应为血钾升高。

5. 心理护理
了解患者性格特征及心理特征，对患者进行个体化心理疏导，训练患者自我控制的能力，并指导患者自我放松，如心理训练、音乐治疗和缓慢呼吸等。对于情绪激动易怒的患者，还应做好其亲属的工作，尽量保持平和心态，避免对患者造成不良刺激。

【健康指导】

1. 生活指导
指导患者合理饮食，适当运动，注意劳逸结合，避免情绪激动，维持心理平衡。避免长时间站立，改变姿势和体位时动作缓慢，不用过热的水洗澡和蒸气浴。若出现头晕、乏力、出汗等，立即平卧并抬高下肢，以促进下肢静脉血液回流，增加心脑血流量。

2. 疾病知识指导

（1）疾病知识宣教 让患者了解自己的病情，如高血压级别、危险因素及并发症，控制血压的重要性和终身治疗的必要性，指导患者遵医嘱长期坚持非药物及药物治疗，将血压控制在合适的范围，防止对脏器进一步损害。嘱咐患者不可自行更改服药时间，更不能擅自增减药物或停服药物，并注意药物的不良反应。

（2）血压测量指导 教会患者和家属正确的测量血压方法。测血压前避免饮用浓茶、可乐、咖啡、吸烟等；安静休息 5min，连续测量 2 次取平均值；定时间（用药前测血压、用药后 30min 复测 1 次）、定体位、定部位、定血压计测量血压；血压不稳定者早晨和晚上均需测量血压，血压控制稳定后，可每周测量一次血压。

（3）就诊指导 若出现胸痛、血压突然升高、剧烈头痛、视物模糊、心悸、肢体麻木、偏瘫、呕吐等症状，应及时就诊。

复习思考

1. 血压是如何定义和分类的？
2. 原发性高血压有哪些并发症？
3. 高血压急症的护理措施有哪些？
4. 对高血压患者怎样进行健康指导？

项目三 心力衰竭患者的护理

【学习目标】

1. 掌握慢性心力衰竭的临床表现、主要护理诊断、护理措施和健康指导。急性心力衰竭的临床表现及抢救配合。
2. 熟悉急、慢性心力衰竭的主要病因、治疗要点和辅助检查方法。
3. 了解急、慢性心力衰竭的病理改变。

📖 案例导入

王女士，39 岁。患有风湿性心瓣膜病、二尖瓣狭窄合并关闭不全 6 年，活动后心悸、气促 3 年，加重伴不能平卧、水肿、尿少 1 周，安静状态下亦有心悸、呼吸困难。体检：T 37℃，P 110 次/分，R 24 次/分，BP 110/70mmHg，颈静脉充盈，两肺底可闻及湿啰音，心界向两侧扩大。初步诊断为：风湿性心瓣膜病，全心衰竭。

请思考：

1. 患者目前的心功能是几级？判断依据是什么？
2. 减轻患者心脏负荷的措施有哪些？
3. 该患者目前主要存在哪些护理问题？
4. 为患者提供哪些护理措施？

心力衰竭（heart failure）简称心衰，是指由于心脏功能或结构的异常导致心室充盈或射血功能下降，心排血量减少、组织灌注不足，不能满足机体代谢需要的一组临床综合征。以肺循环和（或）体循环淤血以及组织血液灌注不足为主要临床特征，是多种病因所致心脏疾病的终末阶段。

心力衰竭的临床类型按其发生的速度可分为急性心力衰竭和慢性心力衰竭，以慢性较为多见；按其发生的部位可分为左心衰竭、右心衰竭和全心衰竭；按其性质又可分为收缩性心力衰竭和舒张性心力衰竭。

一、慢性心力衰竭患者的护理

慢性心力衰竭（chronic heart failure，CHF），是多数心血管病的最终归宿。随着年龄的增加，心衰患病率迅速增加，70 岁以上人群患病率上升至 10% 以上。心力衰竭患者4 年死亡率达 50%。近年来，我国引起慢性心力衰竭的病因以冠心病居首，高血压、扩张型心肌病呈上升趋势，风湿性心瓣膜病所占比例明显下降。

【病因】

1. 病因

（1）原发性心肌损害　心肌损害致使心肌收缩力减弱。包括缺血性心肌损害如冠心病心肌缺血和（或）心肌梗死、冠状动脉栓塞及冠状动脉炎等，以冠心病心肌梗死最常见；心肌炎和各种心肌病，其中病毒性心肌炎和扩张型心肌病较常见；心肌代谢障碍性疾病，以糖尿病心肌病最常见，而维生素 B_1 缺乏症和心肌淀粉样变性等国内较少见。

（2）心脏负荷过重

1）前负荷（容量负荷）过重：见于心瓣膜返流性疾病，如主动脉关闭不全、肺动脉瓣关闭不全等；左右心或动静脉分流性先天性疾病如房间隔缺损、室间隔缺损、动脉导管未闭等；高动力循环状态（机体循环血量增加的一种病理生理现象），如慢性贫血、甲状腺功能亢进等。

2）后负荷（压力负荷）过重：左室压力负荷过重见于高血压、主动脉瓣狭窄；右室压力负荷过重见于肺动脉高压、肺动脉瓣狭窄、肺栓塞等。

2. 诱发因素

有基础心脏疾病的患者常在一些可加重原有疾病或心脏负担的因素下诱发心衰。

（1）感染　是心力衰竭最常见、最重要的诱因，尤其是呼吸道感染，其次是感染性心内膜炎、全身性感染等。

（2）心律失常　各种快速性心律失常或严重的缓慢性心律失常均可诱发心力衰竭，如室性心动过速、房室传导阻滞、心房颤动等，尤其快速性心律失常，其中心房颤动是诱发心衰的重要因素。

（3）治疗不当　如洋地黄中毒、不恰当的停用降压药或应用负性肌力药如 β 受体阻滞剂、钙拮抗剂等。

（4）循环血容量增加　如静脉输液或输血过多过快、钠盐摄入过多等。

（5）身心过劳　如过度劳累、情绪激动、剧烈运动、精神过于紧张等。

（6）妊娠和分娩　可加重心脏负荷，增加心肌耗氧量，诱发心衰。

（7）其他　合并甲状腺功能亢进、中重度贫血、肺栓塞、水、电解质及酸碱平衡失调等。

【病理生理】

心力衰竭是心脏不能或仅在提高充盈压后方能泵出组织代谢所需血量的一种病理生理状态。心衰最重要的病理生理变化有以下3个方面。

1. 心功能代偿机制　当心肌收缩力受损和（或）心室超负荷血流动力学因素存在时，机体通过以下代偿机制使心功能在短期内维持相对正常的水平。但这种代偿是在一定范围内，且也有负性效应，随着病情进展，代偿失效就会进入失代偿期。

（1）Frank-Starling机制　当各种原因引起心脏泵血功能减退，心排血量减少，心室舒张末压增高时，根据Frank-Starling定律，早期随心室舒张末压增高，心腔扩大，心肌纤维长度增加，心肌收缩力和心脏做功相应增加，使心排血量增加。但当左心室舒张末压达15~18mmHg或以上时，Frank-Starling机制达最大效应，心室代偿功能消失，心排血量不增，反而下降。

（2）心肌肥厚　心脏后负荷增加时主要是通过心肌肥厚来增加心肌收缩力进行代偿，它可以使心排血量在相当长的时间内维持正常。但这种代偿也是有限的，心肌肥厚主要是心肌纤维增多而心肌细胞数目并不增多，细胞核及线粒体增大与增多落后于心肌纤维增多，心肌细胞处于能量的相对饥饿状态，继续发展最终致心肌细胞缺血、坏死、纤维化，使心肌收缩力下降，不能发挥其应有的射血能力，形成恶性循环，最终导致不可逆转的终末阶段。

（3）神经体液机制　当心脏排血量不足，心脏压力升高时，机体全面启动神经体液机制进行代偿。机体内交感神经系统、肾素-血管紧张素-醛固酮系统激活。一方面可通过增加心肌收缩力、提高心率、收缩血管及引起水钠潴留从而维持心排血量、血压及保证重要脏器的血液供应；另一方面神经内分泌激活，增加了心肌耗氧量，加重了心脏前、后负荷，不仅加重了血流动力学紊乱，还可直接损害心肌，使心功能不全进一步恶化。

2. 心室重塑　在心腔扩大、心肌肥厚的过程中，心肌细胞、细胞外基质、胶原纤维网等均发生变化，即心室重塑，是心力衰竭发生、发展的基本病理改变。

3. 体液因子的改变　心力衰竭时，心房利钠肽和脑钠肽、内皮素等体液因子的分泌也发生变化，参与心力衰竭的代偿发展。心钠肽使血管扩张，增加排钠，对抗肾上腺素、肾素-血管紧张素等的水、钠潴留效应；内皮素具有很强的收缩血管的作用。

【临床表现】

1. 左心衰竭　主要表现为肺循环淤血和心排血量降低。

（1）症状 早期可无症状或仅出现面色苍白、心悸、乏力等。

1）呼吸困难：劳力性呼吸困难是左心衰竭最早、最常见的症状，患者在体力活动时发生或加重。主要是因为运动使回心血量增加，左心房压力增高，加重了肺循环淤血。典型患者可出现夜间阵发性呼吸困难，表现为患者入睡后突然憋气而惊醒，被迫采取端坐位，呼吸深快，轻者数分钟至数十分钟缓解，严重的可伴有哮鸣音，称"心源性哮喘"。其原因与睡眠平卧时回心血量增加、膈肌抬高致肺活量减少、夜间迷走神经张力增高及小支气管痉挛等因素有关。心衰晚期患者休息时也有肺淤血，患者不能平卧，需取高枕卧位、半卧位或坐位以减轻呼吸困难，称端坐呼吸。根据端坐呼吸患者的坐位高低可以估计心力衰竭的程度，坐位越高提示心力衰竭越重。严重的患者可出现急性肺水肿。

2）咳嗽、咳痰、咯血：咳嗽较早出现，夜间多见，初期常于卧位时发生，坐位或立位时可减轻，患者常咳白色浆液泡沫痰。偶因肺泡和支气管黏膜淤血，血浆外渗至肺泡而致粉红色或血丝痰。另外由于长期淤血，肺循环和支气管循环间可形成侧支循环，随着肺静脉压力升高，支气管黏膜下的血管逐渐扩张，一旦扩张的血管破裂则可引起大咯血。

3）心排血量降低症状：由于心排血量下降，组织器官血液灌注不足，患者可出现乏力、头晕、嗜睡、失眠、烦躁、心悸、尿量减少甚至肾功能衰竭。

（2）体征

1）心脏：除有原发基础疾病的心脏体征外，还出现与心力衰竭有关的体征，即出现心脏增大，心尖冲动向左下移位，心率增快，心尖部闻及舒张期奔马律，部分患者有肺动脉瓣第二心音亢进。

2）肺部湿啰音：两肺底或全肺可闻及湿啰音，啰音的分布可随体位改变而变化。

3）其他：发绀、交替脉、哮鸣音、脉压减小等。

2. 右心衰竭 体循环淤血为主要表现。

（1）症状 消化道症状是右心衰竭患者最常见的症状，可因胃肠道、肝脏等淤血出现食欲不振、恶心、呕吐、腹胀、上腹部疼痛、便秘等症状。继发于肺部疾病或左心衰竭的患者可出现明显的呼吸困难，单纯的右心衰竭可出现劳力性呼吸困难。

（2）体征

1）水肿：体循环静脉压力增高使皮肤等软组织出现水肿。水肿是右心衰竭的典型体征，水肿首先发生在身体下垂的部位，常呈压陷性、对称性，严重者可出现全身性水肿或伴随有胸水、腹水。

2）颈静脉征：颈静脉充盈、怒张是右心衰时的主要体征，肝颈静脉反流征阳性则更具有特征性。

3）肝脏肿大：肝脏因淤血肿大常伴压痛，持续慢性右心衰可致心源性肝硬化。

4）心脏体征：除基础心脏病的相应体征之外，可有右心衰竭的心脏体征，即心率增快，右心增大，心尖冲动向左移位，剑突下可见明显搏动，胸骨左缘第 3、4 肋间可闻及舒张期奔马律等。也可因三尖瓣相对关闭不全出现反流性杂音，是右心衰竭较特异的体征。

3. 全心衰竭 左心衰竭和右心衰竭的临床表现同时存在。继发于左心衰竭的右心衰竭，由于右心排血量的减少，体循环淤血的发生可使肺循环淤血减轻而表现为呼吸困难减轻，但发绀加重。

4. 心功能分级 为便于临床估计病情和预后，并指导选择治疗护理方案，将心功能进行分级。目前临床应用最广的是美国纽约心脏病学会（NYHA）1928 年提出，1994 年重新修订的心功能分级方案。NYHA 心功能分级方案以患者临床表现和活动能力为依据，将心功能分为四级（表 3-4）。这种分级方案的优点是简单易行，但其缺点是仅凭患者的主观感受和（或）医生的主观评价，患者个体差异很大。

表 3-4 心功能分级

分级	依据及特点
Ⅰ级	患有心脏病，但日常活动不受限，一般活动不引起乏力、心悸、呼吸困难
Ⅱ级	患者体力活动轻度受限，休息时无症状，一般活动可出现乏力、心悸、呼吸困难或心绞痛
Ⅲ级	患者体力活动明显受限，低于平时一般活动即出现心衰症状
Ⅳ级	患者不能从事任何体力活动，休息状态下也可出现心衰症状

📚 **课堂互动**

6min 步行试验法

通过评定慢性心衰患者的运动耐力，评价心衰的严重程度和疗效。要求患者在平直走廊里尽可能快的行走，测定 6min 的步行距离，若步行距离>450m 分别轻度心衰；若步行距离在 150~450m 为中度；若步行距离<150m，表明为重度心衰。本试验除用以评价心脏的储备功能外，常用以评价心衰治疗的效果。

【辅助检查】

1. 影像学检查

（1）胸部 X 线 心力衰竭时心影常扩大，心脏扩大的程度和动态改变可间接反映心功能状态。左心衰竭时可见肺淤血征象，主要表现为肺门血管阴影增强、肺纹理增加等，肺动脉段膨出。右心衰竭时可见腔静脉扩张。

（2）超声心动图 是心衰诊断中最有价值的检查方法。能显示心腔大小变化及心瓣膜结构，并可判断心室收缩、舒张功能。

（3）放射性核素 心脏血池显影有助于判断心室腔大小、计算射血分数和左心室最大充盈速率，反映心脏舒张功能。

（4）磁共振显像 能更精确的计算收缩末期、舒张末期心室容积、心搏出量和射血分数等。

2. 创伤性血流动力学监测 常用漂浮导管（Swan-Ganz 导管）床旁测定的方法，也可通过左心导管、左室造影的方法了解心排血量（CO）、心脏指数（CI）、肺毛细血管楔压（PCWP）、肺动脉压、右室压、右房压及压力曲线，评估心脏功能。

3. 心电图检查 可见左心室、右心室或左、右心室肥厚的心电图图形。

【治疗要点】

治疗目的为防止和延缓心衰的发生，缓解患者的症状，降低死亡率，延长寿命，提高运动耐量，改善生活质量。慢性心力衰竭采取综合治疗措施，主要是积极治疗原发病，去除诱因，合理用药以减轻心脏负荷，增加心肌收缩力，降低心力衰竭代偿中的负面效应，改善预后等。

1. 一般治疗

（1）休息 限制体力活动，避免精神紧张，减轻心脏负担。

（2）饮食 低钠饮食，少食多餐，适当限制水的摄入量。

（3）吸氧 给予持续氧气吸入，流量 2~4L/min。

2. 病因治疗

（1）病因治疗 对可能导致心脏功能受损的常见疾病如高血压、冠心病、糖尿病等，在尚未造成心脏器质性改变前即应早期进行有效的治疗，如药物降压、介入手术改善冠心病心肌缺血、慢性心瓣膜病换瓣等。

（2）控制和消除诱因 针对常见心衰诱因如感染、心律失常、贫血、甲状腺功能亢进和电解质紊乱进行治疗。避免过度劳累、情绪激动等。

3. 药物治疗

（1）利尿剂 是心力衰竭治疗中最常用的药物，可减轻水肿，减轻心脏前负荷。常用利尿剂有排钾利尿剂和保钾利尿。其中排钾利尿剂包括噻嗪类利尿剂，如氢氯噻嗪、氯噻酮、吲达帕胺等。祥利尿剂，如呋塞米、依他尼酸、布美他尼等；保钾利尿剂有螺内酯、氨苯喋啶等。

（2）血管扩张剂 血管扩张剂可减轻心脏前负荷和（或）后负荷。但 20 世纪 80 年代末以来血管扩张剂已逐渐被血管紧张素转换酶抑制剂（ACEI）取代。现仅在慢性心力衰竭加重时短期应用或急性心力衰竭时应用。一般将血管扩张剂分为以下几类：扩张静脉类，如硝酸酯类（硝酸甘油、硝酸异山梨酯）；扩张小动脉类，如酚妥拉明、肼屈嗪；扩张小动脉和静脉类，如硝普钠。

（3）改善心室重塑

1）肾素-血管紧张素-醛固酮系统抑制剂：血管紧张素转换酶抑制剂（ACEI）是目前治疗慢性心衰的首选药。ACEI除发挥扩血管作用、改善心衰时的血流动力学减轻淤血症状外，更重要的是限制心肌、小血管的重塑，以达到维护心肌的功能，推迟充血性心力衰竭的进展，降低远期死亡率的目的。常用药物有卡托普利、贝那普利、培哚普利、咪达普利等。对ACEI引起的干咳不能耐受者可改用血管紧张素受体拮抗剂（ARB）。常用药物有坎地沙坦、氯沙坦、缬沙坦等。醛固酮受体拮抗剂可抑制心血管的重构、改善慢性心力衰竭的远期预后有很好的作用，常用药物有螺内酯。

2）β受体阻滞剂：目前认为β受体阻滞剂，如比索洛尔、美托洛尔等可对抗心衰代偿中交感神经兴奋的不利影响，改善心室重塑，改善预后，降低死亡率。应用时从小剂量开始，逐渐加量，适量长期维持。

（4）增加心肌收缩力 治疗心力衰竭的主要药物。

1）洋地黄类药物：具有增强心肌收缩力，减慢心率的作用，是临床上最常用的强心药物。洋地黄制剂按其作用的快慢可分为：速效制剂，如毒毛花苷K、毛花苷C（西地兰）；中效制剂，如地高辛；缓效制剂，如洋地黄毒苷等。常根据发病缓急、病情轻重而选择制剂。目前临床常用的有地高辛、毛花苷C和毒毛花苷K，对中、重度心衰，尤其对伴心房颤动、心室率快者疗效更好。

2）非洋地黄类正性肌力药：β肾上腺素能受体兴奋剂：如多巴胺、多巴酚丁胺等；磷酸二酯酶抑制剂：如氨力农、米力农等，增强心肌收缩力和心搏出量。

（5）改善心肌能量代谢 可用辅酶Q_{10}或维生素B_1等改善能量代谢。

4. 手术治疗 目前已经开展的治疗心力衰竭的手术治疗方法有背阔肌转化心肌行左室增强术、左室减压术、骨骼肌主动脉外反搏等。终末期心力衰竭患者可考虑进行心脏移植。

5. 其他 目前通过心脏再同步化治疗（CRT）联合ACEI和β受体阻滞剂的应用，显著改善了重度心力衰竭患者的预后及生存质量，使患者免于心脏移植。致病性快速心律失常患者应用植入式心脏复律除颤器可进一步降低猝死。人工辅助循环可延长终末期心力衰竭患者的生存时间。

【常用护理诊断及医护合作性问题】

1. 气体交换受损 与肺淤血有关。

2. 体液过多 与体循环淤血、水钠潴留、低蛋白血症有关。

3. 活动无耐力 与心排血量降低有关。

4. 焦虑 与病程漫长及担心预后有关。

5. 潜在并发症 洋地黄中毒、水电解质紊乱等。

【护理措施】

1. 生活护理

（1）休息与活动 休息可以减少组织耗氧量，降低心率和减少静脉回流，从而减轻心脏负担。休息期间，保持病室环境安静、舒适、空气清新，减少探视。心衰患者应根据心功能情况，合理安排其生活、休息与活动。①心功能Ⅰ级者，不限制一般体力活动，但应避免重体力劳动和剧烈运动；②心功能Ⅱ级者应适当限制体力活动，保证充足的睡眠和休息，可适当增加午睡、夜间睡眠和间歇休息时间；③心功能Ⅲ级者需严格限制体力活动，以卧床休息为主，日常生活可自理或由他人协助自理；④心功能Ⅳ级者应绝对卧床休息，日常生活由他人护理。长期卧床的患者应协助及时翻身、帮助按摩肢体、作肢体的被动活动或主动活动，用温水浸泡下肢。当心衰改善后，应鼓励患者根据个体情况尽早作适量活动，以防静脉血栓、肺栓塞等并发症的发生。

（2）饮食护理 给予低热量、低钠、高蛋白、高维生素、清淡、易消化的食物，多食蔬菜水果。少食多餐、不宜过饱，以减轻心脏负担；避免产气食物，以防膈肌上抬加重呼吸困难；限制钠盐摄入，以减轻水肿，轻度心衰钠盐摄入量在 5g/d 以下，中度心衰摄入量为 2.5~3g/d，重度心衰控制在 1g/d 以下。限制含钠量高的食品，如腌腊制品、发酵面食、海产品、罐头、味精、碳酸饮料等，可用糖、醋等调节口味以增进食欲。根据心功能不全程度和利尿效果以及电解质情况调整钠盐的摄入量。

（3）保持大便通畅 心衰患者因长期卧床、进食减少、肠道淤血、排便方式改变及焦虑等因素容易引起便秘。用力排便可增加心脏负荷，加重心衰和诱发心律失常。长期卧床患者，鼓励其主动、被动运动肢体，经常变换体位，每天顺时针方向按摩腹部数次；饮食中增加粗纤维食物，如粗粮、芹菜、水果等；必要时遵医嘱给予缓泻剂，如开塞露、镁乳等。禁忌使用大剂量液体灌肠。

2. 病情观察 严密观察患者心衰的表现如呼吸困难、肺部啰音、皮肤发绀及水肿等是否减轻；观察有无肺部感染、下肢静脉血栓等并发症征象；注意血气分析、血氧饱和度、血电解质及酸碱平衡等检查结果，有无洋地黄中毒表现等。

3. 用药护理 护士应向患者及家属讲解药物作用及不良反应，遵医嘱正确使用药物，注意药物不良反应的观察和预防。

（1）利尿剂 用药前后仔细观察水肿的变化、准确记录尿量或 24h 液体出入量、定期测量体重，以了解利尿效果。电解质紊乱是长期使用利尿剂最容易出现的不良反应。

1）密切观察药物不良反应：噻嗪类利尿剂和袢利尿剂主要不良反应为低钾血症，表现为乏力、腹胀、肠鸣音减弱、心律失常、心电图 U 波增高等，并可诱发心律失常或洋地黄中毒；其他不良反应有呕吐、腹泻、高血糖、高尿酸血症等。氨苯蝶啶不良反应有乏力、嗜睡、皮疹、胃肠道反应，长期用药可产生高钾血症，伴肾功能减退、少尿或无尿者慎用。螺内酯毒性小，可出现嗜睡、运动失调、男性乳房发育、面部多毛等，肾功能不全、高钾血症者禁用。

2）用药注意事项：①获取患者基本资料，包括体重和生命体征，以便于评价疗效。②用药期间，监测体液总容量状况，记录观察尿量与水肿消退情况。③监测血电解质水平，使用排钾利尿剂时注意观察有无低钾血症发生，同时指导患者摄入富含钾的食物，如西红柿、香蕉、柑橘、红枣、杏、马铃薯、豆类、新鲜橙汁等，必要时遵医嘱补充钾盐。口服钾时，应在饭后或与果汁一起服用，以减轻胃肠道不良反应；静脉补钾时，每 500mL 液体中氯化钾含量不宜超过 1.5g。保钾利尿剂一般与排钾利尿剂合用，不宜同时服用钾盐，肾功能不全及高钾血症者禁用。④利尿剂的应用通常以早晨或上午为宜，避免晚上用药，以免夜间频繁排尿影响休息。

（2）血管紧张素转换酶抑制剂　不良反应包括干咳、直立性低血压和头晕、一过性肾损害、皮炎、间质性肺炎、高钾血症、血管神经性水肿等。药物的使用宜从小剂量开始，逐渐增加剂量；用药期间需监测血压、血钾水平和肾功能；避免体位的突然改变。干咳不能耐受者时可改用 ARB。

（3）硝酸酯制剂　可致头痛、面红、心动过速、血压下降等，尤其是硝酸甘油静脉滴注时，应严格掌握滴速。

（4）β受体阻滞剂　不良反应有液体潴留、心衰恶化、心动过缓、低血压等。用药期间应监测心率和血压，当心率低于 50 次/分时，应暂停给药并及时报告医生。支气管哮喘、心动过缓、Ⅱ度及Ⅱ度以上房室传导阻滞者禁用，严重心力衰竭患者亦禁用。

（5）洋地黄类药　洋地黄制剂治疗量与中毒量接近，是发生洋地黄中毒的根本原因，应用洋地黄类药物的患者应加强护理。

1）禁忌证：肥厚性梗阻型心肌病、病态窦房结综合征、急性心肌梗死发生后 24h 内、严重房室传导阻滞不宜使用，洋地黄中毒或过量者绝对禁忌。

2）注意事项：①给药前向患者解释洋地黄治疗的必要性及其中毒表现。②给药前护士应询问患者有无恶心、呕吐、乏力、色视等中毒表现，并测量脉搏、心率、心律，若出现脉搏<60 次/分或节律从规则变不规则或从不规则突然变规则，可能为洋地黄中毒应暂停给药，并立即报告医生。③胺碘酮、奎尼丁、普罗帕酮、维拉帕米、阿司匹林等药物，可与洋地黄相互作用发生中毒，给药前应询问有无上述药物及洋地黄用药史；洋地黄不能与钙剂同时应用，如需要应用，两者应相隔 4h。④由于老年人、心肌缺血缺氧、电解质和酸碱平衡紊乱（尤其是低钾、低镁、高钙）、肝肾功能不全者对洋地黄类药物的耐受性更差，用药后更应严密观察。⑤如果一次漏服口服药，下一次不能补服。⑥用毛花苷 C 或毒毛花苷 K 时务必稀释后静脉注射，在 10~15min 内缓慢注射，并同时监测心率、心律及心

电图变化，记录给药时间。必要时监测血清地高辛浓度。

3）洋地黄中毒表现：①胃肠道反应：最常见，食欲不振是出现最早的中毒症状，继之可有恶心、呕吐，偶有消化道出血。②神经系统症状：洋地黄中毒的患者可出现头痛、乏力、失眠、眩晕、幻觉、黄视、绿视、红视或视力模糊、闪光等神经系统症状。③心律失常：是洋地黄中毒最重要的表现，以快速心律失常多见，最常见的是室性期前收缩，对洋地黄中毒的诊断具有重要意义，可表现为二联律、三联律，严重时会出现室扑和室颤；缓慢心律失常以二度Ⅱ型或三度房室传导阻滞较为多见；心电图ST段呈"鱼钩样"改变，见于长期服用洋地黄患者，为洋地黄效应。

4）洋地黄中毒处理：①首要措施为立即停用洋地黄类药。②低血钾者可口服或静脉补钾，停用排钾利尿剂。③纠正心律失常，快速性心律失常可用利多卡因或苯妥英钠；有传导阻滞及缓慢性心律失常者可用阿托品 0.5～1.0mg 皮下或静脉注射，必要时安置临时心脏起搏器。

（6）非洋地黄类正性肌力药　长期应用可引起心律失常，注意观察心律、心率及心电图的变化。

4. 心理护理　护理人员应多给患者心理支持以减轻患者焦虑。心力衰竭患者可感受到极大的身心社会限制并因不得不调整生活方式而倍感挫折。护理人员应鼓励患者表达他们的恐惧和担心，帮助他们采取恰当的应对技巧，并动员患者的家庭和社会支持系统为其提供恰当的支持。对焦虑较重者可遵医嘱给小剂量的镇静药。

【健康指导】

1. 生活指导　向患者及家属强调低钠饮食的重要性，指导患者进食高蛋白、高维生素、低热量、低钠、清淡易消化、富含纤维素的饮食，少量多餐，避免刺激性食物，戒烟酒，防便秘，排便时不可用力，以免增加心脏负荷而诱发心律失常。合理安排活动与休息，在心功能恢复后可从事轻体力劳动或工作，并循序渐进地进行运动锻炼，如打太极、散步等以提高活动耐力，活动量以不出现心悸、气急为原则，避免重体力劳动和剧烈运动，如擦地、登梯、快走等。

2. 疾病知识指导

（1）延缓病程指导　向患者解释心力衰竭疾病过程和对生活的影响，指导患者积极治疗原发病，控制高血压、冠心病、甲亢等。育龄妇女避孕或在医生指导下妊娠、分娩；严格遵医嘱服药，在静脉输液时主动告诉护士自己有心脏病史，以便护士控制输液速度和量；积极预防上呼吸道感染；保持心情舒畅，避免精神紧张、兴奋，寻求轻松愉悦的生活方式。

（2）用药指导　指导患者严格遵医嘱用药，不得随意增减或撤换药物。告诉患者药物的名称、作用、剂量、用法、作用与不良反应等。服用洋地黄者，教会患者测量脉率、心率，识别洋地黄中毒反应，服药前后注意观察，如出现异常及时就诊。服用血管扩张剂者，嘱咐起床动作缓慢，防止发生体位性低血压。使用排钾利尿剂的患者嘱其多进食富含钾的食品、水果。

（3）自我监测指导　指导患者观察病情变化，注意观察有无足踝部水肿、体重增加、咳嗽、气急加重、尿少、厌食饱胀、心慌、乏力等症状出现，一旦出现应及时就诊。

二、急性心力衰竭患者的护理

案例导入

护士巡视病房时，发现一输液的患者突然坐起，张口呼吸、大汗淋漓、烦躁不安、伴咳嗽、咳大量粉红色泡沫样痰。查体：两肺布满湿啰音、哮鸣音，P 142 次/分，R 34 次/分，BP 170/100mmHg，心尖部闻及舒张期奔马律。

请思考：

1. 患者出现了什么情况？

2. 你该如何配合医生处理？

急性心力衰竭是指由于心脏的结构或功能突发异常，引起心排血量在短时间内急剧下降，导致组织、器官灌注不足和急性淤血的综合征。最常见的是急性左心衰竭所引起的急性肺水肿，严重者可有心源性休克。临床上急性右心衰竭很少见，以下重点阐述急性左心衰竭。

【病因病理】

1. 病因　常见病因，如急性广泛前壁心肌梗死、乳头肌断裂、室间隔破裂穿孔；感染性心内膜炎引起的瓣膜穿孔、腱索断裂所致急性反流；其他如高血压心脏病血压急剧升高，原有心脏病基础上快速性心律失常或严重缓慢性心律失常，输液过多过快等。

2. 病理生理　由于心肌收缩力急剧下降或左室瓣膜急性反流，心排血量急剧减少，左室舒张末压迅速升高，肺静脉回流不畅，肺静脉压快速升高，肺毛细血管压升高，使血管内液体渗入到肺间质和肺泡内，形成急性肺水肿。早期可因交感神经激活，血压可升高，但随着病情持续进展，血压将逐步下降。

【临床表现】

1. 症状　患者突发极度呼吸困难，常被迫采取端坐位，呼吸频率可达每分钟 30～40 次，烦躁不安，表情恐惧，面色苍白或发绀，唇指青紫，大汗淋漓，可有濒死感；频繁的咳嗽、咳大量白色或粉红色泡沫样痰，严重时可有大量泡沫样液体由口、鼻涌出，甚至咯血。发病开始可有一过性血压升高，病情加重，血压可持续下降，甚至休克，严重者可出现意识障碍。如果不及时抢救，患者会迅速发生休克而死亡。

2. 体征 肺部听诊两肺布满哮鸣音和湿啰音，心尖部第一心音减弱，心率快，心尖部可闻及舒张期奔马律，肺动脉瓣第二心音亢进。

【辅助检查】

1. X 线检查 除原有心脏病的心脏形态改变以外，主要为肺部改变。肺水肿典型者双侧肺门可见蝶形大片云雾阴影，重度肺水肿可现大片绒毛状阴影。

2. 动脉血气分析 病情越严重，动脉血氧分压（PaO_2）降低越明显。

3. 血流动力学监护 急性左心衰时肺毛细血管楔压增高，合并休克时心排血量降低。

【治疗要点】

急性左心衰竭是内科急症，患者起病急，病情重，必须迅速采取措施以挽救患者生命，治疗关键是缓解缺氧、减轻呼吸困难、纠正心力衰竭。

1. 体位 立即协助患者采取端坐位，两腿下垂（休克患者除外），以减少回心血量，减轻心脏负荷。

2. 吸氧 积极纠正缺氧是治疗的首要环节。立即鼻导管给氧，病情较重可用呼吸机正压给氧，使肺泡内压在吸气时增加，利于气体交换，对抗组织液向肺泡内渗透。

3. 镇静 首选吗啡，可使患者镇静，并有扩张外周血管，减轻心脏负荷和减慢呼吸，缓解呼吸困难的作用。常用吗啡 3~5mg 皮下注射或缓慢静脉注射。伴颅内出血、神志不清、休克和已有呼吸抑制或合并肺部感染者禁用。

4. 扩张血管 可降低外周血管阻力，减少回心血量，减轻心脏负荷。以静脉用药为主。常用的血管扩张剂有硝酸甘油、硝普钠、酚妥拉明、重组人脑钠肽（rhBNP）等。

5. 利尿 用快速利尿剂如呋塞米 20~40mg 静脉推注，本药兼有扩张静脉的作用，可减轻心室前负荷。

6. 强心 先用利尿剂，后用洋地黄类药。可用毛花苷 C（西地兰）0.4mg 或毒毛花苷 K 0.25mg，以 5% 葡萄糖溶液 20mL 稀释后缓慢静脉注射。

7. 解除支气管痉挛 氨茶碱具有强心、利尿、平喘及降低肺动脉压等作用，对伴有支气管痉挛者可选用氨茶碱 0.25g 加入 5% 葡萄糖液 20mL 稀释后缓慢静脉注入（5min 以上）。

8. 机械辅助治疗 极危重的患者，有条件的可采用主动脉内球囊反搏和临时心肺辅助系统治疗。

【常用护理诊断及医护合作性问题】

1. 气体交换受损 与急性肺水肿影响气体交换有关。

2. 清理呼吸道无效 与呼吸道出现大量泡沫痰有关。

3. 心排血量减少 与心肌收缩力减低，心脏负荷过重有关。

4. 恐惧 与极度呼吸困难、严重的窒息感有关。

5. 潜在并发症 心源性休克。

【护理措施】

1. 生活护理 安置患者于重症监护病室，并协助患者取坐位，两腿下垂（休克者除外）。注意给患者提供合适的支撑物，保护患者的安全，防止坠床。

2. 吸氧 保证气道通畅的基础上，给予高流量（6~8L/min）氧气吸入，用20%~30%的酒精湿化，以降低肺泡内泡沫的表面张力，使泡沫破裂，改善肺泡通气。病情严重者可给予加压吸氧，必要时采用机械通气辅助呼吸。常采用呼气末正压通气（PEEP），也可采用面罩呼吸机持续加压（CPAP）给氧。通过氧疗应将血氧饱和度维持在95%以上。

3. 病情观察 严密观察患者的呼吸、脉搏、血压、心音、意识、咳嗽、咳痰、啰音、皮肤颜色、温度、尿量、精神状态及血气分析、心电监护结果等。

4. 用药护理 迅速建立两条静脉通路，遵医嘱正确使用药物，控制静脉输液速度，一般为每分钟20~30滴，注意观察药物疗效与不良反应。①应用吗啡时注意观察有无呼吸抑制、血压下降、心动过缓等不良反应。②应用利尿剂时注意水、电解质和酸碱平衡情况，严密观察尿量，严格记录24h出入液量。③应用血管扩张药严格遵医嘱用药并定时监测血压，尽量用输液泵控制滴速，根据血压调节剂量，维持收缩压在90~100mmHg。硝普钠见光易分解，应现用现配，避光输注，因含有氰化物，用药时间不宜连续超过24h。③洋地黄类药应稀释后缓慢静脉推注，同时进行心电监护，密切观察心率、心律。④氨茶碱应加入葡萄糖溶液中稀释后缓慢静脉推注，注意有无心律失常、血压下降、肌肉颤动等表现。

5. 心理护理 抢救时护理人员应表情镇静、神态自若，操作熟练，忙而不乱，使患者产生信任感和安全感。尽可能守护在患者身旁，安慰患者，告诉患者医护人员正在积极采取有效措施，病情会逐渐得到控制，消除患者的紧张、恐惧心理。与患者及家属保持密切接触，提供情感支持。

【健康指导】

向患者的家属介绍急性心力衰竭的病因和诱因，嘱患者积极治疗原有心脏疾病，避免肺部感染、输液过多过快、用力排便、情绪激动等诱因。定期复查，如出现极度呼吸困难，频繁咳嗽，咳大量粉红色泡沫痰时应立即取两腿下垂端坐位，并拨打急救电话或迅速送往医院。

复习思考

1. 心功能分几级？各级的表现特点？
2. 如何安排心力衰竭患者的休息与活动？
3. 洋地黄制剂中毒有哪些表现？
4. 洋地黄制剂中毒如何处理？

项目四　心律失常患者的护理

【学习目标】

1. 掌握常见心律失常的心电图特征、临床表现、主要护理诊断、护理措施、健康指导。

2. 熟悉常见心律失常的病因、治疗要点。

3. 了解常见心律失常的分类、发生机制。

案例导入

患者，女，45岁。反复发作心慌、胸闷6月余，每次发作持续约20min，卧床休息可自行缓解，1h前干活过程中突然出现胸闷、心悸，伴头晕、全身无力。查体：T 36.2℃，P 120次/分，R 16次/分，BP 100/60mmHg。心电图：无P波，代之以小而不规则的f波，QRS波形态正常但频率不规则。

请思考：

1. 你认为该患者可能是什么疾病？
2. 为明确诊断主要做什么辅助检查？
3. 患者目前存在的首要的护理诊断是什么？

心律失常（cardiac dysrhythmia）是指心脏冲动的频率、节律、起源部位、传导速度与激动次序的异常，使心脏的活动规律发生紊乱。

一、概述

心脏传导系统包括窦房结、结间束、房室结、希氏束、左右束支和浦肯野纤维等。窦房结是心脏正常窦性心律的起搏点，冲动在窦房结形成后，随即由结间束和普通心房肌传递抵达房室结及左心房（图3-1）。心肌传导系统接受交感与迷走神经支配。迷走神经兴奋可抑制窦房结的自律性和传导性，延长窦房结和房室结的传导时间与不应期。交感神经的作用则与迷走神经相反。当心脏的传导系统出现异常即可发生心律失常。

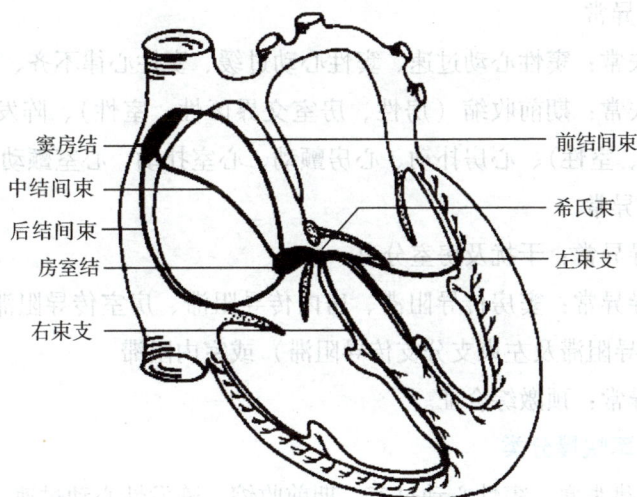

图3-1 心脏传导系统示意图

【病因】

1. 生理因素 情绪激动和体力活动、饱餐、吸烟、饮酒、喝浓茶或咖啡等情况下可发生心律失常。

2. 病理因素 ①心脏病：如冠状动脉粥样硬化性心脏病、风湿性心脏病、心肌炎、高血压心脏病、肺源性心脏病、先天性心脏病等。②非心源性病因：如自主神经性紊乱，内分泌代谢失常（如甲状腺功能亢进或低下），酸中毒和电解质紊乱（低钾血症、高钾血症或高钙血症等），洋地黄、肾上腺素、抗心律失常药过量、中暑、电击伤、颅脑病变等也可引发心律失常。

【发病机制】

1. 冲动形成异常 自主神经系统兴奋性改变或心脏传导系统的改变，均可导致窦房结的自律性升高或降低，亦会引起异位起搏点的自律性增强而发放不适当的冲动；心肌缺血、缺氧及洋地黄类药物中毒等因素可使无自律性的心肌细胞（如心房、心室肌细胞）在病理状态下出现异常自律性，从而引起各种异位心律失常。

2. 冲动传导异常 心脏两个或多个部位的传导性与应激性各不相同，相互联结形成一个有效的折返环路，冲动在环内反复循环，从而产生持续性快速的心律失常。冲动传到某处心肌时，适逢生理不应期，可形成传导阻滞。当异常旁路存在时，由心房至心室的冲动有一部分通过旁路过快的传到心室，使部分心肌提前受到激动从而产生传导紊乱，如预激综合征。

【分类】

1. 按发病机制分类

（1）冲动形成异常

1）窦性心律失常：窦性心动过速、窦性心动过缓、窦性心律不齐、窦性停搏。

2）异位心律失常：期前收缩（房性、房室交界区性、室性）、阵发性心动过速（房性、房室交界区性、室性）、心房扑动、心房颤动、心室扑动，心室颤动。

（2）冲动传导异常

1）生理性传导异常：干扰及房室分离。

2）病理性传导异常：窦房传导阻滞、房内传导阻滞、房室传导阻滞、束支或分支阻滞（左、右束支传导阻滞及左束支分支传导阻滞）或室内阻滞。

3）激动传导异常：预激综合征。

2. 按发作时心率快慢分类

（1）快速性心律失常　窦性心动过速、期前收缩、阵发性心动过速、房颤等。

（2）缓慢性心律失常　窦性心动过缓、窦性停搏、房室传导阻滞等。

二、窦性心律失常

心脏的正常起搏点位于窦房结，其频率为每分钟 60~100 次（成人），由窦房结冲动引起的心律称为窦性心律。正常窦性心律的心电图特征是：①P 波在 Ⅱ、Ⅲ、aVF 导联直立，aVR 导联倒置；②PR 间期为 0.12~0.20 秒；③P-P 间距相差不超过 0.12 秒；④成人心率 60~100 次/分。

【窦性心动过速】

窦性心动过速（sinus tachycardia）是指成人窦性心律频率 100~150 次/分。

1. 病因　生理状态下见于健康人吸烟、饮茶、饮酒、剧烈运动及情绪激动。病理状态见于发热、甲亢、贫血、休克、充血性心力衰竭等。应用肾上腺、阿托品等药物亦可引起窦性心动过速。

2. 临床表现　轻症者无自觉症状。心率增快明显时，患者自感心悸、烦躁不安。听诊心率快而规则，心率多在 100~180 次/分。

3. 心电图特点　窦性 P 波规律出现，P 波后必有 QRS 波，P-P 间期<0.6 秒（图 3-2）。

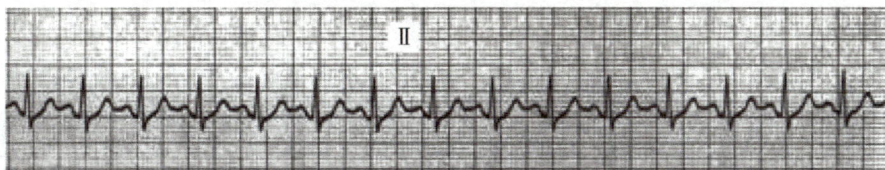

图 3-2　窦性心动过速

4. 治疗要点　轻者治疗原发病，去除诱因。症状明显者可对症处理：①地西泮 2.5mg，每日 3 次口服；②β 体阻滞剂如普萘洛尔 5~10mg，每日 3 次口服。

【窦性心动过缓】

窦性心动过缓（sinus bradycardia）是指成人窦性心律的频率低于 60 次/分。

1. 病因　生理状态见于老年人、运动员与健康人睡眠状态。病理状态见于颅内高压、心肌炎、心肌病、冠心病、甲状腺功能低下、低温、阻塞性黄疸以及应用拟胆碱药物、洋地黄中毒等。

2. 临床表现　轻者一般无症状，心率低于 40 次/分，可出现头晕、乏力、胸闷，严重时可出现心力衰竭、心绞痛、低血压、晕厥等。听诊心率慢而规则。

3. 心电图特点　窦性 P 波缓慢出现，P 波后必有 QRS 波，P-P 间隔>1.0 秒，窦性心动过缓往往合并窦性心律不齐（图 3-3）。

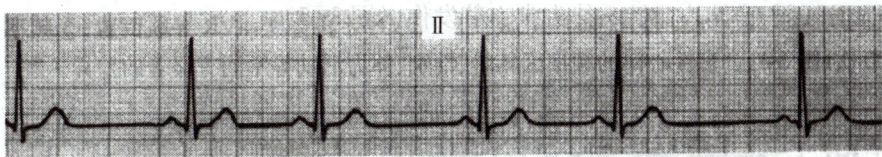

图 3-3　窦性心动过缓

4. 治疗要点　治疗重点是去除病因。当心率过慢症状明显时可选用：①麻黄素 25mg，每日 3 次口服；②阿托品 0.3~0.6mg，每日 3 次口服；③药物不能缓解者可考虑安置心脏起搏器。

【窦性停搏】

窦性停搏（sinus pause）是指在规律的窦性心律中，窦房结在一段时间内停止发放冲动，由低位起搏点发出逸搏或逸搏心律控制心室。

1. 病因　见于迷走神经张力增高、颈动脉窦过敏、一些器质性心脏病、药物中毒如强心苷、奎尼丁、β 受体阻滞剂等。

2. 临床表现　患者常可发生头晕、眩晕、心源性晕厥甚至抽搐。

3. 心电图特点　正常 PP 间期显著延长，期间无 P 波发生；或 P 波与 QRS 波群均不出现，长的 PP 间期与基本的窦性 PP 间期无倍数关系。长时间的窦性停搏后，可形成逸搏或逸搏心律（图 3-4）。

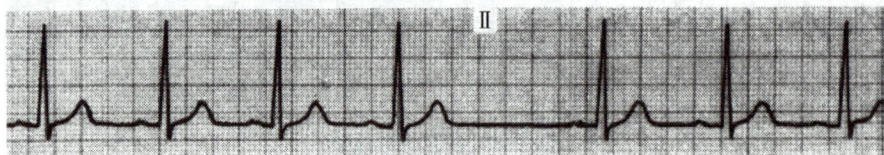

图 3-4　窦性停搏

4. 治疗要点　症状明显者应考虑安装人工心脏起搏器。

【病态窦房结综合征】

病态窦房结综合征（sick sinus syndroms，SSS）简称病窦综合征，是由窦房结病变导致功能减退，产生多种心律失常的综合表现。

1. 病因　各种器质性心脏病如冠心病、心肌病、心肌炎、风湿性心瓣膜病、先天性心脏病、甲状腺功能减退等。

2. 临床表现　轻者出现发作性头晕、乏力、心绞痛等心脑供血不足的症状，重者可出现阿-斯综合征。

3. 心电图特点　①非药物引起的持续性窦性心动过缓，每分钟 50 次以下；②窦房传导阻滞与房室传导阻滞并存；③窦性停搏与窦房传导阻滞并存；④心动过缓-心动过速综合征，心动过缓与房性快速性心律失常交替发作（图 3-5）。

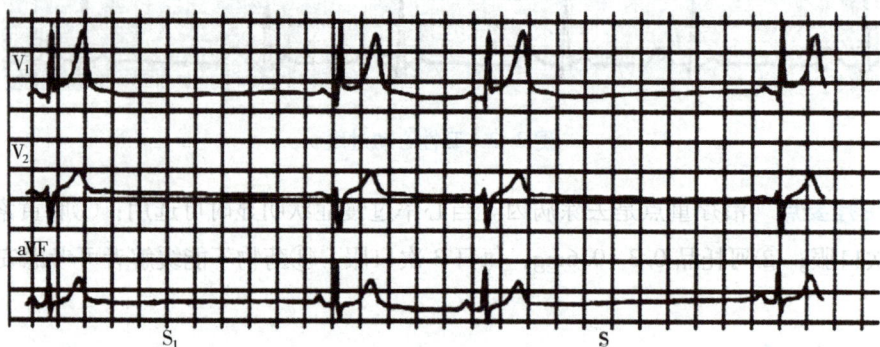

图 3-5　病态窦房结综合征（3：2 窦房传导阻滞）

4. 治疗要点　无症状者密切观察；有症状者选择心脏起搏治疗。应用起搏器治疗后，患者仍有心动过速发作时，可同时应用抗心律失常药物。

三、异位心律失常

【期前收缩】

期前收缩（premature beats）又称期前收缩，由于异位起搏点兴奋性增高，发出的冲动提前且控制心脏收缩，是临床上最常见的心律失常。按其起源部位不同，分为房性、房室交界性、室性三类，其中以室性最为常见。

1. 病因 可见于健康人，如过度疲劳、情绪紧张、过多吸烟，饮茶或饮酒时。也可见于各种心脏病患者，如冠心病、高血压心脏病、风湿性心脏病、心肌炎、心肌病等。此外，药物（如洋地黄、奎尼丁、三环类抗抑郁药中毒等）、电解质紊乱亦可引起期前收缩。

2. 临床表现 偶发的期前收缩可无症状，部分患者可有心悸或心搏漏跳感。当期前收缩连续出现时，可有心悸、乏力、头晕、胸闷、心绞痛、甚至晕厥等症状。听诊心律不齐，期前收缩后出现较长的间歇，第一心音常增强，第二心音相对减弱甚至消失。

3. 心电图特点

（1）**房性期前收缩** ①提前出现 P′ 波，形态与窦性 P 波略有不同；②P′-R 间期≥0.12 秒；③P′波后的 QRS 波形态多正常，之后常可见一不完全代偿间歇（图 3-6）。

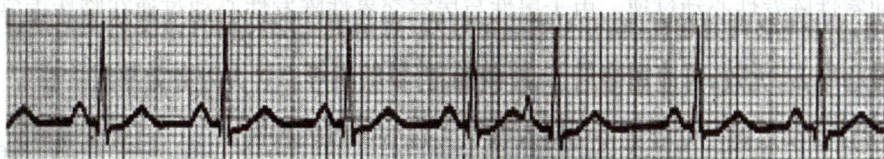

图 3-6 房性期前收缩

（2）**房室交界性期前收缩** ①提前出现的 QRS-T 波群，形态与窦性激动的 QRS-T 波群基本相同；②逆行 P′ 波可出现于 QRS 波群前、后或埋于 QRS 波群中；③P′-R 间期<0.12 秒或 R-P′间期<0.20 秒；④之后可见一完全代偿间歇。

（3）**室性期前收缩** ①提前出现 QRS-T 波群，其前无相关 P 波；②提前出现的 QRS 波形态异常，时限≥0.12 秒；③T 波与 QRS 波群主波方向相反；④之后可见一完全代偿间歇（图 3-7）。

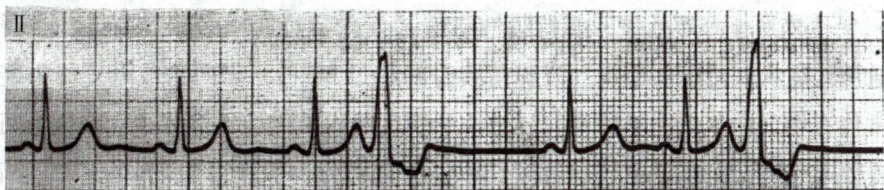

图 3-7 室性期前收缩

室性期前收缩可表现偶发（<5 次/分）或频发（>5 次/分）。若期前收缩与窦性搏动前后规律出现，称为联律。每个窦性搏动后出现一个期前收缩，称为二联律；每两个窦性搏动后出现一个期前收缩称为三联律。连续出现两个期前收缩称为成对期前收缩。同一导联心电图上各期前收缩的形态不同称为多源性期前收缩。期前收缩的 R 波落在前一个心动周期的 T 波上称为 RonT 现象。

4. 治疗要点

（1）积极治疗病因　改善心肌供血，控制心肌炎症，纠正电解质紊乱，防止情绪紧张，避免过度疲劳等。

（2）药物治疗　症状不明显者，且无器质性心脏病，不必使用药物治疗；症状明显者常选用美西律、普罗帕酮等药物治疗；急性心肌梗死并发室性期前收缩常用利多卡因或 β 受体阻滞剂；强心苷中毒所致的室性期前收缩可选用苯妥英钠或利多卡因并及时补钾。

【阵发性心动过速】

阵发性心动过速（paroxysmal tachycardia）是一种阵发、快速而规律的异位心律，由 3 个或 3 个以上连续发生的期前收缩形成。根据异位起搏点的部位不同，可分为房性、房室交界性和室性阵发性心动过速。由于房性与房室交界性阵发性心动过速在临床上常难以区别，故统称为室上性阵发性心动过速，简称室上速。

1. 病因

（1）阵发性室上性心动过速　常见于无器质性心脏病患者，亦可见于甲亢、洋地黄中毒等情况。

（2）阵发性室性心动过速　常见于器质性心脏病患者，尤其是心肌梗死，也可见于心肌炎、心肌病、风湿性心脏病等。此外，电解质紊乱、洋地黄中毒、奎尼丁或胺碘酮中毒，心脏手术中亦可出现。

2. 临床表现

（1）室上性阵发性心动过速　突然发作、突然终止，持续时间长短不一。发作时患者可感心悸、头晕、胸闷、心绞痛，严重者发生晕厥、黑矇、心力衰竭、休克。听诊心律规则，心率可达 150~250 次/分，心尖部第一心音强度一致。

（2）室性阵发性心动过速　非持续性室速（发作持续时间短于 30 秒，能自行终止）的患者通常无症状。持续性室速（发作持续时间超过 30 秒，需药物或电复律方能自行终止）则常伴有明显血流动力学障碍，导致心、脑、肾血液供应骤然减少，临床上可出现心绞痛、呼吸困难、低血压、少尿、晕厥、休克甚至猝死。听诊可出现第一、二心音分裂，心律稍不规则。

3. 心电图特点

（1）室上性阵发性心动过速　①频率 150~250 次/分，节律规则；②QRS 波形态正常（伴有室内差异性传导或原有束支传导阻滞者可增宽变形）；③P 波常不易辨认（图 3-8）。

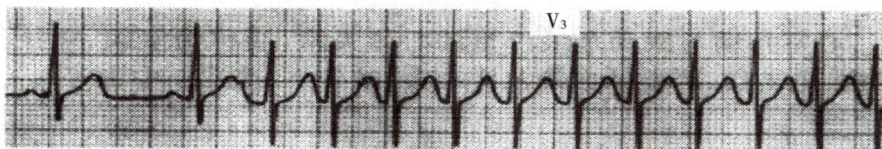

图 3-8　阵发性室上性心动过速

（2）室性阵发性心动过速　①频率一般为 140~220 次/分，节律不规则；②QRS 波宽大畸形，时限大于 0.12 秒，继发 ST-T 改变，T 波方向常与 QRS 波主波方向相反；③如能发现 P 波，则 P 波与 QRS 波无关，有房室分离现象（图 3-9）。

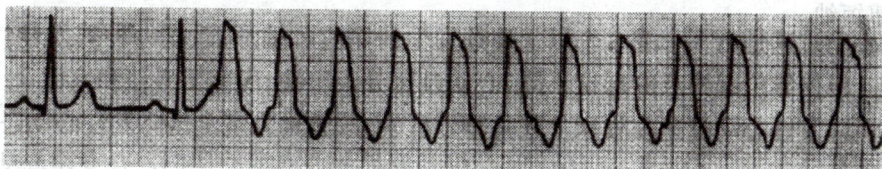

图 3-9　阵发性室性心动过速

4. 治疗要点

（1）室上性阵发性心动过速　若血压和心功能正常可选择刺激迷走神经法：①刺激咽喉部诱发恶心呕吐；②按摩一侧颈动脉窦或压迫一侧眼球（青光眼或高度近视者禁用）大约 5~10 秒；③Valsalva 动作（深吸气后屏气，再用力作呼气动作）。药物治疗可选择腺苷，无效时改为静脉滴注维拉帕米、地尔硫卓等。药物治疗无效者，行射频消融术、食管心房调搏术、电烧灼疗法等。以上方法无效时可采用同步直流电复律术。

（2）室性阵发性心动过速　器质性心脏病患者应首先对因治疗。无器质性心脏病患者出现无症状的非持续性室速，治疗同室性期前收缩；持续性室速者无论有无器质性心脏病，均应治疗，可选用利多卡因、普罗帕酮、胺碘酮、溴苄胺等静脉用药。药物治疗无效或患者病情危急，应迅速施行同步直流电复律术。

【心房扑动和心房颤动】

心房扑动（atrial flutter）是指心房内异位节律点自律性增高，快而规则地发放冲动，引起快而协调的心房收缩。心房颤动（atrial fibrillation）是心房发生快而不规则的冲动，引起心房内各部分肌纤维不协调地乱颤，心房丧失了正常的、规则的、协调的、有效的机械性收缩。

1. 病因

（1）心房扑动　可见于无器质性心脏病患者，也可见于各种器质性心脏病，以风湿性心脏病最常见。

（2）心房颤动　可见于正常人，在情绪激动、手术后、运动或急性乙醇中毒时发生，多在 8h 内自行终止，恢复为窦性心律；也可见于心脏和肺部疾病患者，如风湿性心脏病、冠状动脉粥样硬化性心脏病、高血压心脏病等。

2. 临床表现

（1）心房扑动　心室率不快时，患者可无症状，心室率过快时可诱发心绞痛与充血性心力衰竭。体检可见快速的颈静脉扑动。

（2）心房颤动　症状轻重受心室率快慢的影响。多有心悸、胸闷、乏力，严重者可发生心力衰竭、休克、晕厥及心绞痛发作，心房内附壁血栓脱落可引起脑栓塞、肢体动脉栓塞、视网膜动脉栓塞等而出现相应的临床表现。体检第一心音强弱不等，心室律绝对不规则，脉搏短绌。

3. 心电图特点

（1）心房扑动　①P 波消失，代之以间隔均匀、振幅相等、形状相似的 F 波（扑动波），频率 250~350 次/分钟；②QRS 波群与 F 波成某种固定的比例，心室律规则，最常见的比例为 2∶1；有时比例关系不固定，则引起心室律不规则；③QRS 波形态一般正常（图 3-10）。

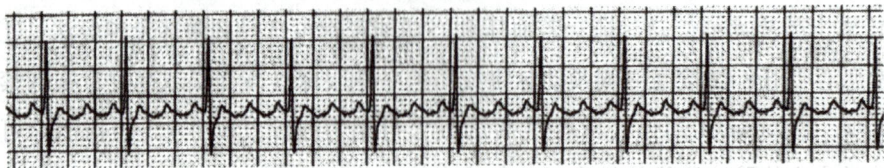

图 3-10　心房扑动

（2）心房颤动　①P 波消失，代之以间隔不均匀、振幅不等、形状不同的 f 波，频率 350~600 次/分钟；②QRS 波群间隔绝对不规则，心室率通常在 100~160 次/分钟；③QRS 波形态一般正常（图 3-11）。

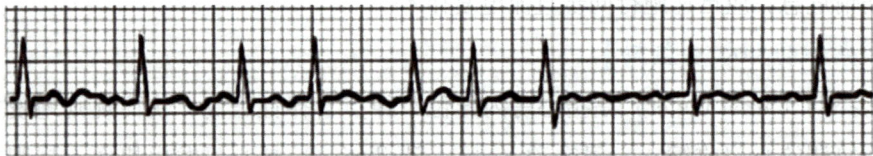

图 3-11　心房颤动

4. 治疗要点

（1）心房扑动　主要针对原发病进行治疗，如风湿活动期抗风湿治疗。控制心室率可选用药物如普罗帕酮、胺碘酮、维拉帕米等。最有效的方法是同步直流电复律。对以上方法无效的患者可行导管消融治疗。

（2）心房颤动　积极治疗原发病。若症状不明显，仅休息和对症治疗。若症状显著，应迅速治疗，减慢心室率可选用药物胺碘酮、普罗帕酮、维拉帕米、洋地黄制剂等。药物无效时可选用导管消融术、植入起搏器等，最有效的方法是同步直流电复律。慢性房颤有较高的栓塞发生率，如无禁忌证应采用抗凝治疗，药物有阿司匹林、华法林等。

【心室扑动和心室颤动】

心室扑动（ventricular flutter）与心室颤动（ventricular fibrillation）简称室扑与室颤，起搏点在心室，心室肌如此活动导致心脏无排血，心、脑等器官和周围组织血液灌注停止，是致命的心律失常。

1. 病因 常见于器质性心脏病、意外事件、药物中毒及其他疾病临终前的状态，如急性心肌梗死、心肌病、触电、严重低血钾及洋地黄制剂、胺碘酮、奎尼丁中毒等。

2. 临床表现 心室扑动与颤动的临床表现无差别，一旦发生，立即出现意识丧失、抽搐、心跳呼吸停止。听诊心音消失，脉搏、血压测不到。若不及时抢救，患者迅速死亡。

3. 心电图特点

（1）心室扑动 ①QRS-T波群消失，代之以连续、相对规则、振幅较大的正弦波；②频率为150~300次/分钟（图3-12）。

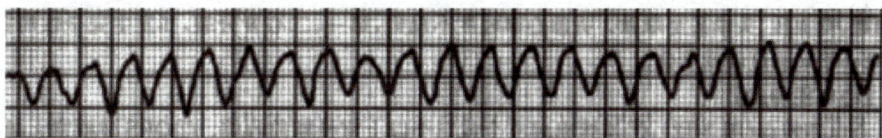

图3-12 心室扑动

（2）心室颤动 ①QRS-T波群完全消失，代之为连续快速、大小不等、极不规则的波形；②频率为150~500次/分钟（图3-13）。

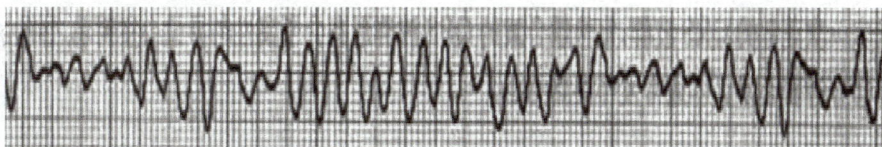

图3-13 心室颤动

4. 治疗要点 应争分夺秒进行抢救，包括胸外心脏按压、人工呼吸及药物复苏。如心电图示高大的颤动波，频率快，应立即采用非同步直流电复律。

四、心脏传导阻滞

心脏传导阻滞是指冲动在心脏传导系统的任何部位传导时发生减慢或阻滞。包括窦房传导阻滞、房室传导阻滞及室内传导阻滞。本节重点叙述房室传导阻滞。

【房室传导阻滞】

房室传导阻滞（atrioventricular block，AVB）是指冲动从心房传入心室的过程中出现不同程度的阻滞。根据阻滞的程度分为三度，第一度、第二度称为不完全性房室传导阻滞，第三度称为完全性房室传导阻滞。第二度房室传导阻滞又分为 Ⅰ 型（文氏现象和莫氏 Ⅰ 型）和 Ⅱ 型（莫氏 Ⅱ 型），Ⅱ 型易发展成完全性房室传导阻滞。

1. 病因 部分正常人可发生不完全性房室传导阻滞。病理状态下最常见的病因为器质性心脏病，如冠心病、心肌炎、风湿热、心内膜炎、心肌病、高血压等。洋地黄中毒、电解质紊乱、心脏手术、甲状腺功能低下等也是常见原因。

2. 临床表现 一度房室传导阻滞患者常无症状，听诊第一心音减弱；二度 Ⅰ 型患者可有心悸与心搏脱漏感，听诊第一心音减弱；二度 Ⅱ 型患者可有乏力、头晕、胸闷、活动后气急、短暂晕厥感，听诊第一心音强度恒定；三度房室传导阻滞患者可出现心力衰竭和脑缺血症状，严重时出现阿-斯综合征，甚至猝死，听诊心率慢而规则，第一心音强弱不等，可听到响亮而清晰的第一心音（大炮音）。

3. 心电图特点

（1）一度房室传导阻滞 ①P-R 间期>0.20 秒；②每个 P 波后均有 QRS 波群（图 3-14）。

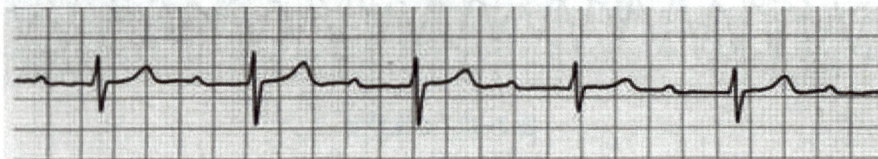

图 3-14　一度房室传导阻滞

（2）二度房室传导阻滞

1）二度 Ⅰ 型房室传导阻滞：①P-R 间期逐渐延长，直至 P 波后 QRS 波群脱落一次，周而复始；②最常见的房室传导比例为 3：2 或 5：4（图 3-15）。

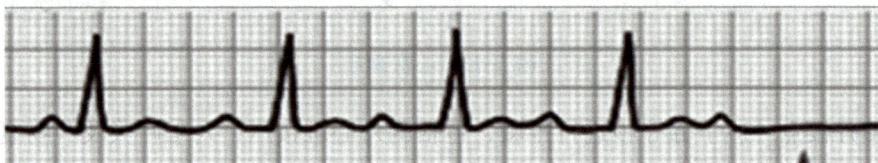

图 3-15　二度 Ⅰ 型房室传导阻滞

2）二度 Ⅱ 型房室传导阻滞：①P-R 间期固定，可正常或延长；②部分 P 波后 QRS 波群脱落，呈 2：1 或 3：1 脱落（图 3-16）。

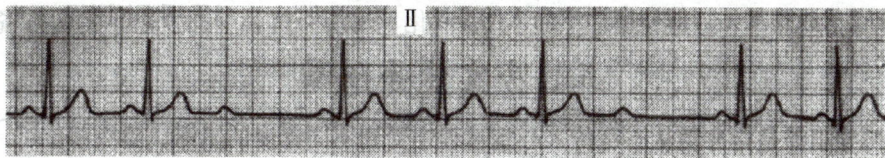

图 3-16 二度Ⅱ型房室传导阻滞

（3）三度房室传导阻滞 ①P-P 间隔相等，R-R 间隔相等，P 波与 QRS 波群无关；②P 波频率大于 QRS 波频率；③心室起搏点在希氏束分支以上 QRS 波群形态可正常（图 3-17），起搏点在希氏束分支以下 QRS 波增宽畸形。

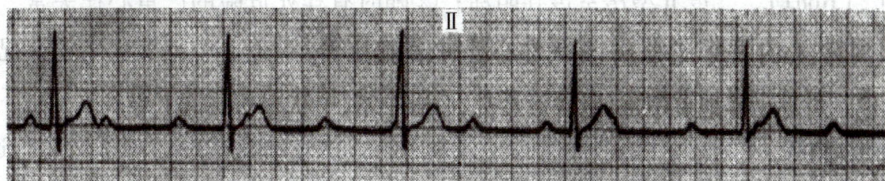

图 3-17 三度房室传导阻滞

4. 治疗要点 一度和二度Ⅰ型房室传导阻滞心室率不慢且无临床症状者，无需特殊治疗。二度Ⅱ型和三度房室传导阻滞伴心室率缓慢者，应及时提高心室率以改善症状，常用药物阿托品、异丙肾上腺素等。心室率<40 次/分钟，症状严重患者，特别是有阿-斯综合征发作者，应选择临时或埋藏式心脏起搏治疗。

五、心律失常患者的护理

【常用护理诊断及医护合作性问题】

1. 活动无耐力 与心律失常导致心排血量减少、组织脏器供血不足有关。

2. 有受伤的危险 与心律失常引起的头晕、晕厥有关。

3. 焦虑 与心律失常反复发作、疗效不佳、缺乏相应的知识有关。

4. 潜在并发症 心力衰竭和猝死。

5. 知识缺乏 与缺乏心律失常的预防保健知识有关。

【护理措施】

1. 生活护理

（1）休息与活动 对无器质性心脏病的心律失常患者，鼓励其正常工作和生活，注意劳逸结合，避免过度疲劳；与患者及家属同共同制定活动计划，告知患者限制最大活动量的指征。对室性阵发性心动过速、二度Ⅱ型及三度房室传导阻滞等严重心律失常发作时，应绝对卧床休息。当心律失常发作导致胸闷、心悸、头晕时，嘱患者采取高枕卧位、半坐位或其他舒适体位，尽量避免左侧卧位，因左侧卧位可使患者感到心脏的搏动而加重不适感。

（2）饮食护理 选择低热量、低脂、易消化、清淡、富营养的食物，少食多餐，避免过饱。保持大便通畅，切忌屏气用力，以免兴奋迷走神经加重心动过缓。

（3）吸氧 对伴有气促、发绀等缺氧指征的患者，给予氧气持续吸入，多采用 2~4L/min 的流量。

2. 病情观察 监测生命体征、皮肤颜色、温度、尿量、心电图、电解质等，判断心律失常的类型；观察有无头晕、晕厥、气急、烦躁不安等表现。对出现严重心律失常的患者必须进行心电监护，密切观察并记录有无引起猝死的危险征兆：①潜在的引起猝死危险的心律失常，如频发性、多源性、成联律的室性期前收缩，或室性期前收缩落在前一心搏的 T 波上（RonT）、二度Ⅱ型房室传导阻滞；②随时有猝死危险的严重心律失常，如室性阵发性心动过速、心室扑动、心室颤动、三度房室传导阻滞等。一旦发现上述情况应立即报告医生，配合紧急处理。

3. 用药护理 严格遵医嘱给予抗心律失常药物，注意给药途径、剂量、给药速度等。口服药应按时按量服用，漏服时不补服，以防发生中毒反应。静脉注射时速度应缓慢，必要时心电监测。抗心律失常药物适应证、不良反应及注意事项（表3-5）。

表3-5 常用抗心律失常药物适应证、不良反应及注意事项

名称	适应证	不良反应	注意事项
奎尼丁	房颤、心动过速	对心脏的毒性反应较严重，可致心力衰竭、Q-T 间期延长、诱发室速甚至室颤而发生奎尼丁晕厥	给药前需测量患者的血压、心率、心律，如血压低于 90/60mmHg、心率慢于 60 次/分或心律不规则时，须与医生联系
普罗帕酮	室上性心动过速	恶心、呕吐、眩晕、视力模糊、房室传导阻滞、诱发和加重心力衰竭等	餐时或餐后服用可减少胃肠道刺激
利多卡因	室性期前收缩、室速、室颤	大剂量使用可引起呼吸抑制、低血压、房室传导阻滞等	注意给药的剂量和速度，不可过快过量
普萘洛尔	室速、室上速	可引起心动过缓、房室传导阻滞等	在给药前应测量患者的心率，当心率低于 50 次/分时应及时停药
胺碘酮	房颤、心动过速、房早	肺纤维化，可有胃肠反应、肝功能损害、心动过缓、房室传导阻滞、低血压等	
维拉帕米	房早、室上速	恶心、呕吐、眩晕、皮疹、低血压、心动过缓、房室传导阻滞等	严重心衰、高度房室传导阻滞及低血压者禁用

4. 对症护理 心律失常发作患者出现头晕、晕厥时，应预防外伤。患者一旦有头晕、黑矇等，应立即平卧，以免跌倒；松解衣领，头部放低，以改善脑部循环；吸氧保护重要

脏器。当患者突然出现猝死先兆，应立即停止活动，半卧位，氧气吸入，密切观察患者的意识状态及生命体征变化，进行心电监护并通知医生，做好抢救准备；建立静脉通道，备好纠正心律失常的抢救药品、除颤器、临时起搏器等。当患者出现意识丧失、抽搐、大动脉搏动消失、呼吸停止、瞳孔散大等猝死表现时，立即配合医生进行心肺复苏、非同步直流电复律等。

5. 心理护理 向患者解释焦虑和恐惧情绪不仅加重心脏负荷，更易诱发或加重心律失常，说明心律失常的可治性，解除其思想顾虑。鼓励患者说出焦虑的原因，评估焦虑程度，焦虑程度严重者，按医嘱适当使用镇静、抗焦虑药。指导患者采用放松技术，如全身肌肉放松、缓慢深呼吸。鼓励患者参加力所能及的活动或适当的娱乐，如读书看报、听音乐等分散注意力。

【健康指导】

1. 生活指导 嘱患者注意劳逸结合、生活规律；无器质性心脏病者，应积极参加体育锻炼，调整自主神经功能；有器质性心脏病者，则根据心功能情况适当活动。指导患者戒烟酒，避免摄入刺激性食物如咖啡、浓茶等；饮食应低脂、易消化、富营养、少食多餐，避免饱餐，保持大便通畅。心动过缓患者避免排便时屏气。指导患者保持乐观、稳定的情绪；分散注意力，不过分注意心悸的感受；使患者和家属理解良性心律失常对人体主要是心理的影响。有晕厥史的患者避免从事驾驶、高空作业等有危险的工作，有头昏、黑矇时立即平卧，以免晕厥发作时摔伤。教会患者及家属测量脉搏的方法，以利于病情自我监测；嘱患者每日至少测脉搏1次，每次应在1分钟以上；教会患者家属心肺复苏技术，以备紧急需要时应用。定期随访，经常复查心电图，及早发现病情变化。

2. 疾病知识指导 向患者及家属讲解心律失常的常见病因、诱因及防治知识。说明服用抗心律失常药物的重要性，告知患者遵医嘱按时按量服药，不可随意增减药量或撤换药物，教会患者观察药物疗效和不良反应，有异常时及时就诊。对安装人工心脏起搏器的患者及家属做好相应的指导。

项目五 冠状动脉粥样硬化性心脏病患者的护理

【学习目标】

1. 掌握心绞痛、心肌梗死的临床表现、护理诊断、护理措施，能够对冠心病患者实施健康教育。

2. 熟悉心绞痛、心肌梗死的病因、治疗要点和辅助检查。

3. 了解心绞痛、心肌梗死的发病机制。

案例导入

患者，男，58岁。心绞痛病史2年。心前区疼痛加重，连续舌下含服硝酸甘油未缓解2h。疼痛向左肩部放射，且伴大汗、胸闷、呼吸困难急诊入院。体格检查：T 37.5℃，P 120次/分，BP 90/60mmHg。患者神志清、表情痛苦、呼吸急促。心电图示：Ⅱ、Ⅲ、aVF导联ST段明显抬高，有宽而深Q波。

请思考：

1. 你认为该患者可能是什么疾病？
2. 为明确诊断还可以做哪些辅助检查？
3. 患者目前存在的首要的护理诊断是什么？
4. 作为接诊者，你将采取什么措施可使患者减轻痛苦？

冠状动脉粥样硬化性心脏病（coronary atherosclerotic heart disease）是指冠状动脉粥样硬化，使管腔狭窄、甚至阻塞，导致心肌缺血缺氧而引起的心脏病，与冠状动脉功能性改变（痉挛）一起，统称为冠状动脉性心脏病（coronary heart disease），简称冠心病，亦称缺血性心脏病（ischemic heart disease）。

【病因】

1. 年龄和性别　多见于40岁以上的中、老年人，男性多于女性，女性在更年期后发病率增加。

2. 血脂异常　脂质代谢异常是动脉粥样硬化最重要的危险因素。目前认为与动脉粥样硬化形成关系最密切的血脂异常是：高胆固醇、高甘油三酯、高低密度脂蛋白和极高低密度脂蛋白、低高密度脂蛋白。

3. 高血压　高血压患者患病率较血压正常者高3~4倍，冠心病患者60%~70%有高血压、糖尿病和糖耐量异常。

4. 吸烟　吸烟可造成动脉壁含氧量不足，促使动脉粥样硬化的形成。吸烟者本病的发病率和病死率较不吸烟者高出2~6倍，且与每日吸烟量成正比。

5. 其他　肥胖、体力活动过少、遗传、A型性格、饮食方式、感染等也与本病有关。

【临床分型】

根据冠状动脉病变的部位、范围、心肌缺血程度，可将冠心病分为以下各型：

1. 无症状型冠心病　又称隐匿型，临床无症状，心电图有心肌缺血的改变，心肌无明显组织形态学改变。

2. 心绞痛　有发作性胸骨后疼痛，为一过性心肌供血不足引起，心肌可无组织形态学改变或伴有纤维化改变。

3. 心肌梗死　由于冠状动脉闭塞以致心肌急性缺血性坏死。

4. 缺血性心肌病型冠心病 表现为心脏增大、心力衰竭和心律失常，为长期缺血或坏死导致心肌纤维化而引起。临床表现与扩张型心肌病类似。

5. 猝死 因原发性心脏骤停而死亡。

一、心绞痛患者的护理

心绞痛（angina pectoris）是因冠状动脉供血不足，导致心肌急剧的、暂时的缺血与缺氧所引起的以发作性胸痛或胸部不适为主要表现的临床综合征。

【病因与发病机制】

1. 病因 目前引起心绞痛最常见的原因是冠状动脉粥样硬化引起血管管腔狭窄和（或）痉挛。其次是重度主动脉瓣狭窄或关闭不全、肥厚型心肌病、先天性冠状动脉畸形、冠状动脉扩张症、冠状动脉栓塞等。

2. 发病机制 正常情况下，冠状动脉有很大的储备量，在剧烈活动或情绪激动等情况下，冠脉可适当扩张，血流量增加，以满足心肌需求。当冠脉狭窄时，在劳累、激动等心肌需血量增加的情况下，冠脉不能有效扩张增加心肌供血；或冠脉痉挛时，血流量进一步减少，最终心肌缺血缺氧。当心肌缺血、缺氧时可引起疼痛，致痛因素可能是心肌内积聚过多代谢产物，如乳酸、丙酮酸、磷酸等酸性物质，或类激肽的多肽类物质，刺激心脏自主神经传入纤维并反映至大脑，从而产生疼痛。

【临床表现】

1. 症状 以发作性胸痛为主要临床表现，其特点为：

（1）部位 位于胸骨体上段或中段之后，可波及心前区，有手掌大小范围，甚至横贯前胸，界限不很清楚。常放射至左肩、左臂内侧达无名指和小指，或至咽、颈、背、上腹部等（如图 3-18）

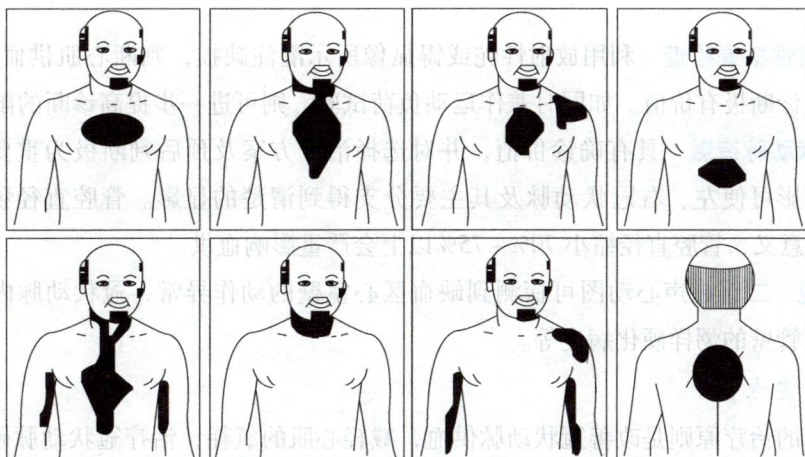

图 3-18 心绞痛的发生部位示意图

（2）性质　常为压迫、发闷或紧缩性，也可有堵塞、烧灼感，偶伴濒死感。

（3）诱因　常因体力劳动或情绪激动（如愤怒、焦虑、过度兴奋）所诱发，也可在饱餐、寒冷、阴雨天气、吸烟、心动过速时发病。

（4）持续时间　疼痛出现后逐步加重，一般可持续 1~5min。疼痛可数天、数周发作一次，亦可一日内多次发作。

（5）缓解方式　多于停止原来的活动后即缓解和（或）舌下含服硝酸甘油几分钟内缓解。

2. 体征　一般无异常体征。心绞痛发作时常出现面色苍白、表情焦虑、皮肤湿冷或出汗、血压升高、心率增快。

【辅助检查】

1. 心电图　是诊断心绞痛最常用的检查方法。约有半数患者静息心电图在正常范围，也可出现非特异性 ST-T 改变。心绞痛发作时常可出现暂时性心肌缺血性的 ST 段下移0.1mV 以上（如图 3-19），发作缓解后恢复；有时出现 T 波倒置。对可疑冠心病患者可采用运动负荷实验及 24h 动态心电图监测，能明显提高缺血性心电图的检出率。

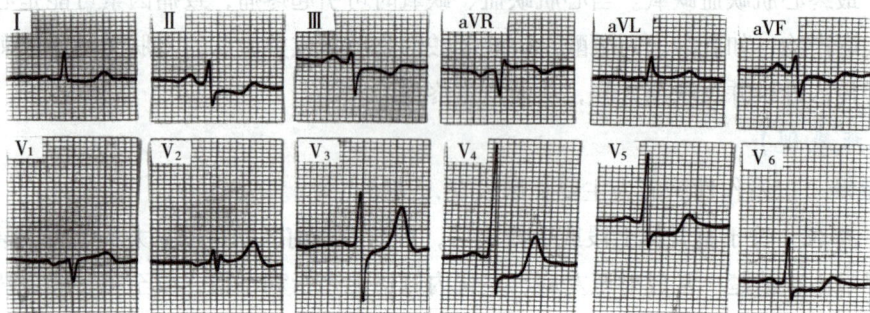

图 3-19　心绞痛发作时心电图

2. 放射性核素检查　利用放射性铊或锝显像所示灌注缺损，判断心肌供血不足部位，对心肌缺血诊断极有价值。如同时兼作运动负荷试验，则可进一步提高诊断的阳性率。

3. 冠状动脉造影　具有确诊价值，并对选择治疗方案及预后判断极为重要。选择性冠状动脉造影可使左、右冠状动脉及其主要分支得到清楚的显影。管腔直径狭窄 50%~70% 有一定意义，管腔直径缩小 70%~75% 以上会严重影响血供。

4. 其他　二维超声心动图可探测到缺血区心室壁的动作异常，冠状动脉内的超声显像可显示血管壁的粥样硬化病变等。

【治疗要点】

心绞痛的治疗原则是改善冠状动脉供血，减轻心肌的氧耗，治疗冠状动脉硬化。治疗目的为缓解症状，提高活动耐力，改善生活质量，阻止或延缓心肌梗死的发生，降低死亡率和住院率。

1. 发作期 立即安置患者休息，舌下含服硝酸甘油制剂，如硝酸甘油、硝酸异山梨醇酯。必要时吸氧或使用镇静剂。

2. 缓解期 避免各种诱发因素，使用作用持久的抗心绞痛药物，如硝酸酯类、β-受体阻滞剂、钙通道阻滞剂等。对符合适应证的心绞痛患者可行经皮腔内冠状动脉成形术（PTCA）、冠脉内支架植入术等。对病情严重、药物治疗效果不佳且经冠状动脉造影后显示不适合介入治疗者，应及时行冠状动脉旁路移植手术（冠状动脉搭桥术）。

【常用护理诊断及医护合作性问题】

1. 急性疼痛 与冠脉供血不足，导致心肌缺血、缺氧有关。

2. 潜在并发症 心肌梗死。

3. 知识缺乏 缺乏冠心病、心绞痛的相关知识。

【护理措施】

1. 生活护理

（1）休息与活动 心绞痛发作时应立即停止活动，同时舌下含服硝酸甘油。缓解期可适当活动，避免剧烈运动，保持情绪稳定。秋、冬季外出应注意保暖，以防冠脉收缩，加重心肌缺血。

（2）饮食 宜低热量、低脂肪、低胆固醇、低糖、低盐、适量蛋白质、纤维素和丰富的维生素饮食，少食多餐，不宜过饱，不饮浓茶、咖啡，避免辛辣刺激性食物。

2. 病情观察 了解患者发生心绞痛的诱因，发作时疼痛的部位、性质、持续时间、缓解方式、伴随症状等。发作时应尽可能描记心电图，以明确心肌供血情况，观察症状变化，警惕急性心肌梗死的发生。

3. 对症护理 缓解疼痛的方法包括立即停止活动，卧床休息，保持环境安静，消除紧张、焦虑情绪，以减少心肌的耗氧。立即舌下含服硝酸甘油，必要时用硝酸甘油静脉滴注。有条件者吸氧 2~3L/min。

4. 用药护理 观察药物不良反应，应用硝酸甘油时，嘱咐患者舌下含服，或嚼碎后含服应在舌下保留一些唾液，以利药物迅速溶解而吸收，含药后应平卧，以防低血压的发生。服硝酸酯类药物后常有头胀、面红、头晕、心悸等血管扩张的表现，舌上有烧灼感、麻辣感。服药 1~2min 后开始起作用，半小时后作用消失。延迟见效或不见效者可能是产生耐药性，或药物保存不善失效，也可能是并发心肌梗死，应高度警惕。

5. 心理护理 心绞痛发作时，患者易产生紧张或恐惧情绪，这种情绪又可增强交感神经兴奋性，增加心肌需氧量，加重心绞痛。护理人员应多与患者沟通，使患者了解情绪与心绞痛的关系，掌握各种放松方法，合理安排工作和生活，保持良好的心态。

【健康指导】

1. 生活指导 告诉患者宜摄入低脂、低盐、低糖饮食，饮食中应有适量的纤维素和丰富的维生素，不宜过饱，不饮浓茶、咖啡，避免辛辣刺激性食物。肥胖者控制体重。寒冷可使冠状动脉收缩，加重心肌缺血，故冬季外出应注意保暖。告诉有吸烟习惯的患者应戒烟，吸烟产生的一氧化碳影响氧合，加重心肌缺氧，引发心绞痛。保持情绪稳定，避免过度劳累。

2. 疾病知识指导 强调定期复查的重要性，定期检查心电图、血脂、血糖情况，积极治疗高血压、控制血糖和血脂。如出现不适疼痛加重，用药效果不好，应到医院就诊。提高患者服药的依从性，按医嘱服药，平时要随身携带保健药盒（内有保存在深色瓶中的硝酸甘油等药物）以备急用，并注意定期更换。学会自我监测药物的副反应，自测脉率、血压，密切观察心率血压变化，如发现心动过缓应及时入院。

二、急性心肌梗死患者的护理

心肌梗死（myocardial infarction，MI）指在冠状动脉病变的基础上，发生冠状动脉供血急剧减少或中断，使相应的心肌严重而持久的缺血达 20～30min，导致心肌坏死。临床表现为持久的胸骨后剧烈疼痛、血清心肌酶增高、心电图进行性改变，可发生心律失常、心力衰竭或休克，属冠心病的严重类型。

【病因与发病机制】

1. 病因 基本病因是冠状动脉粥样硬化。偶为冠状动脉栓塞、炎症、痉挛、先天性畸形等。

2. 发病机制 多数的急性心肌梗死是由于不稳定的粥样斑块溃破，继而出血和管腔内血栓形成，从而使管腔闭塞。少数情况下粥样斑块内或其下发生出血或血管持续痉挛，也可使冠状动脉完全闭塞。促使粥样斑块破裂出血及血栓形成的诱因有：①晨起6～12时交感神经活动增加，机体应激反应性增强，心肌收缩力、心率、血压增高、冠状动脉张力增高；②饱餐尤其是进食大量脂肪后，血脂增高，血液黏稠度增高；③重体力活动、情绪过分激动、血压剧升或用力大便时，致左心室负荷明显加重；④休克、脱水、出血、外科手术或严重心律失常，致心排血量骤降，冠状动脉灌流量锐减。

【临床表现】

1. 先兆症状 约有50%～81.2%的患者在起病前数日至数周有乏力、胸部不适、活动时心悸、气急、烦躁等前驱症状，其中以新发生心绞痛或原有心绞痛加重最为突出。心绞痛发作较以往频繁，程度较重，时间较长，硝酸甘油疗效较差，诱发因素不明显。疼痛时伴恶心、呕吐、大汗和心动过速，或伴有心力衰竭、严重心律失常，同时心电图呈现明显缺血性改变。及时处理先兆症状，可使部分患者避免心肌梗死的发生。

2. 症状 与心肌梗死面积的大小、部位以及侧支循环情况密切相关。

（1）疼痛 为最早、最突出的症状，多发生于清晨，常无明显诱因。其性质和部位与心绞痛相似，发生于安静时，程度更剧烈，呈难以忍受的压榨、窒息或烧灼样的疼痛，伴有大汗、烦躁不安、恐惧及濒死感，持续时间可长达数小时或数天，服硝酸甘油无效。部分患者疼痛可向上腹部、颈部、下颌、背部放射而被误诊。少数急性心肌梗死患者可无疼痛，开始即表现为休克或急性心力衰竭。部分患者疼痛位于上腹部，被误认为胃痉挛、急性胰腺炎等急腹症。

（2）发热　由坏死物质吸收引起，一般在疼痛发生后 24～48h 出现，体温可升高至 38℃左右，很少超过 39℃，持续约一周，伴心动过速。

（3）消化道症状　疼痛剧烈时常伴频繁的恶心、呕吐和上腹胀痛，肠胀气。与迷走神经兴奋和心排血量降低、组织灌注不足等有关。

（4）心律失常　见于 75%～95% 的患者，多发生在起病 1～2 周内，常发生 24h 之内，尤以室性期前收缩多见。若出现频发性室性期前收缩、成对出现或短阵室性心动过速、多源性或 RonT 现象，常为室颤的先兆。室颤是急性心肌梗死早期，特别是入院前的主要死因。前壁心肌梗死易发生室性心律失常，下壁心肌梗死易发生房室传导阻滞。

（5）低血压和休克　疼痛期可表现血压下降，休克多在起病后数小时至一周内发生，发生率约为 20% 左右。如果疼痛缓解而收缩压仍低于 80mmHg，有烦躁不安、面色苍白、皮肤湿冷、脉细而快、大汗淋漓、尿量减少（尿量<20mL/h），则为休克的表现。主要为心源性休克，因心肌广泛坏死、心排血量急剧下降所致。近年来由于早期采用冠状动脉再通的措施，使心肌坏死的面积及时缩小，休克的发生率大幅度下降。

（6）心力衰竭　主要为急性左心衰竭，可在起病最初几天内发生，或在梗死演变期出现，为梗死后心肌收缩力显著减弱或不协调所致。其发生率约为 32%～48%。患者表现为呼吸困难、咳嗽、发绀、烦躁等，重者出现肺水肿，随后可出现右心衰竭的表现。

3. 体征

（1）心脏体征　心脏浊音界可轻度或中度增大；心率增快，少数可减慢；心尖区第一心音减弱；可出现第四心音奔马律，少数有第三心音奔马律。

（2）血压　除极早期血压可升高，几乎所有患者都有血压下降。

（3）其他　可有与心律失常、休克、心衰的相应体征。

4. 并发症

（1）乳头肌功能失调或断裂　发生率为 50%。二尖瓣乳头肌因缺血、坏死等使收缩功能发生障碍，造成二尖瓣脱垂及关闭不全。轻者可以恢复，重者可严重损害左心功能致使发生急性左心衰竭，最终导致死亡。

（2）心脏破裂　少见，常在起病一周内出现，多为心室游离壁破裂，造成心包积血引起急性心包压塞而猝死。偶有室间隔破裂造成穿孔，可引起心力衰竭和休克而在数日内死亡。

（3）室壁瘤　主要见于左心室，发生率 5%～20%，较大的心室壁瘤体检时可有心脏扩大。超声心动图可见心室局部有反常运动，心电图示 ST 段持续抬高。后期可导致左心衰竭、心律失常、栓塞等。

（4）栓塞 多为左室附壁血栓脱落造成，可引起脑、肾、四肢动脉等处的栓塞。

（5）心肌梗死后综合征 心肌梗死后数周至数月内出现，可反复发生，表现为心包炎、胸膜炎、肺炎，出现发热、胸痛等症状，可能为机体对坏死物质的过敏反应。

【辅助检查】

1. 血液检查 白细胞计数增高，红细胞沉降率增快，可持续 1~3 周。

2. 血清心肌坏死标记物 一般于入院即刻、2~4h、6~9h、12~24h 测定。

（1）血清心肌酶测定 血清磷酸肌酸激酶及其同工酶（CPK、CPK-MB）是出现最早、恢复最快的酶，适用于 24h 内急性心肌梗死的诊断，可在起病后 6h 以内升高，24h 达高峰，3~4d 恢复正常；天门冬酸氨基转移酶（AST）在起病 6~12h 内升高，24~48h 达高峰，3~6d 后恢复正常；乳酸脱氢酶（LDH）起病后 8~10h 升高，2~3d 达到高峰，1~2 周后恢复正常。

（2）心肌结构蛋白 心肌结构蛋白的增高是诊断心肌梗死的敏感指标。肌红蛋白常在起病后 2h 内升高，12h 内达高峰，24~48h 内恢复正常。肌钙蛋白 I（cTnI）或 T（cTnT）常在起病 3~4h 后升高，cTnI 于 11~24h 达高峰，7~10d 降至正常，cTnT 于 24~48h 达高峰，10~14d 降至正常。

3. 心电图检查 有特征性的改变和动态性的改变，最有临床意义。

（1）特征性改变 宽而深的 Q 波（病理性 Q 波），在面向透壁坏死区的导联上出现；ST 段呈弓背向上明显抬高，在面向坏死区周围心肌损伤区的导联上出现；T 波倒置，在面向损伤区周围心肌缺血区的导联上出现（图 3-20）。

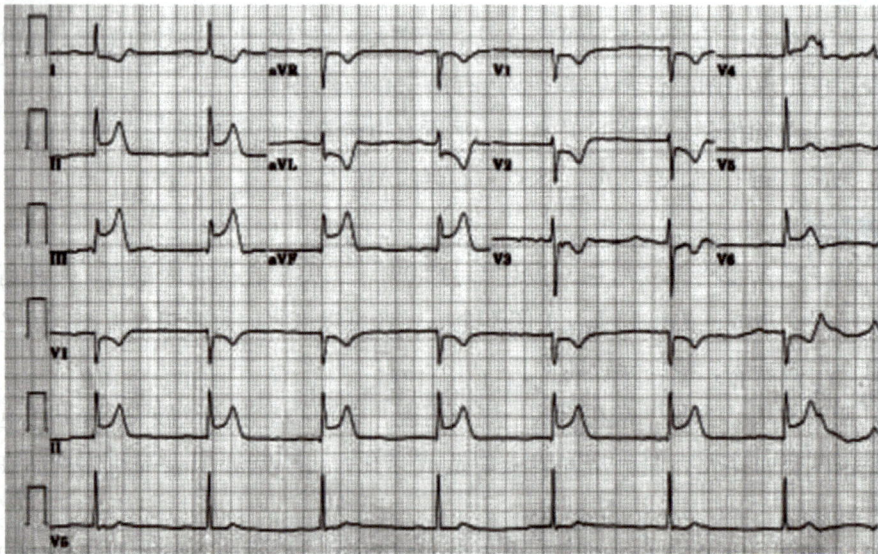

图 3-20 急性下壁心肌梗死的心电图

（2）动态性改变　ST 段抬高性心肌梗死可在发病后数分钟至数小时出现 T 波高耸，继之 ST 段弓背抬高，数小时至数天内病理性 Q 波出现，同时 R 波降低，数日至 2 周左右 ST 段回到基线，T 波倒置逐渐加深成冠状 T 波，数周至数月 T 波倒置稳定不变或永久存在，T 波也可在数月至数年后恢复，但异常 Q 波常持续存在。

（3）定位和范围　心电图可反映梗死区的位置和范围（表 3-6）。

表 3-6　心肌梗死定位诊断

梗死部位	出现梗死图形的导联
前间壁	$V_1 \sim V_3$
局限前壁	$V_3 \sim V_5$
广泛前壁	$V_1 \sim V_5$
下壁	Ⅱ、Ⅲ、aVF
正后壁	V_7、V_8
高侧壁	Ⅰ、aVL

4. 超声心动图　了解心室各壁的运动情况和左心室功能，诊断室壁瘤和乳头肌功能不全。

【治疗要点】

1. 一般治疗

（1）休息　急性期 12h 绝对卧床，保持环境安静。减少探视，解除焦虑，防止不良刺激。若无并发症，24h 内应鼓励患者床上被动运动。

（2）吸氧　间断或持续鼻导管吸氧 2～3d，氧流量一般 2～4L/min；重者可以面罩给氧，氧流量 4～6L/min。

（3）监测　进行心电图、心率、血压、呼吸、心功能等监测，有血流动力学改变者可行漂浮导管作肺毛细血管楔嵌压和静脉压监测。

2. 解除疼痛　可选择哌替啶 50～100mg 肌内注射，吗啡 5～10mg 皮下注射，硝酸甘油 0.3mg 或硝酸异山梨醇酯 5～10mg 舌下含服或静脉滴注。严重者可用哌替啶与异丙嗪（非那根）进行冬眠治疗。

3. 再灌注心肌　尽快使闭塞的冠状动脉再通，心肌得到再灌注，缩小心肌缺血范围。

（1）溶栓疗法　心肌梗死发病 12h 内，若没有溶栓禁忌证，使用纤溶酶原激活剂，可溶解冠状动脉内的血栓，使冠状动脉再通，恢复心肌供血供氧。常用药物有尿激酶（UK）30 分钟内静脉滴注 100 万～150 万单位、链激酶（SK）60min 内静脉滴注 150 万单位。新型溶栓剂有重组组织型纤溶酶原激活剂（rt-PA）其优点是对血栓溶解有高度选择性、起效快。

（2）介入治疗　经皮穿刺腔内冠状动脉成形术（PTCA）及冠脉内支架植入术。

（3）其他　介入治疗或溶栓治疗失败，有手术指征者，争取6~8h内实施主动脉-冠状动脉旁路移植术。

4. 控制并发症

（1）心律失常　及早消除、控制心律失常。若发生室性期前收缩或室性心动过速，首选利多卡因50~100mg静注，必要时3~5min后重复。发生心室颤动时，应立即行非同步直流电复律。发生二度或三度房室传导阻滞，尽早使用经静脉右心室心内膜临时起搏治疗。

（2）心源性休克　补充血容量、应用升压药和扩张血管剂、纠正酸中毒、应用糖皮质激素等。如上述处理无效时，应在主动脉内气囊反搏术的支持下，即刻行PTCA或支架植入，使冠脉及时再通。亦可作急诊冠脉旁路移植术（CABG）。

（3）心力衰竭　积极控制急性左心衰竭，以应用吗啡、利尿剂为主，亦可选用血管扩张剂、血管紧张素转换酶抑制剂等。急性心肌梗死发生后24h尽量避免使用强心苷制剂，以免引起室性心律失常。

5. 其他治疗

（1）促进心肌代谢药物　维生素C、辅酶A、肌苷、细胞色素C、维生素B_6等加入5%~10%葡萄糖液中静脉滴注，每日1次，两周为一疗程。

（2）极化液疗法　对恢复心肌细胞膜极化状态、改善心肌收缩功能、减少心律失常有益，但对伴有二度以上房室传导阻滞者禁用。具体方法：氯化钾1.5g、普通胰岛素8~12U加入10%葡萄糖液500mL静滴，每日1~2次，7~14d为一疗程。

（3）抗凝疗法　多用在溶栓疗法之后，可以防止梗死面积扩大及再梗死。常用药物为肝素500~1000U/h静滴，维持凝血时间在正常的1.5~2倍左右。亦可选用抗血小板聚集的药物，如阿司匹林等。

【常用护理诊断及医护合作性问题】

1. 疼痛：胸痛　与心肌缺血坏死有关。

2. 活动无耐力　与氧的供需失调有关。

3. 恐惧　与剧烈疼痛产生濒死感有关。

4. 有便秘的危险　与进食少、活动少、不习惯床上排便有关。

5. 潜在并发症　心律失常、心力衰竭、心源性休克。

【护理措施】

1. 生活护理

（1）休息与活动　保持病室安静、舒适，谢绝探视。急性期12h绝对卧床休息，翻身、进食、洗漱及排便等均由护理人员帮助料理。若病情稳定无并发症，12～24h内应鼓励患者在床上行肢体活动；若无低血压，第3d就可在病房内走动；梗死后4～5d，逐步增加活动，直至每天3次，步行100～150m，活动以不出现任何不适为前提，若出现心悸、胸闷、气促、头晕、恶心应减缓运动或停止运动。

（2）饮食　疼痛剧烈时应暂禁食，起病4～12h内给予流质饮食，以后随着症状的减轻而逐渐过渡到低热量、低脂、低胆固醇、适量蛋白、丰富的维生素、纤维素和果胶的食物。提倡少量多餐，不宜过饱。

（3）吸氧　鼻导管吸氧，氧流量为2～4L/min，以增加心肌氧的供应，减轻缺血和疼痛。

（4）保持大便通畅　了解患者日常的排便习惯、排便次数及形态，指导患者养成每日定时排便的习惯，多食蔬菜和水果等粗纤维食物，无糖尿病者可服用蜂蜜水；每日行腹部环形按摩以促进肠蠕动，也可遵医嘱给予缓泻剂，必要时给予低压灌肠；嘱患者排便时避免用力，以防诱发心力衰竭、肺梗死甚至心脏骤停。

2. 病情观察　安置患者于冠心病监护病房（CCU），监测心电图、血压、呼吸、意识、皮肤黏膜色泽、心率、心律及尿量等。对于严重心衰患者还需监测肺毛细血管压和静脉压。备好除颤器和各种急救药品。若发现心律失常、心力衰竭和休克等早期征象应立即报告医师并协助抢救。

3. 对症护理　减少心肌耗氧量，如保持病室环境安静，限制探视，避免不良刺激，尽量守护在患者身边，稳定患者情绪。遵医嘱及时给予吗啡或哌替啶止痛；静脉滴注硝酸甘油；烦躁不安者可肌注地西泮，并及时询问患者疼痛及其伴随症状的变化情况。吸氧可使血液中氧的张力升高，使氧气较容易向缺氧的心肌层扩散。溶栓疗法和急诊PTCA是解除疼痛的最根本方法，能使闭塞的冠状动脉再通，心肌得到再灌注。对于有适应证的患者，应配合医师积极做好各项准备工作，严密观察病情变化。

4. 用药护理

（1）吗啡或哌替啶　使用过程中注意有无呼吸抑制、脉搏加快、血压下降等不良反应。

（2）硝酸酯类药物　应随时监测血压变化，严格控制静脉输液量和滴速，具体内容见"心绞痛"部分。

（3）溶栓药物　询问患者有无活动性出血、脑血管病等溶栓禁忌证，检查血常规、出凝血时间和血型；溶栓过程中应观察有无过敏反应如寒战、发热、皮疹、低血压和出血等，严重时应立即终止治疗。用药后监测心电图、心肌酶及出凝血时间，以判断溶栓疗效。溶栓治疗成功的间接指标是：①胸痛2h内基本消失；②心电图ST段于2h内回降大于50%；③2h内出现再灌注性心律失常；④血清CK-MB酶峰值提前出现（14h内）。急性心肌梗死发生后24h内尽量避免应用洋地黄类药物，以免诱发室性心律失常。

（4）抗凝药物　治疗前测凝血时间，治疗后需复查，并严密观察有无出血倾向。

5. 心理护理　疼痛发作时应有专人陪伴，鼓励患者表达内心感受，给予心理支持。向患者讲明住进CCU后，病情的任何变化都在医护人员的严密监护下，并能得到及时的治疗，以缓解患者的恐惧心理。简要地解释疾病过程与治疗配合，说明不良情绪会增加心肌耗氧量，不利于病情的控制。医护人员进行各项抢救操作时，应沉着、冷静、正确和熟练，给患者以安全感。及时向家属通告患者的病情和治疗情况，解答家属的疑问，协助患者和家属提高应对疾病的能力，维持患者和家人的心理健康。

【健康指导】

1. 生活指导　调整和改变以往的生活方式，应低糖、低脂、低胆固醇饮食，肥胖者限制热量摄入，控制体重，避免饱餐，戒烟酒；防止便秘；克服急躁、焦虑情绪，保持乐观、平和的心态；坚持服药，定期复查等。合理安排休息与活动，保证足够的睡眠，适当参加力所能及的体力活动。若病情稳定无并发症，急性心肌梗死第6周后可每天步行、打太极拳等；第8~12周后可开始较大活动量的锻炼如洗衣、骑车等；3~6个月后可部分或完全恢复工作，但对重体力劳动、驾驶员、高空作业及其他精神紧张或工作量过大的工种应予更换。

2. 疾病知识指导　向患者及家属说明长期存活并提高生活质量，除与心肌梗死的部位和范围有关外，还与生活方式有关。指导患者调整生活方式，避免过度劳累、情绪激动、饱餐；保持大便通畅；保持乐观情绪。积极治疗梗死后心绞痛、高血压、糖尿病、高脂血症，控制危险因素。指导患者坚持按医嘱服药，随身携带急救药品以备急用。每月门诊复查一次，若胸痛不易缓解和消除时应立即就诊。指导患者遵医嘱正确服用β-受体阻滞剂、血管扩张剂、钙通道阻滞剂、降血脂药及抗血小板药物等。

项目六　心脏瓣膜病患者的护理

【学习目标】

1. 掌握心脏瓣膜病的临床表现、主要护理诊断。

2. 熟悉心脏瓣膜病的护理措施、主要病因、治疗要点和辅助检查方法。

3. 了解心脏瓣膜病的病理改变。

案例导入

王先生，46岁。心悸、气促8年，症状加重，双下肢水肿1月。1d前因受凉出现咳嗽、咯血、心悸、气促、双下肢水肿加重来院求治。体检：T 37℃，P 90 次/分，R 18 次/分，BP 120/85mmHg。口唇发绀，双肺底闻及湿啰音，心浊音界向左扩大，心率 120 次/分，心律不规则，心尖部可闻及隆隆样舒张期杂音，主动脉瓣第二听诊区可闻及高音调哈气样杂音。毛细血管搏动征阳性。肝脏肋下 4.0cm，剑突下 5.0cm，双下肢凹陷性水肿。心电图示：心房颤动。

请思考：

1. 该患者可能患什么疾病？
2. 为明确诊断主要做哪项辅助检查？
3. 提出该患者目前存在的主要护理诊断。

心脏瓣膜病（valvular heart disease）是由于炎症、黏液样变性、缺血性坏死、退行性改变、先天性畸形、创伤等原因引起的单个或多个瓣膜（包括瓣环、瓣叶、腱索、乳头肌）等的功能或结构异常，导致瓣口狭窄和（或）关闭不全。心室扩大以及主、肺动脉根部严重扩张也可引起相应房室瓣和半月瓣的相对性关闭不全。二尖瓣最常受累，其次是主动脉瓣，而三尖瓣和肺动脉瓣病变者少见。

多瓣膜病系指同时累及 2 个或 2 个以上瓣膜的疾病，也称联合瓣膜病，临床上以二尖瓣狭窄合并主动脉瓣关闭不全最常见。

风湿性心脏瓣膜病（rhematic valvular heart disease）简称风心病，是风湿性炎症过程所致的瓣膜损害，系临床上最常见的瓣膜病。风心病主要累及 40 岁以下人群，女性多于男性。近年来，我国风心病的发病率已有所下降，但仍是常见的心脏病之一。老年人的瓣膜钙化和瓣膜黏液瘤样变性在我国逐渐增多。本节主要讨论风湿性炎症引起的二尖瓣病变和主动脉瓣病变。

一、二尖瓣狭窄

【病因及病理】

1. 病因 二尖瓣狭窄（mitral stenosis）的最常见病因为风湿热。2/3 的患者是女性。约半数患者无急性风湿热史，但多数有反复链球菌感染的扁桃体炎或咽喉炎史。急性风湿热后，大约至少需 2 年可形成明显二尖瓣狭窄。先天性畸形或结缔组织病，如系统性红斑狼疮心内膜炎是二尖瓣狭窄的罕见病因。

2. 病理解剖 风湿热导致瓣膜交界处粘连和（或）瓣膜增厚，严重时瓣膜极度增厚，腱索、乳头肌粘连缩短，使二尖瓣开放严重受限，瓣口截面积减少。狭窄的二尖瓣呈漏斗状，瓣口常呈"鱼口"状。慢性二尖瓣狭窄可导致左房扩大及左房壁钙化，尤其合并心房纤颤时左心耳及左心房内可形成附壁血栓。

3. 病理生理 正常成人的二尖瓣口面积为 $4\sim6cm^2$。当瓣口减小一半即出现狭窄的相应表现。瓣口面积 $1.5cm^2$ 以上为轻度，$1\sim1.5cm^2$ 为中度，小于 $1cm^2$ 为重度狭窄。当瓣口面积减至 $2cm^2$ 以下（轻度狭窄）时左心房压升高，左心房代偿性扩大、肥厚以增强收缩。此时患者多无症状，为左房代偿期。当瓣口面积减至 $1.5cm^2$（中度狭窄）甚至减至 $1cm^2$（重度狭窄）时，左房压力持续升高，导致肺静脉和肺毛细血管压力相继增高，从而引起肺循环淤血，临床上出现劳力性呼吸困难，称左房失代偿期。由于左房压和肺静脉压升高，引起肺小动脉反应性收缩，最终肺动脉压力增高。重度肺动脉高压使右心室后负荷过重，导致右心室扩大、肥厚，引起右心衰竭，称右心受累期（图3-21）。

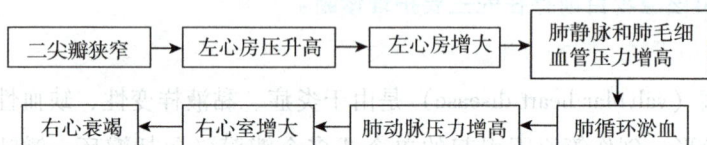

图 3-21 二尖瓣狭窄的病理生理改变示意图

【临床表现】

1. 症状 一般在二尖瓣中度狭窄（瓣口面积 $<1.5cm^2$）时才有明显症状。

（1）呼吸困难 是最常见的早期症状。患者首次呼吸困难发作常常以运动、精神紧张、感染、性生活、妊娠或心房纤颤为诱因，一般表现为劳力性呼吸困难，随狭窄加重，出现端坐呼吸和夜间阵发性呼吸困难，甚至发生急性肺水肿。

（2）咯血 有以下4种情况：①突然咯大量鲜血，通常见于严重二尖瓣狭窄患者，可为首发症状。支气管静脉同时回流入体循环静脉及肺静脉，当肺静脉压突然上升时，黏膜下淤血、扩张而壁薄的支气管静脉破裂引起大咯血，咯血后肺静脉压减低，咯血可自行停止。②夜间阵发性呼吸困难或咳嗽时可表现为血性痰或带血丝痰；③急性肺水肿时咳大量粉红色泡沫痰；④肺梗死伴咯血，为本症晚期并发慢性心力衰竭时属少见的情况。

（3）咳嗽 多在睡眠或活动后加重，尤其在冬季明显，有的患者在平卧时干咳，可能和支气管黏膜淤血水肿、迷走神经兴奋使支气管痉挛，或左心房增大压迫左主支气管有关。

（4）声嘶 较少见，由于扩大的左心房和肺动脉压迫左喉返神经所致。

2. 体征 重度二尖瓣狭窄常有"二尖瓣面容"。心尖区闻及第一心音亢进，若闻及二尖瓣开瓣音，提示瓣膜尚有弹性；如瓣叶钙化僵硬，则第一心音减弱，开瓣音消失。心尖区有低调的隆隆样舒张中晚期杂音，局限，不传导。常可触及舒张期震颤。肺动脉高压时肺动脉瓣区第二心音亢进或伴分裂。当肺动脉扩张引起相对性肺动脉瓣关闭不全时，在胸骨左缘第二肋可闻及舒张早期吹风样杂音，称 Graham Steell 杂音。右心室扩大伴相对性三尖瓣关闭不全时，在三尖瓣区可闻及全收缩期吹风样杂音，吸气时增强。

3. 并发症

（1）心房颤动　最常见，是相对早期的并发症，房性期前收缩常为其前奏。初始为阵发性心房扑动和颤动，之后可发展为慢性心房颤动。心房颤动发生率随左房增大和年龄增长而增加。心房颤动降低心排出量更诱发或加重心力衰竭。

（2）急性肺水肿　是重度二尖瓣狭窄的严重并发症。患者突然出现重度呼吸困难和发绀，不能平卧，咳粉红色泡沫痰，双肺满布干湿啰音。如不及时救治，可危及生命。

（3）血栓栓塞　20%的患者发生体循环栓塞，2/3的体循环栓塞为脑动脉栓塞，其余依次为外周动脉和内脏（脾、肾和肠系膜）动脉栓塞。血栓来源于左心耳或左心房。心房颤动、大左心房（直径>55mm）、栓塞史或心排出量明显降低是其危险因素。

（4）心力衰竭　为常见并发症及主要死亡原因。

（5）肺部感染　较常见，可诱发或加重心衰。

（6）感染性心内膜炎　单纯二尖瓣狭窄并发本病者较少见，在瓣叶明显钙化或心房颤动患者更少发生。

【辅助检查】

1. 超声心动图　是明确和量化诊断二尖瓣狭窄的可靠方法。M型超声示二尖瓣呈"城墙样"改变。二维超声心动图可显示狭窄瓣膜的形态和活动度，测量二尖瓣口面积。彩色多普勒血流显像可实时观察二尖瓣狭窄的射流，有利于连续多普勒测定的正确定向。经食管超声有利于左心耳及左心房附壁血栓的检出。

2. X线检查　可见左心房及右心室增大，肺动脉段突出心影呈梨形（二尖瓣型心）。

3. 心电图　重度二尖瓣狭窄出现"二尖瓣型P波"，P波增宽>0.12秒，伴切迹，QRS波群示电轴右偏与右心室肥厚表现。

4. 心导管检查　若症状、体征与超声心动图测定和计算二尖瓣口面积不一致时，在考虑介入或手术治疗时，应经心导管检查正确判断狭窄程度。

二、二尖瓣关闭不全

【病因及病理】

1. 病因　慢性发病者中，由于风湿热造成的瓣叶损害所引起者最多见，约50%的患者合并二尖瓣狭窄。还可见于：①冠状动脉粥样硬化性心脏病；②先天性畸形；③二尖瓣环钙化；④左心室扩大；⑤二尖瓣脱垂综合征；⑥其他少见疾病如系统性红斑狼疮、类风湿性关节炎、肥厚梗阻型心肌病、强直硬化性脊椎炎等。急性发病者多见于感染性心内膜炎损伤瓣叶、急性心肌梗死致乳头肌急性缺血或坏死甚或断裂、创伤损伤二尖瓣结构或人工瓣损坏等。

2. 病理解剖 风湿性病变导致瓣叶僵硬、变性、瓣缘卷缩、连接处融合以及腱索融合缩短。使心室收缩时两瓣叶不能紧密闭合。若乳头肌纤维化、融合、缩短，会加重关闭不全。

3. 病理生理

（1）急性 收缩期左心室射出的部分血流经关闭不全的二尖瓣口反流入左心房，与肺静脉至左心房的血流汇总，在舒张期充盈左心室，使左心房和左心室容量负荷骤增，左心室来不及代偿，其急性扩张能力有限，左心室舒张末压急剧上升。左心房压也急剧升高，导致肺淤血，甚至肺水肿。之后可引起肺动脉高压和右心衰竭。

（2）慢性 二尖瓣关闭不全时，在较长的代偿期，同时扩大的左心房和左心室可适应容量负荷增加，左心房压和左心室舒张末压不至于明显升高，肺淤血暂不出现。持续严重的过度容量负荷终导致左心衰，左心房压和左心室舒张末压明显升高，导致肺淤血和肺动脉高压，最终引起右心衰竭。因此，二尖瓣关闭不全主要累及左心房和左心室，最终影响右心，导致全心衰（图3-22）。

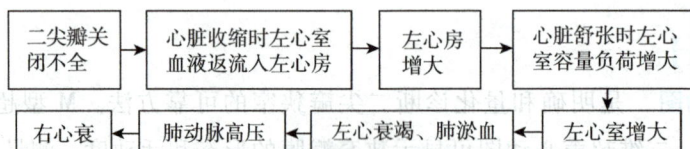

图3-22 二尖瓣关闭不全的病理生理改变示意图

【临床表现】

1. 症状

（1）急性 轻度二尖瓣关闭不全仅有轻微劳力性呼吸困难。严重反流很快发生急性左心衰竭，甚至发生急性肺水肿或心源性休克。

（2）慢性 轻度二尖瓣关闭不全可终身无症状。严重反流因心排出量减少，首先出现的突出症状是疲乏无力，肺淤血的症状如呼吸困难则出现较晚。

2. 体征

（1）急性 心尖冲动呈高动力型。肺动脉瓣区第二心音亢进。心尖区反流性杂音在第二心音前终止，而非全收缩期杂音，低调，呈递减型，不如慢性者响。

（2）慢性 心尖冲动为高动力型，向左下移位。第一心音减弱。心尖区可闻及全收缩期高调吹风样杂音，杂音向左腋下和左肩胛下区传导。

3. 并发症 与二尖瓣狭窄相似，感染性心内膜炎较二尖瓣狭窄常见；体循环栓塞较二尖瓣狭窄少见。

【辅助检查】

1. X 线检查　急性者心影正常或左心房轻度增大伴明显肺淤血，甚至肺水肿征。慢性重度反流常见左心房左心室增大，左心衰竭时可见肺淤血和间质性肺水肿征。

2. 心电图　急性者心电图正常。慢性重度二尖瓣关闭不全主要为左心房增大，部分有左心室肥厚和非特异性 ST-T 改变，心房颤动常见。

3. 超声心动图　脉冲式多普勒超声和彩色多普勒血流显像可在二尖瓣心房侧和左心房内探及收缩期反流束，诊断二尖瓣关闭不全的敏感性几乎达 100%，而且可半定量反流程度。二维超声可显示二尖瓣装置的形态特征，有助于明确病因。

4. 放射性核素心室造影　可测定左心室收缩、舒张末容量和休息、运动时射血分数，以判断左心室收缩功能。通过左心室与右心室心搏量之比评估反流程度。

5. 左心室造影　注射造影剂行左心室造影，观察收缩期造影剂反流入左心房的量，是判断瓣膜反流程度的"金标准"。

三、主动脉瓣狭窄

【病因及病理】

1. 病因　风湿性炎症可导致瓣膜交界处粘连融合，瓣叶纤维化、僵硬、钙化和挛缩畸形，引起瓣口狭窄。先天性二尖瓣畸形是最常见的先天性主动脉瓣狭窄的病因。退行性老年钙化性主动脉瓣狭窄为 65 岁以上老年人单纯性主动脉狭窄的常见原因。

2. 病理生理　左心室排血阻力增大，左心室代偿性扩张、肥厚；失代偿时，左心室排血量减少而心肌耗氧量增加，导致心绞痛、左心衰竭、脑动脉供血不足（图 3-23）。

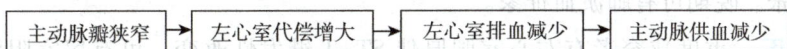

| 主动脉瓣狭窄 | → | 左心室代偿增大 | → | 左心室排血减少 | → | 主动脉供血减少 |

图 3-23　主动脉瓣狭窄的病理生理改变示意图

【临床表现】

1. 症状　出现较晚。呼吸困难、心绞痛和晕厥是典型主动脉狭窄的三联征。

（1）呼吸困难　劳力性呼吸困难是肺淤血引起的常见首发症状，见于 90% 的有症状患者。进而可发生夜间阵发性呼吸困难、端坐呼吸和急性肺水肿。

（2）心绞痛　见于 60% 的有症状患者。常由运动诱发，休息后缓解。主要由心肌缺血所致。

（3）晕厥　见于 1/3 的有症状患者。多发生于直立、运动中或运动后即刻，少数在休息时发生，由脑缺血引起。

2. 体征　心尖冲动相对局限、持续有力。第一心音正常，第二心音减弱。因左心室射血时间延长，第二心音中主动脉瓣成分延迟，严重狭窄者可呈逆分裂。主动脉瓣第一听诊区可闻及吹风样的粗糙响亮的收缩期杂音，向颈部、胸骨左下缘传导，常伴收缩期震颤。老年人钙化性主动脉瓣狭窄者，杂音在心底部。

3. 并发症

（1）心律失常 10%可发生心房颤动，致左心房压升高和心排出量明显减少，临床上可致严重低血压、晕厥或肺水肿。主动脉瓣钙化侵及传导系统可致房室传导阻滞；左心室肥厚、心内膜下心肌缺血或冠状动脉栓塞可致室性心律失常。上述两种情况都可导致晕厥，甚至猝死。

（2）心脏性猝死 一般发生于先前有症状者。无症状者发生猝死少见。

（3）感染性心内膜炎 少见。年轻人的较轻瓣膜畸形比老年人的钙化性瓣膜狭窄发生感染性心内膜炎的危险性大。

（4）体循环栓塞 较少见。

（5）心力衰竭 发生左心衰竭后，自然病程明显缩短，因此终末期的右心衰竭少见。

（6）胃肠道出血 15%~25%的患者有胃肠道血管发育不良，可合并胃肠道出血。多见于老年患者，出血多为隐匿和慢性。

【辅助检查】

1. 超声心动图 是明确诊断和判定狭窄程度的重要方法。M型诊断本病不敏感和缺乏特异性。二维超声心动图探测主动脉瓣异常非常敏感，有助于显示瓣膜结构，帮助确定狭窄的病因，但不能准确定量狭窄程度。

2. X线检查 心影正常或左心室轻度增大，左心房可能轻度增大，升主动脉根部常见狭窄后扩张。晚期可有肺淤血征象。

3. 心电图 重度狭窄者有左心室肥厚伴ST-T继发性改变。可有房室阻滞、室内阻滞、心房颤动或室性心律失常。

4. 心导管检查 当超声心动图不能确定狭窄程度并考虑人工瓣膜置换时，应行心导管检查。可同步测定左心室和主动脉内压力并计算压差，根据所得压差可计算出瓣口面积。

四、主动脉瓣关闭不全

【病因病理】

1. 病因 由于主动脉瓣和（或）主动脉根部疾病所致。

（1）急性 主动脉瓣瓣膜穿孔或瓣膜周围脓肿、创伤、主动脉夹层、人工瓣撕裂。

（2）慢性 约2/3的主动脉瓣关闭不全由风心病所致。因瓣叶纤维化、增厚、缩短、变形，影响舒张期瓣叶边缘对合。感染性心内膜炎的赘生物妨碍主动脉瓣闭合而引起关闭不全。另外，先天性畸形、主动脉瓣黏液样变性、强直性脊柱炎以及主动脉根部扩张也可引起主动脉瓣关闭不全。

2. 病理生理

（1）急性 舒张期血流从主动脉反流入左心室，左心室同时接纳左心房充盈血流，使左心室容量负荷急剧增加。

（2）慢性 左心室对慢性容量负荷过度的代偿反应为左心室舒张末容量增加，左心室扩张，左心室重量增加使室壁应力维持正常。运动时外周阻力降低和心率增快伴舒张期缩短，均使反流减轻。以上诸因素使左心室能较长期维持正常心排出量和肺静脉压无明显升高。失代偿的晚期心室收缩功能降低，直至发生左心衰竭（图 3-24）。

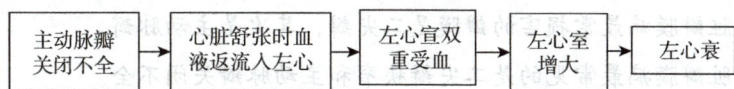

图 3-24 主动脉瓣关闭不全的病理生理改变示意图

【临床表现】

1. 症状

（1）急性 轻者可无症状，重者出现急性左心衰竭与低血压。

（2）慢性 可多年无症状，甚至可耐受运动。最先出现的症状是心悸、心前区不适、头部强烈搏动感等。晚期可出现左心衰竭表现。心绞痛较主动脉瓣狭窄时少见。常有体位性头晕，晕厥罕见。

2. 体征 心尖搏动向左下移位，呈抬举样搏动。主动脉瓣第二听诊区可闻及高调叹气样递减型舒张早期杂音，前倾坐位和深呼气时易听到。重度反流者，常在心尖区听到舒张中晚期隆隆样杂音（Austin-Flint 杂音），其产生机制认为是严重的主动脉瓣反流使左心室舒张压快速上升，导致二尖瓣处于半关闭状态，对快速前向血流造成狭窄。当严重主动脉瓣关闭不全时，收缩压升高，舒张压降低，脉压增大。可出现周围血管征包括随心脏搏动的点头运动（De Musset 征）、水冲脉、股动脉枪击音（Traube 征）、听诊器轻压股动脉闻及双期杂音（Duroziez 征）和毛细血管搏动征等。

3. 并发症 感染性心内膜炎较常见；可发生室性心律失常，心脏性猝死少见；左心衰竭在急性者出现早，慢性者于晚期出现。

【辅助检查】

1. 超声心动图 M 型示舒张期二尖瓣前叶或室间隔纤细扑动，是诊断主动脉瓣关闭不全的可靠征象。脉冲式多普勒和彩色多普勒血流显像为最敏感的确定主动脉瓣反流方法。二维超声可显示瓣膜和主动脉根部的形态改变，有利于确定病因。经食管超声有利于主动脉夹层和感染性心内膜炎的诊断。

2. X线检查 左心室增大，升主动脉继发性扩张明显，心影呈靴型。

3. 心电图 常见窦性心动过速和非特异性ST-T改变，左心室肥厚劳损。

4. 放射性核素心室造影 可测定左心室收缩、舒张末容量和静息、运动的射血分数，判断左心室功能。

5. 磁共振显像 诊断主动脉疾病如主动脉夹层极准确。

6. 主动脉造影 当无创技术不能确定反流程度，并考虑外科治疗时，可行选择性主动脉造影，半定量反流程度。

课堂互动

1. 心脏瓣膜病最常损害的瓣膜是二尖瓣，其次是主动脉瓣。

2. 心脏瓣膜病最常见的是二尖瓣狭窄和主动脉瓣关闭不全。

3. 二尖瓣狭窄的特征性体征是心尖区有低调的隆隆样舒张中晚期杂音，局限，不传导。常可触及舒张期震颤。

4. 主动脉瓣关闭不全的特征性体征是主动脉瓣第二听诊区可闻及高调叹气样递减型舒张早期杂音。

【治疗要点】

1. 病因治疗 预防和治疗风湿活动：可肌内注射长效青霉素，如苄星青霉素120万U，每月1次。口服抗风湿药物，如阿司匹林等。

2. 介入及外科治疗 是解决瓣膜病的根本手段。常用方法有扩瓣术、瓣膜成形术和瓣膜置换术。二尖瓣狭窄、主动脉瓣狭窄者可行经皮球囊瓣膜扩张成形术。

3. 防治并发症 预防感染，避免增加心脏负荷，如重体力活动、剧烈运动等，防止发生心力衰竭。心功能不全者应用强心剂、利尿剂和血管紧张素转化酶抑制剂等；并发心房颤动者给予抗心律失常及抗凝治疗，以防诱发心力衰竭或栓塞。

课堂互动

经皮穿刺球囊二尖瓣成形术

经皮穿刺球囊二尖瓣成形术（PBMV）是将球囊导管从股静脉送入右心房，通过房间隔穿刺送入左心房并达二尖瓣口，稀释造影剂向球囊内快速加压充盈，球囊扩张将粘连狭窄的二尖瓣交界部分离，达到扩张二尖瓣的目的。它是缓解单纯二尖瓣狭窄的首选方法，与外科二尖瓣闭式分离术有相似的效果。具有创伤小、相对安全、疗效佳、恢复快、可重复应用等特点。

五、心脏瓣膜病患者的护理

【常用护理诊断及医护合作性问题】

1. 心输出量减少 与瓣膜狭窄或关闭不全心排血量减少有关。

2. 气体交换受损 与肺淤血有关。

3. 体温过高 与风湿活动、并发感染有关。

4. 活动无耐力 与心输出量减少，瓣膜功能障碍，氧的供需失调有关。

5. 有感染的危险 与机体抵抗力下降及风湿活动有关。

6. 焦虑 与担心疾病预后、工作、生活有关。

7. 潜在并发症 心力衰竭、心律失常、心绞痛、栓塞、感染性心内膜炎等。

8. 知识缺乏 缺乏疾病的预防及治疗知识。

【护理措施】

1. 生活护理

（1）休息与活动 根据心功能的情况而定。心功能代偿期，可做力所能及的工作，活动量以不出现心悸、气促、疲劳为度，保证充足睡眠。心功能失代偿期，应卧床休息，限制活动，保持情绪稳定，当病情好转，实验室检查正常后可逐渐增加活动。

（2）饮食 应给予高热量、高蛋白、高维生素、低脂易消化的饮食，增加机体抵抗力，预防感染。多进食新鲜的蔬菜、水果及粗纤维食物，保持大便通畅。对伴有心功能不全的患者须适当限制水、钠的摄入，每餐不宜过饱，少量多餐，以免加重心脏负担。

2. 病情观察 观察有无风湿活动的表现，如发热、关节肿痛、皮肤环形红斑、皮下结节等；注意观察患者有无呼吸困难、乏力、食欲减退、尿少、双下肢水肿等心力衰竭的征象。密切观察有无栓塞、感染的征象。一旦发生，立即报告医师并配合处理。

3. 对症护理

（1）防治感染和风湿活动 监测体温，注意热型及伴随症状，观察有无风湿活动的表现，如发热、皮肤环形红斑、皮下结节、关节肿痛等，遵医嘱给予抗生素及抗风湿药物治疗，注意疗效及不良反应。当体温超过38.5℃时应给予物理降温或遵医嘱给予药物降温，测量体温，每4小时1次，记录降温效果。做好口腔与皮肤护理，出汗多的患者应勤换衣服、被褥，防止受凉。关节肿痛患者应减少关节活动，垫软枕，避免关节受压、碰撞，应局部制动、热敷，以促进血液循环，减轻肿痛。

（2）心力衰竭的防护 预防和控制各种感染，如呼吸道感染、风湿活动等。避免过度劳累和情绪激动等诱因，纠正心律失常，预防心力衰竭的发生。保持生活规律，根据病情适当地选择体育锻炼，以提高机体抵抗力。密切观察病情变化，监测生命体征，一旦发生呼吸困难、乏力、食欲不振、尿少、双下肢水肿等征象时，立即按心力衰竭护理。

（3）**心律失常的防护**　心房颤动最常见的心律失常。应注意避免各种诱因，如情绪激动、饮浓茶、咖啡等。密切观察心率、心律、脉搏的变化，必要时做好心电监护，发现心房颤动时遵医嘱给予抗心律失常的药物或进行复律等治疗，以免诱发心力衰竭或栓塞。

（4）**血栓栓塞的防护**　重度二尖瓣狭窄伴心房颤动者，最易发生栓塞，应遵医嘱应用抗心律失常、抗凝或抗血小板聚集的药物，如阿司匹林或华法林等，以预防附壁血栓形成和栓塞。定期进行超声心动图检查，注意左心房有无附壁血栓，如发现有较大附壁血栓者应绝对卧床休息，避免用力咳嗽、排便和情绪激动，防止血栓脱落造成其他部位栓塞。病情允许时，应协助患者翻身、做下肢运动、按摩和用温水泡脚，防止下肢深静脉血栓形成。密切观察患者有无胸痛、咯血等肺栓塞征象。有无腰痛、血尿等肾栓塞表现。有无肢体剧痛、动脉搏动消失、局部皮肤苍白发凉等肢体栓塞征象。有无头痛、肢体运动及感觉障碍等脑栓塞表现。一旦发生，应立即报告医师并配合抢救。

（5）**感染性心内膜炎的防护**　注意防止上呼吸道感染，各种技术操作应特别注意严格无菌，在手术或侵入性检查前应预防使用抗生素。如发现患者有不明原因的发热、皮肤黏膜瘀点、脾大、杵状指及栓塞等征象时，应警惕感染性心内膜炎的发生，嘱患者卧床休息，遵医嘱做血培养，物理降温，应用抗生素等。

4. 药物护理　遵医嘱给予抗生素和抗风湿药物治疗。预防风湿热复发，应用苄星青霉素需长期甚至终身使用，注意观察药物的副作用。因苄星青霉素溶解后为白色乳剂，肌注针头易阻塞，故应选择 9 号针头，用 8～10mL 生理盐水稀释后，更换注射针头，勿排气、快速注射。心脏瓣膜病患者合并房颤时长期服用抗凝剂如华法林、阿司匹林等，应注意观察有无出血倾向，出现皮肤瘀斑、血尿、鼻出血及牙龈出血，及时向医师报告。严密监测凝血功能，阿司匹林大剂量使用时，可导致胃肠道反应及出血，宜饭后服用，同时服用保护胃黏膜的药物如硫糖铝等。

5. 心理护理　风湿性心脏瓣膜病为慢性疾病，病程迁延不愈，常并发各种并发症。患者易产生焦虑、恐惧、消极等不良情绪，对患者恢复不利。应关心、体贴患者，评估患者存在的心理问题，消除患者因焦虑、恐惧而产生的压力。

【健康指导】

1. 生活指导　改善居住环境，避免环境中阴暗、潮湿等不良条件，保持室内空气流通、阳光充足、温暖；根据心功能合理安排休息与活动，适当运动，避免劳累；指导患者限制钠盐及脂肪的摄入，饮食以少量多餐为原则，加强营养，以提高机体的抵抗力。避免过度劳累、剧烈运动、情绪激动。女性患者应做好妊娠指导，育龄妇女应根据心功能情况在医师指导下选择妊娠和分娩时机。心功能 3、4 级的患者应避免妊娠和分娩，并做好患者及家属的思想工作。

2. 疾病知识指导　告知患者及家属本病的病因及病程特点，指明治疗风心病的长期性和艰巨性，有手术指征者，应劝告患者尽早手术，以提高生活质量。鼓励患者树立战胜疾病的信心，积极配合治疗。指导患者预防感染及风湿活动；注意防寒保暖，防止上呼吸道感染、咽炎、扁桃体炎等链球菌感染，一旦感染应立即治疗。扁桃体炎反复发作的患者最好在风湿活动控制后 2~4 个月行扁桃体摘除手术。牙龈炎与龋齿须及早治疗。患者在拔牙、导尿术、内镜检查、人工流产、分娩等手术操作前应告诉医师自己有风心病史，以便预防性使用抗生素。当感冒发热、咽痛、扁桃体炎急性发作或风湿活动时应立即就医，遵医嘱应用青霉素治疗；风湿活动控制后长期应用长效青霉素 120 万单位，每月肌内注射 1 次，以预防风湿活动。告诉患者坚持遵医嘱服药的重要性，详细介绍所用药物的名称、用法、疗效及副作用。嘱患者定期门诊复查，病情变化时及时就医。

复习思考

1. 二尖瓣狭窄的体征有哪些？
2. 主动脉瓣关闭不全的体征有哪些？
3. 诊断二尖瓣狭窄最可靠的辅助检查是什么？
4. 风湿性心脏病首要的护理诊断是什么？
5. 风湿性心脏病患者心力衰竭的防护措施有哪些？
6. 如何对风湿性心脏病患者做好生活指导？

项目七　病毒性心肌炎患者的护理

【学习目标】

1. 掌握病毒性心肌炎的临床表现、护理措施。
2. 熟悉病毒性心肌炎的主要病因、护理诊断和健康指导。
3. 了解病毒性心肌炎的病理改变。

📚 案例导入

患者，女，15 岁，20 天前因淋雨受凉，出现咳嗽，咳痰，咽痛，鼻塞，流涕，未引起重视。3 天前出现胸闷、乏力、心悸、咳嗽、咳痰来院就诊。护理体检：T 38℃，P 48 次/分，R 22 次/分，BP 90/60mmHg，双肺底闻及湿啰音，双下肢水肿。心电图示 S-T 段下移，T 波平坦，Ⅱ度房室传导阻滞。

请思考：
1. 该患者的可能的临床诊断是什么？还需要做哪些检查？
2. 目前该患者的护理问题有哪些？
3. 该患者的护理措施有哪些？
4. 应如何对该患者进行健康指导？

病毒性心肌炎（viral myocarditis）是指由嗜心肌性病毒感染引起的，以心肌非特异性间质性炎症为主要病变的心肌炎。如病变呈弥漫性炎症时，临床表现较重；呈局灶性炎症时，临床表现则较轻，约占心肌炎的半数。诊断及时并恰当治疗者，可完全治愈。病情迁延者，可形成慢性心肌炎或心肌病。以儿童、青少年多见，但成人也不罕见。

【病因病理】

1. 病因　很多病毒都可引起心肌炎，其中以肠道病毒柯萨奇 A、B 组病毒，孤儿（EcHo）病毒，脊髓灰质炎病毒等较常见，尤其是柯萨奇 B 组病毒。另外，人类腺病毒、流感、风疹、单纯疱疹、肝炎病毒等都能引起心肌炎。

2. 病理　典型病变是心肌间质增生、水肿及充血，内有大量炎性细胞浸润。

3. 发病机制　病毒直接对心肌的损害，以及免疫机制产生的心肌损害和微血管损伤等，均可损害心脏功能和结构。在慢性阶段，病毒或心肌抗原诱发的体液和细胞免疫可能是主要的发病机制。

【临床表现】

1. 症状　病变的广泛程度决定病情的轻重，不同患者差异很大，轻者可完全没有症状，重者可以并发严重心力衰竭、心律失常、心源性休克甚至猝死。病程一般急性期为3 个月，恢复期3 个月至1 年，慢性期1 年以上。

（1）感染症状　约半数于发病前 1~3 周有上呼吸道或肠道病毒感染前驱症状，表现为发热、咽痛、全身倦怠等"感冒"样症状或腹痛、腹泻、恶心、呕吐等消化道症状。部分病例上述症状轻微，少数患者心脏受累症状与病毒感染症状同时出现。

（2）心脏受累表现　出现心悸、心前区疼痛、呼吸困难、水肿，乏力等。严重者可在短期内迅速出现阿-斯综合征、心力衰竭、心源性休克、猝死。

2. 体征　出现与发热程度不相称的心动过速，患者常有各种心律失常，尤以期前收缩和传导阻滞最多见。心室颤动和迅速发展的三度房室传导阻滞为猝死的重要原因。心尖区第一心音减弱，可听到第三心音或杂音。严重者可出现舒张期奔马律、心脏扩大，甚至出现血压下降、颈静脉怒张、肺部啰音、肝大、水肿等心源性休克和心力衰竭的体征。

【辅助检查】

1. 病原学检查 血清柯萨奇病毒 IgM 抗体滴度明显升高、外周血白细胞肠道病毒核酸阳性。心内膜心肌活检有助于病原学诊断。

2. 血液生化检查 血沉加快，C 反应蛋白增加，血清肌钙蛋白（T 或 I）、心肌肌酸激酶（CK—MB）增高。

3. X 线检查 可见心影扩大或正常。

4. 心电图 常见 S—T 改变和各种心律失常，特别是室性心律失常和房室传导阻滞等。严重心肌损害时可出现病理性 Q 波。

5. 超声心动图检查 可显示正常，或左心室舒张功能减退，左心室增大或附壁血栓等。

【治疗要点】

病毒性心肌炎目前无特异性治疗。急性期应卧床休息，加强营养，改善心肌代谢，以对症治疗、抗病毒治疗为主。

1. 一般治疗 一经确诊，立即卧床休息，直至体温、心率、心律、心脏大小及心功能恢复正常。

2. 抗病毒治疗 干扰素、金刚烷胺、板蓝根、大青叶等；

3. 调节细胞免疫功能 黄芪注射液、胸腺素、转移因子等。

4. 促进心肌炎症修复

（1）改善心肌营养及代谢 辅酶 Q_{10}、辅酶 A、ATP、肌酐、极化液、大剂量维生素 C、细胞色素 C 等，疗程一般 10~14 天；

（2）激素 有争议。早期不宜使用，抑制免疫反应，使病毒繁殖和扩散，加重病情。若病情严重，出现严重心律失常、难治性心衰、心源性休克等可用。治疗原则为短期、足量，疗程不超过 2 周。

5. 对症治疗

如抗心律失常、心衰、心源性休克等。

课堂互动

1. 病毒性心肌炎发病前 1~3 周，约半数患者有哪些病毒感染史？

2. 心脏受累的表现主要是什么？

3. 患者常有各种心律失常，尤以期前收缩和传导阻滞最多见。

4. 心室颤动和迅速发展的三度房室传导阻滞是猝死的重要原因。

5. 通过辅助检查寻找心肌损伤的证据及病原学依据。

【常用护理诊断及医护合作性问题】

1. 活动无耐力 与心肌受损、心律失常有关。

2. 体温过高 与病毒感染有关。

3. 焦虑 与病情加重担心疾病预后、学习和前途有关。

4. 潜在并发症 心力衰竭、心律失常。

5. 知识缺乏 缺乏配合治疗等方面的知识。

【护理措施】

1. 生活护理

（1）休息与活动 保持环境安静、舒适，限制探视，减少不必要的干扰，保证患者充分休息和睡眠的时间。向患者解释急性期应尽早卧床休息，可减轻心脏负荷，减少心肌耗氧量，有利于心功能的恢复，防止病情加重或转为慢性病程。无并发症者急性期应卧床休息1个月。有严重心力衰竭和心律失常的患者应卧床休息3个月以上，直至症状消失、心电图、血液学指标等恢复正常后方可逐渐增加活动量。恢复期仍应适当限制活动3~6个月。病情稳定后，可与患者及家属一起制定并实施活动计划，如活动后出现胸闷、心悸、呼吸困难、心律失常等，应立即停止活动，以此作为限制最大活动量的指征。

（2）饮食 给予高蛋白、高维生素、易消化的饮食，多进食富含维生素C的新鲜蔬菜、水果，同时避免刺激性的食物及饮料，如过酸、过辣、咖啡、浓茶等，戒烟酒。心力衰竭的患者应限制钠盐和热能的摄入，以免加重心脏的负担。

（3）保持大便通畅 指导患者多进食富含纤维素的食物，适量饮水以防便秘，必要时给予缓泻剂。

2. 病情观察 急性期应进行心电监护，注意心率、心律、心电图变化，密切观察生命体征、尿量、意识及皮肤黏膜颜色，尽早发现心源性低血压、心律失常等。注意观察有无呼吸困难、胸闷、颈静脉怒张、水肿、奔马律、肺部湿啰音等心力衰竭表现。同时准备好抢救仪器及药物，一旦出现严重心律失常或急性心力衰竭，应及时报告医师，立即配合急救处理。

3. 药物护理 当病毒性心肌炎患者并发心力衰竭和心律失常时，应遵医嘱给予洋地黄、抗心律失常药物，注意观察药物疗效和不良反应。对于应用洋地黄的患者须特别注意其毒性反应，因心肌炎时心肌细胞对洋地黄的耐受性差。

4. 心理护理 病毒性心肌炎患者卧床休息时间较长，患病常影响患者日常生活、学习或工作，因而易产生焦虑、烦躁等情绪。应耐心向患者说明本病的演变过程及预后，让患者安心休养。给予患者心理安慰，解除患者的焦虑、恐惧心理，主动配合治疗和护理。当活动耐力有所增加时，应及时鼓励患者。对不愿活动或害怕活动的患者，应给予心理疏导，督促患者完成耐力范围内的活动量。为患者提供适宜的活动环境和氛围。

【健康教育】

1. 生活指导 指导患者进食高蛋白、高维生素、易消化的饮食，多吃新鲜蔬菜、水果，以促进心肌代谢与修复，提高机体抵抗力。戒烟酒和刺激性食物。指导患者合理安排休息与活动，强调急性病毒性心肌炎患者出院后需继续休息 3~6 个月，无并发症者可考虑恢复学习或轻体力工作，6 个月至 1 年内避免剧烈运动或重体力劳动以及妊娠等。

2. 疾病知识指导 适当锻炼身体，增强机体抵抗力。注意防寒保暖，预防病毒性感冒。避免过劳、缺氧、营养不良等加重心肌炎的因素。教会患者及家属自测脉搏和节律，发现异常或有胸闷、心悸等不适，应及时就诊。

复习思考

1. 引起病毒性心肌炎的常见病毒有哪些？
2. 病毒性心肌炎最常见的心律失常是什么？
3. 促进心肌营养与代谢的药物有哪些？
4. 如何对病毒性心肌炎患者进行生活指导？

项目八 心肌病患者的护理

【学习目标】

1. 掌握扩张性和肥厚性心肌病的临床表现、主要护理诊断、护理措施和健康指导。能够指导心肌病患者减轻症状，预防心脏猝死。
2. 熟悉扩张性和肥厚性心肌病的主要病因、治疗要点和辅助检查方法。
3. 了解扩张性和肥厚性心肌病的病理改变。

案例导入

男性，36 岁，劳累后心悸，胸闷，气促，心前区闷痛 4 年，加重 3 天入院。患者 2 年前曾多次有站立时晕厥史，3d 前因劳累后出现胸闷，气急，稍加活动就心前区疼痛。体检：患者神志清楚，精神差，急性痛苦面容，呼吸急促，口唇发绀，T 37℃，P 98 次/分，R 30 次/分，BP 110/60mmHg。心脏听诊：胸骨左缘第 3~4 肋间闻及 2 级收缩期杂音，伴震颤，含服硝酸甘油后听诊杂音增强。心电图示：Ⅱ、Ⅲ、aVF 导联异常病理性 Q 波。

请思考：

1. 你认为该患者可能是什么疾病？
2. 为明确诊断主要做哪项辅助检查？
3. 患者目前存在首要的护理诊断是什么？
4. 作为接诊者，你将采取什么措施可使患者减轻痛苦？

心肌病（cardiomyopathy）是由遗传、感染等不同原因引起，并伴有心肌结构及功能障碍为主的一组心肌疾病。

2008 年欧洲心脏病学会（ESC）根据心脏结构和功能把心肌病分为 5 型（表 3-6）。本节重点阐述扩张型心肌病和肥厚型心肌病。

表 3-6　心肌病的分类（ESC，2008）

心肌病类型	心脏结构及功能
扩张性心肌病（DCM）	左心室或双心室扩张，有收缩功能障碍
肥厚型心肌病（HCM）	左心室或双心室心肌肥厚，多为非对称性室间隔肥厚
限制型心肌病（RCM）	左心室生理功能异常，心肌间质纤维化，室壁不厚，左心室充盈状态，单或双心室舒张容积正常或降低
致心律失常型右室心肌病（ARVC）	右心室进行性纤维脂肪变，右心室功能障碍
未定型心肌病	不适合归类上述类型的心肌病，如左心室致密化不全（LVNC）和应激性心肌病（Tako-Tsubo 心肌病）

一、扩张型心肌病

扩张型心肌病（dilated cardiomyopathy，DCM）又称为充血型心肌病，以左心室、右心室或双心腔扩大（左心室扩大尤其明显）和心肌收缩功能减退为主要特征。常出现充血性心力衰竭的症状和体征而就诊。我国发病率为 13/10 万~84/10 万不等，好发于青中年，男性多于女性，是临床最常见的一种类型。近年来发病率呈上升趋势，病死率较高。

【病因病理】

1. 病因　病因尚不清楚，可能与遗传和持续病毒感染有关。

（1）遗传因素　30%~50%扩张型心肌病有基因突变和家族遗传背景。目前已定位 26 个染色体与该病有关。

（2）病毒感染　继发扩张型心肌病，持续病毒感染是主要原因，最常见的病原是柯萨奇 B 病毒感染，其次有流感病毒、腺病毒、巨细胞病毒、人类缺陷病毒等。一方面病毒直接持续损害心肌组织，另一方面细胞免疫介导物质对心肌的损伤，均可导致和诱发扩张型心肌病。

（3）其他病因　围生期、酒精中毒、抗癌药物、硒缺乏、系统性红斑狼疮、嗜铬细胞瘤、淀粉样变性等因素也可引起本病。

2. 病理

（1）病理解剖　本病的病理解剖改变以单侧或双侧心室腔扩张为主，肉眼可见心室扩张，室壁变薄，纤维瘢痕形成，且常伴有附壁血栓。组织学为非特异性心肌细胞肥大、变性，常混合不同程度的纤维化。

（2）病理生理　本病的病理生理改变主要是心脏收缩功能下降，心排血量减少（图3-25）。另外，当心腔极度扩张时，可使二尖瓣、三尖瓣环周径增大，引起二尖瓣、三尖瓣关闭不全，并产生相应的收缩期杂音及各种心律失常。

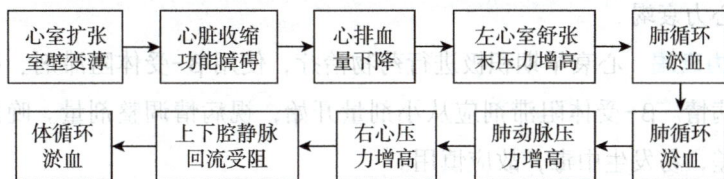

图 3-25　扩张性心肌病的病理生理改变示意图

【临床表现】

1. 症状　起病缓慢，早期患者多无明显症状。首先出现气急、呼吸困难等左心衰竭症状，以后出现水肿、肝大等右心衰症状，逐渐发展为全心衰竭。

2. 体征　主要体征为心脏扩大，心浊音界向两侧扩大。75%的患者可听到第三或第四心音，心率快时呈奔马律，以及各种类型的心律失常。晚期出现左、右心功能不全的体征。

3. 并发症　心力衰竭、心律失常、栓塞和心源性猝死。

【辅助检查】

1. 超声心动图　超声心动图是首选的检查手段，早期即可有心腔轻度扩大，后期心脏四腔均明显扩大，左心室扩大显著，心壁薄，室间隔、室壁运动减弱，左室射血分数下降，提示心肌收缩力明显下降；彩色多普勒显示二、三尖瓣反流，左心室心尖部有附壁血栓等。

2. 心电图检查　可见各种心律失常如心房颤动、房室传导阻滞等。亦可有 ST-T 改变、低电压、R 波降低，少数出现病理性 Q 波。

3. X 线检查　心影明显增大，心胸比>50%，肺淤血。

4. 心导管检查　早期接近正常，有心力衰竭时可见左心室舒张末期压、左心房压和肺毛细血管楔压增高，心搏量、心脏指数减低。

5. 心血管造影 心室造影可见左心室扩大，弥漫性室壁运动减弱，心室射血分数低下。冠状动脉造影多无异常。

6. 心脏放射性核素检查 核素血池扫描可见舒张末期和收缩末期左心室容积大，心搏量降低。

7. 心内膜心肌活检 可见心肌细胞肥大、变性、间质纤维化等。

【治疗要点】

目前的治疗原则是防治基础病因，控制心力衰竭和心律失常，预防栓塞和猝死，提高患者生活质量。

1. 病因治疗 对不明原因的扩张性心肌病，应积极寻找病因，排除任何引起心肌疾病的可能因素并给予积极的治疗。如控制感染、防止过劳、戒烟禁酒，改变不良的生活方式，以防发生心力衰竭。

2. 控制心力衰竭 心衰早期积极进行药物治疗，使用β-受体阻滞剂、ACEI，减少心肌损害和延缓病情。β-受体阻滞剂应从小剂量开始，视病情调整剂量。晚期心衰患者对洋地黄耐受性差，易发生中毒，故应慎用。

3. 预防猝死 室性心律失常和猝死是扩张性心肌病的常见症状，预防猝死主要是控制室性心律失常的诱发因素，如纠正心力衰竭、维持电解质平衡、避免药物的不良反应、积极纠正心律失常等。严重心律失常，药物不能控制者，可植入心脏复律除颤器，预防猝死发生。

4. 预防栓塞 对心脏明显扩大、有心房颤动者，有发生栓塞风险且没有禁忌证者，口服阿司匹林，预防附壁血栓形成。如已有附壁血栓形成或发生栓塞者，需长期口服华法林抗凝治疗。

5. 改善心肌代谢与循环 可用辅酶 Q_{10}、ATP、维生素 E、盐酸曲美他嗪等。

6. 中医中药治疗 生脉饮、真武汤等中药可改善扩张型心肌病的心功能。黄芪有抗病毒、调节免疫作用，长期使用对改善症状及预后有一定辅助作用。

7. 手术治疗 对长期严重心力衰竭，内科治疗无效者，心脏移植可望彻底治愈。

二、肥厚型心肌病

肥厚型心肌病（hypertrophic cardiomyopathy，HCM）是以心室壁非对称性肥厚、心室腔变小、左心室血液充盈受限、舒张期顺应性下降为特征的心肌病。根据左心室流出道有无梗阻分为梗阻性（obstructive）和非梗阻性（non-obstructive）肥厚型心肌病。我国发病率约 180/10 万，好发于男性，是运动员和青年人猝死的常见原因。

【病因病理】

1. 病因

（1）遗传因素　约占 1/3 的患者有明显的家族史，目前认为该病是常染色体显性遗传疾病。肌节收缩蛋白基因突变是主要的致病因素，最常见的是 β-肌球蛋白重链、肌球蛋白结合蛋白、肌钙蛋白 T、肌钙蛋白 I。

（2）促发因素　儿茶酚胺代谢异常、高血压、高强度运动等可为本病发病的促进因子。

2. 病理

（1）病理解剖　主要病变为左右心室肥厚或不均等的心室间隔肥厚（非对称性肥厚），亦有心肌均匀肥厚或心尖部肥厚。组织学特征为心肌细胞肥大，形态特异，排列紊乱，尤以左心室间隔改变明显（图 3-26）。

（2）病理生理　主要改变是左心室血液充盈受限、舒张期顺应性差，左室流出道狭窄，心排血量下降（图 3-27）。

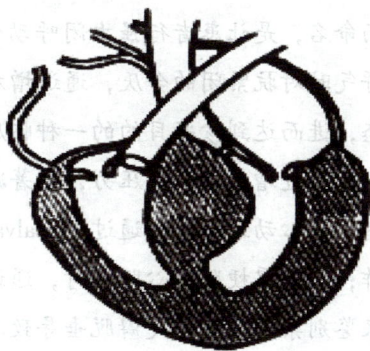

图 3-26　肥厚型心肌病病理解剖改变示意图

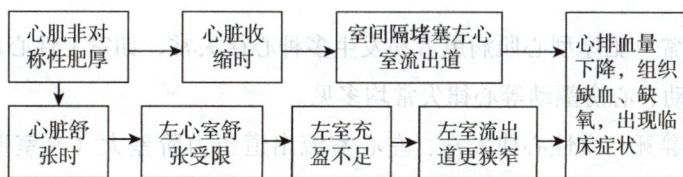

图 3-27　肥厚型心肌病病理生理改变示意图

【临床表现】

不同患者的临床表现差异较大，起病缓慢，部分患者可无自觉症状，因猝死或在体检中发现。

1. 症状　非梗阻性肥厚型心肌病患者的临床表现与扩张型心肌病相似，梗阻性肥厚型心肌病患者可有头晕、黑矇、心悸、胸痛、劳力性呼吸困难，伴有流出道梗阻的患者在突然起立、运动、应用硝酸酯类药物时，降低外周阻力，回心血量减少，使左心室流出道更为狭窄，导致上述症状加重，甚至出现晕厥、猝死。部分患者因心肌肥厚，心肌耗氧量增多而致心绞痛。晚期可出现心力衰竭。

2. 体征　主要体征有心脏轻度增大，能听到第四心音；流出道梗阻的患者可在胸骨左缘第 3~4 肋间听到较粗糙的喷射性收缩期杂音，在心尖部常可闻及吹风样收缩期杂音。凡是影响心肌收缩，改变左心室容量和射血速度均可使杂音的响度有明显变化。如使用

β-受体阻滞剂、下蹲、紧握拳或举腿，使心肌收缩力下降或左心室容量增加，使杂音减轻；反之，如用硝酸甘油、应用强心药、运动、负重、情绪激动、饱餐、屏气或取站立位，使左心室容量减少或增加心肌收缩力，均可使杂音增强。

📚 课堂互动

Valsalva 动作试验

Valsalva 动作试验是由意大利解剖学家 Antonio Maria Valsalva 于 1704 年提出而命名，是让患者行强力闭呼动作，即深吸气后紧闭声门，再用力做呼气动作，呼气时对抗紧闭的会厌，通过增加胸膜腔内压来影响血液循环和自主神经功能状态，进而达到诊疗目的的一种临床生理试验。

通过增加胸腔内压力，显著减少静脉回心血量；兴奋迷走神经；如①阵发性室上性心动过速时，通过 Valsalva 动作兴奋迷走神经，终止室上性心动过速的发作；②肥厚梗阻型心肌病时，通过 Valsalva 动作，减少回心血量使杂音增强，用来鉴别杂音；③二尖瓣脱垂导致二尖瓣反流，通过 Valsalva 动作使杂音增强。

3. 并发症

（1）心律失常　肥厚型心肌病患者易发生多种心律失常，如室上性心动过速、室性心动过速、心室颤动、心房颤动等心律失常均多见。

（2）心源性猝死　室性心律失常、左心室流出道压力阶差大（左室壁或室间隔厚度≥30mm，流出道压力阶差≥50mmHg）是猝死的主要危险因素。

【辅助检查】

1. 超声心动图　超声心动图是临床主要诊断手段。检查可见室间隔的非对称性肥厚，舒张期室间隔厚度与左心室后壁厚度之比大于或等于 1.3∶1，室间隔运动低下。少数病例显示心肌均匀肥厚或心尖部肥厚。彩色多普勒血流显像可测定左室流出道与主动脉压力阶差，判断肥厚型心肌病是否伴有梗阻。安静时流出道压力阶差≥30mmHg 为梗阻性肥厚型心肌病；负荷压力阶差≥30mmHg 为隐匿型梗阻性肥厚型心肌病；非梗阻性肥厚型心肌病，安静或负荷压力阶差<30mmHg。

2. 心电图检查　最常见的表现为左心室肥大，ST-T 改变、T 波倒置及深而宽的病理性 Q 波。室内传导阻滞和室性心律失常亦常见。

3. X 线检查　心脏增大多不明显，心功能不全时心影明显增大。

4. 心导管检查和心血管造影　左心室舒张末压上升。有梗阻者在左心室腔与流出道间有收缩期压差，心室造影显示左心室腔变小、心壁增厚，呈香蕉状、犬舌状，心尖部肥厚时呈纺锤状。

5. 心内膜心肌活检 可见心肌细胞畸形肥大、排列紊乱，有助于诊断。

【治疗要点】

目前的治疗原则是避免一切加重心脏负担，导致心力衰竭的诱因，松弛肥厚的心肌，减少猝死的发生。

1. 控制心力衰竭 最常用 β-受体阻滞剂及钙通道阻滞剂，可以减慢心率，降低心肌的收缩力，减轻流出道梗阻，增加心搏出量，并可治疗室上性心律失常。常用药物有美托洛尔和维拉帕米（由小剂量逐渐增加）。避免使用增强心肌收缩力的药物（如洋地黄），以及减轻心脏负荷的药物（如硝酸甘油）。

2. 预防猝死 严重的患者应绝对卧床休息，避免一切加重心脏负荷、减少心脏充盈血量、增快心律的因素。必须及时有效地控制各类心律失常和心力衰竭。及时纠正水、电解质紊乱。

3. 预防栓塞 心房颤动者，口服阿司匹林或华法林抗凝治疗，避免栓塞。

4. 改善心肌代谢与循环 应用辅酶 Q_{10}、ATP、维生素 E、盐酸曲美他嗪等药物。

5. 手术治疗 对重度梗阻性肥厚型心肌病，切除最肥厚的心肌是目前有效的治疗方案，可做左心室流出道心肌切开，或无水乙醇化学消融。

三、心肌病患者的护理

【常用护理诊断及医护合作性问题】

1. 活动无耐力 与心肌收缩力降低、心搏出量降低有关。

2. 胸痛 与心肌肥厚耗氧量增加、冠状动脉供血不足有关。

3. 有受伤的危险 与梗阻性肥厚型心肌病所致晕厥有关。

4. 潜在并发症 心力衰竭、心律失常、栓塞、猝死等。

【护理措施】

1. 生活护理

（1）休息与活动 无症状患者，日常工作、生活多不受影响，但应生活规律，避免过度劳累和剧烈运动。有明显心力衰竭或心律失常的患者应绝对卧床休息，避免一切加重病情的因素，如突然屏气、站立、提取重物、负重、劳累、情绪激动、饱餐、用力排便、寒冷刺激等，防止发生意外。限制探视，以防患者情绪激动或休息不好而加重心衰。

课堂互动

加重病情的诱因

1. 用洋地黄等药物增强心肌收缩力，心脏收缩时使心腔更小，加重堵塞了左心室流出道，使病情加重。

2. 用硝酸酯类药扩张静脉，外周静脉血液增多，回心血量减少，心脏充盈不足，左心室流出道堵塞更严重。

3. 用力排便或屏气，使胸腔内压增高，上、下腔静脉回流受阻，回心血量更加减少。

4. 活动或情绪激动，交感神经兴奋，心率增快，心肌收缩力增强，心脏舒张不完全，心腔充盈不足，心肌耗氧量增加，使回心血量更加减少。

（2）饮食 宜给予低盐、低脂、高维生素、高纤维素，易消化食物，少食多餐，避免生硬、辛辣、油炸等刺激性食物及产气食物（如红薯、牛奶）。适量饮水，预防便秘，戒烟酒、浓茶、咖啡等。

2. 病情观察 密切观察生命体征，必要时进行心电监护，及时发现心律失常。观察有无呼吸困难、颈静脉怒张、肝脏肿大、水肿等心力衰竭表现。扩张型心肌病心脏明显扩大患者，若合并心房颤动，易形成附壁血栓，需观察有无栓子脱落引起心、脑、肾等重要脏器及肢体的栓塞；肥厚型心肌病患者，因心排血量明显减少，导致心、脑、肾等脏器严重供血不足，应注意观察患者有无头晕、黑矇、晕厥、心绞痛等表现，一旦出现，积极采取相应措施，防止意外发生。

3. 对症护理

（1）心绞痛 与一般心绞痛护理相似，胸痛发作时停止活动，可下蹲、抬高下肢或握拳、吸氧，但不宜用硝酸酯类药物，应遵医嘱使用 β-受体阻滞剂及钙通道阻滞剂治疗。嘱患者避免突然屏气或站立，以免加重病情。

（2）晕厥 肥厚型心肌病患者体力活动时有晕厥和猝死的危险，故应避免情绪激动、持重、屏气及剧烈的运动如跑步、球类比赛等，有晕厥史者避免独自外出活动，以免发生意外。

（3）心力衰竭、心律失常、栓塞 应分别做好相应的护理。

4. 用药护理 遵医嘱用药，因心肌病患者对强心苷的耐受性差，一旦使用，应特别注意其毒性反应。肥厚型心肌病患者应用钙通道阻滞剂时，应注意观察血压，以防血压降得过低。肥厚型心肌病患者出现心绞痛时不宜用硝酸酯类药物，以免加重左心室流出道梗阻。

5. 心理护理 心肌病尚无特殊治疗方法，只能对症治疗，患者反复发作心力衰竭，需要经常住院治疗，且患者多正值青壮年，担心疾病影响将来的学习、工作和家庭生活，思想负担大，可产生明显的焦虑或恐惧心理。家属也有较大的心理压力和经济负担。护理人员应经常与患者沟通、交流，了解其心理特点，做好解释、安慰工作，解除思想顾虑，树立战胜疾病的信心。

【健康指导】

1. 生活指导 指导患者保持室内空气流通，阳光充足，注意防寒保暖、预防感冒及上呼吸道感染。合理安排休息与活动，症状轻者可参加轻体力工作但要避免劳累；症状明显者应卧床休息，肥厚型心肌病者体力活动后有晕厥和猝死的危险，应避免激烈活动。有晕厥史者应避免独自外出活动，防意外发生。给予高蛋白、高维生素、高纤维素的清淡饮食，以促进心肌代谢，增强机体抵抗力。心衰时，低盐饮食，不吃含钠高的食物，少食多餐，适量饮水，防止便秘。戒烟酒、浓茶、咖啡等。

2. 疾病知识指导 耐心细致地向患者及家属宣讲疾病的有关知识，让其了解心肌病是一个长期、慢性的发展过程，积极有效的预防措施有助于控制疾病、延缓病情、提高生活质量。坚持遵医嘱用药，掌握药物的用法、剂量，教会患者及家属观察药物疗效及不良反应。嘱患者定期门诊随访，症状加重时立即就诊，防止病情进展恶化。

复习思考

1. 如何确诊一个患者是心肌病？
2. 肥厚型心肌病与主动脉狭窄和主动脉关闭不全临床表现有什么不同？
3. 哪些措施可以预防肥厚型梗阻性心肌病患者出现晕厥和猝死？
4. 正常舒张期室间隔与左心室后壁的厚度之比是多少？
5. 肥厚型梗阻性心肌病患者为什么避免使用洋地黄和硝酸甘油？
6. 为什么下蹲、抬高下肢或握拳会减轻肥厚型梗阻性心肌病患者的症状？

项目九 感染性心内膜炎患者的护理

【学习目标】

1. 掌握感染性心内膜炎的临床表现、护理措施。
2. 熟悉感染性心内膜炎的病因、护理诊断。
3. 了解感染性心内膜炎的主要病因、病理改变。

案例导入

患者，女，35岁。心悸、气促6年，双下肢水肿2年，上述症状加重1天就诊。体检：T 39℃，P 140 次/分，R 25 次/分，BP 120/80mmHg。急性病容，双侧睑结膜有淤点，双肺底闻及湿啰音，主动脉瓣第二听诊区可闻及高音调哈气样舒张期杂音。肝脏肋下 3.0cm，剑下 4.0cm，脾未触及，双下肢凹陷性水肿。血常规检查示：WBC $10×10^9$/L，N 0.87，L 0.15。

请思考：

1. 该患者的临床诊断可能是什么？

2. 该患者目前主要的护理诊断有哪些？

3. 该患者是否并发心力衰竭？

4. 对患者如何进行血培养标本的采集？

5. 你应如何护理该患者？

感染性心内膜炎（infective endocarditis，IE）系心脏内膜表面的微生物感染，伴赘生物形成。赘生物是大小不等、形状不一的血小板和纤维素团块，内含大量微生物和少量炎症细胞。瓣膜为最常受累部位。根据病程分为急性和亚急性（表3-7）。按发病原因可分为自体瓣膜、人工瓣膜和静脉药瘾者的心内膜炎。

表3-7　急性与亚急性感染性心内膜炎的比较

临床特征	急性	亚急性
中毒症状	明显	轻
病程	发展迅速，数天至数周	数周至数月
感染迁移	多见	少见
病原体	金黄色葡萄球菌	草绿色链球菌

【病因病理】

1. 病因

（1）急性　主要由金黄色葡萄球菌引起，少数由肺炎球菌、淋球菌、A 族链球菌和流感杆菌等所致。

（2）亚急性　最常见的致病菌是草绿色链球菌，其次为 D 族链球菌（牛链球菌和肠球菌），表皮葡萄球菌。真菌、立克次体及衣原体为少见致病微生物。

2. 病理

（1）心内感染和局部扩散　赘生物内层由血小板、纤维蛋白、红细胞、白细胞构成，中层为细菌，外层为纤维蛋白和少量细菌构成。赘生物松脆，易于脱落，引起瓣叶破损、穿孔或腱索断裂，导致瓣膜关闭不全。感染的局部扩散产生瓣环或心肌脓肿、传导组织破坏、乳头肌断裂或室间隔穿孔和化脓性心包炎。

（2）赘生物碎片脱落致栓塞　动脉栓塞导致组织器官梗死以及动脉管壁坏死或细菌直接破坏动脉壁。可形成细菌性动脉瘤。

（3）血源性播散　菌血症持续存在，在其他部位播种化脓性病灶，形成迁移性脓肿。

（4）免疫系统激活　持续性菌血症刺激细胞和体液介导的免疫系统，引起脾大、肾小球肾炎、关节炎、心包炎及微血管炎。

【发病机制】

1. 急性　发病机制尚未明了，大部分患者原无心脏病，主要累及正常心瓣膜。主动脉瓣常受累。病原菌来自皮肤、肌肉、骨骼或肺等部位的活动性感染灶，循环血液中细菌量大，细菌毒力强，具有高度侵袭性和粘附于内膜的能力。

2. 亚急性　2/3 的病例是亚急性，主要发生于器质性心脏病，以心脏瓣膜病为主，尤其是二尖瓣和主动脉瓣；其次为先天性心脏病。发病和以下因素有关。

（1）血流动力学因素　赘生物常位于血流从高压腔经病变瓣口或先天缺损至低压腔产生高速射流和湍流的下游，可能与这些部位的压力下降及内膜灌注减少，有利于微生物沉积和生长有关。高速射流冲击可致相应部位局部损伤，并易于感染。

（2）非细菌性血栓性心内膜炎病变　当心内膜的内皮损伤暴露其下结缔组织的胶原纤维时，血小板聚集，形成血小板微血栓及纤维蛋白沉着，成为结节样无菌性赘生物，是细菌定居瓣膜表面的重要因素。

（3）短暂性菌血症　各种感染或细菌寄居的皮肤黏膜的创伤可致暂时性菌血症；循环中的细菌若定居在无菌性赘生物上，即可发生感染性心内膜炎。

（4）细菌感染无菌性赘生物　细菌是否感染无菌性赘生物取决于以下 2 个因素：①发生菌血症的频度和循环中细菌的数量；②细菌粘附于无菌性赘生物的能力。

细菌定居以后，迅速繁殖，促使血小板进一步聚集和纤维蛋白沉积，感染性赘生物增大。厚的纤维蛋白层覆盖在赘生物外，是其内细菌生存繁殖的良好庇护所。当赘生物破裂时，细菌又被释放入血。

【临床表现】

1. 症状

（1）发热　是最常见的症状，除有些老年或心、肾衰竭重症患者外，几乎均有发热。亚急性者起病隐匿，呈弛张性低热，一般低于 39℃，午后和晚上高热。可有全身不适、乏力、面色苍白、食欲减退和体重减轻等非特异性症状。常伴有头痛、背痛和肌肉关节疼痛。急性者呈暴发性败血症过程，出现寒战、高热。突发心力衰竭者较为常见。

（2）贫血　较常见，尤其多见于亚急性者，多为轻、中度贫血，晚期患者可重度贫血。

（3）脾肿大　15%～50%病程大于 6 周的患者可有脾大。病程 1 月以上可触及，质软，有轻压痛。部分患者可有杵状指（趾）。

2. 体征

（1）心脏杂音　80%～85%的患者可闻及心脏杂音，可因基础心脏病和（或）心内膜炎使瓣膜损害所致。一般急性者比亚急性者更易出现杂音强度和性质的改变，如杂音变得响亮粗糙，或呈乐音性，或出现新的病理性杂音。瓣膜损害导致新的或增强的杂音主要是关闭不全的杂音，尤以主动脉瓣关闭不全最多见。心肌脓肿可致房室传导阻滞，引起期前收缩和心房颤动等心律失常。

（2）周围体征　多为非特异性，近年已不多见，可能因微血管炎或微栓塞所致，包括：①淤点：可出现于任何部位，以锁骨以上皮肤、口腔黏膜及睑结膜多见，病程长者较多见。淤点中心为白色或浅黄色，可成群或个别出现。②四肢末梢出血：指和趾甲下线状出血，有压痛。③Roth斑：视网膜的卵圆形出血斑，中心呈白色，常见于亚急性感染。④Osler结节：较常见于亚急性者，表现为指和趾垫，足底出现略高出表皮的红色或紫色痛性结节，小者直径1～2mm，大者5～15mm，可在数日内消失。⑤Janeway损害：主要见于急性者，是位于手掌和足底处直径1～4mm无痛性出血红斑。

（3）动脉栓塞　赘生物引起动脉栓塞占20%～40%，栓塞可发生在机体的任何部位。临床常见于脑、心脏、脾、肾、肠系膜、四肢和肺。①脑栓塞：表现为神志和精神改变、失语、吞咽困难、双侧瞳孔不等大、偏瘫、抽搐或昏迷等。②脾栓塞：表现为左上腹剧痛，呼吸或体位改变时加重。③肾栓塞：常出现腰痛、血尿等。④冠状动脉栓塞：引起心肌梗死。⑤肺栓塞：可突然出现咳嗽、呼吸困难、发绀、咯血或胸痛。⑥肠系膜栓塞：引起腹泻、血便或肠麻痹。⑦肢体动脉栓塞：表现为肢体疼痛，苍白，脉搏减弱或消失。

3. 并发症

（1）心脏并发症　①心力衰竭：为最常见并发症，主要由瓣膜关闭不全导致，瓣膜穿孔或腱索断裂引起急性瓣膜关闭不全时可诱发急性左心衰竭。②心肌脓肿：多见于急性患者，可发生于心脏任何部位。③急性心肌梗死：多由冠状动脉栓塞引起。④化脓性心包炎：不多见，主要发生于急性患者。⑤心肌炎。

（2）细菌性动脉瘤　多见于亚急性者。受累动脉依次为近端主动脉、脑、内脏及四肢，常见于病程晚期，多无症状，一般表现为可扪及的搏动性肿块。

（3）迁移性脓肿　多见于急性患者，常发生于肝、脾、骨髓及神经系统。

（4）神经系统并发症　约1/3患者有神经系统受累，主要表现为脑栓塞、脑细菌性动脉瘤、中毒性脑病、脑脓肿、化脓性脑膜炎等。

（5）肾脏并发症　大多数患者有肾损害，包括肾动脉栓塞和肾梗死、肾小球肾炎及肾脓肿。

【辅助检查】

1. 血培养 是确定菌血症和诊断感染性心内膜炎最重要的方法。近期未接受过抗生素治疗的患者血培养阳性率可高达95%以上，2周内用过抗生素或采血、培养技术不当，常使血培养的阳性率下降。

2. 超声心动图 对明确感染性心内膜炎有重要价值。经胸超声可检出50%～75%的赘生物。经食管超声可检出<5mm的赘生物，敏感性可达95%以上，赘生物≥10mm时，最易发生动脉栓塞。另外可观察瓣叶、瓣环、室间隔、心肌脓肿等。

3. 常规检查

（1）尿液检查 常见镜下血尿和轻度蛋白尿。肉眼血尿提示肾梗死。红细胞管型和大量蛋白尿提示弥漫性肾小球性肾炎。

（2）血液检查 亚急性者一般为正常色素型正常细胞性贫血，白细胞计数正常或轻度升高，分类计数为轻度核左移。急性者多有血白细胞计数增高和明显核左移。红细胞沉降率升高。

4. 免疫学检查 25%的患者可有高丙种球蛋白血症。80%的患者出现循环免疫复合物。病程大于6周以上的亚急性患者中可检出类风湿因子阳性。

5. X线检查 能了解心脏外形，肺部表现等。

6. 心电图检查 偶可见急性心肌梗死或房室、室内传导阻滞。

【治疗要点】

1. 抗微生物药物治疗 用药原则为早期、足量、长疗程的使用杀菌药物，联合用药。一般需要达到有效杀菌浓度的4～8倍以上，至少应用6～8周，以静脉用药为主。本病大多数致病菌对青霉素敏感，可作为首选药物。

2. 手术治疗 对抗生素治疗无效、有严重心内并发症者应考虑手术治疗。

📖 课堂互动

1. 发生感染性心内膜炎的基础疾病，以心脏瓣膜病为主，其次为先天性心脏病、肺源性心脏病、甲亢性心脏病、心肌病、二尖瓣脱垂等。

2. 感染性心内膜炎最常受累的部位是瓣膜，最常受累的瓣膜是主动脉瓣和二尖瓣。

3. 感染性心内膜炎的临床特点为发热、心脏杂音易变、周围血管栓塞。

4. 血培养是确诊感染性心内膜炎的最重要方法。

5. 抗感染为最重要的治疗措施，需坚持大剂量、全疗程、长时间的抗生素治疗。

【常用护理诊断及医护合作性问题】

1. 体温过高 与感染有关。

2. 营养失调 低于机体的需要量与长期发热导致机体消耗较大有关。

3. 急性意识障碍 与脑血管栓塞有关。

4. 焦虑 与疗程长、病情反复有关。

5. 潜在并发症 心力衰竭、心肌梗死、心肌脓肿等。

【护理措施】

1. 生活护理

（1）休息与活动 急性患者应卧床休息，限制活动，以减少回心血量和减少赘生物脱落，减少栓塞发生的机会；保持环境安静，空气新鲜，减少探视；亚急性患者，可适当活动，但应避免剧烈运动和情绪激动。

（2）饮食 给予高热量、高蛋白、高维生素、清淡易消化的半流质或软食，以增强机体抵抗力和补充发热导致的机体消耗。加强口腔护理以增加食欲，脑栓塞不能进食者可鼻饲。有心力衰竭者应适当限制钠盐和水分的摄入。

2. 病情观察

（1）观察体温及皮肤黏膜变化 每4~6h测量体温1次，准确绘制体温曲线，以动态监测体温变化情况，判断病情及治疗效果。观察患者有无皮肤瘀点、指（趾）甲下出血、Osler结节等皮肤黏膜损害。

（2）栓塞的观察 注意观察有无脑、肾、肺、脾和肢体动脉等栓塞的表现。脑栓塞表现为头痛、神志和精神改变、失语、肢体运动及感觉障碍等；肾栓塞表现为腰痛、血尿等；肺栓塞发生突然胸痛、呼吸困难、咯血等征象；脾栓塞出现左上腹剧痛；肢体栓塞表现为肢体剧痛、动脉搏动消失、局部皮肤苍白发凉等。一旦发现可疑征象，应及时报告医师并配合处理。

3. 对症护理

（1）发热护理 高热患者应卧床休息，注意病室的温、湿度适宜。准确记录体温变化，体温过高时，遵医嘱给予物理和药物降温，督促患者多饮水，防止降温过快、大量出汗、发生虚脱。应注意更换患者床单、衣服，保证衣服干燥清洁，以增加舒适感，防止患者受凉感冒。

（2）心力衰竭、栓塞护理 应做好相应的护理。

4. 诊疗护理

（1）药物护理 遵医嘱给予抗生素治疗，注意观察治疗效果及可能产生的副作用和毒性反应，并及时报告医师。告诉患者抗生素是治疗本病的关键。需坚持大剂量、全疗程的抗生素治疗，严格遵照时间点用药，以确保维持有效的血药浓度。注意保护静脉，应使用静脉留置针，避免多次穿刺而增加患者的痛苦。

（2）正确采集血培养标本 告知患者及家属为提高血培养结果的准确率，需反复多次采血，甚至需暂停抗生素，以取得患者及家属的理解及配合。对未经治疗的亚急性患者，应在第1天每间隔1h采血1次，共3次，如第2天未见细菌生长，重复采血3次后开始抗生素治疗。已用过抗生素者，停用抗生素2~7日后采血。急性患者应在入院后立即采血，在3h内每隔1h采血1次，共3次后，遵医嘱给予抗生素治疗。每次采静脉血10~20mL，同时做需氧和厌氧菌培养。

5. 心理护理 由于病情不易控制、疗程长，甚至出现并发症，患者可产生焦虑、恐惧、消极悲观等心理，护士应多与患者沟通，向患者宣讲不良心理对疾病的影响，关心体贴患者，根据患者病情、性格特点及个人需求采取针对性的措施，调整患者的心态，帮助患者及家属消除不良心理，增强战胜疾病的信心，积极配合治疗。

【健康指导】

1. 生活指导 嘱患者注意防寒保暖，保持口腔清洁、皮肤卫生，少去公共场所。勿挤压痤疮、疖、痈等感染病灶，减少病原体入侵的机会。适当锻炼身体，加强营养，给予高蛋白、高热量、高维生素易消化饮食，禁烟、酒和刺激性食物。增强机体的抵抗力。

2. 疾病知识指导 告知患者及家属有关本病的病因、发病机制及坚持大剂量全疗程长时间的抗生素治疗的重要性，取得患者理解和积极配合。指导患者行器械检查或手术前应告诉医师心内膜炎病史，预防性使用抗生素。按医嘱服药，定期门诊随访。告知患者感染及动脉栓塞的表现，如出现不适症状，应及时到医院就诊。

复习思考

1. 亚急性感染性心内膜炎的特征是什么？

2. 感染性心内膜炎致病微生物进入血液的途径有哪些？

3. 感染性心内膜炎最常见的并发症是什么？

4. 感染性心内膜炎病情观察的内容有哪些？

5. 如何确诊感染性心内膜炎？

项目十 心包炎患者的护理

【学习目标】
1. 掌握急性心包炎的临床表现、护理措施。
2. 熟悉急性心包炎的护理诊断。
3. 了解急性心包炎的主要病因、病理改变。

案例导入

患者，男，35 岁。咳嗽、咯痰、发热 1 月，1 天前突感左胸剧痛，呼吸困难急诊入院。护理体检：T 37℃，P 110 次/分，R 24 次/分，BP 110/85mmHg。急性病容，颈静脉怒张，奇脉，心浊音界向两侧增大，心音低钝，左肩胛骨下叩诊浊音并闻及支气管呼吸音，肝肋下 3cm，双下肢水肿。血常规检查示：WBC 12×10^9/L，N 0.87，超声心动图见液性暗区。

请思考：
1. 该患者的临床诊断可能是什么？
2. 该患者目前的护理诊断有哪些？
3. 你应如何护理该患者？

心包疾病除原发感染性心包炎外，尚有肿瘤、代谢性疾病、自身免疫性疾病、尿毒症等所致的非感染性心包炎。按病程进展，分为急性心包炎（伴或不伴心包积液）、慢性心包积液、粘连性心包炎、亚急性渗出性缩窄性心包炎、慢性缩窄性心包炎等。临床上以急性心包炎和缩窄性心包炎最常见。

一、急性心包炎

急性心包炎（acute pericarditis）为心包脏层和壁层的急性炎症。

【病因病理】

1. 病因 可由细菌、病毒、肿瘤、自身免疫、物理及化学等因素引起。心包炎常常是某种疾病表现的一部分或为其并发症，因而常被原发疾病所掩盖，但也可单独存在。过去以风湿热、结核及细菌感染常见。近年来，病毒感染、肿瘤、尿毒症及心肌梗死性心包炎发病率明显增多。

2. 病理 根据病理变化，急性心包炎可以分为纤维蛋白性和渗出性两种。在急性期，心包壁层和脏层出现纤维蛋白、白细胞及少量内皮细胞组成的炎性渗出，此时尚无明显液体积聚，为纤维蛋白性心包炎；随着病情进展，渗液量增加则转变为渗出性心包炎，常为浆液纤维蛋白性，液体量可由 100mL 至 2000～3000mL 不等，呈脓性或血性。当渗出液在短时间内迅速增多时，使心包腔内压力急骤上升，导致心室舒张期充盈受限，并致周围静脉压升高，最终引起心排血量降低，血压下降，造成急性心脏压塞。

【临床表现】

急性心包炎根据病情进展分为纤维蛋白性心包炎和渗出性心包炎。

1. 纤维蛋白性心包炎

（1）症状 最主要症状是心前区疼痛，多见于急性非特异性心包炎及感染性心包炎；缓慢进展的结核性或肿瘤性心包炎疼痛症状可能不明显。疼痛性质尖锐，位于心前区，与呼吸运动有关，常因咳嗽、深呼吸、变换体位或吞咽动作而加重；可放射到颈部、左肩、左臂及左肩胛骨，也可放射到上腹部；疼痛也可呈压榨样，位于胸骨后，需注意和心肌梗死鉴别。

（2）体征 典型体征是心包摩擦音，心前区听到心包摩擦音就可明确诊断心包炎。心脏活动时因炎症而变得粗糙的壁层与脏层相互摩擦而发生，呈抓刮样粗糙音，与心音的发生无相关性，多位于心前区，以胸骨左缘第3、4肋间最为明显，坐位前倾、深吸气或将听诊器胸件加压更容易听到。心包摩擦音可持续数小时或数天、数周，当积液增多将两层心包分开时，摩擦音即消失。

2. 渗出性心包炎 临床表现取决于渗出液对心脏的压塞程度，轻者尚能维持正常的血流动力学，重者则出现循环障碍或衰竭。

（1）症状 最突出的症状是呼吸困难，可能与支气管、肺受压及肺淤血有关。严重时可呈端坐呼吸，身体前倾，呼吸表浅，面色苍白，发绀等。也可因压迫气管、喉返神经、食管而产生干咳、声音嘶哑和吞咽困难。此外尚可有发冷、发热、心前区或上腹部闷胀、乏力、烦躁等全身症状。

（2）体征 心浊音界向两侧增大，皆为绝对浊音区；心尖冲动减弱或消失，心音低而遥远；当有大量积液时可在左肩胛骨下出现浊音及左肺受压迫所引起的支气管呼吸音，称心包积液征（Ewart征）。大量心包积液可引起收缩压降低，而舒张压变化不大，故脉压变小。可累及静脉回流，出现颈静脉怒张、肝大、腹水及水肿等。因心脏压塞程度不同，脉搏可正常、减弱或出现奇脉。急性心脏压塞表现为明显心动过速、血压下降、脉压变小和静脉压明显升高，如心排血量显著下降，可导致急性循环衰竭、休克等。亚急性或慢性心脏压塞表现为体循环静脉淤血、颈静脉怒张，伴肝大、腹水、双下肢水肿及奇脉等。

【辅助检查】

1. 超声心动图　急性心包炎时 M 型或二维超声心动图中均可见液性暗区。对诊断心包积液简单易行，迅速可靠。

2. X 线检查　对渗出性心包炎有一定价值，可见心影向两侧增大，而肺部无明显充血表现，是判断心包积液的有力证据。

3. 实验室检查　感染性心包炎患者常有白细胞计数增加及血沉增快等炎症反应。

4. 心电图　急性心包炎时除 aVR 导联以外的所有常规导联，ST 段抬高呈弓背向下型，T 波低平及倒置，持续数周至数月后 T 波逐渐恢复正常；渗出性心包炎时可有 QRS 波群低电压，无病理性 Q 波。

5. 磁共振显像　能清晰地显示心包积液的容量及分布情况，并可分辨积液的性质。

6. 心包穿刺　具有诊断和治疗双重价值。对穿刺液进行生物学、生化、细胞病理学检查有助于明确病因；同时抽取一定量的心包积液和快速解除心包压塞症状，必要时可置管引流，并可进行心包腔内注药治疗。

7. 心包镜及心包活检　有助于明确病因。

【治疗要点】

1. 病因治疗　针对不同的原发疾病，使用抗结核药、抗生素、化疗药物等。

2. 对症治疗　呼吸困难者采取半卧位或身体前倾坐位，吸氧；疼痛者应用镇痛剂，首选非甾体类消炎药。

3. 其他　心脏压塞时行心包穿刺术，必要时采用心包切开引流和心包切除术。

二、缩窄性心包炎

缩窄性心包炎是指心脏被致密厚实的纤维化或钙化心包所包围，导致心室舒张期充盈受限而产生的一系列循环障碍的病征。

【病因病理】

1. 病因　缩窄性心包炎常继发于急性心包炎，其病因在我国仍以结核性最为常见，其次为急性非特异性心包炎、化脓性或创伤性心包炎后演变而来。少数与心包肿瘤、放射性因素等有关。也有部分患者其病因不明。

2. 病理　急性心包炎后，随着渗出液逐渐吸收可因纤维组织增生、心包增厚粘连、钙化，形成坚厚的瘢痕，使心包失去伸展性，导致心室舒张期扩张受阻，充盈减少，心搏量下降而产生血液循环障碍。

【临床表现】

1. 症状　起病缓慢，多在急性心包炎后 1 年内形成，少数长达数年。常见症状为劳力性呼吸困难，伴疲乏、食欲不振、上腹胀满或疼痛。主要与心搏量降低有关。

2. 体征 有颈静脉怒张、肝大、腹水、胸腔积液、下肢水肿、心率增快，可见 Kussmaul 征，即吸气时颈静脉怒张更明显，扩张的颈静脉在心脏舒张时突然塌陷，因此，颈静脉怒张是缩窄性心包炎最重要的体征之一。心脏体检可发现心尖冲动减弱或消失，心浊音界不增大，心音减低，通常无杂音，可出现奇脉及心包叩击音。

【辅助检查】

1. 超声心动图 可见心包增厚、室壁活动减弱及室间隔矛盾运动等。

2. X 线检查 缩窄性心包炎可见心影偏小、正常或轻度增大。

3. 实验室检查 感染性者常有白细胞计数增加及血沉增快等炎症反应。

4. 心电图 缩窄性心包炎时可有 QRS 波群低电压、T 波低平或倒置。

5. 心包镜及心包活检 有助于明确病因。

【治疗要点】

主要的治疗为早期施行心包切除术，如果病程过长，可能会因心肌纤维变性而影响手术效果。通常在心包感染被控制、结核活动已静止时手术，并在术后继续用药一年。

📚 课堂互动

1. 心包摩擦音和胸膜摩擦音如何区别？

2. 哪些因素会加重急性纤维蛋白性心包炎的胸痛症状？

3. 急性纤维蛋白性心包炎的胸痛可向哪些部位放射，如何与心肌梗死鉴别？

三、心包炎患者的护理

【常用护理诊断及医护合作性问题】

1. 急性疼痛：胸痛 与心包炎症有关。

2. 气体交换受损 与肺或支气管受压、肺淤血有关。

3. 体温过高 与心包炎症有关。

4. 体液过多 与渗出性、缩窄性心包炎有关。

5. 活动无耐力 与心排血量减少有关。

6. 焦虑 与病因诊断不明、疗效不佳有关。

【护理措施】

1. 生活护理

（1）休息与活动 保持环境安静，限制探视，避免患者受凉。根据病情帮助患者采取半卧位或坐位，必要时采取前倾坐位，提供跨床小桌倚靠，使膈肌下降，利于呼吸。胸痛时卧床休息，减少活动，避免用力咳嗽、深呼吸或突然改变体位，以免使胸痛加重。

（2）饮食护理　给予高热量、高蛋白、高维生素、易消化的半流质或软食，保证合理营养，应适当限制钠盐摄入。

2. 病情观察　观察患者的意识状态、生命体征、胸痛的性质和部位及其变化情况、呼吸困难的程度，有无心包摩擦音和心脏压塞的征象。

3. 心包穿刺术的配合与护理

（1）操作前准备

1）用物准备：常规消毒治疗盘，无菌心包穿刺包，1%普鲁卡因，无菌手套，试管，量杯等以及心脏监护仪、除颤器、人工呼吸机。

2）患者准备：向患者及家属说明穿刺目的及方法，解除紧张情绪。嘱其在穿刺过程中不要深呼吸或咳嗽。必要时给予镇静剂和止咳药。患者半卧位，检查血压和心率，行肢体导联心电监护。签署手术知情同意书。

3）超声心动图检查：术前行超声心动图检查协助确定部位、进针方向与深度。或在超声引导下进行穿刺抽液更准确、安全。

（2）操作过程及护理

1）穿刺部位：选择患者取坐位或半卧位，暴露前胸、上腹部。仔细叩出心浊音界，选好穿刺点，必要时可由超声来确定穿刺方向。常用的部位有胸骨左缘、胸骨右缘、心尖部及剑突下。以剑突下和心尖部最常用。

2）消毒、麻醉：消毒局部皮肤，打开穿刺包，戴无菌手套，覆盖消毒洞巾，在穿刺点自皮肤至心包壁层做局部麻醉。

3）穿刺、抽液：将连于穿刺针的橡胶皮管用血管钳夹闭，穿刺针在选定且局麻后的部位进针，具体方法：①剑突下穿刺时，在剑突与左肋弓夹角处进针，穿刺针与腹壁成30°~45°角，向上、向后并稍向左侧进入心包腔后下部。②在心尖部穿刺时，在左侧第5肋间或第6肋间心浊音界内2cm左右的部位进针，沿肋骨上缘向背部并稍向正中线进入心包腔。③在超声定位穿刺时，沿超声确定的部位、方向及深度进针。④当刺入心包腔时，待针锋抵抗感突然消失，并有心脏搏动感，提示穿刺针已进入心包腔。⑤进入心包腔后，助手立即用血管钳夹住针体固定其深度。⑥将注射器接于橡皮管上，放开钳夹处，缓慢抽液，当针管吸满后，取下针管前，应先用止血钳夹闭橡皮管，以防空气进入。⑦如果使用的是套管针，在确认有心包积液流出后，一边退出针芯，一边送进套管，固定套管，接注射器，缓慢抽液。⑧记录抽液量，留标本送检。

4）穿刺时注意事项：①注意观察患者反应，如有异常，立即停止。②抽液速度要慢，首次抽液量一般不宜超过100~200mL，以后逐渐增加至300~500mL。③穿刺过程中如出现期前收缩，提示可能碰到了心肌，要及时外撤穿刺针。④引流液有血时，要注意观察是否凝固，血性心包积液是不凝固的，如果抽出的液体很快凝固，则提示损伤了心肌或动脉，应立即停止抽液，严密观察有无心脏压塞症状表现，并采取相应的抢救配合措施。

5）穿刺点处理：抽液完毕，拔出针头或套管，覆盖消毒纱布，压迫数分钟，并以胶布固定。

（3）操作后护理 密切观察生命体征，心包引流者需做好引流管护理，待每天引流量少于 25mL 时拔管。

4. 药物护理 遵医嘱给予解热镇痛剂，该类药物可引起无胃肠道反应、消化道出血等。若胸痛严重，可适量应用吗啡类药物。给予糖皮质激素及抗菌、抗结核、抗肿瘤等药物治疗时注意观察药物的疗效与副作用。

5. 心理护理 向患者介绍病情，鼓励患者说出内心感受，调整患者的心态，帮助患者树立战胜疾病的信心。

【健康指导】

1. 生活指导 心包炎患者应注意充分休息，避免剧烈运动，加强营养，给予高热量、高蛋白、高维生素、易消化的饮食。提高机体抵抗力。注意防寒保暖，防止呼吸道感染。

2. 疾病知识指导 告知患者药物的名称、剂量、作用、副作用，以及坚持全疗程药物治疗的重要性，勿擅自改变药物的剂量和种类，防止复发。注意药物不良反应，定期随访。对缩窄性心包炎的患者应讲明行心包切除术的重要性，解除其思想顾虑，尽早接受手术治疗。术后患者仍应坚持休息半年左右，以利于心功能的恢复。

复习思考

1. 心包炎的病因有哪些？
2. 急性渗出性心包炎的体征有哪些？
3. 急性心包炎与缩窄性心包炎的体征有何不同？
4. 如何对心包炎患者进行健康指导？

项目十一 循环系统常用诊疗技术与护理

【学习目标】

1. 掌握心导管检查、冠状动脉造影、心脏电复律的适应证、操作前的准备、操作方法和操作后的护理。能够自主进行心脏电复律的操作，并能够配合医生进行冠状动脉造影和心导管检查术。

2. 熟悉人工心脏起搏的适应证、操作前的准备和操作后的护理。

3. 了解经皮冠状动脉介入治疗和心导管射频消融的操作方法。

一、心导管检查术的护理

心导管检查术是对心脏内各腔、瓣膜、血管结构及功能的检查。包括右心导管检查与选择性右心造影、左心导管检查与选择性左心造影，可以明确诊断心脏和大血管病变的部位与性质，是否出现血流动力学异常，为采用介入性治疗或外科手术提供依据。

【适应证】

1. 先天性心脏病，特别是有心内分流的先心病诊断。

2. 需作血流动力学检测者，从静脉置入漂浮导管至右心及肺静脉。

3. 心内电生理检查及心肌活检术。

4. 主动脉弓及侧支病变，肺动脉、肺静脉造影，选择性冠状动脉造影等。

5. 检查室壁瘤瘤体大小与位置以决定手术指征。

【操作前准备】

1. 用物准备 备好监护仪器、心导管、造影液、抗生素、麻醉药及急救药等。

2. 患者准备

（1）向患者及家属介绍心导管检查的方法和意义、手术的必要性和安全性，以解除思想顾虑和精神紧张。

（2）术前患者完成必要的实验室检查（如出凝血时间、肝肾功能）、胸片、超声心动图等。

（3）详细询问有无药物过敏史，并做静脉碘过敏试验。

（4）术前 0.5~2h 给患者应用合适的抗生素预防感染。遵医嘱术前 30min 给予镇静剂。

（5）术前双侧腹股沟及会阴部进行常规备皮。

（6）术前不需禁食，术前一餐饮食以六成饱为宜，可进米饭、面条等，不宜喝牛奶、吃海鲜和油腻食物，以免术后卧床出现腹胀或腹泻。

【操作中护理】

一般采用心导管经皮穿刺法，首先局麻，之后自股静脉、上肢贵要静脉或锁骨下静脉（右心导管术）或股动脉、肱动脉（左心导管术）插入导管到达相应部位。连续测量并记录压力，必要时进行血气分析。插入造影导管，注入造影液，进行造影。

【操作后护理】

1. 穿刺局部处理与观察 术后平卧，静脉穿刺者局部沙袋压迫4h，术侧肢体制动4~6h；动脉穿刺者压迫止血30min，压迫点在皮肤穿刺点近心侧1~2cm处，之后以弹力绷带加压包扎，用1kg左右沙袋压迫6~8h，穿刺侧肢体制动24h。检查足背动脉搏动是否减弱或消失等。观察肢体皮肤颜色与温度、感觉与运动功能有无变化。

2. 病情观察 持续监测生命体征、心率、心律，注意有无心律失常。若发现血压降低、心跳加快、心律不规则等，立即通知医生，采取相应的处理措施。注意穿刺部位有无出血、血肿、血管栓塞及感染等并发症，并做好相应护理。

3. 预防感染 术后常规预防性使用抗生素抗感染，一般首选青霉素。

4. 生活护理 指导患者适当多饮水，促进造影剂排泄。排尿困难者进行诱导，无效时可导尿。在医护人员指导下，进行必要的吸气和屏气、咳嗽训练和床上排尿等。婴幼儿全麻后应注意保温，头偏向一侧，防止误吸，待患儿完全清醒后方可进水、进食。

二、冠状动脉造影术的护理

冠状动脉造影是从周围动脉（常用股动脉）插入导管送到冠状动脉后注入造影剂使其显影，从而评估冠状动脉病变的程度。是目前诊断冠心病最可靠的方法，它可提供冠状动脉病变的部位、性质、范围、侧支循环状态等准确资料，有助于选择最佳治疗方案。

【适应证】

1. 对药物治疗中心绞痛仍较重者，或准备介入性治疗或旁路移植手术的冠心病患者。

2. 胸痛类似心绞痛而不能确诊者。

3. 中老年患者，心脏增大、心力衰竭、心律失常疑有冠心病而无创性检查未能确诊者。

【操作前准备】

1. 用物准备 准备术中必备的药物、急救设备，包括急救药物和造影剂、心脏起搏器、心电图机等。

2. 患者准备

（1）术前介绍手术目的及过程，说明患者的配合对手术的重要性，使患者做好充分的思想准备，保持稳定的情绪，消除疑虑心理。

（2）手术区进行常规备皮，保持术区的清洁干净。

（3）检查血常规、血小板计数、凝血酶时间测定、电解质、肝肾功能、心电图或运动心电图；有条件应做超声心动图及胸片。

（4）术前 2~3 天给予 5%葡萄糖 500mL、10%氯化钾 10mL、25%硫酸镁 10mL，每日一次静脉滴注，以增加心肌膜稳定性，防止心律失常。为防止冠状动脉造影术中发生冠状动脉痉挛，可在术前 2~3 天服用钙拮抗剂和（或）硝酸酯类药物。

【操作中护理】

经皮将心导管穿刺插入股动脉、肱动脉或桡动脉，推送至主动脉根部，使导管顶端进入左、右冠状动脉开口，注入造影剂，可使左、右冠状动脉及其分支得到清晰的显影。常用的造影剂为 76%的泛影葡萄胺及其他非离子型碘造影剂。

【操作后护理】

与心导管术基本相同。

三、经皮冠状动脉介入的护理

经皮冠状动脉介入治疗（PCI）是应用心导管技术疏通狭留主至闭塞的冠状动脉管腔，从而改善心肌血液灌注的方法，临床常用经皮冠状动脉成形术（PTCA）、冠状动脉内支架置入术及冠状动脉内旋切术、旋磨术和激光成形术等。PTCA 是经皮穿刺周围动脉将带球囊的导管送入冠状动脉狭窄处，扩张球囊使狭窄管腔扩大，冠状动脉血流畅通，是最常用的 PCI。冠脉内支架置入术是将不锈钢或合金材料刻制成或绕制成管状而其管壁呈网状带有间隙的支架，置入冠状动脉内已经或未经 PTCA 扩张的狭窄段，支撑起血管壁，达到维持血流畅通，是弥补 PTCA 的不足特别是术后再狭窄发生的 PCI。PTCA 与冠状动脉内支架置入术是目前治疗冠心病最常用的手段。

【适应证】

1. 稳定型心绞痛经药物治疗后仍有症状，病变位于冠状动脉近端、管腔狭窄程度一般在 75%以上，病变范围长度<15mm 的无钙化向心性狭窄。

2. 急性心肌梗死发作时的血管再通。

3. 有临床症状的 PTCA 术后再狭窄或主动脉-冠状动脉旁路移植术后血管再狭窄复发的心绞痛患者。

4. 新近发生的单支冠状动脉完全性狭窄。

【禁忌证】

无保护的左主干病变、慢性完全阻塞性伴有严重钙化的病变、多支广泛性弥漫性病变、病变狭窄程度<50%或仅有冠状动脉痉挛。

【操作前准备】

术前5天停用口服抗凝剂，术前晚饭后口服阿司匹林300mg和氯吡格雷75mg，术前10h禁食。余同心导管术护理。

【操作中护理】

1. 告知患者如术中有心悸、胸闷等不适，应立即通知医生。球囊扩张时，患者可有胸闷、心绞痛发作的症状，应做好安慰解释工作，并给予相应处理。

2. 重点监测导管定位时、造影时、球囊扩张时、有可能出现再灌注心律失常时心电图及血压的变化，发现异常，及时报告医生并采取有效措施。

3. 余同心导管检查术。

【操作后护理】

除按心导管术护理外，还应注意：

1. 持续监测心电图、血压及保持静脉输液通道24h，即刻作12导联心电图，与术前对比。

2. 停用肝素4~6h后测定ACT<150秒，即可拔除动脉鞘管。

3. PTCA术后绝对卧床48h，支架安置术后卧床72h。卧床期间加强生活护理，满足患者生活需要。以后逐渐增加运动量，起床、下蹲应缓慢，不可突然用力，术后一周内避免抬重物。

4. 鼓励患者多饮水，以加速造影剂的排泄。饮食清淡易消化，但不宜饱餐，应保持大便通畅。

5. 常规给予低分子肝素皮下注射，注意观察有无伤口渗血、牙龈出血、鼻出血、血尿、血便、呕血等出血表现。

6. 常规使用抗生素3~5天，预防感染。

7. 遵医嘱继续服用抗血小板聚集药物、钙通道阻滞剂、ACEI制剂等。

8. 术后不良反应的观察和处理

（1）腰酸、腹胀　与术后体位要求有关，下地活动后即消失，经按摩、热敷可减轻。

（2）穿刺局部损伤　表现为穿刺局部的出血或血肿。术后严格按要求制动严密观察伤口，出血停止后对局部淤血可用50%硫酸镁湿热敷或理疗。

（3）栓塞　栓子来源于导管内血栓或粥样斑块脱落。术后注意观察双下肢足行动脉搏动、皮肤颜色、温度、感觉有无异常，患者下床后有无疼痛、跛行。出现异常立即通知医生。

（4）尿潴留　与患者不适应床上排尿有关。术前训练床上排尿做好心理疏导；热敷、按摩或诱导排尿必要时导尿。

（5）低血压 与迷走神经刺激及硝酸甘油滴注速度有关，表现为恶心、呕吐、冷汗、心率减慢。应密切观察患者，出现反应立即通知医生，协助处理。

（6）造影剂反应 因造影剂过敏引起，表现为皮疹或寒战。使用地塞米松可缓解。

（7）心肌梗死 与病变处血栓形成导致冠状动脉急性闭塞有关。应密切观察患者有无胸闷、胸痛，并注意有无心肌缺血的心电图表现。

9. PTCA 术后半年内约有 30% 左右的患者可能发生再狭窄，支架置入后半年内再狭窄率约为 20%，故应定期门诊随访。

四、心导管射频消融术的护理

心脏射频消融术是将电极导管经静脉或动脉血管送入心腔特定部位，释放射频电流导致局部心内膜及心内膜下心肌凝固性坏死，达到阻断快速心律失常异常传导束和起源点的介入性技术。经导管向心腔内导入的射频电流损伤范围在 1~3mm，不会造成机体危害。射频消融术目前已经成为根治阵发性心动过速最有效的方法。

【适应证】

1. 伴有房颤且心室率快的预激综合征。

2. 发作频繁和（或）药物治疗无效的室上性、室性心动过速。

3. 无器质性心脏病、反复发作的室性期前收缩。

4. 顽固性房扑。

5. 特发性房颤。

【禁忌证】

1. 严重出血性疾病。

2. 感染性疾病。

3. 严重肝肾损害者。

4. 电解质紊乱、洋地黄中毒等。

5. 外周静脉血栓性静脉炎。

6. 严重心律失常、严重的高血压未加控制者。

【操作前准备】

同其他介入治疗。术前停用抗心律失常药物至少 2 周，向患者讲解停用的目的和意义，给予心电监护，并进行 24h 动态心电图、食管内超声及食道内电生理检查，观察心律失常的形态和规律，仔细比较心律失常的形态，便于术后心电图比较。

【操作中护理】

1. 密切观察患者面色、脉搏、呼吸、血压及心电图变化情况。

2. 向患者做好解释，如术中药物与放电引起的不适症状，或由术中靶点选择困难导致手术时间长等，通过解释减轻患者的紧张与不适，帮助患者顺利配合手术。

【操作后护理】

1. 观察病情 严密观察生命体征及病情变化，观察有无心律失常的发生，对于室性期前收缩的射频消融治疗术后尤其要观察有无室性心动过速，同时给予 24 小时动态心电图监测，观察有无心律失常的发生及心律失常的形态，经常巡视患者，询问有无胸闷、心悸等不适症状，做好患者生命体征的监护。患者回病房后测血压每隔 15min 一次，连续测 5 次。准备好抢救器材和阿托品、多巴胺等药物，保持静脉通畅，以防止拔管时发生迷走神经反射。

2. 伤口的护理 拔除鞘管后按压伤口 20min，再加压包扎，给予沙袋压迫 6 小时，嘱患者患侧肢体制动 10~12h（动脉穿刺时）或 6h（静脉穿刺时），平卧位休息，保持髋关节制动，可进行足部的屈曲、后伸、内旋外旋等。严密观察穿刺部位有无渗血、渗液及双下肢足背动脉搏动情况，观察双下肢皮肤温度、色泽有无异常变化，如有异常及时通知医生。穿刺术后 12h（动脉穿刺）或 6h（静脉穿刺）解绷带，解绷带后 1h 可下床活动。

3. 饮食护理 患者在解除制动之前，进食软食、半流质饮食，避免辛辣、产气多的食物，进食水头偏向一侧。

4. 其他 预防性应用抗生素，并注意观察体温变化。出现特殊情况，及时和医生取得联系处理。

五、人工心脏起搏术的护理

人工心脏起搏是指应用人工心脏起搏器发放一定形式的脉冲电流，通过导线和电极的传导，刺激与电极接触的心肌，从而引起心脏兴奋和收缩，替代正常心脏起搏点激动心脏。主要用于治疗缓慢性心律失常，亦可治疗快速性心律失常。

心脏起搏器的种类很多：①使用时埋藏在患者体内的称埋藏式起搏器，放在体外的称体外式（携带式）起搏器。②根据起搏电极所在心腔的位置不同，分为单腔起搏器和双腔起搏器，单腔起搏器又可分为心房起搏和心室起搏两类。③按起搏脉冲与患者自身心律的关系，可分为非同步起搏器和按需型起搏器两类，非同步起搏器因其起搏频率固定，不受心脏自身心搏的影响，故易出现起搏心律与患者自身心律互相干扰，影响心脏功能，现已不用；按需起搏器是目前临床上常用的类型，其有感知功能，可感知患者自身心脏搏动而自动调整，按需要发放电脉冲，故不发生竞争心律。

目前常用两种经静脉心内膜起搏法：①临时性起搏：采用双电极导管经外周静脉（常

用股静脉、贵要静脉、锁骨下静脉）送至右心室，将电极接触到心内膜，起搏器置于体外，适用于暂时性和急需起搏救治的患者，一般放置时间不超过 2 周，以免发生感染。②永久性起搏：将单电极导管从头静脉、锁骨下静脉、颈外静脉送入右心室或右心房，将电极接触心内膜，起搏器埋藏于胸壁胸大肌前皮下组织中。适用需长期起搏的缓慢性心律失常患者。

【适应证】

1. 二度Ⅱ型以上房室传导阻滞，症状明显者。

2. 病态窦房结综合征，心室率<45 次/分，特别是经常发生阿-斯综合征者。

3. 反复发作的颈动脉窦性昏厥和心室停搏。

4. 外科手术前、介入性心脏诊治前的"保护性"应用。

5. 异位快速性心律失常药物治疗无效，临床症状重或有潜在危险者。可采用抗心动过速起搏器或自动复律起搏器。

【操作前护理】

1. 向患者及家属解释病变的性质、安装起搏器的意义、手术基本过程及术中如何配合等，以消除紧张及顾虑，取得密切配合。

2. 填写手术通知单并通知有关科室。

3. 术前 1 天（紧急起搏者应立即）作普鲁卡因、青霉素皮试，作好手术部位皮肤准备。

4. 检查起搏系统性能，预先进行测试。起搏器和起搏导管进行严密消毒。

5. 术前 6h 禁食，精神过度紧张者可在术前半小时给镇静剂，排空大小便。

6. 建立静脉通道，备齐一切抢救设备及药品。

【操作中护理】

1. 密切观察患者面色、脉搏、呼吸、血压及心电图示波变化情况。

2. 永久起搏器埋入后，伤口放置橡皮引流条，缝合后覆盖无菌纱布并包扎。

【操作后护理】

1. 病情观察 持续 24h 心电监护，注意心率、心律的变化及起搏信号有无脱落，心率和起搏频率是否一致，患者有无对起搏器不适感。

2. 伤口护理 伤口沙袋压迫 4~6h，注意伤口部位有无渗血、血肿，观察体温变化。遵医嘱给予抗生素，预防感染。

3. 生活护理 术后平卧 24h，床上活动 48h。禁止患者术侧卧位，术侧上肢不宜过度活动。常用物品及呼叫器放于患者健侧易取之处。嘱患者勿用力咳嗽，或咳嗽时用手按压伤口，必要时给予止咳药，以防止因震动致电极脱落。术后第 4 日开始协助并鼓励患者做术侧肩部活动，防止肩关节僵硬。

4. 健康指导

（1）告知患者和家属伤口处理、防止感染的注意事项，以及起搏器的设置频率、使用年限、简单排除起搏器故障的方法等。

（2）教会患者每日自测脉搏，如发现脉搏逐渐减慢，指示起搏器电池不足。发现脉率明显改变或出现气急、头昏、疲乏、晕厥、胸痛等现象，提示起搏器发生故障，应立即就医。

（3）装有起搏器的一侧上肢应避免过度用力或幅度过大的动作，因手臂、肩部过度的活动都可能使电极脱落或影响起搏器功能。

（4）远离强磁场和高电压。如发现接触某种环境或电器设备会干扰起搏器功能，应立即离开现场或关掉电器电源。

（5）妥善保管心脏起搏器卡，外出随身携带，便于出现意外时为诊治提供信息。

（6）定期随访，测试起搏器功能。

六、心脏电复律术的护理

心脏电复律术是在短时间内经胸壁向心脏通以高压强电流，使心肌纤维瞬时同时除极，以消除异位快速性心律失常，使之转复为窦性心律的方法。

目前常用的为直流电心脏电复律器，由电极、除颤、同步触发、心电示波、电源供应等几部分组成。其中同步触发装置能利用患者心电图中 R 波来触发放电，使电流仅在心动周期的绝对不应期中发放，避免诱发心室颤动，可用于转复心室颤动以外的各类异位性快速心律失常，称为同步电复律。不启用同步触发装置则可在任何时间放电，用于转复心室颤动，称为非同步电复律。

【适应证】

1. 心室颤动，为电复律的绝对指征。

2. 各种快速性异位心律失常，如阵发性室性心动过速、心房颤动、并发预激综合征等，尤其是药物治疗无效者。

【禁忌证】

1. 有洋地黄中毒和低血钾时，暂不宜用电复律。

2. 病态窦房结综合征。

3. 伴有高度或完全房室传导阻滞的心房颤动或扑动。

4. 心脏明显增大及心房内有新鲜血栓形成的心房颤动患者。

【操作前护理】

1. 向患者及家属解释电复律的目的、必要性、操作过程及如何配合，消除顾虑。

2. 遵医嘱术前 1~2 天停用洋地黄。房颤者需术前应用奎尼丁，可预防转复律后复发，并观察心率、心律、血压、脉搏及奎尼丁反应；房颤有栓塞史或检查发现有左房血栓者，宜抗凝治疗 2 周。

3. 物品准备包括电复律器、心电图机、示波仪及心肺复苏所需的急救药品和设备。

4. 电复律当日晨禁食，嘱患者排空大小便。

【操作中护理】

1. 协助患者卧硬板床，松开衣领，建立静脉通道，测血压，氧气吸入。

2. 常规应用心电图示波监护仪，记录心电图。检查及调试电复律器，选 R 波明显导联测试同步性能。

3. 配合麻醉，地西泮 0.3~0.5mg/kg 缓慢静注，至患者出现朦胧或嗜睡状态、睫毛反射消失；麻醉中严密观察呼吸，必要时加压面罩给氧。

4. 安置电极板，两电极板表面涂以导电糊或包以生理盐水纱布，分别安置于胸骨右缘第2~3肋间和心尖部，与皮肤紧密接触。

5. 按需要量充电，根据病情选择同步或非同步电复律，按键钮放电。

6. 放电后随即观察心电图变化，连续监测 20~30min。如未复律，可在 3~5min 后重复，但一般患者连续电击不超过 3 次。

【操作后护理】

1. 复律后持续心电监护 24h。严密观察心率、心律、呼吸、血压、脉搏、神志、面色、肢体活动情况，做好记录。及时发现电击所致的各种心律失常、栓塞、局部皮肤灼伤、肺水肿等，并配合处理。

2. 患者卧床休息 1~2 天，清醒后 2h 内避免进食，以免恶心、呕吐。

3. 继续服用奎尼丁、洋地黄或其他抗心律失常药物以维持窦性心律。

4. 术前用抗凝治疗者，术后需继续用药 2 周，并定期复查凝血时间和凝血酶原时间。

复习思考

1. 心脏电复律的禁忌证有哪些？

2. 同步与非同步电复律的不同之处？为什么要采取同步电复律？

3. 心脏射频消融术的适应证有哪些？

4. 经皮冠状动脉介入治疗的术后护理有哪些？

5. 心导管检查前患者应做哪些准备？

模块四

消化系统疾病

消化系统包括消化管和消化腺两部分组成。消化管有口腔、食管、胃、小肠（十二指肠、空肠、回肠）、大肠（盲肠、阑尾、结肠、直肠）和肛门；消化腺有唾液腺、肝、胰腺和消化管内的黏膜腺。消化系统的主要生理功能是摄取和消化食物，吸收营养并排泄食物残渣。

消化系统疾病包括食管、胃、肠、肝、胆、胰等器官的器质性和功能性疾病，是临床上的常见病和多发病。其病因复杂，并受环境和心理-社会因素的影响。常见病因有感染、外伤、理化因素、营养缺乏、吸收障碍、代谢紊乱、自身免疫、肿瘤、神经系统功能失调、遗传和医源性因素等。消化系统疾病的发生发展与人们的饮食、行为习惯和心理状态密切相关，且许多药物对胃肠道和肝脏有刺激损害作用。人是一个有机的整体，其他系统的疾病也可影响消化系统的功能，甚至引起病变，如脑血管病变可导致上消化道出血，心血管病变可导致肝硬化等。消化系统疾病以慢性病多见，亦可发生急性变化，如消化性溃疡的穿孔、出血和肝硬化的肝性脑病等，急需抢救和护理。护理人员应指导患者建立良好的生活方式，重视饮食护理及健康指导，注意用药的针对性，减少对胃肠黏膜的刺激；掌握消化系统疾病的发生发展规律，并积极采取相应措施，预防复发，防止发生并发症。

项目一　消化系统疾病常见症状与体征的护理

【学习目标】

1. 掌握消化系统疾病患者常见症状和体征的护理评估和护理措施。
2. 熟悉消化系统疾病患者常见症状和体征的常见护理诊断。
3. 了解消化系统疾病患者常见症状和体征的病因及发病机制。

消化系统常见症状与体征有：恶心与呕吐、腹痛、腹泻与便秘、吞咽困难、嗳气、反酸、灼热感或烧心（胃灼热）感、畏食或食欲不振、腹胀、黄疸、呕血与黑便。本项目重点学习恶心与呕吐、腹痛、腹泻与便秘。

一、恶心与呕吐患者的护理

恶心（nausea）为上腹部不适、紧迫欲吐的感觉，并伴有迷走神经兴奋的症状，如皮肤苍白、出汗、流涎、血压降低、心动过缓等。

呕吐（vomit）是指通过胃的强烈收缩迫使胃或部分小肠内容物经食管、口腔排出体外的现象。恶心与呕吐可单独发生，但多数患者先有恶心，继而出现呕吐。

【病因】

1. 消化系统疾病　胃炎、胃癌、消化性溃疡合并幽门梗阻；肝脏、胆囊、胆管、胰腺、腹膜等的急性炎症；胃肠功能紊乱等。

2. 消化系统以外的疾病　脑部疾病、前庭神经病变、代谢性疾病等。

3. 服用药物　服用抗生素、抗癌药物及洋地黄等。

4. 中毒　乙醇、一氧化碳及有机磷农药中毒等。

【临床特点】

呕吐的时间、频度、呕吐物的量和性状因病种而异。上消化道出血呕吐物呈咖啡色，甚至鲜红色；消化性溃疡并发幽门梗阻时，呕吐多在餐后发生，呕吐量大，呕吐物为酸性发酵宿食；低位肠梗阻时，呕吐物带有粪臭味；急性胰腺炎可出现频繁而剧烈的呕吐，呕吐物含胆汁。大量频繁剧烈呕吐，可引起水、电解质紊乱，代谢性碱中毒。长期呕吐伴厌食者，可导致营养不良。

【护理评估】

1. 健康史

（1）病程与诱因　应注意询问恶心呕吐的起病情况及有无诱因。明确患者是否有急慢性胃炎、消化性溃疡、病毒性肝炎、肝硬化、肠梗阻等消化系统疾病病史；明确患者有无脑膜炎、脑肿瘤、梅尼埃病、甲亢、尿毒症等消化系统以外疾病病史。

（2）症状与持续时间　评估恶心和呕吐发生的时间、诱因、与进食的关系；评估呕吐的特点及呕吐物的性质、量、颜色；呕吐时伴随的症状，如是否有腹痛、腹泻、发热、眩晕等。

（3）既往病史及治疗情况　既往有无消化道疾病史及家族史，了解治疗及用药情况。

（4）社会-心理状况　长期反复恶心呕吐，患者容易出现烦躁不安、焦虑等心理反应。

2. 护理体检 评估患者生命体征、神志、营养状况，有无脱水表现。有无腹胀、腹痛、腹肌紧张，有无压痛、反跳痛，肠鸣音是否正常。

3. 辅助检查 可进行呕吐物毒物分析或细菌培养检查，呕吐物量大者注意有无水、电解质代谢及酸碱平衡失衡。

【常见护理诊断及医护合作性问题】

1. 有体液不足的危险 与大量呕吐导致失水有关。

2. 活动无耐力 与频繁呕吐导致失水、电解质丢失有关。

3. 焦虑 与频繁呕吐、不能进食有关。

4. 潜在并发症 窒息。

【护理目标】

患者生命体征平稳，不发生水、电解质和酸碱平衡紊乱；呕吐症状减轻或消失，逐步恢复进食，活动耐力恢复或改善；焦虑程度减轻；患者未发生窒息，或窒息时被及时发现并处理。

【护理措施】

1. 生活护理

（1）休息和体位 呕吐时协助患者坐起或取侧卧位，头偏向一侧，呕吐后协助患者漱口。对于意识障碍的患者，尽可能清理口腔内的呕吐物，避免误吸而致窒息。患者突然起身可有头晕、心悸等不适，指导患者改变体位时动作缓慢，以免发生体位性低血压。

（2）饮食护理 为患者提供高热量、高蛋白、富含维生素、清淡易消化的流质或半流质饮食，少量多餐，并注意及时补充水分，保持水、电解质及酸碱平衡。剧烈呕吐不能进食或严重营养失调者，酌情给予肠内或肠外营养支持。

2. 病情观察

（1）严密观察患者呕吐特点 观察并记录患者呕吐次数，呕吐物的量、颜色、气味、成分等；观察患者有无软弱无力、口渴、皮肤黏膜干燥、弹性降低等机体失水现象。

（2）监测生命体征 定时监测并记录生命体征，血容量不足时可出现心动过速、呼吸急促、血压下降；监测每日出入液体量、尿比重、体重，观察患者有无烦躁、意识障碍甚至昏迷；监测患者血清电解质、酸碱平衡状态。

3. 用药护理 遵医嘱适当给予镇吐药物，并注意药物毒副作用。

4. 心理护理 关心患者，通过与患者及其家属交流，了解其心理状态。耐心解答患者及家属提出的问题，解释紧张、焦虑等精神因素不利于呕吐的缓解，并指导患者掌握有效减轻焦虑的方法。

【护理评价】

患者生命体征是否平稳，有无口渴、少尿、皮肤干燥等失水现象；血生化、电解质是否正常；恶心、呕吐引起的不适症状是否减轻或消失；活动耐量是否增加，活动后有无头晕、心悸、气促或体位性低血压出现；能否认识到自己的焦虑状态并会运用适当的应对技术。

二、腹痛患者的护理

腹痛（abdominal pain）是局部感觉神经纤维受到某些因素（如炎症、缺血、损伤、理化因子等）刺激后，产生冲动传至痛觉中枢所产生的腹部疼痛和不适感。在临床上一般按起病急缓和病程长短将腹痛分为急性腹痛（acute abdominal pain）与慢性腹痛（chronic abdominal pain）。

【病因】

急性腹痛多由腹腔脏器的急性炎症、空腔脏器梗阻或扩张、腹膜炎症、腹腔内血管阻塞等引起；慢性腹痛多由腹腔脏器的慢性炎症、空腔脏器的张力变化、胃十二指肠溃疡、腹腔脏器的扭转或梗阻、脏器包膜的牵张等引起；另外，某些全身性疾病（如糖尿病酮症酸中毒、过敏性紫癜腹型、尿毒症）、泌尿生殖系统疾病（如肾、输尿管结石）、腹外脏器疾病（如急性心肌梗死、下叶肺炎）等也可引起腹痛。

【临床特点】

腹痛性质可表现为隐痛、钝痛、烧灼痛、胀痛、刀割样痛、钻痛或绞痛等，可为持续性或阵发性疼痛。疼痛部位、性质和程度与疾病有关。如胃、十二指肠疾病引起的腹痛多为中上腹部隐痛、烧灼痛或不适感，伴恶心、呕吐、食欲不振、嗳气、反酸等；小肠疾病引起的疼痛多在脐部或脐周，伴有腹泻、腹胀等表现；大肠疾病所致疼痛多为下腹部一侧或双侧疼痛；急性胰腺炎多出现上腹部剧烈疼痛，为持续性钝痛、钻痛或绞痛，并向腰背部呈带状放射；急性腹膜炎疼痛弥漫至全腹部，伴腹肌紧张、压痛、反跳痛。

【护理评估】

1. 健康史

（1）病程与诱因　明确患者腹痛发生的原因或诱因，询问患者是否有缓解腹痛的方法，效果如何。

（2）症状与持续时间　评估腹痛的部位、性质和程度；腹痛发生的时间，尤其是与进食、活动、体位的关系；是否有恶心、呕吐、腹泻、呕血、黑便、发热等伴随症状。

（3）既往病史及治疗情况　既往有无消化道疾病史及家族史，了解治疗及用药情况。

（4）社会-心理状况　急性腹痛起病急、症状重，患者往往因缺乏心理准备，会出现紧张、焦虑和恐惧心理；慢性腹痛疼痛时间长，病情反复，由于担心疾病的治疗效果和预后，患者往往出现焦虑、抑郁、悲观等心理反应。

2. 护理体检 评估患者的生命体征、神志、营养状况；评估腹痛伴随症状及相关疾病，如腹痛伴黄疸多提示胰腺、胆道系统疾病，腹痛伴休克多与腹腔脏器破裂、急性胃肠穿孔、急性出血坏死性胰腺炎、急性心肌梗死等疾病有关。

3. 辅助检查 根据病种不同行相应的实验室检查，如血、尿、便常规检查，血生化检查、腹腔穿刺检查等，必要时需作 X 线钡餐检查、消化道内镜检查。

【常见护理诊断及医护合作性问题】

1. 疼痛：腹痛 与腹腔脏器炎症、溃疡、肿瘤等疾病累及脏器包膜、壁腹膜或内脏感觉神经有关。

2. 焦虑 与剧烈、反复或持续腹痛不易缓解有关。

【护理目标】

疼痛逐渐缓解或消失；患者紧张、焦虑减轻，情绪稳定。

【护理措施】

1. 生活护理

（1）休息和体位 卧床休息，协助患者采取有利于疼痛减轻的体位，如急性胰腺炎患者取弯腰屈膝侧卧位；胃炎和消化性溃疡者取屈曲位；急腹症患者应取平卧位，以减轻疼痛。对烦躁不安者应采取防护措施，以免坠床、意外伤害等发生。慢性腹痛患者，保证充足的休息，注意劳逸结合。

（2）饮食护理 急性腹痛患者，诊断未明确前宜禁食，必要时遵医嘱行胃肠减压。慢性腹痛者，应进食营养丰富、易消化、富含维生素饮食。同时，要根据病情指导患者合理饮食。

2. 病情观察 观察并记录患者腹痛的部位、性质、程度、持续时间及相关疾病的其他临床表现。如疼痛性质突然发生改变，且经一般对症处理后疼痛不仅不能减轻，反而加重，需警惕某些并发症的出现，如消化性溃疡穿孔引起弥漫性腹膜炎等，应立即报告医生并配合处理。

3. 疼痛护理

（1）非药物缓解疼痛 教会患者非药物缓解疼痛的方法，尤其是有慢性腹痛的患者，可减轻其紧张、焦虑，提高疼痛痛阈和对疼痛的控制感。常用方法有：①转移注意力：让患者回忆有趣的往事、交谈、深呼吸或腹式呼吸、听音乐、沐浴、有氧运动等。②局部热疗法：除急腹症外，疼痛局部用热水袋进行热敷，解除痉挛。③行为疗法：指导患者通过自我意识，集中注意力，使全身各部分肌肉放松，增强对疼痛的忍耐力，如放松技术、冥想、生物反馈。④针灸止痛：根据不同疾病、疼痛部位选择不同穴位针灸，如内关、足三里、中脘等穴位。

（2）药物止痛　根据病情、疼痛性质、疼痛程度选择性给药。腹痛剧烈时，遵医嘱给予解痉药、镇痛药，并注意观察疗效及不良反应，如恶心、呕吐、口干等，癌性疼痛应遵循按需给药的原则，疼痛缓解或消失后及时停药，以减少药物耐受性和依赖性。急性剧烈腹痛诊断未明确时，不可随意使用镇痛药物，以免掩盖症状，延误诊治。

4. 心理护理　关心患者，通过与患者及其家属交流，了解其心理状态。耐心解答患者及家属提出的问题，解释紧张、焦虑等精神因素不利于腹痛的缓解，并指导患者掌握有效减轻疼痛的方法。

【护理评价】

患者疼痛是否减轻或消失；患者情绪是否稳定，能否应用适当的技巧减轻疼痛和焦虑。

三、腹泻与便秘患者的护理

腹泻（diarrhea）指排便次数多于平日习惯的频率，且粪质稀薄，或带有未消化的食物、黏液、脓血。腹泻可分为急性和慢性腹泻，病程超过2个月者为慢性腹泻。

便秘（constipation）是指排便次数减少或排便困难，一般指7天内排便次数少于2~3次，粪便干结。

【病因】

1. 腹泻　多由肠道疾病引起，其他原因有药物、全身性疾病、过敏和神经功能紊乱等。发生机制为肠蠕动亢进，肠壁分泌增多或吸收障碍。

2. 便秘　按病因分为原发性和继发性便秘，原发性便秘多由进食量少或食物中缺乏纤维素、结肠运动功能障碍、结肠冗长、腹肌及盆腔肌张力不足等引起；继发性便秘常有原发病的表现，如肠道或腹腔肿瘤压迫、肠梗阻、肠结核、直肠病变、全身性疾病（甲状腺功能低下、糖尿病、尿毒症等）、药物影响等。

【临床特点】

1. 腹泻的特点　急性感染性腹泻每天排便次数多达10余次；细菌性痢疾可有黏液血便或脓血便；阿米巴痢疾粪便呈暗红色或果酱样；小肠疾病引起的腹泻粪便成糊状或水样，可有未完全消化的食物成分；结肠病变引起的腹泻粪便量少、黏液多，病变累及直肠可出现里急后重。

2. 便秘的特点　急性便秘可有原发病的表现，伴有腹痛、腹胀、恶心、呕吐，多见于各种原因的肠梗阻；慢性便秘多为功能性，可无特殊表现，部分患者诉口苦、食欲减退、腹胀、下腹不适等症状。慢性习惯性便秘多见于中老年人，特别是经产妇，可能与肠肌、腹肌及盆底肌的张力降低有关。

【护理评估】

1. 健康史

（1）病程与诱因　明确患者是否有引起腹泻或便秘的病史，详细询问患者腹泻发生的时间、起病原因或诱因。

（2）症状与持续时间　评估粪便的性状、排便次数、量、气味及颜色；询问便秘的症状、特点、排便时间、粪便的性状和量；了解患者是否有里急后重、恶心、呕吐等伴随症状；是否有口渴、虚弱等脱水症状。

（3）既往病史及治疗情况　既往有无消化道疾病史及家族史，了解治疗及用药情况。

（4）社会-心理状况　慢性腹泻迁延不愈，频繁腹泻影响患者正常的工作、生活和社会活动，易使患者产生自卑、焦虑心理；慢性便秘或腹泻治疗效果不明显时，患者对预后感到担忧，而紧张情绪又会诱发或加重症状，因此，应评估患者有无自卑、焦虑、紧张的心理反应，便秘与腹泻是否与其精神心理状态有关。

2. 护理体检　评估患者的生命体征、神志、营养状况；评估腹痛伴随症状及相关疾病。

3. 辅助检查　正确采集新鲜粪便标本做显微镜检查或细菌学检查。急性腹泻者注意监测血清电解质、酸碱平衡情况。

【常见护理诊断及医护合作性问题】

1. 腹泻　与肠道疾病或全身性疾病有关。

2. 便秘　与饮食结构不合理、长期卧床、活动少及疾病影响有关。

3. 营养失调：低于机体需要量　与严重腹泻造成水、电解质紊乱有关。

4. 有体液不足的危险　与大量腹泻引起失水有关。

【护理目标】

患者排便情况恢复正常；不适症状减轻或消失，保证机体所需水分、电解质及营养素的摄入；患者生命体征平稳，尿量、血生化指标在正常范围。

【护理措施】

1. 生活护理

（1）休息和体位　急性期或全身症状明显者应卧床休息，注意腹部保暖，可用热水袋热敷腹部，以减少排便次数。便秘患者可适当活动。

（2）饮食护理　合理饮食是护理腹泻和便秘患者的重要措施。腹泻者应以少渣、易消化食物为主，避免生冷、多纤维、刺激性强的食物。根据病情和医嘱给予禁食、流质、半流质或软食。便秘者应多饮水，多进食富含粗纤维素的食物，如芹菜、韭菜等，多吃新鲜蔬菜和水果。

（3）肛周护理　腹泻患者排便频繁时，粪便刺激可使肛周皮肤损伤，引起糜烂或感染。排便后应用温水清洗肛周，保持清洁干燥，必要时涂无菌凡士林或抗生素软膏以保护肛周皮肤。

2. 病情观察　观察并记录排便时间、次数和量、颜色、气味等性状并及时送检标本；观察有无其他伴随症状；对严重腹泻和便秘患者应注意观察患者皮肤颜色、温度及弹性，生命体征及尿量变化以及早发现失水的体征，长期慢性腹泻者注意观察其营养状态，以及肛周皮肤有无糜烂。

3. 用药护理　腹泻患者遵医嘱给予止泻药、镇静药、解痉药以及其他药物治疗，注意药物效果和不良反应。便秘患者应严格遵医嘱适当给予导泻剂，如开塞露、果导片、番泻叶等，不可随意使用泻药，必要时可使用灌肠方法通便。

4. 心理护理　鼓励患者积极参加社会活动和体育锻炼，耐心解释病情相关知识，消除患者紧张、焦虑心理状态，使其情绪稳定、心理放松，积极配合检查和治疗。

【护理评价】

患者的排便情况是否恢复正常；伴随症状是否减轻或消失；营养状况是否改善；是否维持体液平衡、生命体征平稳。

复习思考

1. 消化系统疾病常见症状有哪些？
2. 如何进行有效的疼痛护理？
3. 腹泻与便秘的饮食护理区别？

项目二　胃炎患者的护理

【学习目标】

1. 掌握慢性胃炎的病因、身体状况、护理措施。
2. 熟悉慢性胃炎的病理分型和辅助检查；急、慢性胃炎患者健康指导。
3. 了解急性胃炎病因及发病机制。

📖 案例导入

患者，男性，43 岁。近 3 年来反复上腹部胀痛，伴反酸、嗳气、食欲不振等，平日嗜酒和吸烟，3 天前上述症状加重，故来院就诊。体检：神志清楚，消瘦，生命体征无异常。辅检：粪便隐血试验（＋）。胃镜示胃黏膜呈颗粒状，黏膜血管显露，色泽灰暗，皱襞细小，幽门螺杆菌检测（＋）。

请思考：

1. 你认为该患者可能是什么疾病？

2. 患者目前存在的主要护理诊断是什么？

3. 你认为该患者的主要护理措施有哪些？

胃炎（gastritis）指各种病因引起的胃黏膜炎症，多伴有上皮损伤和细胞再生，是最常见的消化系统疾病之一。①根据临床发病急缓和病程长短，一般将胃炎分为急性胃炎和慢性胃炎。②根据病变部位可分为胃窦胃炎、胃体胃炎和全胃炎。③根据病因不同可分为幽门螺杆菌相关性胃炎、自身免疫性胃炎、应激性胃炎和特殊类型胃炎。④根据病理变化可分为浅表性胃炎和萎缩性胃炎。本节重点介绍急性胃炎和慢性胃炎。

一、急性胃炎患者的护理

急性胃炎（acutegastritis）是指由多种病因引起的急性胃黏膜炎症。急性起病，临床表现主要是上腹部症状。其主要病理改变为胃黏膜充血、水肿、糜烂和出血。急性胃炎主要包括：幽门螺杆菌感染引起的急性胃炎；除幽门螺杆菌以外的病原体急性感染引起的急性胃炎；急性糜烂出血性胃炎。

【病因及发病机制】

1. 药物　最常见的药物是非甾体抗炎药（NSAID），如阿司匹林、吲哚美辛等，这类药物可通过抑制前列腺素的合成，降低前列腺素对胃黏膜的保护作用。其次，某些抗肿瘤化疗药、抗生素、铁剂和氯化钾等可直接破坏黏膜屏障，引起胃黏膜糜烂。

2. 急性应激　可因严重创伤、大面积烧伤、颅脑病变、大手术和休克，甚至精神心理因素引起。急性应激引起急性胃炎的发病机制尚未明确，多数认为在上述情况下，应激的生理性代偿功能不足以维持胃黏膜的微循环正常运行，从而使胃黏膜缺血、缺氧、黏液分泌减少、局部前列腺素合成不足，导致黏膜屏障破坏、胃酸分泌增加、H^+反弥散渗入黏膜，引起胃黏膜糜烂和出血。

3. 其他因素　长期大量饮酒、急性感染、胆汁和胰液反流、胃内异物及大剂量射线照射等，均可导致胃炎。乙醇具有亲脂和溶脂性能，可导致黏膜糜烂和出血。某些细菌、病毒、胆汁和胰液反流中的胆盐等，可直接破坏胃黏膜。

【临床表现】

1. 症状 大多数患者症状不明显或仅有消化不良的表现，如上腹疼痛、饱胀不适、恶心、呕吐、食欲减退等。上消化道出血一般量少，呈间歇性，可自行停止。急性糜烂出血性胃炎患者多以突发呕血和（或）黑便而就诊。持续少量出血可导致贫血，急性大出血可引起晕厥或休克。

2. 体征 上腹部可能有不同程度的压痛。

【辅助检查】

1. 粪便检查 大便隐血试验呈阳性。

2. 纤维胃镜检查 是确诊的主要依据，应在出血后 24~48h 内检查，镜下可见胃黏膜多发性糜烂、出血、水肿，表面附有黏液和炎性分泌物。

【治疗要点】

明确病因，去除病因，积极治疗原发病。药物引起者，立即停药，遵医嘱使用抑制胃酸分泌的 H_2 受体拮抗剂或质子泵抑制剂，具有黏膜保护作用的硫糖铝或米索前列醇治疗；对于急性应激状态的患者，除积极治疗原发病外，应常规给予 H_2 受体拮抗剂、质子泵抑制剂或米索前列醇预防；对已发生上消化道大出血者，按上消化道出血原则采取综合措施进行抢救治疗。

【常见护理诊断及医护合作性问题】

1. 疼痛：腹痛 与急性胃黏膜炎症有关。

2. 舒适改变 与急性胃黏膜炎症有关。

3. 知识缺乏 缺乏有关本病的病因及防治知识。

4. 潜在并发症 上消化道大出血。

【护理措施】

1. 生活护理

（1）休息与活动 患者要注意休息，避免劳累，急性出血时应卧床休息，保持环境安静、舒适、适宜的温度，保证患者良好的睡眠。

（2）饮食 给予高蛋白、高热量、富含维生素、少渣、温凉、半流质饮食，少量多餐。如少量出血者，给予牛奶、小米汤等流质饮食以中和胃酸，有利于胃黏膜的修复；呕吐频繁或急性大出血者应暂禁饮食。

2. 病情观察 观察患者有无上腹部不适、胀满、食欲减退的表现。严密注意上消化道出血的征象，有无呕血和（或）黑便，同时监测大便隐血检查，以便及时发现病情变化。

3. 用药护理 遵医嘱给予 H_2 受体拮抗剂、质子泵抑制剂、硫糖铝等药物，可预防和治疗胃黏膜出血。明显焦虑、烦躁不安者，遵医嘱酌情使用镇静剂；腹痛明显者，可选用山莨菪碱等抗胆碱能药物。并注意观察药物的疗效及不良反应。

4. 心理护理 护士应关心、体贴患者，安慰、稳定患者情绪，向患者解释有关本病的基础知识，说明及时治疗和护理能取得明显的疗效，以解除其紧张、焦虑心理。

【健康指导】

1. 疾病知识指导 向患者及家属介绍本病的相关知识、预防和护理措施。

2. 生活指导 饮食要有规律，避免过热、过冷、辛辣刺激性食物及浓茶、咖啡等饮料；戒烟忌酒，生活要有规律，保持轻松愉快的心情。避免使用对胃黏膜有刺激性的药物，必须服用时应在饭后服药或同服抑酸药。

二、慢性胃炎患者的护理

慢性胃炎（chronicgastritis）是指多种病因引起的胃黏膜慢性炎症。慢性胃炎是一种常见病，发病率在各种胃病中居首位，发病率随年龄增加而升高。

慢性胃炎的分类方法很多，目前我国采用国际上新悉尼系统的分类方法，将慢性胃炎分为三大类：慢性浅表性胃炎、慢性萎缩性胃炎、特殊类型胃炎。其中，慢性萎缩性胃炎又再分为多灶萎缩性胃炎和自身免疫性胃炎。本节主要介绍慢性浅表性胃炎和慢性萎缩性胃炎。

【病因病理】

1. 病因

（1）幽门螺杆菌（Helicobacter pylori，Hp）感染 Hp 感染是慢性胃炎最主要的病因。长期 Hp 感染，部分患者可进展为慢性多灶萎缩性胃炎。①Hp 具有鞭毛结构，可在胃内黏膜层中自由活动，并依靠其粘附素紧贴胃黏膜上皮细胞，直接侵袭胃黏膜；②Hp 分泌高活性的尿素酶，可分解尿素产生 NH_3，保持细菌周围中性环境，既有利于 Hp 在胃黏膜定植，又通过产氨作用损伤胃上皮细胞膜；③Hp 分泌的空泡毒素蛋白可直接损伤胃上皮细胞，细胞毒素相关蛋白还能引起强烈的炎症反应；④Hp 菌体胞壁可作为抗原诱导免疫反应。这些因素长期存在共同导致胃黏膜的慢性炎症。

（2）饮食 流行病学资料统计，长期高盐饮食和缺乏新鲜蔬菜水果等与慢性胃炎的发生密切相关。长期饮浓茶、酒、咖啡，食用过热、过冷、过于粗糙的食物，也可损伤胃黏膜。

（3）自身免疫 自身免疫性胃炎患者血清中壁细胞抗体和内因子抗体可破坏壁细胞，

使胃酸分泌减少，也影响维生素 B_{12} 的吸收，导致恶性贫血。

（4）其他因素　服用大量非甾体抗炎药（NSAID）、各种原因引起的十二指肠液反流、老龄化致胃黏膜退行性变等。

2. 病理　慢性胃炎是胃黏膜上皮反复损害后，由于黏膜特异的再生能力，发生改变导致不可逆的固有胃腺体的萎缩、消失。慢性胃炎进程中，若炎性细胞浸润仅局限于胃小凹和黏膜固有层的表层，胃腺体完整无损，为慢性浅表性胃炎。若有中性粒细胞浸润，显示有活动性炎症，为慢性活动性胃炎，多提示有幽门螺杆菌感染。病变发展累及腺体，使腺体萎缩、消失，胃黏膜变薄并伴肠化生，为慢性萎缩性胃炎。

【临床表现】

1. 症状　慢性胃炎起病隐匿缓慢，病程迁延，绝大多数患者无明显症状，或仅有上腹隐痛、餐后胀满、反酸、嗳气、食欲减退、恶心呕吐等，症状多与进食或食物种类有关；少数患者合并黏膜糜烂，可有上消化道出血；自身免疫性胃炎患者可出现明显畏食、贫血、体重减轻；极少数慢性多灶萎缩性胃炎，经长期演变可发展为胃癌，出现食欲减退、体重减轻及上腹部疼痛不适症状。

2. 体征　多数不典型，上腹部可有轻压痛。

【辅助检查】

1. 纤维胃镜及胃黏膜活组织检查　纤维胃镜是慢性胃炎最可靠的诊断方法。在胃镜直视下可确定病变部位，并通过胃黏膜活检确定病变类型。

2. 幽门螺杆菌检测　可通过侵入性（如快速尿素酶测定、组织学检查、幽门螺杆菌培养等）和非侵入性（如 ^{13}C 或 ^{14}C 尿素呼气试验、粪便幽门螺杆菌抗原检测、血清学检测等）方法检测幽门螺杆菌。其中，^{13}C 或 ^{14}C 尿素呼气试验的敏感性和特异性均较高，且无须做胃镜检查，常作为根除 Hp 感染治疗后复查的首选方法。

3. 血清学检查　自身免疫性胃炎血清中抗壁细胞抗体和抗内因子抗体可出现阳性，血清促胃泌素水平明显增高。多灶萎缩性胃炎时，血清促胃泌素水平正常或偏低。

4. 胃液分析　自身免疫性胃炎时，胃酸缺乏；多灶萎缩性胃炎时，胃酸分泌正常或偏低。

【治疗要点】

其治疗原则是去除病因、缓解症状、控制感染、防治并发症，手术治疗。

Hp 感染引起的慢性胃炎，治疗方案见消化性溃疡；NSAID 引起者，应考虑停药，并给予抑制胃酸和保护胃黏膜治疗；胆汁反流者服用氢氧化铝凝胶吸附，或用硫糖铝以及胃动力药中和胆盐，防止反流；自身免疫性胃炎目前尚无特异治法，伴有恶性贫血者，遵医嘱应用维生素 B_{12}；有胃动力学改变者，可应用促胃动力药物如多潘立酮、莫沙必利等；对于已确诊的重度异性增生，应给予预防性手术治疗，目前多采用纤维胃镜下胃黏膜切除术。

【常见护理诊断及医护合作性问题】

1. 疼痛：腹痛 与慢性胃黏膜炎症病变有关。

2. 知识缺乏 缺乏有关本病的病因及防治知识。

3. 营养失调：低于机体需要量 与食欲减退、消化吸收不良有关。

4. 焦虑 与病情反复、病情迁延有关。

【护理措施】

1. 生活护理

（1）休息与活动　急性发作期，应多卧床休息，病情缓解后适当进行运动和锻炼，但避免过度劳累。

（2）饮食护理　帮助患者养成良好的饮食习惯，给予高热量、高蛋白、高维生素、易消化饮食，细嚼慢咽，少量多餐。指导患者及家属根据病情选择合适的食物种类，如胃酸高者，可选用牛奶、菜泥等碱性食物，以中和胃酸。胃酸低者可用刺激胃酸分泌的食物，如浓缩肉汤、鸡汤等。指导患者及家属注意改进烹饪技巧，提供舒适的进餐环境，以增进患者食欲。

2. 病情观察　密切观察患者腹痛部位、性质、时间、呕吐物和大便的颜色、量以及性状等，以便及时发现病情变化。监测上消化道出血的征象，如呕血、黑便等；监测大便隐血试验、血液中血红蛋白浓度。

3. 腹痛护理　指导患者情绪放松，避免紧张、焦虑，采用转移注意力、做深呼吸动作等方法缓解疼痛，或用热水袋热敷上腹部，以解除痉挛，减轻疼痛。

4. 用药护理　遵医嘱给予患者根除幽门螺杆菌感染的药物，应用抑酸剂、胃黏膜保护剂，注意观察药物疗效及不良反应，具体内容见消化性溃疡章节。多潘立酮的不良反应较少，偶引起肌肉震颤、惊厥等锥体外系症状，口服给药时应选择在饭前。莫沙必利可有腹痛、腹泻、口干等不良反应，在服用 2 周后，如消化道症状不改善，则停药。

5. 心理护理　因慢性胃炎病情反复、病程迁延，患者容易出现烦躁、焦虑情绪，而有异型增生的患者，常因担心癌变而恐惧、绝望。护士应主动关心、安慰患者，说明慢性胃炎经正规治疗，症状改善是很明显的；异型增生者，通过严密随访观察，及时切除病变，手术效果肯定，使患者树立治疗信心，配合治疗，消除焦虑、恐惧心理。

📖 **课堂互动**

结合"导入案例"，请思考：作为护理人员，对该患者在饮食习惯、用药护理等方面应如何指导？

【健康指导】

1. 疾病知识指导　向患者及家属介绍本病的有关知识、预防和自我护理措施。嘱患者遵医嘱服用根除幽门螺杆菌药物、胃黏膜保护药等，向患者介绍药物可能出现的不良反应，如发生异常，及时就诊。有癌变倾向者，嘱患者定时复查。

2. 生活指导　指导患者生活要有规律，注意保护胃黏膜，如避免使用对胃黏膜有刺激性的药物，必须服用时可选在饭后服药或同服抑酸药；饮食要有规律，避免过热、过冷、辛辣刺激性食物及浓茶、咖啡等饮料；戒烟忌酒，劳逸结合。

复习思考

1. 急慢性胃炎的实验室检查有何特点？
2. 慢性胃炎的护理措施有哪些？
3. 对慢性胃炎患者如何进行健康指导？

项目三　消化性溃疡患者的护理

【学习目标】

1. 掌握消化性溃疡的病因、临床表现、护理措施。
2. 熟悉消化性溃疡的辅助检查、健康指导。
3. 了解消化性溃疡的发病机制。

📚 案例导入

　　患者，女，36岁。近年来反复上腹部胀痛，伴反酸、嗳气、食欲不振等，1周前因疼痛加重，吃饭后中上腹部疼痛就诊。体检：神志清楚，消瘦，生命体征无异常，中上腹部轻压痛。

　　请思考：

1. 你认为该患者可能是什么疾病？
2. 患者目前存在的主要护理诊断是什么？
3. 该患者的主要护理措施有哪些？

　　消化性溃疡（peptic ulcer）主要指发生在胃和十二指肠黏膜的慢性溃疡，即胃溃疡

（gastric ulcer GU）和十二指肠溃疡（duodenal ulcer，DU），溃疡的形成与多种因素有关，其中胃酸和胃蛋白酶的自身消化作用是溃疡形成的基本因素，故称消化性溃疡。

消化性溃疡是全球性的常见病，全世界约有10%的人患过此病。临床上DU比GU多见，两者之比约为3：1，男性患病多于女性。据统计，我国南方发病率高于北方，城市高于农村。DU好发于青壮年，而GU好发于中老年，后者发病的高峰比前者约迟10年。秋冬与冬春之交为本病的好发季节。

【病因病理】

1. 病因 消化性溃疡是一种多因素疾病，其病因和发病机制尚未完全阐明。目前认为溃疡发生的基本原理主要与对胃十二指肠黏膜有损害作用的侵袭因素与黏膜自身防御-修复因素之间失衡有关。胃溃疡以保护因素减弱为主，十二指肠溃疡以损伤因素增强为主。

（1）幽门螺杆菌感染 大量研究表明幽门螺杆菌（Hp）感染是消化性溃疡的主要病因。

（2）药物因素 长期服用某些非甾体抗炎药（NSAID）、抗癌药等对胃十二指肠黏膜有损伤作用，其中以NSAID最明显，如阿司匹林、布洛芬、吲哚美辛等，抑制前列腺素的合成。另外，肾上腺皮质激素与溃疡的形成和活动有关。

（3）胃酸和胃蛋白酶 消化性溃疡的最终形成是由于胃酸和胃蛋白酶对黏膜自身消化作用所致，胃酸和胃蛋白酶是胃液的主要成分，是对胃和十二指肠黏膜有侵袭作用的主要因素，胃酸的存在对溃疡的形成起决定作用。

（4）其他因素 ①遗传因素：部分消化性溃疡患者的发病有家族史，提示该病可能有遗传易感性。②胃、十二指肠运动异常：胃溃疡患者胃排空延迟，引起十二指肠-胃反流可导致胃黏膜损伤，十二指肠溃疡患者胃排空增快，使十二指肠酸负荷增加，导致十二指肠黏膜损伤。③吸烟：吸烟者消化性溃疡发生率比不吸烟者高，吸烟可作为常见诱因影响溃疡的愈合和促进溃疡复发。④应激和心理因素：急性应激可引起应激性溃疡，长期精神紧张、焦虑、情绪易波动或过度劳累可引起慢性溃疡发作或加重。⑤不良的饮食习惯：嗜酒、咖啡、浓茶或喜食酸辣刺激性食物，饮食不规律，高盐饮食等都是消化性溃疡发病的常见诱因。

总之，消化性溃疡的发生与多种因素有关，其中幽门螺杆菌（HP）感染和服用NSAID是已知的主要病因，胃酸在溃疡形成中起关键作用。

2. 病理 消化性溃疡大多为单发，也可多个，呈圆形或椭圆形。DU多发生于球部，前壁较常见；GU多在胃角和胃窦、胃体的小弯侧。DU直径多小于15mm，GU一般小于20mm，但巨大溃疡（DU>20mm，GU>30mm）亦非罕见，需与恶性溃疡鉴别。溃疡浅者累及黏膜肌层，深者可达肌层，甚至浆膜层，穿破浆膜层时导致穿孔，血管破溃引起出血。溃疡边缘常增厚，基底光滑、清洁，表面覆盖灰白色或灰黄色纤维渗出物。

【临床表现】

1. 典型消化性溃疡

（1）症状 典型的消化性溃疡临床特点表现为慢性过程、周期性发作和节律性上腹部疼痛。上腹痛是消化性溃疡的主要症状，多数患者上腹痛长期反复发作，发作期与缓解期相交替，可达数年至数十年，多在冬春或秋冬之交易复发。另外，常伴反酸、嗳气、腹胀、消瘦、贫血等消化不良症状，以及失眠、多汗等自主神经功能失调的表现。胃溃疡和十二指肠溃疡上腹疼痛特点的比较见表4-1。

表4-1 胃溃疡和十二指肠溃疡上腹部疼痛特点对比

	GU	DU
疼痛部位	中上腹部或剑突下偏左	中上腹部或偏右
疼痛时间	多在进餐后30~60min发生，经1~2h后逐渐缓解，称饱餐痛	餐前痛或餐后2~4h或午夜至凌晨（饥饿痛或空腹痛），进食后缓解
疼痛性质	呈钝痛、灼痛、胀痛或饥饿样不适感	呈钝痛、灼痛、胀痛或饥饿样不适感
疼痛节律	进食-疼痛-缓解	疼痛-进食-缓解

（2）体征 溃疡发作时上腹部可有局限性轻压痛，缓解期无明显体征。

（3）并发症

1）出血：是消化性溃疡最常见的并发症，也是引起上消化道出血最常见的病因（约占所有病因的50%）。溃疡侵蚀周围或深处的血管可引起不同程度地出血，轻者表现为黑便，重者出现呕血，出血量超过800mL时，可出现冷汗、脉搏细速、血压降低等周围循环衰竭，低血容量性休克的表现。

2）穿孔：是消化性溃疡最严重的并发症。溃疡病灶穿透浆膜层则并发穿孔，临床上可分为急性、亚急性和慢性三种类型，以急性穿孔最常见。饮酒、过度劳累、服药等可诱发急性穿孔，多位于十二指肠前壁或胃前壁，主要表现为突发持续性上腹部刀割样剧烈疼痛、大汗淋漓、烦躁不安，疼痛多从上腹开始迅速蔓延至全腹，腹肌紧张，呈"板样"强直，明显压痛和反跳痛，叩诊肝浊音界缩小或消失，听诊肠鸣音减弱或消失。站立位X线检查可见膈下有新月状游离气体影。

3）幽门梗阻：由十二指肠溃疡或幽门管溃疡引起。溃疡急性发作可因幽门部痉挛和炎性水肿而引起暂时性梗阻，可随炎症好转而缓解；慢性梗阻由于瘢痕收缩形成持久性梗阻。表现为胃排空延迟，上腹饱胀不适，疼痛于餐后加重，可伴有蠕动波，反复大量呕吐，呕吐物为发酵酸性宿食，不含胆汁，呕吐后腹痛可稍缓解。严重频繁呕吐可致失水，低钾、低氯性碱中毒；继发营养不良、体重下降。体检可见空腹振水音及胃蠕动波。插胃管抽液量>200mL。

4）癌变：溃疡癌变率较低，估计<1%的胃溃疡患者可发生癌变，十二指肠球部溃疡一般不发生癌变。对有长期慢性胃溃疡病史、年龄>45岁、溃疡久治不愈，疼痛规律发生改变，大便隐血试验持续阳性者，应警惕癌变，需进一步胃镜检查和定期随访。

2. 特殊类型的消化性溃疡 临床常见特殊类型消化性溃疡有符合性溃疡、幽门管溃疡、球后溃疡，其临床表现特征见表4-2。

表4-2 特殊类型消化性溃疡临床表现特征

疾病	临床特征
复合性溃疡	指胃溃疡和十二指肠溃疡同时存在
幽门管溃疡	胃酸分泌过高，表现为餐后立即出现剧烈而无节律性的中上腹疼痛，对抗酸药反应差，易出现幽门梗阻、穿孔、出血等并发症
球后溃疡	指发生在十二指肠球部以下的溃疡，多位于十二指肠乳头的近端。其夜间痛和背部放射痛较多见，容易并发大出血，药物治疗效果差

【辅助检查】

1. 胃镜和胃黏膜活组织检查 是确诊消化性溃疡首选的检查方法。胃镜检查不仅可直接观察溃疡的部位、病变大小、性质，还可在直视下取活组织作病理学检查及幽门螺杆菌检测；对于合并出血的还可给予止血治疗。

2. X线钡餐检查 适用于对胃镜检查有禁忌或不愿接受胃镜检查者。龛影是直接征象，对溃疡有确诊价值。

3. 幽门螺杆菌检测 是消化性溃疡诊断的常规检查项目，有无幽门螺杆菌感染决定治疗方案的选择。

4. 大便隐血试验 隐血试验阳性提示溃疡处于活动期，如胃溃疡患者大便隐血试验持续阳性，提示有癌变可能。

【治疗要点】

治疗原则：去除病因、控制症状、促进溃疡愈合、预防复发和防治并发症。针对病因治疗如根除幽门螺杆菌，有可能彻底治愈溃疡病，是近年来消化性溃疡治疗的一大进展。

1. 药物治疗

（1）抑制胃酸分泌的药物 溃疡的愈合与抑酸治疗的强度和时间成正比。

1）碱性抗酸药：中和胃酸，可迅速缓解疼痛症状，但促进溃疡愈合需长期、大量应用，副作用大，故很少单一应用。代表药有：氢氧化铝、铝碳酸镁及其复方制剂等。

2）H_2受体拮抗剂：是治疗消化性溃疡的主要药物之一，能阻止组胺与H_2受体结合，通过抑制壁细胞从而减少胃酸的分泌。代表药物有：西咪替丁、雷尼替丁、法莫替丁等。

3）质子泵抑制剂（PPI）：是目前作用最强的胃酸分泌抑制剂，作用时间长，可使壁细胞分泌胃酸的关键酶 H^+-K^+ATP 酶不可逆失活，从而抑制胃酸分泌。抑酸作用比 H_2 受体拮抗剂更强且作用持久，代表药有：奥美拉唑、兰索拉唑等。

（2）保护胃黏膜　常用的有硫糖铝、枸橼酸铋钾和前列腺素类药物。

1）硫糖铝和枸橼酸铋钾：能黏附覆盖在溃疡面上形成一层保护膜，阻止胃酸/胃蛋白酶侵袭溃疡面，能促进内源性前列腺素合成和刺激表皮生长因子分泌。

2）前列腺素类药物：如米索前列醇，具有抑制胃酸分泌、增加胃十二指肠黏膜的黏液及碳酸氢盐分泌和增加黏膜血流等作用，增加预防溃疡复发，从而彻底治愈溃疡。

（3）药物治疗方案　目前尚无单一药物可有效根除幽门螺杆菌，故必须联合用药。现多采用根除幽门螺杆菌三联治疗方案（见表4-3）。近年来幽门螺杆菌对甲硝唑的耐药率迅速上升，在甲硝唑耐药率高的地区宜使用不含甲硝唑的其他三联疗法，或改用呋喃唑酮（200mg/d，分2次）代替甲硝唑。治疗失败后的再治疗比较困难，可换用另外两种抗生素，或采用PPI、胶体铋联合两种抗生素的四联疗法。

表4-3　根除幽门螺杆菌的三联疗法方案

PPI 或胶体铋	抗菌药物
PPI 常规剂量的倍量/日（如奥美拉唑 40mg/d）	阿莫西林 1000~2000mg/d
枸橼酸铋钾 480mg/d	克拉霉素 500~1000mg/d
	甲硝唑 800mg/d
（选择任一种）	（选择其中的两种）

注：上述剂量分2次服，疗程7日

2. 并发症的治疗　对上消化道大量出血经内科紧急处理无效、急性穿孔、瘢痕性幽门梗阻、内科治疗无效的顽固性溃疡、胃溃疡疑有癌变者可行手术治疗。

【常见护理诊断及医护合作性问题】

1. 疼痛：腹痛　与胃酸刺激溃疡面引起的炎症反应有关。

2. 营养失调：低于机体需要量　与疼痛致摄入量减少、呕吐、梗阻有关。

3. 焦虑　与溃疡反复发作、病程迁延或出现并发症担心预后有关。

4. 潜在并发症　上消化道出血、穿孔、幽门梗阻、癌变。

【护理措施】

1. 生活护理

（1）休息和活动　根据患者病情合理安排休息时间和活动量，在溃疡活动期、症状较重时，嘱患者多卧床休息，以缓解疼痛。溃疡缓解期，鼓励患者适当活动，劳逸结合，以不感到劳累和诱发疼痛为原则，避免餐后剧烈活动；避免过度劳累、情绪紧张、吸烟、饮酒等诱发因素。夜间疼痛者，指导患者遵医嘱睡前加服 1 次抑酸药，以保证睡眠。

（2）饮食护理　指导患者建立合理的饮食习惯和结构，规律进食、少食多餐、定时定量、细嚼慢咽，避免餐间零食和睡前进食。选择营养丰富、清淡易消化的食物，症状较重的患者可以面食为主，不习惯面食者以米饭或米粥代替，避免食用刺激性较强的食物（指生、冷、硬、粗纤维多的蔬菜水果如生姜、蒜、韭菜、芹菜等），避免食用强刺激胃酸分泌的食品和调味品如油炸食物或浓咖啡、浓茶、辣椒、酸醋等。

2. 观察病情　注意观察及详细了解患者上腹痛的特点和规律；观察有无呕血、黑便的发生；观察有无急性穿孔的发生；监测生命体征及腹部体征，及时发现和处理并发症。

3. 用药护理　遵医嘱用药，并注意观察药物的疗效和不良反应。各类药物的不良反应及用药护理见表4-4、表4-5、表4-6。

表4-4　抑制胃酸的常用药物

药物种类	常用药物	不良反应	注意事项
碱性抗酸药	氢氧化铝	骨质疏松、食欲不振、便秘	应在饭后 1h 和睡前服用；不宜与酸性食物及饮料同服；避免与奶制品同服
	铝碳酸镁	腹泻、干扰四环素类药物吸收，服用时应避开服药时间	
H_2 受体拮抗剂	西咪替丁	一过性肝、肾损害、腹泻、腹胀、口苦、咽干等，偶有精神异常	宜在餐中或餐后即刻服用，或将一日剂量在睡前服用；与碱性抗酸药联合应用时，两药应间隔 1h 以上；静脉给药应注意控制速度，速度过快可以起低血压和心律失常
	雷尼替丁	静脉用药后可有面热感、头晕、恶心等，持续 10 余分钟可自行消失	
	法莫替丁	不良反应少，偶见过敏反应，一旦发生，立即停药	
PPI	奥美拉唑	头晕	用药期间避免开车或做其他必须高度集中注意力的工作。不良反应较为严重时，应及时停药
	兰索拉唑	荨麻疹、皮疹、瘙痒、头痛、口苦、肝功能异常等	
	泮托拉唑	偶有头痛和腹泻	

表4-5　保护胃黏膜的药物

常用药物	不良反应	注意事项
硫糖铝	便秘、口干、皮疹、眩晕、嗜睡	宜在进餐前 1h 服药；不能与多酶片同服，以免降低两者的效价
枸橼酸铋钾	舌苔发黑、便秘、粪便呈黑色、神经毒性	餐前半小时口服，宜用吸管直接吸入；不宜长期服用
米索前列醇	腹泻、子宫收缩	孕妇禁用

表4-6　根除幽门螺杆菌的药物

常用药物	不良反应	注意事项
阿莫西林	过敏、皮疹	用药前询问患者有无青霉素过敏史，用药中注意观察有无皮疹
克拉霉素	周围神经炎、溶血性贫血	观察下肢皮肤的颜色、温度和尿液的颜色
甲硝唑	恶心、呕吐等胃肠道反应	餐后服药，或遵医嘱用甲氧氯普胺等拮抗

4. 并发症护理　当并发急性穿孔和持久性幽门梗阻时，应立即遵医嘱做好术前准备；亚急性穿孔和慢性穿孔时，注意严密观察疼痛的性质，指导患者按时服药；并发急性幽门梗阻时，做好呕吐物的观察与处理，指导患者禁食禁水，行胃肠减压，并遵医嘱静脉补液。

5. 心理护理　由于本病病程长达数年，病情反复，在患者和家属中可能产生两种截然不同的心理反应，一种是对疾病认识不足，持无所谓的态度，一种是过于紧张、焦虑，特别是并发出血、梗阻时，患者易产生恐惧心理。这两种消极反应都不利于疾病的康复。因此，护理人员应正确评估患者和家属的认识程度和心理状态，有针对性地对其进行健康教育。向担心预后的患者说明，经正规治疗和积极预防，溃疡是可以痊愈的，而过度紧张焦虑的情绪，反而会诱发或加重溃疡，指导患者采用放松技术，如转移注意力、听音乐等，减轻疼痛，放松全身，保持良好的心态。同时，向对疾病认识不足的患者及家属说明本病的危害，使患者及家属能积极配合治疗，减少疾病的不良后果。

【健康教育】

1. 疾病知识指导　向患者及家属讲解消化性溃疡的病因及诱发因素。嘱患者定期复诊，并指导患者了解消化性溃疡及其并发症的相关知识，如上腹疼痛节律发生变化并加剧，或发生呕血、黑便时，应及时就医。嘱患者遵医嘱服药，指导患者掌握正确的服药方法、服药时间，并学会观察药物疗效和不良反应，不可擅自停药或减量，避免溃疡复发。慎用阿司匹林、吲哚美辛、咖啡因、泼尼松等致溃疡药物，定期门诊复查。

2. 生活指导　指导患者合理安排休息时间，劳逸结合，保持良好的心态。指导患者养成良好的饮食习惯和建立合理的饮食结构，戒除烟酒，避免摄入刺激性的食物和饮料。

复习思考

1. 消化性溃疡的概念是什么？

2. 胃溃疡和十二指肠溃疡的主要症状是什么？

3. 消化性溃疡的实验室检查有何特点？

4. 消化性溃疡的护理措施有哪些？

项目四　肠结核和结核性腹膜炎患者的护理

【学习目标】

1. 掌握肠结核和结核性腹膜炎的护理评估、护理措施；
2. 熟悉肠结核和结核性腹膜炎的辅助检查和治疗要点；
3. 了解肠结核和结核性腹膜炎病因及发病机制。

案例导入

患者，女，35岁。肺结核病史5年，2天前因腹痛、腹泻伴有低热、盗汗而入院。体检：神志清楚，消瘦，生命体征无异常，脐周有轻压痛，腹壁触诊有揉面感，脐周可扪及大小不一的肿块。初步诊断：结核性腹膜炎。

请思考：
1. 患者目前存在的主要护理诊断是什么？
2. 你认为该患者的主要护理措施有哪些？

肠结核（intestinal tuberculosis）和结核性腹膜炎（tuberculous peritonitis）都是由结核分枝杆菌感染所致。肠结核是结核分枝杆菌侵犯肠道引起的慢性特异性炎症，结核性腹膜炎则是结核分枝杆菌侵犯腹膜引起的慢性弥漫性腹膜炎症。近年来，因人类免疫缺陷病毒感染率增高、免疫抑制剂的广泛使用等原因，部分人群免疫力有所下降，导致该病发病率有所增加。多见于青壮年，女性略多于男性。

【病因病理】

1. 病因　肠结核和结核性腹膜炎的发病主要是机体免疫力低下时，继发于肺结核或体内其他部位的结核病，两者共同的感染途径有：

（1）直接蔓延　腹腔内结核病灶直接蔓延侵犯肠壁或腹膜。

（2）血行播散　少数肠外结核通过血行播散侵犯肠道，如粟粒型肺结核。

另外，90%的肠结核主要由人型结核分枝杆菌引起，多因开放性肺结核或喉结核患者经常吞咽含菌的痰液，或经常与开放性肺结核患者共餐而忽视餐具消毒等原因导致感染，少数患者可因饮用未经消毒的带菌牛奶或乳制品而感染牛型结核分枝杆菌。

2. 病理　结核分枝杆菌感染只是致病的条件，只有当侵入的结核分枝杆菌数量较多、毒力较大，并伴有人体免疫功能低下时才会发病。肠结核主要位于回盲部，也可累及结肠和直肠。

📖 **课堂互动**

结合案例，请思考：导致该患者发病的最主要病因是什么？发病时有哪些典型表现？

【临床表现】

1. 肠结核

（1）腹痛　多位于右下腹，疼痛多为隐痛或钝痛。进餐可诱发或加重腹痛并伴有便意，排便后可有不同程度的缓解。并发肠梗阻时有腹绞痛，多位于右下腹或脐周，伴有腹胀、肠鸣音亢进、肠型和蠕动波。

（2）腹泻与便秘　溃疡型肠结核的主要表现是腹泻，排便次数因病变严重程度的范围不同而异，一般每日2~4次，重者可达10余次，粪便呈糊状，一般无黏液、脓血，无里急后重感。有时患者会出现腹泻与便秘交替。增生型肠结核主要临床表现是便秘。

（3）全身症状和肠外结核表现　溃疡型肠结核常有结核毒血症状，表现为不同热型的长期发热，伴有盗汗。患者倦怠、消瘦、贫血，后期可出现营养不良的表现。可同时有肠外结核尤其是活动性肺结核的表现。增生型肠结核一般情况较好，多不伴肠外结核的表现。

（4）腹部肿块　腹部肿块为增生型肠结核的主要体征，多位于右下腹，较固定，中等质地，伴有轻度或中度压痛。若溃疡型肠结核并发局限性腹膜炎、局部病变肠管与周围组织粘连，或同时有肠系膜淋巴结结核时，也可出现腹部肿块。

（5）并发症　见于晚期患者，以肠梗阻多见，慢性穿孔可有瘘管形成，肠出血较少见，也可并发结核性腹膜炎，偶有急性肠穿孔。

2. 结核性腹膜炎

（1）全身症状　结核毒血症常见，主要是发热和盗汗。后期可有营养不良，表现为消瘦、浮肿、贫血、口角炎、舌炎等。

（2）腹痛　多位于脐周、下腹或全腹，呈持续性隐痛或钝痛，也可始终无腹痛。当并发不完全性肠梗阻时，可有阵发性绞痛。

（3）腹泻与便秘　腹泻常见，一般每日不超过3~4次，粪便多呈糊状，有时腹泻与便秘交替出现。患者可有不同程度的腹胀。

（4）腹部触诊　腹壁柔韧感是结核性腹膜炎的常见体征。脐周可触及大小不一的肿块，边缘不整，表面粗糙，活动度小。可有轻微腹部压痛，也可有少量至中等量的腹水。

（5）并发症　以肠梗阻为常见，也可出现肠瘘或腹腔内脓肿。

【辅助检查】

1. 实验室检查 血沉多数明显加快，可作为评估结核病活动程度的指标之一。结核菌素试验呈强阳性反应或结核感染 T 细胞斑点试验（T-SPOT）阳性均有助于本病的诊断。

2. X 线检查 X 线胃肠钡餐或钡剂灌肠检查对肠结核的诊断有重要意义。溃疡型肠结核 X 线钡影呈跳跃征象，增生型肠结核表现肠管狭窄、充盈缺损、黏膜皱襞紊乱等征象。结核性腹膜炎患者的腹部 X 线平片可看到钙化影，钡餐可发现肠粘连、肠瘘、肠腔外肿物等征象，有辅助诊断价值。

3. 结肠镜检查 可直接观察到病变范围和性质，并可取肠黏膜组织活检，对肠结核有确诊价值。

4. 大便检查 患者粪便多为糊状，肉眼观察无脓血和黏液，显微镜下可见少量脓细胞和红细胞。

5. 腹水检查 腹水多为草黄色渗出液，静置后可自然凝固，少数为浑浊或血性，偶为乳糜性。腹水腺苷脱氢酶（ADA）活性增高（排除恶性肿瘤的原因）对本病诊断有一定特异性。

6. 腹腔镜检查 适用于腹水较多，诊断有困难者，可窥见腹膜、网膜、内脏表面有散在或集聚的灰白色结节，浆膜失去正常光泽。组织病理检查有确诊价值。

7. 影像学检查 超声、CT、磁共振等可见到增厚的腹膜、腹水、腹腔内包块及瘘管。

【治疗要点】

治疗原则：及早给予合理、足够疗程的抗结核化学药物治疗，以达到早日治愈，预防复发和防治并发症的目的。

1. 抗结核化学药物治疗 抗结核化学药物治疗是治疗肠结核和结核性腹膜炎的关键环节。治疗方案同肺结核患者。

2. 对症治疗 腹痛可用阿托品或其他抗胆碱能药物；严重腹泻或摄入不足者，应注意纠正水、电解质与酸碱平衡紊乱；对不完全性肠梗阻患者，需要进行胃肠减压，以缓解梗阻端近端肠曲的膨胀与潴留；如有大量腹水，可适当放腹水以减轻症状。

3. 手术治疗 对内科治疗无效的肠梗阻、肠穿孔及肠瘘者考虑手术治疗。

【常见护理诊断及医护合作性问题】

1. 疼痛：腹痛 与结核杆菌侵犯肠壁或腹膜导致炎症、梗阻等有关。

2. 腹泻 与结核分枝杆菌致肠功能紊乱有关。

3. 营养失调：低于机体需要量 与结核杆菌毒素所致毒血症状、慢性消耗、消化吸收功能紊乱有关。

4. 便秘 与肠腔狭窄、梗阻或胃肠功能紊乱有关。

5. 潜在并发症 肠梗阻、肠穿孔、肠瘘。

【护理措施】

1. 生活护理

（1）休息与活动 嘱患者卧床休息，减少活动，以降低代谢，减少消耗，减少毒素的吸收。

（2）饮食护理 饮食应选择高热量、高蛋白、高维生素、清淡易消化的食物，如新鲜蔬菜、水果、肉类及蛋类等，并提供舒适的进餐环境，以促进患者食欲，保证营养摄入。腹泻明显的患者应少食用乳制品、高脂肪和粗纤维食物，以免肠蠕动加快。肠梗阻的患者应禁食，并给予静脉营养。

2. 病情观察 密切观察腹痛的性质、特点，正确评估病程进展情况；监测患者的排便情况、伴随症状及大便化验结果，以便及时发现病情变化。

3. 用药护理

（1）遵医嘱给予抗结核化学药物 嘱患者按时、按量、规范服用药物，帮助患者制定切实可行的用药计划，以免漏服。

（2）遵医嘱给予解痉止痛药物 向患者解释药物作用和可能出现的不良反应，如阿托品可松弛肠道平滑肌而减轻腹痛，但由于同时抑制了唾液腺分泌，可出现口干现象，应嘱患者多饮水，以缓解不适。

4. 对症护理

（1）腹痛的护理 指导患者采取有效方法转移注意力，或采取热敷、按摩、针灸方法使疼痛感减轻；遵医嘱给患者解痉止痛药物或行胃肠减压。如患者疼痛突然加重，压痛明显，或出现便血等应及时报告医师并积极配合抢救。

（2）腹泻的护理 对腹泻患者指导其选择合适的饮食，注意腹部保暖，加强肛周皮肤的护理。

5. 心理护理 护士应与患者多交谈，耐心解释有关本病的知识，说明只要规范、合理、全程应用抗结核化学药物，症状可以逐渐减轻或治愈。指导患者掌握放松的技巧，树立战胜疾病的信心，保持轻松愉快的心情，以缓解紧张、焦虑的心情。

【健康教育】

1. 疾病知识指导 向患者及家属介绍病情发展变化的相关知识，配合医生对原发结核病积极治疗，定期就诊复查。指导患者掌握有关消毒、隔离等知识，防止结核病的传播，如注意个人卫生，提倡用公筷分餐，牛奶消毒后饮用，对结核患者的粪便要消毒处理等。指导患者遵医嘱服药，不要擅自减药、停药，同时要注意药物的不良反应，如恶心、呕吐等胃肠道反应及肝肾功能损害等。定期复诊，及时了解病情变化，以利于调整治疗方案。

2. 生活指导　加强锻炼，合理营养，生活规律，劳逸结合，保持良好的心态，增强机体抵抗力。

复习思考

1. 肠结核和结核性腹膜炎的主要症状是什么？
2. 肠结核和结核性腹膜炎的实验室检查有何特点？
3. 肠结核和结核性腹膜炎的护理措施有哪些？

项目五　炎症性肠病患者的护理

【学习目标】

1. 掌握溃疡性结肠炎和克罗恩病的临床表现、护理措施和健康指导；
2. 熟悉溃疡性结肠炎和克罗恩病的病理分型和辅助检查；
3. 了解溃疡性结肠炎和克罗恩病的病因、发病机制。

炎症性肠病（inflammatory bowel disease，IBD）指病因未明的发生于结肠和直肠黏膜层的慢性非特异性炎症性病变。包括溃疡性结肠炎（ulcerative colitis，UC）和克罗恩病（Crohn's disease，CD）。

【病因及发病机制】

病因和发病机制尚未完全明确，与肠道黏膜免疫系统异常所导致的炎症反应有关，主要可能也与下列因素相互作用有关。

1. 感染因素　目前多认为 IBD 可能与副结核分枝杆菌、痢疾杆菌或溶组织阿米巴感染有关。

2. 免疫因素　肠道黏膜免疫系统在 IBD 肠道炎症发生、发展、转归过程中始终发挥着重要作用。参与免疫炎症过程的因子和介质多，但相互作用的机制尚不完全清楚。

3. 遗传因素　研究报道，患者一级亲属的发病率显著高于普通人群，而患者配偶的发病率不增加。CD 发病率单卵双生胎显著高于双卵双生，证明本病的发生与遗传因素有关。

4. 环境因素　IBD 的发病率有明显的地域差别，可能与饮食、吸烟等环境因素有关。

一、溃疡性结肠炎患者的护理

📚 案例导入

患者，女性，35岁。长期腹痛伴腹泻3年，近2周腹泻加重而入院。患者腹泻每天10余次，呈黏液脓血便，伴里急后重，下腹疼痛不适，有疼痛–便意–便后缓解的规律。查体：T 37.8℃，消瘦，面色苍白，左下腹轻度压痛。

请思考：

1. 你认为该患者可能是什么疾病？

2. 为明确诊断主要做哪项辅助检查？

3. 患者目前存在的首要的护理诊断是什么？

溃疡性结肠炎（ulcerativecolitis）是一种慢性非特异性结肠炎症，任何年龄均可发病，多见于20~40岁。

【病理】

病变主要位于直肠和乙状结肠，一般仅限于黏膜和黏膜下层，重症者可累及肌层，活动期黏膜呈弥漫性炎症反应，特征为多发性溃疡、弥漫性炎症和结肠上皮的脱落或排出；范围多远段结肠开始，可逆行向近段发展，甚至累及全结肠及末段回肠，呈连续性分布，结肠炎症在反复发作的慢性过程中，大量新生肉芽组织增生，常出现炎性息肉。黏膜因不断破坏和修复，丧失其正常结构，并且由于溃疡愈合形成瘢痕，黏膜肌层与肌层增厚，使结肠变形缩短，结肠袋消失，甚至出现肠腔狭窄。

【临床表现】

起病缓慢，少数呈急性起病。病程长，呈慢性过程，多表现为发作期与缓解期交替。临床表现与病变范围、病型及病期等有关。

1. 症状 持续或反复发作的腹泻、黏液脓血便伴腹痛、里急后重和不同程度的全身症状。可有关节、皮肤、眼、口及肝、胆等肠外表现。

（1）消化道症状

1）腹泻：为最主要症状，典型表现呈黏液或黏液脓血便，黏液脓血便是本病活动期的重要表现。

2）腹痛：轻者或缓解期患者，无腹痛或仅有腹部不适。腹痛多局限于左下腹或下腹。临床有"疼痛–便意–便后缓解"的规律，常伴里急后重。

3）其他：有上腹胃部不适、腹胀，严重者食欲不振、恶心、呕吐等。

（2）全身表现　轻者不明显。中、重型患者活动期低热或中等度发热，重症者出现高热、脉速、低蛋白血症、水和电解质平衡紊乱等表现。

（3）肠外表现　常见口腔黏膜溃疡、结节性红斑、关节炎等表现。少数患者出现情绪不稳、抑郁、失眠及自主神经功能失调等精神神经症状。

2. 体征　患者呈慢性病容，精神状态差，重者呈消瘦贫血貌，轻、中型患者仅左下腹轻压痛，重型患者常有明显压痛和鼓肠。若腹肌紧张、反跳痛、肠鸣音减弱应注意中毒性巨结肠、肠穿孔等并发症。

3. 并发症　可并发中毒性巨结肠、出血、癌变、急性肠穿孔、肠梗阻等。

【辅助检查】

1. 粪便检查　肉眼检查可见黏液、脓、血；显微镜检可见红细胞、白细胞或脓细胞；急性期可见巨噬细胞。为排除感染性结肠炎，做粪便病原学检查。

2. 纤维结肠镜和黏膜活组织检查　是诊断和鉴别诊断的重要手段之一。镜检可直视病变肠黏膜状况，并取组织活检。

3. X 线钡剂灌肠检查　黏膜皱襞粗乱或有细颗粒变化；也呈多发性小龛影或充盈缺损；结肠袋消失，肠管缩短、变细，呈管状。重者不宜做此项检查，防止加重病情或诱发中毒性巨结肠。

【治疗要点】

1. 药物治疗

（1）氨基水杨酸制剂　首选药物为柳氮磺吡啶（SASP）。该药适用于轻、中型或重型经糖皮质激素治疗已有缓解的。病情完全缓解后须长期用药维持治疗。

（2）糖皮质激素　适用于对氨基水杨酸制剂疗效不佳的轻型、中型患者，对重型患者及急性活动期患者有较好的疗效。

（3）免疫抑制剂　硫唑嘌呤适用于对激素治疗效果不佳或对激素依赖的慢性活动性病例。

📖 **课堂互动**

结合药理知识，请思考：长期使用激素会有哪些不良反应？长期使用免疫抑制剂又会有哪些不良反应？如何护理？

2. 手术治疗　结肠大出血、肠梗阻、肠穿孔、癌变及中毒性巨结肠等并发症，或经内科积极治疗无效者，需手术治疗。

【常见护理诊断及医护合作性问题】

1. 腹泻 与结肠炎症有关。

2. 疼痛：腹痛 与急性胃黏膜炎症有关。

3. 营养失调：低于机体的需要量 与机体丢失及吸收障碍有关。

【护理措施】

1. 生活护理

（1）休息与活动　轻症者注意休息，减少活动量，防止劳累；重症者应卧床休息，保证睡眠，以减少肠蠕动，减轻腹泻和腹痛症状。为患者提供相对私密的空间，尽量安排患者在有卫生间的单人病室，病室舒适、安静、整洁。患者要注意休息，避免劳累，急性出血时应卧床休息，保持环境安静、舒适、适宜的温度、保证患者良好的睡眠。

（2）饮食护理　给予质软、易消化、少纤维素、富含营养食物。给予足够的热量，提供良好的进餐环境。避免刺激性食物，禁食牛奶和乳制品。病情严重者禁食，遵医嘱给予静脉高营养。

2. 病情观察 腹痛的性质、部位及生命体征的变化，以了解病情的进展情况，观察是否出现并发症。观察每日排便的次数，粪便的量、性状，监测血红蛋白及电解质的变化。定期监测患者营养状况，了解营养改善状况。

3. 用药护理 遵医嘱用药，坚持治疗，了解药物的不良反应，不可擅自增减药量或停药。应用柳氮磺吡啶时，观察有无恶心、呕吐、皮疹、白细胞减少及关节痛等。5-氨基水杨酸灌肠应现用现配，防止降低药效。应用糖皮质激素者，注意用量，病情缓解后逐渐减量至停药，减药速度不要太快，防止反跳现象。

4. 心理护理 护理人员应让患者情绪稳定，鼓励患者树立战胜疾病的自信心，使患者以平和的心态应对疾病，积极配合治疗。

【健康教育】

1. 病因及疾病预防指导 向患者及家属介绍本病的相关知识、预防和自我护理措施。指导患者坚持治疗，了解药物的不良反应，不要随意更换药物或停药，服药期间需大量饮水。一旦出现异常情况，如疲乏、头痛、发热、手脚发麻、排尿不畅等症状要及时就诊，以免耽误病情。

2. 生活指导 指导患者合理休息、合理饮食，摄入足够的营养，避免多纤维、刺激性、生、冷、硬、辛辣食品。

二、克罗恩病患者的护理

📖 案例导入

患者，男性，30岁。长期腹痛伴腹泻2年，近3天因腹痛加剧而入院。患者表现为右下腹疼痛，呈痉挛性阵痛，进食后加剧伴腹泻，每天近10次，大便呈糊状，无黏液脓血便，无里急后重。查体：T 38.3℃，明显消瘦、面色苍白呈贫血貌，右下腹明显压痛，可扪及一质软包块，大小约2cm×3cm。

请思考：

1. 你认为该患者可能是什么疾病？

2. 为明确诊断主要做那项辅助检查？

3. 患者目前存在的首要的护理诊断是什么？

克罗恩病（Crohn disease，CD）是一种病因尚不清楚的胃肠道慢性炎性肉芽肿性疾病。病变多见于末段回肠和邻近结肠，从口腔至肛门各段消化道均可受累，呈节段性或跳跃式分布。临床上以腹痛、腹泻、体重下降、腹块、瘘管形成和肠梗阻为特点，可伴有发热等全身表现以及关节、皮肤、眼、口腔黏膜等肠外损害。发病年龄多在15~30岁，但首次发作可出现在任何年龄组，男女患病率近似，有终生复发倾向。

【病理】

病变主要累及回肠末段与邻近右侧结肠，其次为小肠，主要在回肠，病变呈节段性或跳跃式分布，而不呈连续性，早期黏膜呈鹅口疮样溃疡，随后溃疡增大、融合，形成纵行溃疡和裂隙溃疡，将黏膜分割呈鹅卵石样外观，当病变累及肠壁全层，肠壁增厚变硬，肠腔狭窄，可发生肠梗阻。溃疡穿孔可致局部脓肿，或穿透至其他肠段、器官、腹壁，形成内瘘或外瘘，肠壁浆膜纤维素渗出，慢性穿孔可引起肠粘连。

【临床表现】

起病大多隐匿、缓慢。病程呈慢性，长短不等的活动期与缓解期交替，有终生复发倾向。少数急性起病，可表现为急腹症，酷似急性阑尾炎或急性肠梗阻。腹痛、腹泻和体重下降三大症状是本病的主要临床表现。

1. 症状

（1）消化系统表现

1）腹痛：为最常见症状。多位于右下腹或脐周，间歇性发作，常为痉挛性阵痛伴肠鸣音增强，常于进餐后加重，排便或肛门排气后缓解。腹痛的发生可能与进餐引起胃肠反射或肠内容物通过炎症、狭窄肠段，引起局部肠痉挛有关。腹痛亦可由部分或完全性肠梗阻引起，此时伴有肠梗阻症状。出现持续性腹痛和明显压痛，提示炎症波及腹膜或腹腔内脓肿形成。全腹剧痛和腹肌紧张，提示病变肠段急性穿孔。

2）腹泻：亦为本病常见症状，主要由病变肠段炎症渗出、蠕动增加及继发性吸收不良引起。腹泻早期呈间歇发作，后期可转为持续性。粪便多为糊状，一般无脓血和黏液。病变涉及下段结肠或肛门直肠者，可有黏液血便及里急后重。

3）腹部包块：约见于10%～20%患者，由于肠粘连、肠壁增厚、肠系膜淋巴结肿大、内瘘或局部脓肿形成所致。多位于右下腹与脐周。固定的腹块提示有粘连，多已有内瘘形成。

4）瘘管：瘘管形成是克罗恩病的特征性临床表现，因透壁性炎性病变穿透肠壁全层至肠外组织或器官而成。瘘分内瘘和外瘘，前者可通向其他肠段、肠系膜、膀胱、输尿管、阴道、腹膜后等处，后者通向腹壁或肛周皮肤。肠段之间内瘘形成可致腹泻加重及营养不良。有时可为本病的首发或突出的临床表现。

（2）全身表现 ①发热：为常见的全身表现之一，与肠道炎症活动及继发感染有关。间歇性低热或中度热常见，少数呈弛张高热伴毒血症。少数患者以发热为首发和主要症状。②营养障碍：由慢性腹泻、食欲减退及慢性消耗等因素所致。主要表现为体重下降，可有贫血、低蛋白血症和维生素缺乏等表现。

（3）肠外表现 与溃疡性结肠炎的肠外表现相似，可有一系列肠外表现，包括口腔黏膜溃疡、皮肤结节性红斑、杵状指、关节炎及眼病等。

2. 体征 患者呈慢性病容，精神状态差，重者呈消瘦贫血貌，轻者仅有右下腹或脐周轻压痛，重型患者常有全腹明显压痛。

3. 并发症 肠梗阻最常见，其次是腹腔内脓肿，偶可并发急性穿孔或大量便血。直肠或结肠黏膜受累者可发生癌变。

【实验室和其他检查】

1. 血液检查 贫血常见；活动期血沉加快、C-反应蛋白升高，周围血白细胞轻度增高，但明显增高常提示合并感染。

2. 粪便检查 粪便隐血试验常呈阳性。

3. 影像学检查 小肠病变做胃肠钡剂造影，结肠病变做钡剂灌肠检查。X线表现为肠道炎性病变，可见黏膜皱襞粗乱、纵行性溃疡或裂沟、鹅卵石征、假息肉、多发性狭窄或肠壁僵硬、瘘管形成等X线征象，病变呈节段性分布。由于肠壁增厚，可见填充钡剂的肠袢分离。腹部超声、CT、MRI可显示肠壁增厚、腹腔或盆腔脓肿、包块等。

4. 结肠镜检查 结肠镜做全结肠及回肠末段检查。病变呈节段性、非对称性分布，见纵行溃疡、鹅卵石样改变，肠腔狭窄或炎性息肉，病变之间黏膜外观正常。近年双气囊小肠镜等技术提高了对小肠病变诊断的准确性，提高克罗恩病的诊断水平。

【治疗要点】

克罗恩病的治疗原则为控制病情、维持缓解、减少复发、防治并发症。

1. 氨基水杨酸制剂 柳氮磺吡啶仅适用于病变局限在结肠的轻、中度患者。美沙拉嗪对病变在回肠末段、结肠者均有效，适用于轻度回结肠型及轻、中度结肠型患者，也可作为缓解期的维持治疗用药。

2. 糖皮质激素 目前控制病情活动最有效的药物，适用于各型中、重度患者。初始量要足，疗程充分。一般可给予泼尼松口服 30～40mg/d，重者可予 60mg/d，好转后逐渐减量至停药，以氨基水杨酸制剂维持治疗。

3. 免疫抑制剂 硫唑嘌呤或巯嘌呤适用于对糖皮质激素治疗无效或对激素依赖的慢性患者。

4. 抗菌药物 某些抗菌药物如甲硝唑、喹诺酮类药物应用于本病有一定疗效。甲硝唑对肛周病变、环丙沙星对瘘有效。

5. 生物制剂 英夫利昔（infliximab）是一种抗 TNF-α 的人鼠嵌合体单克隆抗体，为促炎性细胞因子的拮抗剂，临床试验证明对传统治疗无效的活动性克罗恩病有效，重复治疗可取得长期缓解，近年已逐步在临床推广使用。

6. 手术治疗 因手术后复发率高，故手术适应证主要是针对并发症，包括完全性肠梗阻、瘘管与腹腔脓肿、急性穿孔或不能控制的大量出血。

【常见护理诊断及医护合作性问题】

1. 疼痛：腹痛 与肠内容物不易通过炎症狭窄肠段而引起局部肠痉挛有关。

2. 腹泻 与炎症渗出、蠕动增加及继发性吸收不良有关。

3. 营养失调：低于机体需要量 与腹泻、吸收障碍有关。

【护理措施】

1. 生活护理 参见"溃疡性结肠炎"。

2. 病情观察 腹痛的性质、部位及生命体征的变化，了解病情的进展情况，观察是否出现并发症如肠梗阻。观察腹泻的次数、性状，有无肉眼脓血和黏液，是否伴有里急后重监测血红蛋白及电解质的变化。定期监测患者营养状况，了解营养改善状况。

3. 用药护理 部分患者对激素有依赖，需要长期用药，应注意观察药物不良反应。用免疫制剂作维持治疗者，应监测白细胞计数，注意观察白细胞减少等不良反应。甲硝唑等药物长期应用不良反应大，常与其他药物联合短期应用。其他药物不良反应见"溃疡性结肠炎"。

【健康教育】

参见"溃疡性结肠炎"的健康教育。

复习思考

1. 炎症性肠病的发病与哪些因素有关？

2. 溃疡性结肠炎的主要症状是什么？

3. 溃疡性结肠炎的实验室检查有何特点？

4. 克罗恩病的主要症状有哪些？

5. 溃疡性结肠炎的护理措施有哪些？

项目六 肝硬化患者的护理

【学习目标】

1. 掌握肝硬化的临床表现、主要护理诊断、护理措施和健康指导。能够指导肝硬化患者减轻症状，预防并发症的发生。

2. 熟悉肝硬化的主要病因诱因、治疗要点和辅助检查方法。

3. 了解肝硬化的发生机制。

案例导入

患者，男，59岁。5年前被诊断为"乙型肝炎、肝硬化"。2天前进食油炸馍干后，呕出鲜红色血液约800mL，伴有头昏、胸闷、心悸就诊。查体：T 38.7℃，P 122次/分，BP 80/45mmHg，肝病面容，颈部可见蜘蛛痣，四肢湿冷，腹壁静脉曲张，脾肋下5cm，肝脏未触及，腹水征阳性。

请思考：

1. 该患者目前出现了什么情况？

2. 为明确诊断还需做哪些检查？

3. 目前患者主要的护理诊断有哪些？你将如何护理该患者？

肝硬化（liver cirrhosis）是因多种病因长期或反复作用于肝脏，导致进行性弥漫性肝损害的慢性疾病。其病理特点为广泛的肝细胞变性、坏死和再生结节形成、弥漫性结缔组织增生、肝小叶结构破坏和假小叶形成。临床以肝功能损害和门静脉高压为主要表现，晚期出现消化道出血、肝性脑病、继发感染等严重并发症。是我国常见疾病和主要死亡原因之一，发病年龄高峰在 35~50 岁，多见于男性青壮年，发生并发症时死亡率高。

【病因病理】

1. 病因　肝硬化的病因很多，我国以病毒性肝炎所致的肝硬化为主。国外以乙醇性中毒多见。

（1）病毒性肝炎　主要为乙型、丙型、丁型病毒重叠感染，甲型和戊型一般不发展为肝硬化。

（2）乙醇中毒　长期大量饮酒者，乙醇及其中间代谢产物（乙醛）直接损害肝细胞，引起乙醇性肝炎而发展成肝硬化。

（3）胆汁淤积　持续肝外胆管阻塞或肝内胆汁淤积，高浓度胆汁酸和胆红素的毒性作用损害肝脏，导致胆汁性肝硬化。

（4）药物或化学毒物　长期服用某些药物，如双醋酚丁、甲基多巴等，或长期接触某些化学毒物，如磷、砷、四氯化碳等，可引起中毒性肝炎，导致肝硬化。

（5）循环障碍　缩窄性心包炎、慢性充血性心力衰竭、肝静脉或下腔静脉阻塞等使肝脏长期淤血，肝细胞缺氧、坏死和结缔组织增生，发展为心源性肝硬化。

（6）其他　长期或反复感染血吸虫，虫卵及其毒性产物在肝脏汇管区刺激引起纤维组织增生，导致肝纤维化和门脉高压，称为血吸虫病性肝纤维化。部分病例发病原因不明，称为隐源性肝硬化。

2. 病理　各种病因引起的肝硬化，特征为广泛肝细胞变性、坏死，弥漫性结缔组织增生，假小叶形成。上述病理变化造成肝内血管扭曲、受压、闭塞从而导致血管床缩小，门静脉、肝静脉和肝动脉小分支之间发生异常吻合而形成短路，造成肝血循环紊乱。这些严重的肝内血循环障碍，是形成门静脉高压的病理基础，也使肝细胞营养障碍进一步加重，并促使肝硬化病变更进一步发展。

肝硬化时其他器官可发生相应的病理改变。门静脉压力增高到一定的程度，即可形成门体侧支循环开放，以食管、胃底静脉曲张和腹壁静脉曲张最为重要。脾因长期阻塞性充血而肿大。胃黏膜可见淤血、水肿、糜烂而呈蛇皮样改变，称为门静脉高压性胃病。由于门体分流及血管活性物质增加，肺内毛细血管扩张，肺动静脉分流，通气/血流比例失调引起低氧血症称为肝肺综合征。睾丸和卵巢、甲状腺、肾上腺皮质等可有萎缩和退行性变。

【临床表现】

肝硬化起病隐匿，病程缓慢，可隐伏 3~5 年甚至 10 年以上。临床上分为肝功能代偿期和失代偿期，但两期的界限常不清楚。

1. 代偿期 症状轻，以乏力、食欲减退为主要表现，可伴有腹部不适、恶心、厌油腻、腹泻等。以上症状多呈间歇性，劳累时或伴发其他疾病时表现明显，经休息或治疗后缓解。患者营养状况一般，肝脾轻度至中度肿大，肝功能正常或轻度异常。

2. 失代偿期 主要为肝功能减退和门静脉高压两大临床表现。

（1）肝功能减退

1）全身症状：一般状况与营养状况较差，消瘦、乏力、面色晦暗（肝病面容）、精神不振，部分患者可有不规则的发热，皮肤干枯粗糙、浮肿、舌炎、口角炎、夜盲及浮肿等。

2）消化道症状：最常见的表现是食欲明显减退，上腹饱胀不适、恶心、呕吐，对脂肪及蛋白质的耐受性差，稍进油腻肉食即引起腹泻。上述症状的产生与肝硬化门静脉高压时胃肠道淤血水肿、消化吸收障碍和肠道菌群失调有关。半数以上患者有轻度黄疸，少数有中、重度黄疸，表明肝细胞有进行性或广泛性坏死，是肝功能减退的表现，提示预后不良。

3）出血倾向和贫血：常有鼻、牙龈出血、皮肤紫癜和胃肠出血等倾向。与肝合成凝血因子减少、脾功能亢进和毛细血管脆性增加有关。贫血可因营养不良、肠道吸收障碍、脾功能亢进等因素引起，常与白细胞或血小板减少同时存在。

4）内分泌失调：肝脏对雌激素、醛固酮及抗利尿激素的灭活功能减退，故雌激素增多，通过负反馈抑制腺垂体分泌促性腺激素及促肾上腺糖皮质激素的功能，致雄激素和肾上腺皮质激素减少。男性患者常有性欲减退、睾丸萎缩、毛发脱落及乳房发育；女性患者可有月经失调、闭经、不孕等。部分患者出现毛细血管扩张、蜘蛛痣（主要分布在面、颈及上胸部）、肝掌等。醛固酮及抗利尿激素增多致钠水潴留促进腹水形成。肾上腺皮质功能减退，表现为面部和其他暴露部位皮肤色素沉着。

（2）门静脉高压 门脉高压症的三大临床表现是脾大、侧支循环的建立和开放、腹水。

1）脾大：脾脏因长期淤血而肿大，一般为轻、中度大。脾可因上消化道大量出血而暂时缩小。晚期伴有脾功能亢进，脾对血细胞破坏增加，使外周血中白细胞、红细胞和血小板减少。

2）侧支循环的建立和开放（图4-1）：门静脉高压形成后，来自消化器官和脾的回心血液量流经肝脏受阻，导致门静脉系统与腔静脉之间交通支扩张，血流量增加。临床上重要的侧支循环有：①食管下段和胃底静脉曲张：主要是门静脉系的胃冠状静脉和腔静脉系的食道静脉、奇静脉沟通开放。常在呕吐、咳嗽、负重等情况下使腹内压突然升高，或因粗糙食物机械损伤、胃酸反流腐蚀损伤，导致曲张静脉破裂出血，出现呕血、黑便及休克等表现；②腹壁静脉曲张：门静脉高压时脐静脉重新开放，在脐周和腹壁可见曲张的静脉，以脐为中心向上及下腹壁延伸；③痔核形成：为门静脉系的直肠上静脉与下腔静脉系的直肠中、下静脉吻合支扩张，破裂时引起便血。

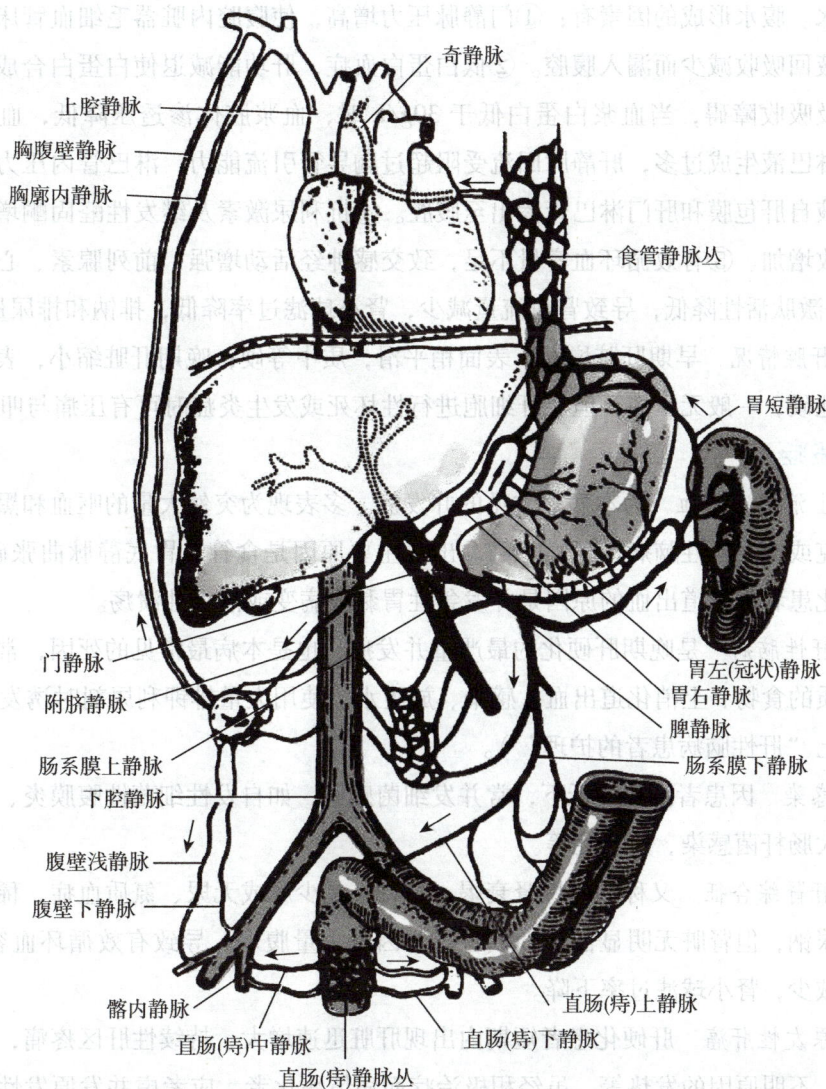

奇静脉

上腔静脉

胸腹壁静脉

胸廓内静脉

食管静脉丛

胃短静脉

门静脉

附脐静脉

胃左(冠状)静脉

胃右静脉

脾静脉

肠系膜上静脉

肠系膜下静脉

下腔静脉

腹壁浅静脉

腹壁下静脉

髂内静脉

直肠(痔)上静脉

直肠(痔)中静脉

直肠(痔)下静脉

直肠(痔)静脉丛

图 4-1　门静脉回流受阻时，侧支循环血流方向示意图

📖 **课堂互动**

　　门静脉的属支包括肠系膜上、下静脉、脾静脉、胃左静脉及附脐静脉等。门静脉与上、下腔静脉之间存在着丰富的吻合支，在生理情况下，吻合支很细小，血流量较少。若门静脉循环阻碍（如肝硬化）侧支循环就开放。

　　3）腹水：是肝硬化肝功能失代偿期最突出的临床表现。腹水出现前常有腹胀、食欲减退。大量腹水时腹部隆起，呈蛙腹，腹壁绷紧，膈抬高，出现呼吸困难、心悸。部分患者伴有胸水。腹水形成的因素有：①门静脉压力增高，使腹腔内脏器毛细血管床静水压增高，组织液回吸收减少而漏入腹腔。②低白蛋白血症，肝功能减退使白蛋白合成减少，蛋白质摄入及吸收障碍，当血浆白蛋白低于30g/L时，血浆胶体渗透压降低，血液成分外渗。③肝淋巴液生成过多，肝静脉回流受阻超过胸导管引流能力，淋巴管内压力增高，使大量淋巴液自肝包膜和肝门淋巴管渗出至腹腔。④抗利尿激素及继发性醛固酮增多，引起水钠重吸收增加。⑤有效循环血容量不足，致交感神经活动增强，前列腺素、心房肽、激肽释放酶-激肽活性降低，导致肾血流量减少，肾小球滤过率降低，排钠和排尿量减少。

（3）肝脏情况　早期肝脏增大，表面稍平滑，质中等硬；晚期肝脏缩小，表面可呈结节状，质地硬，一般无压痛，但在肝细胞进行性坏死或发生炎症时可有压痛与叩击痛。

3. 并发症

（1）上消化道出血　为本病最常见的并发症。多表现为突然大量的呕血和黑便，引起出血性休克或诱发肝性脑病，死亡率高。出血主要原因是食管、胃底静脉曲张破裂出血，部分肝硬化患者消化道出血的原因是并发急性胃黏膜病变或消化性溃疡。

（2）肝性脑病　是晚期肝硬化的最严重并发症，也是本病最常见的死因，常在摄入大量含蛋白质的食物、上消化道出血、感染、放腹水、使用大量排钾利尿剂时诱发（详见本模块项目七"肝性脑病患者的护理"）。

（3）感染　因患者抵抗力低下，常并发细菌感染，如自发性细菌性腹膜炎、肺炎、胆管感染、大肠杆菌感染、败血症等。

（4）肝肾综合征　又称功能性肾衰竭，其特征是少尿或无尿、氮质血症、稀释性低钠血症和低尿钠，但肾脏无明显器质性损害。原因是大量腹水，导致有效循环血容量不足，肾血流量减少，肾小球滤过率下降。

（5）原发性肝癌　肝硬化患者短期内出现肝脏迅速增大、持续性肝区疼痛，腹水增多且为血性、不明原因的发热等，虽经积极治疗而病情恶化者，应考虑并发原发性肝癌，需进一步检查。

（6）电解质和酸碱平衡紊乱　常见的有：①低钠血症，与长期低钠饮食、长期利尿和大量放腹水等致钠丢失，抗利尿激素增多使水潴留超过钠潴留有关。②低钾低氯血症与代谢性碱中毒，由进食少、呕吐、腹泻、长期应用利尿剂或高渗葡萄糖液、继发性醛固酮增多等引起。

【辅助检查】

1. 血液检查　失代偿期常有不同程度的贫血。脾功能亢进时白细胞和血小板计数减少。

2. 尿液检查　失代偿期可有蛋白尿、血尿和管型尿。有黄疸时尿胆红素、尿胆原增加。

3. 肝功能试验 代偿期正常或轻度异常，失代偿期多有异常。重症患者血清胆红素增高，胆固醇低于正常。转氨酶轻、中度增高，一般以丙氨酸氨基转移酶（ALT）增高较显著，但肝细胞严重坏死时则天门冬氨酸氨基转移酶（AST）活力常高于 ALT。血清总蛋白正常、降低或增高，但白蛋白降低，球蛋白增高，白蛋白/球蛋白比例降低或倒置。

4. 免疫功能检查 血清 IgG、IgA 均增高，IgG 增高更明显，T 淋巴细胞数减少；病毒性肝炎的患者，乙型、丙型、乙型加丁型肝炎病毒标记可呈阳性反应。

5. 腹水检查 一般为漏出液。并发自发性腹膜炎、结核性腹膜炎或癌变时腹水性质发生相应变化。

6. 影像学检查 超声波可显示肝脏大小和外形改变及脾肿大。门脉高压症时可见门静脉、脾静脉直径增宽，有腹水时可见液性暗区。食管静脉曲张时行食道吞钡 X 射线检查呈虫蚀样或蚯蚓样充盈缺损，胃底静脉曲张时钡剂呈菊花样充盈缺损。

7. 内镜检查 可直视静脉曲张及其分布和程度。腹腔镜检查可直接观察肝脾情况，在直视下对病变明显处进行肝穿刺做活组织检查。

【治疗要点】

临床上本病无特效治疗方法，关键在于重视早期发现，早期诊断，针对病因及加强一般治疗，延长代偿期；失代偿期主要是对症治疗，改善肝功能和防治并发症。

1. 一般治疗 代偿期患者宜适当活动，可参加轻工作；失代偿期患者应卧床休息为主。饮食以高热量、高蛋白和维生素丰富而易消化的食物为宜。禁酒及避免进食粗糙、坚硬食物，禁用损害肝脏的药物。

2. 药物治疗 无特效药。平时可用维生素促进肝细胞营养储备，可用水飞蓟保护肝脏，秋水仙碱有抗炎症和抗纤维化作用，对肝储备功能尚好的代偿期肝硬化有一定疗效。中医药如虫草也有抗纤维化的作用。

3. 腹水治疗

（1）限制水钠的摄入 腹水患者必须限制水、钠的摄入，约有15%患者通过钠、水摄入的控制，可产生自发性利尿，使腹水减退。腹水减退后，仍需限制钠的摄入，防止腹水再发生。

（2）利尿剂 临床常用保钾利尿剂，如螺内酯和氨苯蝶啶等。效果不明显时加用呋塞米或氢氯噻嗪等排钾利尿剂。应用排钾利尿剂时需注意补钾。利尿速度不宜过快，以每天体重减轻不超过 0.5kg 为宜，故应小剂量、间歇用药。

（3）放腹水加输注白蛋白 单纯放腹水只能临时改善症状，2~3 天内腹水迅速复原。故放腹水时可加输注白蛋白治疗难治性腹水，每天或每周放腹水，每次 5000mL 左右，同时静脉输注白蛋白40g，比大剂量用利尿剂效果好，能缩短住院时间。

（4）腹水浓缩回输 主要用于难治性腹水的治疗。将腹水通过超滤或透析浓缩后，再经静脉回输。从而减轻水、钠潴留，并提高血浆白蛋白浓度而提高血浆胶体渗透压、增加有效血容量，改善肾血液循环，减轻腹水。但此方法易并发感染、电解质紊乱等。已感染的腹水或癌性腹水不能回输。

（5）经颈静脉肝内门体分流术　是一种以介入放射学的方法在肝内的门静脉与肝静脉的主要分支间建立分流通道。此法能有效降低门静脉压力，创伤小，安全性高，适用食管静脉曲张大出血和难治性腹水，但易诱发肝性脑病。

4. 手术治疗　为降低门静脉压力和脾功能亢进，常行各种分流术和脾切除术；肝移植术是治疗顽固性腹水最有效的方法，也是治疗晚期肝硬化的最佳方案。

【常见护理诊断及医护合作性问题】

1. 营养失调：低于机体需要量　与肝功能减退、门静脉高压引起食欲减退、消化和吸收障碍有关。

2. 体液过多　与门静脉高压、低蛋白血症有关。

3. 活动无耐力　与肝功能减退、大量腹水有关。

4. 有皮肤完整性受损的危险　与营养不良、水肿、皮肤干燥、瘙痒、长期卧床有关。

5. 潜在并发症　上消化道出血、肝性脑病。

6. 焦虑　与担心疾病预后、经济负担沉重等有关。

7. 有感染的危险　与机体抵抗力下降有关。

【护理措施】

1. 生活护理

（1）休息与活动　根据病情安排适当的休息和制定活动计划。代偿期患者可参加轻工作，但避免过度疲劳。失代偿期患者则以卧床休息为主，为避免卧床引起消化不良、情绪不佳，应适当活动，活动量以不感到疲劳、不加重症状为度。

（2）饮食　饮食原则为高热量、高蛋白、高维生素、易消化饮食，根据病情变化应及时做出调整。①蛋白质是肝细胞修复和维持血浆白蛋白正常水平的重要物质基础，血氨正常时应保证其摄入量。蛋白质来源以豆制品、鸡蛋、牛奶、鱼、鸡肉、瘦猪肉为主。但血氨升高时限制蛋白质的摄入，并选择植物蛋白。②有腹水者应低盐或无盐饮食，钠限制在每天 $400\sim800mg$（氯化钠 $1\sim2g$），进水量限制在每天 1000mL 左右，限钠饮食常使患者感到食物淡而无味，可适量添加柠檬汁、食醋等，改善食品的调味，以增进食欲。③有食管胃底静脉曲张者应食菜泥、肉末、软食，进餐时应细嚼慢咽，咽下的食团宜小且外表光滑，切勿混入糠皮、鱼刺、甲壳等。④禁烟酒，少喝浓茶、咖啡，避免进食粗糙、辛辣刺激饮食，进食温凉饮食，以免损伤食管黏膜引起上消化道出血。

2. 病情观察　观察患者的生命体征、精神状态，注意有无休克、肝性脑病的发生；了解患者的饮食和营养状况；观察腹水和下肢水肿的消长，准确记录出入量，测量腹围、体重；定期监测血清电解质和酸碱度的变化，及时发现并纠正水、电解质及酸碱平衡紊乱。

3. 对症护理 少量腹水患者取平卧位，以增加肝肾血流灌注；抬高下肢，以减轻水肿；阴囊水肿者可用托带托起阴囊，以利水肿消退。大量腹水患者取半卧位，使膈肌下降，减少对胸腔的压迫，有利于减轻呼吸困难。应避免使腹内压突然剧增的因素，例如剧烈咳嗽、打喷嚏、用力排便等。需协助医生做好腹腔放液或腹水浓缩回输，术后用无菌敷料覆盖穿刺点，并观察穿刺部位是否有溢液。术毕应敷紧腹带，防止腹内压骤降。

4. 用药护理 遵医嘱用药，向患者介绍所用药物的名称、剂量、给药时间和方法，教会其观察药物疗效和不良反应。如服用利尿剂时，若出现软弱无力、心悸等症状时，提示低钠、低钾血症，应及时就医。避免使用对肝脏有害的药物。

5. 心理护理 肝硬化病程漫长，症状多变，尤其是进入失代偿期时，患者常有消极悲观情绪。应鼓励患者说出其内心的感受，增加与患者沟通的时间，讲述成功病例，提高其治疗的信心和依从性。引导患者家属从各方面关心患者。对表现出严重忧郁的患者，应加强巡视，以免发生意外。

【健康教育】

1. 生活指导 指导患者做好身心两方面的休息，保证足够的休息和睡眠，生活起居有规律。活动量以不加重疲劳感和其他症状为度；尤其应注意情绪的调节和稳定。切实遵循饮食治疗原则和计划，禁烟酒，减少进食粗糙的食物，防止便秘，减少内因性有毒物质的产生；注意保暖和个人卫生，预防感染。

2. 疾病知识指导 帮助患者和家属掌握本病的有关知识，学会自我护理方法，避免各种病因及诱因，树立治病的信心，保持愉快心情。家属应理解和关心患者，给予精神支持和生活照顾。细心观察，及早识别病情变化。如当患者出现性格、行为改变等可能为肝性脑病的前驱症状，或出现消化道出血等其他并发症时，应及时就诊。

复习思考

1. 肝硬化最常见的病因是什么？
2. 肝硬化失代偿期的主要表现有哪些？
3. 如何对肝硬化腹水患者进行饮食护理？

项目七　肝性脑病患者的护理

【学习目标】
1. 掌握肝性脑病的诱因、临床表现、护理措施及健康指导。
2. 熟悉肝性脑病的概念、治疗要点和辅助检查方法。
3. 了解肝性脑病的病因及发病机制。

案例导入

患者，男，76 岁。间歇性乏力、纳差、腹胀 5 年，2 天前突然出现神志不清，应答不准确，反应迟钝入院。查体：T 38.7℃，P 113 次/分，BP 100/70mmHg，肝病面容，肝掌，前胸部可见蜘蛛痣，腹壁静脉曲张，腹水征阳性。

请思考：
1. 患者发生了什么情况？
2. 作为接诊护士你将如何护理该患者？

肝性脑病（hepatic encephalopathy）又称肝昏迷（hepatic coma），是由严重肝病引起的、以机体代谢紊乱为基础的中枢神经系统功能紊乱的综合征，是肝功能衰竭的终末表现。主要临床特点为意识障碍、行为失常和昏迷。门体分流性脑病（portal–systemic encephalopathy）主要是指由门静脉高压、广泛肝门–腔静脉侧支循环形成造成的肝性脑病。无明显临床表现和生化异常，仅能用精细的智力试验和（或）电生理检测才能做出诊断的肝性脑病，称为轻微肝性脑病（亚临床或隐性肝性脑病）。

【病因与发病机制】

1. 病因　引起肝性脑病最常见的原因是各型肝硬化，尤其是肝炎后肝硬化。部分可由改善门静脉高压的门体分流术引起。小部分肝性脑病见于重症病毒性肝炎、中毒性肝炎、药物性肝炎及暴发性肝功能衰竭。此外，少数还可由原发性肝癌、严重胆道感染、妊娠期急性脂肪肝等引起。

肝性脑病常有明显的诱因，主要见于：

（1）上消化道出血　是肝性脑病最常见的诱因。消化道出血后（以肝硬化食管静脉曲张破裂多见），肠道内大量积血，血液中的蛋白质在肠道细菌作用下产生大量的氨，由肠壁扩散到血液循环，使血氨水平升高，诱发肝性脑病。

（2）高蛋白饮食　蛋白质在胃肠道内经细菌分解产生氨，氨被吸收入血后导致血氨浓度升高，诱发肝性脑病。

（3）药物　镇痛药、镇静剂及麻醉药可直接抑制大脑和呼吸中枢造成缺氧加重肝脏负担。利尿剂可导致电解质平衡失调，易出现低钾低氯性碱中毒，促使氨的形成加快、易透过血脑屏障进入大脑，造成脑细胞损害，可加速肝性脑病的发生。加重肝脏损害的药物（如抗结核药、乙醇等）可加重肝脏负担，从而诱发肝性脑病。

（4）便秘　使肠道内的氨和硫醇等有毒物质不能及时排出，利于毒物的吸收。

（5）感染　增加组织分解代谢而增加产氨，缺氧与高热则增加氨的毒性。

（6）其他　尿毒症、外科手术、低血糖分娩等，可增加肝、脑、肾的负担或抑制大脑功能，诱发肝性脑病。

2. 发病机制　肝性脑病的发病机制极其复杂，尚未完全阐明。现普遍认为肝细胞功能衰竭和门-腔静脉分流手术造成或自然的侧支循环形成是本病产生的病理生理基础。肝细胞功能衰竭，使来自肠道或体内的许多毒性代谢产物，不能被肝细胞解毒和清除，便经侧支进入体循环而至脑部，引起中枢神经系统功能紊乱。关于肝性脑病发病机制的学说主要有：

（1）氨中毒学说　氨代谢紊乱引起氨中毒是肝性脑病，特别是门体分流性脑病的重要发病机制。血氨主要来自于肠道，大部分是随血液循环弥散至肠黏膜的尿素经大肠杆菌尿素酶分解产氨，小部分是食物蛋白经肠道细菌分解产生。氨在结肠的吸收与肠腔内 pH 有关，结肠内 pH>6 时，氨从肠腔大量弥散入血液，结肠内 pH<6 时，氨从血液转移到肠腔。氨的消除主要是在肝内经鸟氨酸循环合成尿素。

肝性脑病时，由于氨的生成过多和（或）代谢清除过少导致血氨水平增高。当肝脏衰竭时，肝脏将氨合成尿素的能力减退，门体分流存在时，肠道的氨未经肝脏解毒而直接进入体循环，使血氨增高。氨具有神经毒性，能透过血脑屏障进入脑组织，干扰脑的能量代谢，使大脑细胞能量供应不足，还可直接影响 Na^+、K^+ 在神经细胞膜上的正常分布，干扰神经冲动的传导。

（2）假神经递质学说　神经冲动的传导是通过递质来完成的。神经递质分为兴奋性递质（儿茶酚胺中的多巴胺、去甲肾上腺素及乙酰胆碱、谷氨酸、门冬氨酸等）和抑制性递质(5-羟色胺、γ-氨络酸、苯乙醇胺等)，正常时两者保持生理平衡状态。食物中的芳香族氨基酸（络氨酸、苯丙氨酸）经肠道内细菌脱羧酶的作用分别转化为酪氨和苯乙胺，正常情况下这两种芳香胺在肝内被单胺氧化酶清除。肝衰竭时对芳香胺的清除发生障碍，这两种胺便随血液循环进入脑组织，在脑内经 β 羟化酶的作用下分别形成 β-多巴胺和苯乙醇胺，他们的化学结构与正常神经递质去甲肾上腺素相似，但不能传导神经冲动或作用很弱，故称为假性神经递质。当假性神经递质被脑细胞摄取而取代正常递质时，神经传导发生障碍，兴奋冲动不能正常地传至大脑皮质，出现意识障碍或昏迷。

（3）γ-氨基丁酸/苯二氮草（GABA/BZ）复合体学说　γ-氨基丁酸是哺乳动物大脑的主要抑制性神经递质，由肠道细菌作用于谷氨酸而形成。在门体分流和肝衰竭时，肝对GABA 的摄取和清除减低，大量 GABA 绕过肝进入体循环，透过血脑屏障，激活 GABA 受体而造成中枢神经系统抑制。

（4）氨基酸代谢失衡学说　机体中的芳香族氨基酸（苯丙氨酸、酪氨酸、色氨酸）主要经肝脏摄取和代谢清除，而支链氨基酸（结氨酸、亮氨酸、异亮氨酸）主要被肌肉摄取和分解代谢。肝衰竭时，两组氨基酸代谢不平衡，芳香族氨基酸血中浓度增高；支链氨基酸分解增多。进入脑中的芳香族氨基酸增多，可进一步形成假性神经递质及抑制性递质，引起肝性脑病；脑中增多的色氨酸还可衍生出更多的 5-羟色胺，参与肝性脑病的发生。

【临床表现】

肝性脑病常因原有肝病的性质、肝细胞损害的轻重缓急以及诱因的不同，临床表现也很不一致。为了观察脑病的动态变化，有利于早期诊断和处理及分析疗效，一般根据意识障碍程度、神经系统表现和脑电图改变，将肝性脑病由轻到重分为四期（表4-7）。

表4-7　肝性脑病患者的临床分期

分期	意识障碍程度	神经系统表现	脑电图
一期（前驱期）	轻度性格改变和行为异常，如欣快激动或淡漠少言、注意力不能集中、衣冠不整或随地便溺	有扑翼样震颤	多数正常
二期（昏迷前期）	以意识模糊、睡眠障碍为主要表现。定向力和理解障碍，并多有睡眠时间倒错，昼睡夜醒	腱反射亢进、肌张力增高、踝阵挛及巴巴宾斯基征阳性等；有扑翼样震颤	异常
三期（昏睡期）	以昏睡和意识错乱为主，大部分时间患者处于昏睡状态，但可以唤醒，唤醒后能作应答，但答非所问。常有神志不清和幻觉	上述神经体征持续或加重，锥体束征常阳性	明显异常
四期（昏迷期）	神志完全丧失，任何刺激都不能将患者唤醒	浅昏迷时，对疼痛等强刺激尚有反应，腱反射和肌张力仍亢进；深昏迷时，各种反射消失，肌张力降低，扑翼样震颤无法引出	明显异常

临床上各期的分界并不十分清楚，前后期临床表现可有重叠，其程度可因病情发展或治疗好转而变化。肝性脑病时，除了患者有性格、行为改变外，还有肝功能严重

受损的表现，如明显黄疸、出血倾向和肝臭，随着病情的进展，可并发各种感染、肝肾综合征和脑水肿等。

📖 **课堂互动**

扑翼样震颤

嘱患者两臂平伸，肘关节固定，手掌向背侧伸展，手指分开时，可见到手向外侧偏斜，掌指关节、腕关节、甚至肘与肩关节急促而不规则地扑击样抖动。嘱患者手紧握医生手 1min，能感到患者手的抖动。

【辅助检查】

1. 血氨　正常人空腹静脉血氨为 $40 \sim 70 \mu g/dl$，动脉血氨含量为静脉血的 0.5 ~ 2 倍。慢性肝性脑病特别是门体分流性脑病患者多有血氨增高；急性肝性脑病的血氨多正常。

2. 脑电图检查　对肝性脑病具有一定的诊断价值。典型的脑电图改变为节律变慢，2 ~ 3 期患者出现普遍性每秒 4 ~ 7 次的 δ 波或三相波；昏迷时表现为每秒少于 4 次的高波幅 δ 波。

3. 简易智能测验　主要应用于早期包括亚临床肝性脑病患者的诊断。测验内容包括书写、构词、画图、搭积木、数字连接等，结果容易计量，便于随访。

【治疗要点】

本病尚无特效疗法，常采用综合治疗措施。

1. 消除诱因　及时防治上消化道出血和感染；避免大量应用排钾利尿剂和放腹水；不用或慎用镇静剂和麻醉药；避免高蛋白饮食；缓解便秘。

2. 减少肠内毒物的生成和吸收

（1）减少或暂停蛋白质饮食　昏迷时开始数日内禁食蛋白质饮食。神志清楚后，可逐渐增加蛋白质。

（2）灌肠或导泻　清除肠内积食、积血或其他含氮物，可用生理盐水或弱酸性溶液灌肠，禁用肥皂水灌肠，也可用硫酸镁导泻。对急性门体分流性脑病昏迷患者以乳果糖灌肠作为首选。

（3）抑制肠道细菌生长　口服抗生素抑制肠道细菌生长，减少氨的形成，首选新霉素，长期治疗可选用乳果糖或乳梨醇口服。

3. 促进有毒物质的代谢清除，纠正氨基酸代谢紊乱

（1）降氨药物

1）L-鸟氨酸-L-门冬氨酸：最常用的有效的降氨药物，通过促进体内的尿素循环而降低血氨。

2）谷氨酸钾、谷氨酸钠：与血中过多的氨结合形成无毒的谷氨酰胺，由尿液排出，从而降低血氨水平；谷氨酰胺还参与脑细胞的代谢，改善中枢神经系统的功能；该药偏碱性，碱中毒时慎用。

3）精氨酸：增加尿素的合成而降低血氨，为酸性，适用于碱中毒或腹水的患者。

（2）纠正氨基酸代谢紊乱 口服或静脉输注以支链氨基酸为主的氨基酸混合液，恢复患者的正氮平衡。

（3）调节神经递质药物 CABA/BZ复合受体拮抗药（如氟马西尼）通过抑制CABA/BZ受体发挥作用。

（4）人工肝 用活性炭、树脂等进行血液灌流，清除血氨，对于肝性脑病有一定疗效。此外，还可采用血浆置换、血液透析、分子吸附再循环及生物人工肝等治疗方法。生物人工肝近年来研究进展较快，有望在体外代替肝的部分生物功能。

4. 对症治疗 纠正水、电解质和酸碱失衡；保护脑细胞功能，防治脑水肿；保持呼吸道通畅；控制感染；防止出血和休克。

5. 肝移植 是治疗各种终末期肝病的有效方法。

【常见护理诊断及医护合作性问题】

1. 意识障碍 与血氨增高干扰脑细胞能量代谢和神经传导有关。

2. 营养失调：低于机体需要量 与肝功能减退、消化吸收障碍以及控制蛋白摄入有关。

3. 有感染的危险 与长期卧床、营养失调、抵抗力低下有关。

4. 有受伤的危险 与患者烦躁不安、精神异常有关。

5. 知识缺乏 缺乏预防肝性脑病的有关知识。

【护理措施】

1. 生活护理

（1）休息与活动 患者要注意休息，以减轻肝脏负担。病室环境安静，温、湿度适宜；尽量安排专人护理，训练患者的定向力，提供适当的刺激；对躁动患者应注意保护，可加床栏，必要时使用约束带，防止发生坠床及撞伤等意外。

（2）饮食 ①热量：每日供给足够的热量，可减少蛋白质的分解。以碳水化合物为主要食物，因糖类可促使氨转变为谷氨酰胺，有利于降低血氨。昏迷患者以鼻饲25%的蔗糖或葡萄糖液供给热量，必要时遵医嘱静脉给予营养。②蛋白质的摄入：急性期、昏迷者禁食蛋白质，神志清醒后，逐步增加蛋白质饮食，每天20g，以后每3~5天增加10g，但短期内不能超过40~50g/d，以植物蛋白为宜，因植物蛋白含支链氨基酸多，含甲硫氨酸、芳香族氨基酸较少，还可提供纤维素，有利于维护结肠的正常菌群和酸度。③每日液体总入量以不超过 2500mL 为宜。显著腹水患者一般以前一天尿量加 500mL 为标准控制入液量，以免血液稀释，血钠过低而加重昏迷。

2. 病情观察 密切注意肝性脑病的早期征象，肝性脑病的早期发现是治疗成功的关键，应严密观察和记录患者的意识、性格等方面的细微变化，观察患者思维及认知的改变，采用给患者刺激，定期唤醒等方法判断其意识障碍的程度。监测并记录患者生命体征及瞳孔变化。定期复查血氨、肝肾功能、电解质。

3. 对症护理 做好昏迷患者的护理①协助患者取仰卧位，头略偏向一侧，保持呼吸道的通畅；②吸氧；③必要时头置冰帽，减少脑细胞耗氧；④做好口腔、眼部、皮肤等基础护理；⑤保持床褥干燥、平整，定时协助患者翻身，按摩受压部位，防止压疮。⑥做肢体的被动运动，防止静脉血栓形成及肌肉萎缩；⑦尿潴留患者给予留置导尿，并详细记录尿量、颜色、气味。

4. 用药护理 遵医嘱用药，注意观察药物疗效及不良反应。①新霉素长期服用可出现听力或肾损害，使用不宜超过 1 个月，用药期间应监测听力和肾功能。②谷氨酸钾和谷氨酸钠二者比例应根据血清钾、钠浓度和病情而定。患者尿少时少用钾盐，明显腹水和水肿时慎用钠盐。谷氨酸盐为碱性，碱血症者不宜使用。③精氨酸呈酸性，不宜与碱性溶液配伍使用。滴注速度不宜过快，否则可出现恶心、呕吐、面色潮红等反应。④乳果糖因在肠内产气较多，可引起腹胀、腹绞痛、恶心、呕吐及电解质紊乱等，应用时应从小剂量开始。⑤不宜用维生素 B_6，因其可使多巴在周围神经处转为多巴胺，影响多巴进入脑组织，减少中枢神经系统的正常传导递质。

5. 心理护理 长期的治疗给患者及其家属带来沉重的心理压力和经济负担，使患者和家属出现焦虑、抑郁、恐惧等心理问题。护士应注意评估患者及其家属的心理状态。对于患者要注意鉴别是因疾病所产生的心理问题还是病情加重出现的精神障碍表现；对于患者家属，应及时、耐心地解释疾病的诱因及其转归，使其做好充分的心理准备，提高家庭的应对能力，促进患者的康复。

【健康教育】

1. 生活指导 帮助患者建立健康的生活方式，制定合理的饮食原则，限制蛋白摄入及避免粗糙食物，戒烟酒等。

2. 疾病知识指导 向患者和家属介绍肝脏疾病和肝性脑病的相关知识及各种诱因，使患者及其家属意识到肝性脑病的严重性，积极治疗原发病，自觉避免诱发因素；遵医嘱用药，了解药物的不良反应，不滥用药物，尤其是对肝脏有损害的药物。家属应给予患者精神支持和生活照顾，学会观察患者的思维过程、性格行为、睡眠等方面的改变，以便及时发现及早得到诊治；定期随访复诊。

复习思考

1. 肝性脑病常见的诱因有哪些？应如何预防？

2. 简述肝性脑病分期？

3. 如何对肝性脑病患者进行饮食指导？

项目八　急性胰腺炎患者的护理

【学习目标】

1. 掌握急性胰腺炎的护理措施及重症胰腺炎的抢救配合。

2. 熟悉急性胰腺炎的临床表现及治疗要点。

3. 了解急性胰腺炎的病因及发病机制。

案例导入

患者，男，42 岁。进食较多油腻食物，并饮白酒约 250mL 后出现左中上腹部疼痛持续性钝痛 5h，伴恶心、呕吐，呕吐物为胃内容物。查体：T 38.1℃，P 95 次/分，R 22 次/分，BP 100/69mmHg。腹平软，左上腹压痛，无反跳痛及肌紧张，Murphy 征阴性，肝肋下未触及。

请思考：

1. 该患者还需做哪些检查才能作出诊断？

2. 可能的医疗诊断是什么？

3. 你如何为该患者做健康指导？

急性胰腺炎（acute pancreatitis）是指多种原因导致胰酶在胰腺内被激活后引起胰腺组织自身消化、水肿、出血甚至坏死的化学性炎症。临床上以急性腹痛、恶心、呕吐、发热、血和尿淀粉酶增高为特点。病程轻重不一，轻者以胰腺水肿为主，临床多见，病情常呈自限性，预后良好，称为轻症急性胰腺炎；少数重者胰腺出血、坏死，常继发感染、腹膜炎和休克等多种并发症，病死率高，称为重症急性胰腺炎。本病可见于任何年龄，但以青壮年居多。

【病因病理】

1. 病因 急性胰腺炎的病因很多，但多数与胆道疾病和饮酒有关。在我国，胆道疾病是最常见病因；在西方国家，大量饮酒是主要病因。

（1）胆道疾病 国内报道约50%以上的急性胰腺炎并发于胆道结石、胆道感染或胆道蛔虫等胆道系统疾病。胆道结石、感染、蛔虫等因素致Oddi括约肌水肿、痉挛，使十二指肠壶腹部出口梗阻，胆道内压力高于胰管内压力，胆汁逆流入胰管，造成胰管黏膜完整性受损，使消化酶易于进入胰实质引起急性胰腺炎。

（2）酗酒和暴饮暴食 大量饮酒和暴饮暴食均可刺激胰液分泌增加，并刺激Oddi括约肌痉挛，十二指肠乳头水肿，使胰管内压增高，胰液排出受阻，引起急性胰腺炎。慢性嗜酒者常有胰液蛋白沉淀，形成蛋白栓堵塞胰管，致胰液排泄障碍。

（3）胰管梗阻 各种原因（如胰管结石、狭窄、肿瘤或蛔虫钻入胰管等）引起胰管阻塞，胰液排泄障碍，胰管内压过高，使胰管小分支和胰腺腺泡破裂，胰液外溢到间质引起急性胰腺炎。

（4）其他 腹腔手术，特别是胰、胆或胃手术，腹部钝挫伤等；某些急性传染病如流行性腮腺炎、传染性单核细胞增多症等；某些药物如噻嗪类利尿剂、糖皮质激素等；以及任何原因引起的高钙血症和高脂血症等，都可能损伤胰腺组织或导致胰液分泌增加引起急性胰腺炎。

2. 病理 虽然急性胰腺炎可由多种病因引起，但都具有相同的病理生理过程，即一系列胰腺消化酶被激活而引起胰腺的自身消化，导致胰腺肿大、间质水肿、脂肪坏死及出血。

急性胰腺炎的病理变化一般分为两型，即急性水肿型和急性出血坏死型。急性水肿型可见胰腺肿大、分叶模糊、间质水肿、充血和炎性细胞浸润等改变；急性坏死型可见明显出血，分叶结构消失，胰实质有较大范围的脂肪坏死，坏死病灶周围有炎性细胞的浸润，病程稍长者可并发脓肿、假性囊肿或瘘管形成。

📖 课堂互动

> 胰酶是由胰腺分泌的消化酶，共有两种：一是具有生物活性的酶，如淀粉酶和脂肪酶；另一种则是以前体或酶原形式存在的不具有活性的酶，如胰蛋白酶原、糜蛋白酶原。正常情况下，胰酶大部分是无活性的酶原，胰腺亦具有避免自身消化的生理性防御屏障。当胰液进入十二指肠后，在肠激酶的作用下，胰蛋白酶原被激活，形成胰蛋白酶，后者激活各种胰消化酶原成为有生物活性的消化酶，消化各种食物。

【临床表现】

急性胰腺炎的临床表现和病程，取决于其病因、病理类型和治疗是否及时。水肿型胰腺炎症状相对较轻，呈自限性过程；出血坏死型胰腺炎症状严重，进展快，病死率高。

1. 症状

（1）腹痛　为本病的主要表现和首发症状，常在饱餐或酗酒后突然发生。疼痛为持续性，可有阵发性加剧，呈钝痛、绞痛或刀割样痛，通常发生于中、上腹部，可向左上腹、腰背部放射，仰卧位加剧，取弯腰抱膝位可减轻疼痛。水肿型腹痛一般 3~5 天后缓解。出血坏死型腹部剧痛持续较长，由于渗液扩散可引起全腹痛。极少数年老体弱患者腹痛极轻微或无腹痛。

（2）恶心、呕吐及腹胀　多在起病后出现恶心、呕吐，有时频繁而持久。呕吐物常为胃内容物，呕吐剧烈者可呕吐胆汁或咖啡渣样液体，呕吐后腹痛并不减轻。常同时伴有腹胀，出血坏死型伴麻痹性肠梗阻时腹胀显著。

（3）发热　多数患者有中度以上发热，一般持续 3~5 天可自行消退。若持续发热一周以上不退或逐日升高、白细胞升高，提示有胰腺脓肿或胆道炎症等继发感染。

（4）水、电解质及酸碱平衡紊乱　多有轻重不等的脱水、低血钾，呕吐频繁者可有代谢性碱中毒。出血坏死型者可有显著脱水和代谢性酸中毒，伴低血钾、低血镁、低血钙。

（5）低血压和休克　见于出血性坏死型胰腺炎，患者烦躁不安，皮肤苍白、湿冷等，极少数患者可突然出现休克，甚至发生猝死。休克主要原因是有效循环血容量不足、胰腺坏死释放心肌抑制因子致心肌收缩不良、并发感染和消化道出血等。

2. 体征

（1）急性水肿型　患者腹部体征较轻，多数有上腹压痛，但无腹肌紧张和反跳痛，可有腹胀及肠鸣音减弱。

（2）急性出血坏死型　患者上腹压痛显著，出现腹膜炎时，压痛可遍及全腹，并有腹肌紧张和反跳痛，伴麻痹性肠梗阻时有明显腹胀，肠鸣音减弱或消失。出现胸水或腹水，多呈血性。如有胰腺脓肿或假性囊肿形成，上腹部可扪及肿块。胰头炎性水肿压迫胆总管时，可出现黄疸。低血钙时有手足抽搐，提示预后不良。

📚 课堂互动

少数急性胰腺炎患者由于胰酶或坏死组织液沿腹膜后间隙与肌层渗到腹壁两侧皮下，可出现皮下瘀斑，如在季肋及腹部形成暗灰蓝色斑称为 Grey-Turner 征（Grey-Turner's sign），或在脐周围出现青紫斑，称为 Cullen 征（Cullen's sign）。

3. 并发症 主要见于出血坏死型胰腺炎。局部并发症有胰腺脓肿和假性囊肿。全身并发症常在病后数天出现，如并发急性肾衰竭、急性呼吸窘迫综合征、心力衰竭、消化道出血、肝性脑病、弥散性血管内凝血、肺炎、败血症、糖尿病等，病死率极高。

【辅助检查】

1. 血常规 多有白细胞增多，中性粒细胞明显增高并出现核左移。

2. 淀粉酶测定 是诊断急性胰腺炎的敏感指标，血清淀粉酶一般在起病后 6~12h 开始升高，48h 后开始下降，持续 3~5 天。血清淀粉酶超过正常为 40~180U/dl，超过正常值 3 倍即可诊断本病，但淀粉酶的高低不一定反映病情轻重，出血坏死型胰腺炎血清淀粉酶值可正常或低于正常。尿淀粉酶升高较晚，常在发病后 12~14h 开始升高，持续 1~2 周逐渐恢复正常，但注意尿淀粉酶易受患者尿量的影响。

3. 血清脂肪酶测定 血清脂肪酶常在病后 24~72h 开始升高，持续 7~10 天，对发病后就诊比较晚的急性胰腺炎患者有诊断价值，特异性也较高。

4. C 反应蛋白（CRP） CRP 是组织损伤及炎症的非特异性标志物，有助于评估与监测急性胰腺炎的严重程度，在胰腺坏死时 CRP 明显增高。

5. 生化及其他检查 可有血钙降低，若持续低于 1.5mmol/L，多提示预后不良。血糖升高较常见，持久空腹血糖高于 10mmol/L 反映胰腺组织坏死，提示预后不良。此外，可有血清 AST、LDH 增加，血清蛋白降低。

6. 影像学检查 腹部 X 线平片可见肠麻痹或麻痹性肠梗阻征象；腹部 B 超与 CT 扫描对并发胰腺脓肿或假性囊肿的诊断有帮助。

【治疗要点】

治疗的原则为减轻腹痛，减少胰腺分泌，防治并发症。

1. 轻症急性胰腺炎的治疗 大多数急性胰腺炎为轻症，经 3~5 天的治疗多可治愈，具体措施有以下几点：

（1）禁食及胃肠减压 减少食物与胃酸刺激胰液的分泌，缓解腹痛、腹胀、恶心及呕吐症状。

（2）静脉补液 补充血容量，维持水、电解质和酸碱平衡。

（3）解痉镇痛 诊断明确的腹痛者，可酌情给予阿托品或山莨菪碱解痉。疼痛剧烈者可合用哌替啶与阿托品，勿用吗啡，以免引起 Oddi 括约肌收缩。

（4）预防、控制感染 因我国急性胰腺炎的发生多与胆道疾病有关，应用抗生素预防治疗。

（5）抑酸治疗 常静脉给予 H_2 受体拮抗剂或质子泵抑制剂，通过减少胃酸分泌而抑制胰液的分泌。

2. 重症急性胰腺炎的治疗 重症急性胰腺炎除上述治疗措施外，还必须采取综合性措施积极抢救治疗。

（1）积极补充液体和电解质　保持血容量，纠正水、电解质平衡紊乱。有休克时应给与白蛋白、全血及血浆代用品，在扩容的基础上应用血管活性药。

（2）营养支持　早期一般采用全胃肠外营养（TPN），如果患者未发生肠梗阻，应给予肠内营养（EN），以增强肠黏膜屏障作用，防止肠内细菌因移位引起胰腺坏死合并感染。

（3）控制感染　常规应用抗生素，预防胰腺坏死合并感染。常有药物有氧氟沙星、环丙沙星、克林霉素、甲硝唑及头孢菌素类等。

（4）减少胰液的分泌　生长抑素、胰升糖素和降钙素能抑制胰液分泌，生长抑素类似药物奥曲肽疗效较好。

（5）抑制胰酶活性　适用于出血坏死型胰腺炎的早期，常用抑肽酶20万~50万单位/天，分2次溶于葡萄糖液静脉滴注。

3. 并发症的治疗　对出血坏死型胰腺炎伴腹腔内大量渗液者，或伴急性肾衰竭者，可采用腹膜透析治疗；急性呼吸窘迫综合征除药物治疗外，可作气管切开和应用呼吸机治疗；并发糖尿病者可使用胰岛素。

4. 中医治疗　对急性胰腺炎效果良好。主要有：柴胡、黄连、黄芩、枳实、厚朴、木香、白芍、芒硝、大黄等，根据症状加减用量。

5. 手术治疗　对于急性出血坏死型胰腺炎经内科治疗无效，或胰腺炎并发脓肿、假性囊肿、弥漫性腹膜炎、肠穿孔、肠梗阻及肠麻痹坏死时，需实施外科手术治疗。

【常见护理诊断及医护合作性问题】

1. 疼痛：腹痛　与胰腺及其周围组织炎症、水肿或出血坏死有关。

2. 体温过高　与胰腺炎症、坏死和继发感染有关。

3. 有体液不足的危险　与呕吐、禁食、胃肠减压、脱水、出血有关。

4. 潜在并发症　休克、急性肾衰竭、心功能不全、急性呼吸窘迫综合征等。

5. 知识缺乏　缺乏与本病有关的病因和预防方面的知识。

【护理措施】

1. 生活护理

（1）休息与活动　患者应绝对卧床休息，减轻胰腺负担和增加脏器血流量，促进组织修复和体力恢复。协助患者取弯腰、屈膝侧卧位，以减轻疼痛。因剧痛辗转不安者，应注意保护患者，加床档防止坠床，避免周围放置危险物品。

（2）饮食　多数患者需禁食1~3天，减少胃酸与胰液分泌，明显腹胀者需行胃肠减压。禁食患者每天的液体入量常需达3000mL以上，根据患者脱水程度、年龄和心肺功能调节输液速度，及时补充因呕吐、发热和禁食所丢失的液体和电解质，纠正酸碱平衡失调。腹痛、呕吐基本消失后，进食少量低糖流质饮食，逐步恢复至正常饮食。严禁暴饮暴食，禁烟酒，忌辛辣食物，以免复发。

2. 病情观察

（1）腹痛的特点　注意观察腹痛程度、部位及解痉止痛药的效果。

（2）有无休克征象　密切观察患者的生命体征，特别注意患者血压、神志及尿量的变化，如出现神志改变、血压下降、尿量减少、皮肤黏膜苍白、冷汗等低血容量性休克的表现，应积极配合医生进行抢救。

（3）失水的程度　注意观察呕吐物的量及性质，行胃肠减压者，观察和记录引流量及性质，观察患者皮肤黏膜色泽、弹性有无变化，判断失水程度。

（4）定时留取标本　监测血象、血和尿淀粉酶、血糖、血清电解质的变化，做好动脉血气分析的测定。出血坏死型胰腺炎患者应注意有无多器官功能衰竭的表现。

3. 对症护理

（1）疼痛　指导并协助患者采用非药物止痛方法，如松弛疗法、皮肤针刺疗法等。若效果不佳可遵医嘱给予解痉止痛药。禁用吗啡，以防引起 Oddi 括约肌痉挛，加重病情。

（2）发热　严密观察体温变化，做好记录。高热时可采用头部冰敷、酒精擦浴等物理降温的方法，并观察降温效果。

（3）重症胰腺炎的抢救配合　若患者出现低血容量性休克，应积极配合医生进行抢救。①患者取平卧位，给予氧气吸入，注意保暖。②迅速准备好抢救的用物和设备，如静脉切开包、人工呼吸器、气管切开包等。③尽快建立静脉通路，必要时行静脉切开，遵医嘱输注液体、血浆或全血，补充血容量。根据血压调整给药速度，必要时监测中心静脉压，确定输入液量和速度。如循环衰竭持续存在，按医嘱给予升压药。④腹腔内渗液严重者要做好耻骨上切开引流的手术准备。⑤对发生呼吸困难、有呼吸窘迫综合征的患者，立即高浓度给氧，并配合做好气管切开、机械通气的护理。

4. 用药护理
遵医嘱用药，注意观察药物的疗效及不良反应。抗胆碱药能引起口干、心率加快等不良反应。青光眼、前列腺肥大和肠麻痹者不宜使用阿托品，因阿托品可加重青光眼和排尿困难的症状、有松弛胃肠道平滑肌的作用。抑肽酶可产生抗体，应用时要注意有无过敏现象。西咪替丁给药时速度不宜过快，并要密切观察患者的反应。

5. 心理护理
胰腺炎恢复较慢，尤其是重症患者，需要较长的治疗时间，应加强与患者及其家属的沟通，鼓励家属多与患者交谈，解除患者的不良情绪，了解患者的心理需求。针对患者可能会出现的烦躁情绪，甚至不配合治疗，向患者介绍治疗方案及其意义，以排除患者的疑虑，增加患者对预后的信心，使之积极配合治疗。

【健康教育】

1. 生活指导
根据患者病情恢复情况，安排休息与活动，避免劳累、情绪激动，做到劳逸结合。指导患者及家属掌握饮食卫生知识，平时养成规律进食习惯，避免暴饮暴食。腹痛缓解后，应从少量低脂、低糖饮食开始逐渐恢复正常饮食，避免刺激强、产气多、高脂肪和高蛋白食物，戒除烟酒，防止复发。

2. 疾病知识指导　向患者及家属介绍本病的主要病因、诱发因素和疾病的过程。教育患者积极治疗胆道疾病，注意防治胆道蛔虫。指导患者遵医嘱用药，向患者及家属介绍用药方法和不良反应，防止患者自行停药或减药。强调预防复发的重要性，定期复查，如果发现有恶心、呕吐、腹胀、腹痛及发热等情况，提示病情可能出现反复，应及时就诊。

复习思考

1. 急性胰腺炎在我国最常见的病因是什么？
2. 急性胰腺炎有哪些临床表现？
3. 急性胰腺炎患者禁食、禁水的原因是什么？
4. 如何配合抢救重症胰腺炎患者？

项目九　原发性肝癌患者的护理

【学习目标】

1. 掌握原发性肝癌的临床表现、护理要点和健康教育。
2. 熟悉原发性肝癌的治疗要点和辅助检查方法。
3. 了解原发性肝癌的病因与发病机制。

案例导入

患者，男，56 岁。10 年前查出有"乙肝小三阳"，未进一步诊治。近 1 个月来右上腹持续腹痛，体重下降 6 斤（3kg）。查体：神志清，面色晦暗，消瘦，肝脏肋下 3cm，剑突下 1.5cm。实验室检查：WBC 4.5×10^9/L，RBC 4.2×10^{12}/L，PLT 70×10^9/L，Hb 90g/L，AFP 960mg/L。B 超显示：肝硬化、肝右叶有一 3.4×3.2cm 实质占位性病变。

请思考：

1. 该患者可能的医疗诊断是什么？
2. 该患者首要的护理诊断是什么？
3. 你将如何护理该患者？

原发性肝癌（primary carcinoma of the liver）指原发于肝细胞或肝内胆管上皮细胞等肝组织细胞的恶性肿瘤。是我国最常见的恶性肿瘤之一，其死亡率在恶性肿瘤中位居第二，在城市中仅次于肺癌，在农村仅次于胃癌。世界各地的发病率不等，以东南亚及非洲撒哈拉以南发病率最高，美国和西欧发病率最低，但目前均呈上升趋势。本病可见于任何年龄，以40~49岁多见，男性多于女性，男女之比高发区约（3~4）：1。

【病因及发病机制】

原发性肝癌的病因及发病机制迄今尚未完全阐明，其发生可能是多种因素综合作用的结果。

1. 病毒性肝炎　在我国，乙型病毒肝炎（HBV）是肝癌的重要致病因子，流行病学调查发现，肝癌高发患者群的HBsAg阳性率可达90%以上。近年来研究发现，在日本、欧洲，慢性丙型肝炎病毒（HCV）感染是肝癌的主要危险因素。提示乙型和丙型肝炎与肝癌发病有关。

2. 肝硬化　在我国，原发性肝癌合并肝硬化者占50%~90%，多为乙型或丙型病毒性肝炎发展成大结节性肝硬化。肝细胞恶变可能在肝细胞受损害后引起再生或不典型增生的过程中发生。在欧美国家，肝癌常发生在酒精性肝硬化的基础上。

3. 黄曲霉毒素　黄曲霉素的代谢产物黄曲霉素 B_1（AFB_1）有强烈的致癌作用，流行病学调查发现在粮食、食品受黄曲霉毒素 B_1 污染严重的地区，肝癌发病率较高，如热带及亚热带地区，提示黄曲霉素 B_1 与肝癌的发病相关。

4. 饮用水污染　我国饮用水污染是部分地区诱发肝癌的重要危险因素之一，池塘中生长的淡水藻所产生的毒素有明显的促肝癌作用。

5. 其他　引起慢性肝病的因素也是发生肝癌的危险因素，如长期饮酒、吸烟、遗传因素、亚硝胺类化学物质、有机氯类农药等。

【临床表现】

原发性肝癌起病隐匿，早期缺乏典型症状和体征，或在慢性肝病随访、体检、普查时偶尔发现。因出现症状而就诊者，病程大多数已进入中晚期。

1. 症状

（1）肝区疼痛　是最常见的症状，半数以上的患者有肝区疼痛，呈持续性胀痛或钝痛，若肿瘤生长缓慢，通常无痛或仅有轻微钝痛；病变侵犯横膈时，右肩或右肩部有牵涉痛。疼痛由癌肿生长过快、肝包膜被牵拉或肿瘤坏死刺激被膜所致。肝表面的癌结节破裂时，可引起剧烈的腹痛，从肝区迅速延至全腹，并有急腹症的表现，如出血量大可引起晕厥和休克。

（2）消化道症状　如食欲不振、消化不良、恶心、呕吐。若有腹水门静脉癌栓可导致腹胀、腹泻等症状。

（3）全身症状 如乏力、发热、营养不良、进行性消瘦，晚期患者甚至出现恶病质等。发热为低热或中度热，与肿瘤坏死、代谢产物的吸收或合并感染有关。

（4）转移灶症状 肝癌转移可引起相应的症状。肺转移出现咳嗽和咯血；胸腔转移以右侧多见，出现胸痛和血性胸水；骨转移出现局部压痛或神经受压、椎体破坏引起截瘫等。

2. 体征

（1）肝脏肿大 进行性肝大为最常见的特征性体征之一。肝脏质地坚硬，表面凹凸不平，可触及大小不等的结节或巨块，边缘钝而不整齐，有不同程度的压痛。如癌肿突出于右肋弓下或剑突下时，上腹呈现局部隆起或饱满；癌肿位于膈面，则表现为膈抬高而肝下缘不肿大。

（2）黄疸 常出现在肝癌晚期，多为阻塞性黄疸，少数为肝细胞性黄疸。前者因癌肿压迫或侵犯胆管或肝门转移性淋巴结肿大压迫胆管引起；后者由癌组织肝内广泛浸润或合并肝硬化、慢性肝炎引起。

（3）肝硬化征象 肝癌伴肝硬化门静脉高压者，可有蜘蛛痣、肝掌、脾大、腹水等表现。原有腹水者，表现为腹水迅速增加且难治，腹水一般为漏出液，或血性腹水。

3. 伴癌综合征

是由于癌肿本身代谢异常，进而导致机体内分泌代谢异常的一组综合征，以自发性低血糖症、红细胞增多症、高钙血症、高脂血症、类癌综合征等为主要表现。

4. 并发症

（1）肝性脑病 是原发性肝癌终末期最严重的并发症，约1/3的患者死亡。

（2）上消化道出血 约占肝癌死亡原因的15%。常因肝硬化或门静脉、肝静脉癌栓导致门静脉高压，引起食管胃底静脉曲张破裂出血；晚期肝癌因胃肠道黏膜糜烂及凝血功能障碍引起出血。

（3）肝癌结节破裂出血 约10%的肝癌患者发生肝癌结节破裂出血。破裂局限于肝包膜下，则形成压痛性血肿；也可破入腹腔引起急性腹痛和腹膜刺激征，大量出血可致休克或死亡，少量出血则表现为血性腹水。

（4）继发感染 因长期肿瘤消耗、化疗或放疗后白细胞下降，导致抵抗力减弱，加之长期卧床，容易并发肺炎、肠道感染、压疮、败血症等。

【辅助检查】

1. 肿瘤标志物检查 甲胎蛋白（AFP）是原发性肝癌的血清标志物，AFP浓度通常与肝癌大小呈正相关，有助于发现无症状的早期肝癌，现已广泛用于普查，也是反映病情、判断疗效、预测复发的最敏感指标。甲胎蛋白异质体、异常凝血酶原、血清岩藻糖苷酶等，有助于AFP阴性肝癌的诊断和鉴别诊断。

2. 影像学检查　B超检查是最常用、最有效的首选检查方法。可发现直径为2cm以上的肿瘤。AFP结合B超检查是早期诊断肝癌的主要方法；螺旋CT增强扫描，可发现直径1cm以下的肿瘤；MRI检查可清楚显示肝脏肿瘤内部结构特征，用于怀疑肝癌而CT检查未发现病灶，或病灶不能确定者。选择性肝动脉造影用于怀疑肝癌而普通的影像学检查未能发现病灶者。

3. 肝活组织检查　在B超、CT引导下行细针穿刺活组织学检查，是确诊肝癌最可靠的方法。但应注意安全，避免出血、癌肿针道转移或全身扩散等危险。

【治疗要点】

早发现、早治疗是改善肝癌预后的主要措施，也是提高肝癌生存率的关键。早期肝癌采取手术切除，不能切除者采取综合治疗措施。

1. 手术治疗　手术切除是目前根治原发性肝癌的首选方案。

2. 局部治疗

（1）肝动脉化疗栓塞治疗（TACE）　是原发性肝癌非手术治疗的首选方案。TACE是经皮穿刺股动脉，在X线透视下，将导管插至固有动脉或其分支，注射抗肿瘤药物和栓塞剂。常用栓塞剂有碘化油和吸收性明胶海绵碎片。现临床多采用将抗肿瘤药物和碘化油混合后注入肝动脉，发挥持久的抗癌作用。当癌肿明显缩小时，再行手术治疗。

（2）无水酒精注射疗法（PEI）　PEI是在B超引导下经皮穿刺至肿瘤内，将适量的无水酒精直接注入，使肿瘤细胞脱水、变性、凝固性坏死。适用于肿瘤直径小于3cm、结节数在3个以下，伴有肝硬化而不能手术治疗的患者。

3. 放射治疗　主要适用于肝门区肝癌的治疗，对于病灶局限、肝功能较好的早期病例，如能耐受40Gy（4000rad）的剂量以上的放射剂量，疗效可显著提高。

4. 全身化疗　以药物顺铂（CDDP）为首选，常用化疗药物还有5-氟尿嘧啶（5-FU）、多柔比星（ADM）、丝裂霉素C（MMC）等。

5. 生物和免疫治疗　手术切除或放疗、化疗杀灭大量癌细胞后，应用生物和免疫治疗可起到巩固和增强疗效。目前单克隆抗体（MAbs）和酪氨酸激酶抑制剂（TKI）类的各种靶向治疗药物等已相继应用于临床。

6. 中医治疗　中医可调整机体的抗肿瘤能力，与手术、化疗、放疗合用，可起到改善症状、调动机体免疫功能、减少化疗反应、提高疗效的作用。

【常见护理诊断及医护合作性问题】

1. 疼痛：肝区痛　与肿瘤进行性增大，肝包膜张力增高或肝动脉栓塞术后产生栓塞综合征等有关。

2. 营养失调：低于机体需要量　与恶性肿瘤对机体造成的慢性消耗、食欲下降、化疗所致的胃肠道反应等有关。

3. 潜在并发症 肝性脑病、上消化道出血、肝癌结节破裂出血、感染等。

4. 预感性悲哀 与担忧疾病预后不良有关。

【护理措施】

1. 生活护理

（1）休息与活动 必要时卧床休息，以减少体力消耗，增加肝脏的血流量，减轻肝脏的负担。

（2）饮食 饮食以高蛋白、适当热量、高维生素、易消化食物为宜，避免摄入高脂和刺激性食物，使肝脏负担加重；如有食欲不振、恶心、呕吐者，遵医嘱给予止吐剂，呕吐后30min内勿进食。安排舒适的就餐环境，保持口腔清洁。若无法进食或进食量少，遵医嘱静脉补充营养。

2. 病情观察 观察肝区疼痛的特点以及有无腹水、发热、黄疸等；观察肿瘤转移表现，如咳嗽、咯血、胸痛血性胸水、局部压痛、截瘫等；观察有无并发症征象，如意识状态的变化等肝性脑病征象，呕血、便血等上消化道出血征象。突发剧烈腹痛、急性腹膜炎和内出血表现应考虑癌结节破裂出血。

3. 对症护理 轻度疼痛者，保持环境安静、舒适，减少不良刺激，缓解心理压力；教会患者一些放松和转移注意力的技巧，如深呼吸、看书、听音乐等。效果不佳者，根据WHO疼痛三阶梯止痛法，遵医嘱使用止痛药，或使用自控镇痛（PCA）法止痛。

📚 课堂互动

患者自控镇痛

患者自控镇痛（patient control analgesia，PCA），即应用计算机化的镇痛泵，经由静脉、皮下或椎管内连续性输注止痛药物，并且患者可自行间歇性给药；可根据患者需要提供准确的止痛药物剂量、增减范围、间隔时间，如在连续性输注中间歇性增加止痛药，可减轻患者突发的疼痛，克服了用药的不及时性，减少了患者对止痛药的总需要量和对专业人员的依赖，增加了患者自我照顾和对疼痛的自主控制能力，是止痛方法中一种比较灵活的个体化给药方式。

4. 肝动脉栓塞化疗护理

（1）化疗前护理 ①向患者及家属解释肝动脉栓塞化疗的必要性、方法和效果，使其减轻对于手术的疑虑，配合治疗。②做好术前检查，查看过敏试验、生命体征、血常规、出凝血试验、肝肾功能、心电图、B超等检查结果。③行术前准备，如皮试、备皮、禁食等，在左上肢穿刺静脉留置针；术前1天给易消化饮食，术前6h禁食禁水。④患者离开病房后，调节室内温、湿度，铺好麻醉床，备好监护仪。

（2）化疗中护理　①询问患者的感受，给予心理支持。②监测生命体征、血氧分压等，出现异常及时报告医生。③注射化疗药物后，观察有无恶心、呕吐，一旦出现，立即帮助患者头偏向一侧，指导患者做深呼吸，如胃肠道反应明显，遵医嘱给予止吐药观察上腹部腹痛，如出现轻微腹痛，安慰患者，转移注意力；如疼痛剧烈者，遵医嘱给予对症处理。

（3）化疗后护理　术后由于肝动脉血供突然减少，可产生栓塞后综合征，即出现腹痛、发热、恶心、呕吐、人血白蛋白降低、肝功能异常等，应做好相应护理：①监测病情，多数患者于手术后 4～8h 体温升高，持续 1 周左右，是机体对坏死肿瘤组织重吸收的反应。高热者采取降温措施，避免机体大量消耗。②饮食及补液，术后禁食 2～3 天，从流质饮食开始，少量多餐，逐渐过渡到普食。③压迫止血，穿刺部位压迫止血 15min 再加压包扎，沙袋压迫 6～8h，保持穿刺侧肢体伸直 24h，观察穿刺部位有无血肿及渗血，以及被压迫肢体的活动能力、远端皮肤的颜色、温度等，防止压包扎过紧引起缺血、缺氧。

5. 心理护理　了解患者的情绪变化，对患者进行心理疏导，使其情绪稳定，坚定战胜疾病的信心。对严重心理障碍者请心理医生配合治疗。对极度绝望而可能发生危险行为者，应加强监控，避免意外发生。进行检查或治疗护理时，向患者及家属讲明其目的和可能发生的不良反应，得到患者和家属的配合。

【健康教育】

1. 生活指导　指导患者生活规律，养成良好的生活习惯。适当锻炼，注意休息，避免劳累和重体力活动，避免精神紧张和情绪激动，保持乐观情绪和心情愉快，以积极的态度配合各项治疗和护理；鼓励患者参加社会性抗癌组织的活动，以增加精神支持，提高机体的抗癌能力。

2. 疾病知识指导　宣传及普及肝癌的预防知识，注意饮水、饮食卫生，避免食物霉变，减少与各种有毒有害物质接触，接种病毒性肝炎疫苗预防肝炎。对高危地区及高危人群进行定期普查。指导患者按医嘱服药，了解药物的主要不良反应，避免服用有肝损害的药物。强调定期复查的重要性，一旦出现体重减轻、出血倾向、黄疸或疲倦等异常情况时，及时就医。

复习思考

1. 原发性肝癌的肿瘤标志物是什么？

2. 简述肝癌患者行肝动脉栓塞化疗的护理。

3. 如何对肝癌疼痛患者进行护理？

项目十 上消化道大出血患者的护理

【学习目标】
1. 掌握上消化道大出血的临床表现、护理要点。
2. 熟悉上消化道大出血的病因、治疗要点。
3. 了解上消化道大出血的辅助检查。

案例导入

患者，男，48岁。反复上腹部节律性疼痛7年，疼痛常发生于空腹时，进食后缓解，有夜间痛。4h前进食后突然出现恶心、呕吐，呕吐物初为咖啡色，后为鲜红色，总量约有1200mL，伴黑便2次，患者自述有头晕、心慌。查体：T 36.5℃，P 123次/分，R 24次/分，BP 80/50mmHg。神志清楚，四肢湿冷，中上腹偏右有压痛。

请思考：

1. 该患者可能出现了什么情况？
2. 如何配合医生进行治疗和护理？

上消化道出血（upper gastrointestinal hemorrhage）是指屈氏韧带以上的消化道，包括食管、胃、十二指肠、胰、胆道等病变引起的出血，以及胃空肠吻合术后的空肠病变出血。

上消化道出血根据出血量和速度分为慢性隐性出血、慢性显性出血和急性出血。本项目主要介绍上消化道的急性大量出血。上消化道大量出血一般指在短期内失血量超过1000mL或循环血容量的20%，主要临床表现为呕血和（或）黑便，常伴有血容量减少而引起急性周围循环衰竭，严重者导致失血性休克而危及患者生命。本病是常见的临床急症，在老年人、伴有生命器官严重疾病的患者中死亡率非常高，应给予高度重视，及时诊断，积极、合理治疗。

【病因】

上消化道出血的病因很多，其中最常见的有消化性溃疡，其次是食管胃底静脉曲张破裂、急性胃黏膜损害和胃癌，此外还有一些少见病因，现分类归纳如下：

1. 上消化道疾病

（1）食管疾病 ①食管疾病，如反流性食管炎、食管憩室炎、食管溃疡、食管癌；

②食管物理性损伤，如食管贲门黏膜撕裂综合征，器械检查、食管异物或放射线引起的损伤；③食管化学性损伤，如强酸、强碱引起的化学性损伤。

（2）胃、十二指肠疾病 消化性溃疡、急慢性胃炎（包括药物性胃炎），胃黏膜脱垂、急性胃扩张、胃癌、残胃炎、十二指肠炎等；胃血管异常如血管瘤、动静脉畸形，其他病变如平滑肌瘤、息肉、重度钩虫病等。

（3）空肠疾病 胃肠吻合术后空肠溃疡和吻合口溃疡、空肠克罗恩病。

2. 门静脉高压 引起食管胃底静脉曲张破裂出血或门静脉高压性胃病。

3. 上消化道邻近器官或组织的疾病

（1）胆道出血 胆囊或胆管结石或癌症、胆道蛔虫症、术后胆总管引流管造成胆道受压坏死，肝癌、肝脓肿或肝动脉瘤破入胆道，由胆道流入十二指肠。

（2）胰腺疾病 胰腺癌、急性胰腺炎并发脓肿溃破入十二指肠。

（3）其他 主动脉瘤、肝或脾动脉瘤破裂入食管、胃或十二指肠，纵隔肿瘤或脓肿破裂入食管。

4. 全身性疾病

（1）血液病 白血病、再生障碍性贫血、血小板减少性紫癜、血友病、弥散性血管内凝血等血液病。

（2）血管性疾病 过敏性紫癜、遗传性出血性毛细血管扩张、动脉粥样硬化等。

（3）其他 尿毒症、急性感染（流行性出血热、钩端螺旋体病）、结缔组织病（系统性红斑狼疮、结节性多动脉炎）、应激性胃黏膜损伤等。

【临床表现】

上消化道大量出血的临床表现主要取决于出血的部位、量及速度，并与患者出血前的全身状况，如有无贫血及心、肾、肝功能密切相关。

1. 呕血与黑便 是上消化道大出血的特征性表现。出血部位在幽门以上者常有呕血和黑便，在幽门以下者可仅表现为黑便。但出血量少而速度慢的幽门以上病变亦可仅见黑便，而出血量大、速度快的幽门以下病变可因血液反流入胃，引起呕血。

呕血与黑便的颜色、性状亦与出血量和速度有关。呕血呈鲜红色或暗红色提示出血量大且速度快，血液在胃内停留时间短，未经胃酸充分混合即呕出；如呕血呈棕褐色咖啡渣样，则表明血液在胃内停留时间长，血红蛋白经胃酸作用形成酸化正铁血红蛋白。柏油样黑便，黏稠而发亮，是因血红蛋白中的铁与肠内硫化物作用形成黑色的硫化铁所致；当出血量大且速度快时，血液在肠内推进快，粪便可呈暗红甚至鲜红色。

2. 失血性周围循环衰竭 上消化道大量出血时，由于循环血容量急剧减少，静脉回心血量相应不足，导致心排血量降低，常发生急性周围循环衰竭。临床上可表现为头昏、乏力、心悸、出汗、口渴、晕厥等。严重者面色苍白、口唇发绀、呼吸急促、脉搏细速、脉压变小，皮肤湿冷，烦躁不安，意识模糊，应警惕休克的发生。

3. 发热　大量出血后，多数患者在 24h 内出现发热，一般不超过 38.5℃，可持续3～5天。发热的原因可能与急性周围循环衰竭，导致体温调节中枢功能障碍有关。临床上要注意与并发肺炎或其他感染鉴别。

4. 氮质血症　上消化道大量出血后，肠道中血液的蛋白质消化产物被吸收，引起血中尿素氮浓度增高，称为肠源性氮质血症。血尿素氮一般于出血后数小时上升，约 24～48h 达到高峰，多不超过 14.3mmol/L（40mg/dl），3～4 天恢复正常。严重而持久的低血容量可造成急性肾衰竭。

5. 贫血及血象变化　上消化道大量出血后均有急性失血性贫血。出血早期血象检查无明显变化，经 3～4h 后，因组织液渗入血管内，使血液稀释，才出现失血性贫血的血象改变。贫血程度取决于失血量、出血前有无贫血、出血后液体平衡状态等因素。出血 24h 内网织红细胞即见增高，出血停止后逐渐降至正常，如出血不止则可持续升高。白细胞计数在出血后 2～5h 升高，血止后 2～3d 恢复正常。肝硬化脾功能亢进者白细胞计数可不升高。

【辅助检查】

1. 实验室检查　测定红细胞、白细胞和血小板计数，血红蛋白浓度、血细胞比容、肝功能、肾功能、大便隐血等，有助于估计失血量及动态观察有无活动性出血，判断治疗效果及协助病因诊断。

2. 内镜检查　是上消化道出血病因诊断的首选检查方法。出血后 24～48h 内行急诊内镜检查，可以直接观察出血部位，明确出血的病因诊断，同时做紧急止血治疗。

3. X 线钡餐检查　对明确病因亦有价值。宜在出血停止且病情基本稳定数天后进行。主要适用于有胃镜检查禁忌证和不愿进行胃镜检查者。

4. 其他　选择性动脉造影适用于内镜及 X 线钡剂检查未能确诊而又反复出血者。

课堂互动

出血量的评估

成人消化道出血>5～10mL/d 时粪便隐血试验出现阳性；出血量 50～100mL/d，可出现黑粪；胃内积血量达 250～300mL，可引起呕血。一次出血量<400mL时，因轻度出血量减少由组织液和脾储血补充，一般不引起全身症状，出血量>400～500mL 可出现心悸、乏力、头昏等全身症状，如果短时间内出血量>1000mL可出现周围循环衰竭的表现，严重者可出现失血性休克。

【治疗要点】

上消化道大量出血病情急、变化快，严重者可危及患者生命，应采取积极措施进行抢救：迅速补充血容量，纠正水电解质失衡，预防和治疗失血性休克，给予止血治疗，同时积极进行病因诊断和治疗。

1. 补充血容量 应放在所有抢救措施的首位。查血型及配血，可先输入生理盐水或葡萄糖盐水、右旋糖酐等，以尽快恢复和维持血容量及有效循环。必要时及早输血，一般输浓缩红细胞，若失血量过大，则输全血，保持血红蛋白不低于 $90\sim100g/L$。肝硬化患者宜用新鲜血，因库存血含氨过多，易诱发肝性脑病。输液量可根据估计的失血量来确定，要注意避免输血、输液量过多、过快而引起的急性肺水肿。

2. 止血措施

（1）非食管静脉曲张上消化道出血

1）口服药物止血：去甲肾上腺素加入生理盐水经胃管滴注入胃，可使出血的小动脉强烈收缩而止血，适用于胃、十二指肠出血。其他有效的止血剂有凝血酶、立止血等。

2）抑制胃酸分泌和保护胃黏膜：对消化性溃疡和急性胃黏膜损害引起的出血，临床常用 H_2 受体拮抗剂或质子泵阻滞剂，以提高和保持胃内较高的 pH，有利于血小板聚集及血浆凝血功能所诱导的止血过程。

3）内镜直视下止血：消化性溃疡出血约 80% 不经特殊处理可自行止血。内镜止血适用于有活动性出血或暴露血管的溃疡。治疗方法包括激光光凝、高频电灼、微波、热探头及注射疗法。

4）手术治疗：若内科治疗仍大量出血危及生命时，实施手术治疗。

（2）食管胃底静脉曲张破裂出血的止血措施 食管胃底静脉曲张破裂出血往往出血量大、出血速度快、再出血率和死亡率高，治疗措施上亦有其特殊性。

1）药物止血：①血管加压素及其衍生物：其作用机制是收缩内脏血管，减少门静脉血流量，降低门静脉及其侧支循环的压力，以控制食管胃底曲张静脉的出血。临床上以血管加压素应用最普遍，同时用硝酸甘油静脉滴注或舌下含服，可减轻大剂量用血管加压素的不良反应，并且硝酸甘油有协同降低门静脉压力的作用。②生长抑素及其衍生物：如奥曲肽能明显减少内脏血流量，且短期内几乎没有不良反应。

2）双气囊三腔管压迫止血：用气囊压迫食管胃底曲张静脉，其止血效果肯定，但目前仅限用于药物不能控制出血时暂时使用，以争取时间准备其他治疗措施。

课堂互动

奥曲肽与双气囊三腔管

奥曲肽是人工合成的 8 肽生长素拟似物，可收缩内脏血管，明显减少内脏血流量，降低门静脉压力，短期内又无不良反应，常常作为胃底静脉曲张破裂出血止血首选药物。而双气囊三腔管压迫止血，效果肯定，但痛苦大、并发症多、早期再出血率高，故不作为首选止血措施，只在药物治疗不能控制出血的情况下暂时使用。

3）内镜直视下止血：在药物治疗和气囊压迫基本控制出血，病情基本稳定后可进行。注射硬化剂或组织粘合剂至曲张的食管静脉；或用皮圈套结扎曲张静脉；也可同时使用两种方法，能达到止血目的，可有效防止早期再出血，是目前治疗本病的重要止血手段。

4）手术治疗：在内科治疗无效时，应考虑外科手术。

5）介入治疗：血管栓塞治疗，适用于无法进行内镜治疗，又不能耐受手术的患者。

【常见护理诊断及医护合作性问题】

1. 体液不足　与上消化道大出血导致血容量减少有关。

2. 活动无耐力　与失血性周围循环衰竭有关。

3. 有受伤的危险：创伤、窒息、误吸　与食管胃底黏膜长时间受压、双气囊三腔管阻塞气道、血液或分泌物反流入气管有关。

4. 恐惧　与上消化道大出血对生命或健康受到威胁有关。

5. 知识缺乏　缺乏有关引起上消化道出血的疾病及其防治的知识。

【护理措施】

1. 生活护理

（1）休息与体位　依据患者的病情合理安排。大出血时患者应绝对卧床休息，取去枕平卧位并将下肢略抬高，以保证脑部供血。呕吐时头偏向一侧，防止窒息或误吸；必要时用负压吸引器清除气道内的分泌物、血液或呕吐物，保持呼吸道通畅，并给予吸氧。少量出血者应卧床休息，精神上的安静和减少身体活动，有利于出血停止。病情稳定后，逐渐增加活动量。

（2）饮食　急性大出血伴恶心、呕吐者应禁食。禁食期间应保证热量的供给，静脉输入液体或静脉高营养，补充电解质、维持体液平衡。少量出血无呕吐者，可进温凉、清淡流质，止血后1~2天可进高热量、高维生素流质。无再出血可渐改为营养丰富、易消化、无刺激性半流质、软食，限制钠和蛋白质摄入，少量多餐，逐步过渡到正常饮食。避免粗糙、坚硬、刺激性食物，且应细嚼慢咽，防止损伤曲张静脉而再次出血。

2. 病情观察

（1）大出血时严密观察病情变化　监测患者的心率、血压、呼吸和神志变化，必要时进行心电监护。并注意观察皮肤颜色及肢端温度变化，如患者烦躁不安、面色苍白、皮肤湿冷、四肢冰凉提示微循环血液灌注不足；准确记录出入量，疑有休克时留置导尿管，测每小时尿量，应保持尿量>30mL/h。观察呕吐物和粪便的性质、颜色及量。

（2）继续或再次出血的判断　在病情观察中出现下列迹象，提示有活动性出血或再次出血：①反复呕血，甚至呕吐物由咖啡色转为鲜红色。②黑便次数增多且粪质稀薄，色泽转为暗红色，伴肠鸣音亢进。③周围循环衰竭的表现经补液、输血而未改善，或好转后又恶化，血压波动，中心静脉压不稳定。④红细胞计数、血细胞比容、血红蛋白测定不断下降，网织红细胞计数持续增高。⑤在补液足够、尿量正常的情况下，血尿素氮持续或再次增高。⑥门静脉高压的患者原有脾大，在出血后常暂时缩小，如不见脾恢复肿大亦提示出血未止。

（3）患者原发病的病情观察　如肝硬化并发上消化道大量出血的患者，应注意观察有无并发感染、黄疸加重、肝性脑病等。

3. 对症护理

（1）抗休克护理　立即建立静脉通道，配合医生迅速、准确地实施输血、输液、各种止血治疗及用药等抢救措施，并观察治疗效果及不良反应，严格遵循补液原则。

（2）加强双气囊三腔管应用的观察与护理　（详见项目十一消化系统常用诊疗技术及护理内容）

4. 用药护理　遵医嘱用药，注意药物不良反应的观察，如血管加压素可引起腹痛、血压升高、心律失常、心肌缺血，甚至发生心肌梗死，故滴注速度应准确，并严密观察不良反应。患有冠心病的患者忌用血管加压素。

5. 心理护理　患者出现呕血、黑便会紧张不安，产生恐惧心理。护理人员应向患者说明安静休息有利于止血，关心、安慰患者，减轻他们的疑虑，取得患者的配合。抢救工作应迅速而不忙乱，以减轻患者的紧张情绪。经常巡视，大出血时陪伴患者，使其有安全感。

【健康教育】

1. 生活指导　生活起居要有规律，注意劳逸结合，保持乐观心情，戒烟酒。注意饮食卫生和饮食的规律，进营养丰富、易消化的食物，避免过饥或暴饮暴食，避免粗糙、刺激性食物，或过冷、过热、产气多的食物、饮料等，合理饮食是避免诱发上消化道出血的重要环节。

2. 疾病知识指导　向患者和家属讲解引起上消化道出血的病因、诱因，以及预防和治疗的知识，以减少再度出血的危险。应在医生指导下用药，勿擅自用药，尽量避免服用对胃黏膜损伤的药物，如阿司匹林等，会导致出血危险性增加。教会患者及家属早期识别出血征象及应急措施，如出现头晕、心悸等不适，或呕血、黑便立即卧床休息，保持安静，减少身体活动；呕吐时取侧卧以免误吸入气管，并立即送医院治疗。慢性病者应定期门诊随访。

复习思考

1. 上消化道出血临床最常见的病因是什么？

2. 如何判断上消化道出血是否停止？

3. 如何对上消化道出血患者进行饮食护理？

项目十一 消化系统常用诊疗技术与护理

【学习目标】

1. 掌握双气囊三腔管的适应证、操作前的准备、操作方法和操作后的护理。能够配合医生进行上消化道内镜检查术、纤维结肠镜检查术和腹腔穿刺术。

2. 熟悉腹腔穿刺术、上消化道内镜检查术及纤维结肠镜检查术的适应证、操作前的准备和操作后的护理。

3. 了解腹腔穿刺术、上消化道内镜检查术及纤维结肠镜检查术的操作方法。

一、上消化道内镜检查术的护理

上消化道内镜检查包括食管、胃、十二指肠的检查，通过此检查可直接观察食管、胃及十二指肠炎症、溃疡或肿瘤等大小、部位及范围，并可行组织学或细胞学检查。

【适应证】

一般来说所有诊断不明的食管、胃、十二指肠疾病，均可行此项检查。主要适应证如下：

1. 有明显消化道症状，但不明原因者。

2. 上消化道出血需查明原因者。

3. 疑有上消化道肿瘤者，但 X 钡餐检查不能确诊者。

4. 需要随访观察的病变，如消化性溃疡、萎缩性胃炎、胃手术后等。

5. 需作内镜治疗者，如摘取异物、急性上消化道出血的止血、食管狭窄的扩张治疗、食管静脉曲张的硬化剂注射与结扎等。

【禁忌证】

1. 严重心、肺疾病，如严重心律失常、心力衰竭、呼吸功能不全及哮喘发作等。

2. 各种原因所致休克、昏迷、癫痫发作等危重状态。

3. 急性食管、胃、十二指肠穿孔，腐蚀性食管炎的急性期。

4. 神志不清、精神失常不能配合检查者。

5. 严重咽喉部疾病、主动脉瘤及严重的颈胸段脊柱畸形等。

6. 严重的凝血功能障碍及活动性肝炎患者。

【操作前准备】

1. 心理护理 向患者仔细介绍检查的目的、方法、如何配合及可能出现的问题，使患者消除顾虑和恐惧心理，取得患者配合。有假牙者检查前取下假牙妥善保管。

2. 用物准备 纤维胃、十二指肠镜检查仪器一套；喉头麻醉喷雾器，无菌注射器及针头；2%利多卡因、地西泮、肾上腺素等药物；其他用物如无菌手套、弯盘、牙垫、润滑剂、乙醇棉球、纱布、甲醛固定液标本瓶等。

3. 患者准备 对有高血压、冠心病以及心律失常的患者，术前应测量血压，并做心电图检查，若发现有禁忌证，则应暂缓检查。检查前禁食、禁水、禁烟 8h 以上，有严重幽门梗阻的患者检查前需充分洗胃，作过上消化道钡剂检查的患者应在 2~3 天后再行内窥镜检查。

4. 评估患者 若患者过分紧张，遵医嘱术前 15min 注射阿托品 0.5mg 及地西泮 10mg。

【操作过程护理】

1. 麻醉 于检查前 5~10min 用 2%利多卡因喷雾咽部 2~3 次，或吞服 1%丁卡因糊剂 10mL，后者兼具麻醉及润滑作用。嘱患者喷药后不要马上咽唾液，也不要马上吐出，以免影响效果。

2. 安置体位 松开患者领口及腰带，协助患者取左侧卧位，双腿屈曲，头垫低枕使颈部松弛；胸前铺橡胶单和治疗巾，口边置弯盘，嘱患者咬紧牙垫。

3. 插管方法 内镜插入的方法有单人法和双人法。①单人法：术者面对患者，左手持操作部，右手执镜端约 20cm 处；直视下经咬口插入口腔，缓缓沿舌背、咽后壁向下推进至环状软骨水平时，可见食管上口，并将胃镜轻轻插入。②双人法：助手站立于术者右后方，右手持操作部，左手托住镜身。术者右手执镜端约 20cm 处，左手食指、中指夹住镜端，右手顺前方插入，当进镜前端达环状软骨水平时，嘱患者做吞咽动作，即可通过环咽肌进入食管。当胃镜进入胃腔内时，要适量注气，使胃腔张开至视野清晰为止。

4. 插管配合 在配合医生插镜过程中，护士应密切观察患者的反应（患者面色、脉搏、呼吸等改变），出现异常时立即停止检查并作相应处理。保持患者头部位置不动，当胃镜插入 15cm 到达咽喉部时，嘱患者做吞咽动作，但须告知患者：①不可将唾液咽下以免呛咳，让唾液流入弯盘或用吸管吸出。②如出现恶心不适，让患者深呼吸，肌肉放松，如恶心较重，可能是麻醉不足，应重新麻醉。

5. 配合医生处理插镜中可能遇到的问题 ①患者有明显呛咳，可能镜头已送入气管，应立即将内镜退出，重新插入。②如镜头在咽喉部打弯，患者会出现明显疼痛不适，术者可看到镜身，应把角度钮放松，慢慢将内镜退出重新插入。③插镜困难的原因可能是未对准食管入口或食管入口处的环咽肌痉挛等，应查明原因，切不可用力，必要时在镇静药物的辅助下再次试插。

6. 协助镜检 当确定镜端已通过贲门入胃，应配合向胃内注气，使胃壁充分舒展；镜端进入十二指肠后，反转镜身观察胃角和胃底部时，患者可出现恶心、呕吐，护士应做适当解释，嘱患者深呼吸、肌肉放松；当镜面被黏液血迹、食物遮挡时，应注水冲洗；当观察到可疑病变时，配合摄像、取活组织或刷取细胞涂片，以协助诊断；检查过程中观察患者面容、脉搏、呼吸，出现异常时立即停止检查并配合医生作相应处理。

7. 协助退镜 检查完毕退出胃镜时尽量抽气，防止腹胀，并手持纱布将镜身外黏附的黏液、血迹擦净。

【操作后护理】

1. 术后因患者咽喉部麻醉作用尚未消退，嘱其不要吞咽唾液，以免呛咳。禁食、水2h，待麻醉作用消失后，可先饮少量水，如无呛咳可进食。当日饮食以流质、半流质为宜。行活检的患者应进温凉流质饮食，如冷牛奶。

2. 检查后少数患者出现咽痛、咽喉部异物感或伴有少许出血，多为检查中内镜擦伤咽部黏膜所致，嘱患者不要用力咳嗽，1~2天症状可自行消失。若患者出现腹痛、腹胀，可进行按摩，促进排气。检查后数日内应密切观察患者有无消化道穿孔、出血、感染等并发症，一旦发现及时协助医生处理。

3. 对内镜及有关器械彻底清洁、消毒，妥善保管，避免交叉感染。

二、纤维结肠镜检查术的护理

纤维结肠镜检查主要用于诊断溃疡性结肠炎，以及结肠肿瘤、出血、息肉等，并可行切除息肉、钳取异物等治疗。

【适应证】

1. 原因不明的慢性腹泻、下消化道出血及下腹疼痛。

2. 钡剂灌肠有可疑病变需进一步明确诊断者。

3. 结肠癌术前诊断、术后随访，息肉摘除术后随访观察。

4. 需作止血及结肠息肉摘除等治疗者。

5. 炎症性肠病的诊断与随访。

6. 大肠肿瘤普查。

【禁忌证】

1. 严重心肺功能不全、休克及极度衰弱患者。

2. 腹主动脉瘤、急性弥漫性腹膜炎、肠穿孔者。

3. 肛门、直肠严重狭窄者。

4. 急性重度结肠炎，如重症痢疾、溃疡性结肠炎及憩室炎等。

5. 女性月经期妊娠妇女。

6. 精神或心理原因不能配合者。

【操作前护理】

1. 核对报告单 了解病情，核对钡灌肠造影报告单及 X 线片。

2. 心理护理 告知患者检查目的、检查过程、注意事项及不适反应，使其解除顾虑，配合医生检查。

3. 患者准备 嘱患者检查前 2~3 天进少渣半流质饮食，检查前一日流质饮食，检查当天早晨禁食；做好肠道准备，检查前一天晚上可采用灌肠、导泻等方法清洁肠道。遵医嘱术前15~30min 肌注阿托品 0.5mg，有青光眼、前列腺明显肥大者禁用。对精神紧张、耐受性差的患者，可注射地西泮 10mg 或哌替啶（度冷丁）50mg。

4. 用物准备 准备纤维结肠镜 1 套及附件、2%利多卡因、扩肛器、无菌手套等器械。

【操作过程护理】

1. 安置体位 协助患者取膝胸卧位或左侧卧位，腹部放松并屈膝，嘱患者尽量在检查中保持身体不要摆动。

2. 麻醉 用 2%利多卡因棉球塞入肛门麻醉。

3. 指检 术者先作直肠指检，了解有无肿瘤、狭窄、痔疮、肛裂等。

4. 协助进镜 将镜前端涂上润滑剂（一般用硅油，不可用液状石蜡）后，再嘱患者张口呼吸，放松肛门括约肌，以右手持镜，食指稍按镜头，使镜头滑入肛门，此后，遵照循腔进镜、配合滑进、少量注气、适当钩拉、去弯取直、防袢、解袢等插镜原则，逐渐缓慢插入肠镜。

5. 协助镜检 检查中，护士密切观察患者的反应，如患者出现腹胀不适，可嘱其做缓慢深呼吸；如面色、呼吸、脉搏等异常应随时停止插镜，同时建立静脉通道以备抢救及术中用药，并根据情况进行摄像、取活组织做细胞学检查等。

6. 协助退镜 退镜时注意观察肝曲、脾曲及乙降移行部后侧的盲区，防止遗漏病灶；尽量抽气，以减轻术后腹胀。

【操作后护理】

1. 检查结束后，做好肛门清洁护理。嘱患者卧床休息 2 天，3 天内不做剧烈运动，根据检查项目遵医嘱应用止血剂、抗生素。

2. 术后 3 天内进流质或半流质食物，以防肠穿孔。

3. 密切观察患者生命体征及术后反应，如发现患者腹胀、腹痛、便血等应留院观察。必要时连续做 3 次大便隐血试验，以了解有无活动性出血。若患者出现剧烈腹痛、腹胀、面色苍白、心率过快、血压下降、大便次数增多呈黑色，提示并发肠出血或肠穿孔，立即报告医生，协助处理。

4. 做好内镜的清洁、消毒工作，避免交叉感染，并妥善保存。

三、腹腔穿刺术的护理

腹腔穿刺术（abdominocentesis）是用穿刺技术抽取腹腔液体，以明确腹水的性质、降低腹腔压力或向腹腔内注射药物，进行局部治疗的方法。

【适应证】

1. 腹腔积液原因不明，或怀疑有腹腔内出血者。

2. 大量腹水引起腹胀或呼吸困难等压迫症状者。

3. 腹腔内注射药物以协助治疗某些疾病如腹腔感染、肿瘤、结核等。

4. 需实行腹水浓缩回输术者。

【禁忌证】

1. 有肝性脑病先兆者。

2. 腹腔内广泛粘连、卵巢肿瘤、包虫病者。

3. 有出血倾向或穿刺点局部有感染者。

【操作前护理】

1. 心理护理　向患者解释穿刺的目的与注意事项，缓解紧张焦虑情绪，取得患者配合。

2. 患者准备　嘱患者排空尿液以防穿刺时损伤膀胱。

3. 物品准备　做好物品准备腹腔穿刺包、无菌棉签、无菌手套、2% 利多卡因、5mL 注射器、20mL 或 50mL 注射器、碘伏、胶布、皮尺、盛器、弯盘、腹腔内注射药品、无菌试管、多头腹带等。

4. 护士准备　穿刺前测量患者腹围、血压、脉搏、检查腹部体征。

【操作过程护理】

1. 安放体位　患者取平卧位、半卧位或稍左侧卧位。

2. 选择合适的穿刺点　一般选取左下腹部脐与髂前上棘连线的中、外 1/3 交界处作为穿刺点，此处可避免损伤腹壁动脉，也可选择脐与耻骨联合连线的中点上方 1.0cm，左右旁开1.0~1.5cm 处，此处无重要器官且易愈合或取侧卧位脐水平线与腋前线或腋中线交点处，用于诊断性穿刺少量积液或包裹性积液，可在 B 超定位下进行穿刺。

3. 消毒 打开穿刺包，常规消毒穿刺部位皮肤，戴无菌手套，铺消毒洞巾，两人核对后用 2% 利多卡因自皮肤至腹膜壁层做逐层局部麻醉。

4. 穿刺 术者左手固定穿刺部位皮肤，右手持穿刺针经麻醉点垂直刺入腹壁，然后倾斜 45°~60°，进针 1~2cm 后再继续垂直刺入，待穿刺出现落空感时，表明针头已穿过腹膜壁层即可抽取腹水，并将抽出液放入消毒试管中送检。做诊断性穿刺时，可直接选用 7 号针头及 20mL 或 50mL 注射器抽取积液。大量放液时，可用 8 号或 9 号针头，并在针尾接上已消毒的橡皮管，引腹水入容器中，以备测量及化验检查。放液时注意不要过多过快，防止腹压骤降，内脏血管扩张，引起血压下降而出现休克。肝硬化患者一般每次放液不宜超过 3000mL，以免诱发肝性脑病。若需注入药物，将药液注射进腹腔内。

5. 按压固定 穿刺完毕，拔出针头，局部涂碘伏消毒，覆盖无菌纱布，以胶布固定，测量腹围，缚上多头腹带。如穿刺点有腹水渗漏，可涂火棉胶封闭。

【操作后护理】

1. 安置卧位 嘱患者卧床休息 24h，取平卧位或侧卧位，穿刺部位向上，防止腹水外溢。

2. 病情观察 密切观察穿刺部位有无渗血、渗液，若穿刺点有腹水外溢，应及时更换敷料，防止伤口感染；密切观察患者神志、体温、脉搏、血压的变化，防止诱发肝性脑病。大量放液后，需用多头腹带束紧；测量患者腹围，观察腹水的消长情况。

四、双气囊三腔管压迫止血术的护理

双气囊三腔管压迫止血术是指通过双气囊三腔管的气囊压力直接压迫胃底和食管下段曲张破裂的静脉以达到止血目的的技术。气囊压迫止血效果肯定，但缺点是患者痛苦大、并发症多，且不能长期压迫，停用后早期再出血率高。因近年药物止血和内镜治疗的发展，目前已不推荐气囊压迫作为首选上消化道止血措施，只在临时急救止血时使用。

【适应证】

门静脉高压引起的食管下段或胃底静脉曲张破裂大出血。

【禁忌证】

其他原因引起的上消化道出血。

【操作前准备】

1. 心理护理 向患者解释操作的目的、过程、配合方法等，以减轻患者的恐惧心理，更好的配合。

2. 用物准备　备好双气囊三腔管压迫止血术的物品、急救药品和器械。检查三个腔通道标志是否正确、是否易于辨认，导管各段长度标记是否清晰，导管腔是否通畅。检查两个气囊有无漏气、变形或损坏（一般胃气囊注气 150～200mL，食管气囊注气 100～150mL），精确测量各气囊的最大注气量。插管前仔细检查双气囊三腔管的性能，确保食管引流管、胃管、食管囊管、胃囊管通畅并分别做好标记，气囊膨胀均匀、气囊无漏气后抽尽囊内气体备用。

3. 患者准备　检查患者有无鼻中隔偏曲，鼻腔黏膜是否完整，清除鼻腔内分泌物和结痂。

【操作过程护理】

1. 患者体位　协助患者取半坐卧位或平卧位，头偏向一侧，颌下铺治疗巾。

2. 插管　检查并清洁患者插管侧鼻腔，将导管的前段、气囊部及患者鼻腔处涂以液状石蜡，用注射器抽尽囊内残气后夹闭导管。一手持纱布托住导管、一手持镊子夹住导管前端自一侧鼻孔或口经食管徐徐插入胃内，当插至咽喉部时，嘱患者做吞咽动作。待导管插入 50～60cm 处，并抽得胃液时，提示导管前端已达胃部。注气 150～200mL 入胃囊，囊内压约 50mmHg，将开口部反折弯曲后，用夹子夹紧，向外加压（0.5kg 沙袋）牵引，并固定于床架上，用以压迫胃底。若经观察未能止血，再注气 100mL 入食管囊，压迫食管曲张静脉，压力维持在 35～45mmHg 为宜，而后同样将该管末端反折夹紧。操作过程中指导患者尽量放松，可进行深呼吸或做吞咽动作等（图 4-2、图 4-3）。

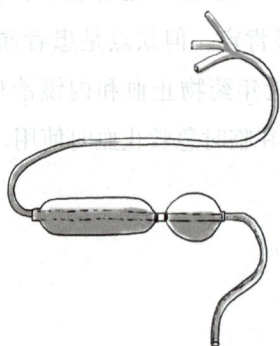

图 4-2　双气囊三腔管

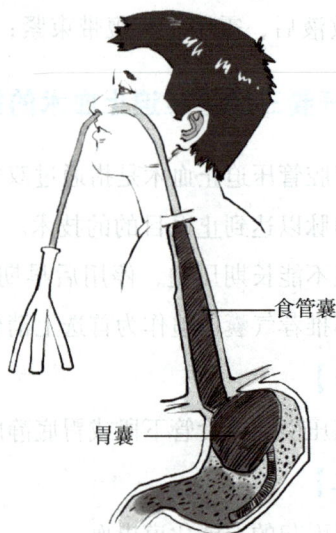

图 4-3　双气囊三腔管压迫止血示意图

3. 拔管 出血停止后，放松牵引，放出囊内气体，保留导管继续观察24h，确定未再出血方可考虑拔管。拔管前予患者口服液状石蜡20~30mL，润滑黏膜与管外壁后，抽尽食管囊和胃囊内的气体，再缓慢拔出导管。气囊压迫时间一般在3~4天以内，出血未停止者可适当延长。

【操作后护理】

1. 定期抽吸胃液，确定压迫效果，如需注入流质食物或药物，应先确认胃管在胃内，避免误入气囊发生意外。

2. 观察气囊有无漏气，食管囊压力应每隔2~3h测1次，同时通过向外牵拉双气囊三腔管是否感到阻力即可判断胃气囊有无漏气。

3. 气囊压迫期间，应注意密切观察患者呼吸、心律、脉搏、血压的变化。若出现频发期前收缩，应考虑食管气囊压力过高或胃气囊向外牵拉过多压迫到心脏，此时应先放出囊内气体，将管向胃内送入少许后再充气；若出现呼吸困难或窒息表现，考虑胃气囊充气不足或牵引过大，导致气囊向外滑脱，压迫咽喉，此时则应立即放气处理。

4. 食管气囊压迫过久会导致黏膜糜烂，故持续压迫时间不超过24h，应放气解除压迫15~30min，同时放松牵引，并将三腔管向胃内送少许，以解除胃底贲门压力，然后再充盈气囊恢复牵引。

复习思考

1. 双气囊三腔管压迫止血的适应证是什么？
2. 简述双气囊三腔管压迫止血的护理配合。
3. 肝硬化腹水患者穿刺放腹水需要注意什么？
4. 进行纤维结肠镜检查术如何安置患者体位？
5. 上消化道内镜检查前如何指导患者做好准备工作？

模块五

泌尿系统疾病

泌尿系统由肾、输尿管、膀胱、尿道和有关血管及神经等组成，其最主要的功能是生成和排泄尿液，帮助机体排泄代谢废物，调节体内水分、电解质和酸碱平衡，以维持人的生命活动。新陈代谢过程中体内产生的尿素、尿酸、肌酐、氨等水溶性废物和过剩的激素、葡萄糖、水和各种电解质等，以及进入人体内的各种药物、毒物等，经血液循环在肾内形成尿液，再由输尿管、膀胱和尿道排出体外。若肾功能发生障碍，这些物质蓄积于体内，就会破坏机体内环境的稳定，从而导致相应的疾病，严重者可危及生命。此外，肾脏还可产生多种重要的内分泌激素（如肾素、前列腺素、激肽释放酶、1α-羟化酶、促红细胞生成素等），调节肾血循环和肾小球滤过率，并与其他激素共同维持血压和水、盐代谢平衡及调节钙、磷代谢和促进血红蛋白合成。

泌尿系统疾病的致病因素很多，常见的如变态反应、感染、药物、毒素、创伤、肿瘤、结石、肾血管病变、代谢异常、先天性疾病及减少肾血流等均可造成泌尿系统的损害，肾脏损害尤其多见。泌尿系统疾病往往病程较长、病情较重，严重影响人体健康，如慢性肾功能衰竭是近几十年来人类主要死亡原因之一，成为人类生存的重要威胁。

项目一　泌尿系统疾病常见症状与体征的护理

【学习目标】

1. 掌握泌尿系统疾病患者常见的症状、体征的护理。
2. 熟悉肾性水肿的分类及其特点；各种尿异常的原因及特点。
3. 了解肾性高血压的病因及发病机制。

泌尿系统疾病患者常见的症状和体征有肾性水肿、肾性高血压、尿异常和尿路刺激征等。

一、肾性水肿患者的护理

肾性水肿是因肾脏疾病引起人体组织间隙内有过多的液体积聚使组织肿胀。包括肾炎性水肿和肾病性水肿两种类型，其区别见表5-1。

表5-1　肾炎性水肿和肾病性水肿的区别

	肾病性水肿	肾炎性水肿
发生机制	大量蛋白尿导致血浆胶体渗透压降低	"球-管失衡"引起水钠潴留
起始部位	下肢最常见，长期卧床时则为腰骶部	眼睑、颜面部等组织疏松处最多见
水肿程度	多较严重，常伴胸水、腹水	一般较轻，重时可发展为全身性水肿
水肿特点	常为全身性、体位性和凹陷性水肿，指压凹陷明显且恢复较慢	晨起明显，指压凹陷不明显
伴随状况	血容量常减少，一般无高血压	血容量常增加，高血压较常见

【护理评估】

1. 健康史

（1）水肿的原因　各种急性和慢性肾小球肾炎、肾病综合征等肾小球疾病是引起肾性水肿最常见的原因；此外，心脏、肝脏及内分泌等疾病也可引起水肿。

（2）症状与体征　严重水肿时，水肿部位皮肤张紧发亮，甚至有液体渗出。伴胸水时患者可有呼吸困难，听诊时可有胸腔积液征；伴腹水时患者腹部膨隆，有腹胀感，亦可有呼吸困难，叩诊时可有移动性浊音。

（3）既往病史及治疗情况　既往有无肾脏疾患，有无心脏病、肝脏及内分泌疾病等。了解其治疗及用药情况。

（4）社会-心理状况　肾脏疾病时水肿常反复出现，加之疾病病程较长、治疗效果不佳和预后不良等因素，患者常产生严重的心理负担，可出现紧张、焦虑等不良心理反应。部分患者可因水肿时自我形象紊乱，产生自卑情绪甚至出现拒绝社交的行为。同时应评估患者家庭经济支持及情感支持情况。

2. 护理体检　评估患者基础生命体征状况；水肿的出现时间、起始部位、程度、特点，有无伴随症状等；评估患者皮肤有无受损、感染等。

3. 辅助检查　评估内容包括：①尿常规、尿蛋白定性和定量检查；②肾功能检查；③血清电解质检查；④肾脏影像学检查。

【常见护理诊断及医护合作性问题】

1. 体液过多　与水钠潴留或大量蛋白尿致血浆胶体渗透压降低因素有关。

2. 有皮肤完整性受损的危险　与皮肤水肿、机体免疫力低易皮肤感染有关。

3. 自我形象紊乱 与水肿、激素副作用等导致身体外形改变有关。

【护理目标】

患者的水肿减轻或完全消退；患者无皮肤破损和感染的发生；患者能正视自己身体外形的变化。

【护理措施】

1. 生活护理

（1）环境 保持环境清洁、舒适，室内空气新鲜，温湿度适宜，保持床单清洁、平整、干燥。

（2）休息与体位 卧床休息时肾脏负担减轻，可促进利尿，有利于水肿的消退。宜协助患者取舒适卧位，适当卧床休息，尤其要避免劳累。休息时尽可能协助患者抬高水肿部位，促进静脉回流以减轻水肿。如下肢水肿时以软枕垫高下肢，颜面部水肿时适当垫高枕头，胸腔积液时取半卧位，阴囊水肿时将阴囊托起。

（3）饮食护理 合理的饮食对病情恢复尤为重要。饮食安排应注意：①保持水平衡：水肿较轻者，不宜过分限水，口渴时可适量饮水；中、重度水肿者，则应根据具体情况灵活控制，一般摄入的液量为前一天的尿量加500mL。②限制钠盐：轻度水肿者，摄入食盐2~3g/d，禁腌渍品、含钠高的食品及含钠盐的调味品，如腊肉、火腿、香肠、咸菜、泡菜、发酵食物、酱油、味精等；中、重度水肿应给予无盐饮食。尿量减少时还应限制钾、磷的摄入。③合理摄入蛋白质：肾功能正常的低蛋白血症者，可给予优质蛋白（如瘦肉、蛋清、禽类等）饮食，约1g/（kg·d）；肾功能不全的水肿患者应限制蛋白质的摄入，具体的摄入量可根据肾小球滤过率（GFR）来调节，同时应适当增加碳水化合物和脂类在饮食热量中的比例。④供给充足的热量：为避免负氮平衡，应给患者补充足够的热量，每日供给热量125.5~146.3KJ（30~35kcal）／（kg·d）。

2. 病情观察 ①严密观察生命体征，尤其要注意血压的变化。②观察水肿消长情况，定期测体重、腹围，观察水肿的程度。一般轻度水肿仅发生在眼睑、眶下等软组织，胫骨前及踝部皮下组织，指压后组织轻度凹陷，平复较快；中度水肿时，全身疏松组织均可见明显水肿，指压后出现较深的组织凹陷，平复缓慢；重度水肿时，全身组织严重水肿，身体低垂部位皮肤张紧发亮，甚至有液体渗出，可伴腹水、胸水。③准确记录患者24h出入液体量。④监测尿常规、肾功能及电解质等的变化。

3. 皮肤护理 ①着装：嘱患者穿着柔软、宽松、透气的棉或丝质衣物，衣物上避免金属拉链、硬质饰物等，尽量避免佩戴饰物，以免刺激、损伤皮肤。②皮肤清洁：经常用温水清洁皮肤，清洗时动作轻柔且不用刺激性较强的沐浴液或香皂，避免刺激损伤皮肤。③勤观察：密切观察皮肤黏膜颜色和完整性，注意有无发红、破损等，尤其要注意受压部位皮肤；协助患者经常更换卧位，用软垫支撑受压部位以防压疮。④皮肤穿刺注意事项：

水肿较重者应避免肌内注射；静脉穿刺严格消毒，尽量选择小号针头；穿刺时注意静脉显露明显时再消毒、进针；一次穿刺不成功时，不可在原处反复进针；穿刺拔针时，应以无菌棉球或敷贴按压穿刺部位及穿刺部位稍上处至无液体外渗为止。⑤保暖注意事项：不宜用热水袋保暖，以防水肿部位皮肤感觉敏感度降低而发生烫伤。

4. 预防感染 住院期间限制探视，同时告知患者及家属限制探视人员是预防交叉感染的重要措施，尤其对有上呼吸道感染者应严格限制；同时应避免去公共场所及人多聚集的地方，以防止交叉感染。乘坐公共交通工具时应佩戴口罩。

5. 用药护理 遵医嘱使用利尿剂、糖皮质激素或其他免疫抑制剂，观察药物的疗效及其副反应。

6. 心理护理 护士应多向患者及家属解释疾病有关知识，尊重、关心、爱护患者，鼓励患者表达身体不适和各种情绪，耐心倾听。帮助并教会患者通过修饰、适当的着装、搭配技巧来掩饰身体外形的改变。鼓励患者积极与他人交往，积极参加社会活动，充分认识自己的优势和个人能力，以增强自信心。

【护理评价】

患者的水肿有无减轻，水肿是否完全消退；患者有无皮肤破损和感染的发生；患者是否能正确认识自己身体外形的变化。

二、肾性高血压患者的护理

肾性高血压是继发性高血压常见的原因之一，亦是肾脏疾病的常见症状之一，主要因肾实质性疾病或肾动脉狭窄及阻塞所致。

肾性高血压的分类方法：①按病因：可分为肾血管性高血压和肾实质性高血压；②按发病机制：可分为容量依赖型高血压（80%由水钠潴留引起，应用利尿剂或限制水钠摄入可明显降低血压）和肾素依赖型高血压（因肾素-血管紧张素-醛固酮系统被激活所致，应用血管紧张素转换酶抑制剂、血管紧张素Ⅱ受体阻滞剂可使血压下降，利尿剂效果一般不佳）。肾实质性高血压中，80%以上为容量依赖型，肾素依赖型较少，不足10%。

【护理评估】

1. 健康史

（1）肾性高血压原因 ①肾血管性高血压：常因肾动脉狭窄或阻塞所致，约占5%~15%。②肾实质性高血压：一般由急性或慢性肾小球肾炎、慢性肾衰竭等肾实质性疾病引起，是肾性高血压的常见原因。③此外，糖尿病、原发性醛固酮增多症、嗜铬细胞瘤、肾素分泌瘤等也可致血压升高。

（2）症状及体征 长期血压升高可影响多个脏器，影响心、脑时患者可有心悸、头痛、视物模糊、恶心、呕吐等，严重时可引起意识障碍。肾性高血压时，血压升高的特点、程度、波动范围、持续情况与原发病有一定的关系。如：肾血管性高血压程度一般较重，进展快，易发展为急进型高血压，患者四肢血压升高多不对称；急性肾小球肾炎血压升高多为一过性，以舒张压升高为主，程度多为中、高度高血压；慢性肾小球肾炎和慢性肾功能衰竭患者常为持续中度以上的高血压。

（3）既往病史及治疗情况　了解患者有无上述疾患。了解治疗及用药情况。

（4）社会-心理状况　持续的血压升高、疾病病程长、治疗效果不佳等因素，常使患者表现出焦虑、抑郁甚至绝望等负面情绪。

2. 护理体检　评估患者的意识状况、基础生命体征情况。有无心悸、头痛、视物模糊、恶心、呕吐等。

3. 辅助检查　血常规检查、尿常规检查、肾功能及影像学检查可协助诊断。

【常见护理诊断及医护合作性问题】

1. 急性疼痛：头痛　与血压升高有关。

2. 焦虑　与病情反复、担心预后等因素有关。

3. 潜在并发症　高血压脑病、高血压危象。

【护理目标】

患者血压平稳下降，头痛、心悸等症状减轻或消失；患者无并发症发生，一旦发生能及时发现并配合处理；患者情绪保持稳定，能正视疾病。

【护理措施】

1. 一般护理

（1）环境　为患者提供安静、舒适、光线适宜的休息环境。

（2）休息与体位　平卧位，适当卧床休息。重度高血压患者绝对卧床休息。

（3）饮食护理　为患者提供高热量、富含维生素、含钙高、膳食纤维丰富、易消化的食物。明显水肿和重度高血压者应适当限制水、钠的摄入；氮质血症者应适当减少饮食中蛋白质的供给比例。保持大便通畅，防止便秘。

2. 病情观察　监测生命体征，尤其是血压的变化情况，掌握血压变化的规律；了解患者的头痛、头晕、心悸、失眠等症状的变化情况，警惕心、脑血管并发症的发生。

3. 用药护理　遵医嘱正确给予降压药和利尿剂，指导患者按时服药，密切观察药物的疗效和副反应，防止降压过快、过低，以免影响肾脏等重要器官的血流灌注。告知患者服用降压药后，改变体位时应动作缓慢，以防体位性低血压。避免使用损害肾脏的药物。

4. 心理护理　积极主动向患者及家属讲解病情及引起血压升高的原因和预防知识，调动患者参与血压控制的主动性。告知患者劳逸结合，保持心情愉快对血压的控制有重要的意义。同时给患者传授一些放松的方法（如深呼吸、意向放松等），以缓解患者的紧张情绪，释放精神压力。

【护理评价】

患者血压是否平稳下降至理想水平，头痛、心悸等症状有无减轻或消失；患者是否发生并发症，发生并发症后处理是否及时；患者的情绪是否保持稳定，是否积极主动的配合治疗。

三、尿异常患者的护理

尿异常是泌尿系统疾病最常见的症状之一，包括尿量异常和尿质异常。尿量异常包括多尿、少尿、无尿和夜尿增多。正常成人 2h 尿量约为 1000~2000mL，其中夜间尿量约为 300~400mL。常见的尿质异常有血尿、蛋白尿、白细胞尿或脓尿、菌尿、管型尿等。

【护理评估】

1. 健康史

（1）尿异常原因

1）引起持续性多尿的常见原因有：①肾脏原因：肾性尿崩症、各种原因引起的肾小管功能不全，如慢性肾盂肾炎、肾动脉硬化、肾髓质退行性变、急性肾功能衰竭等。②内分泌代谢障碍：如糖尿病、垂体性尿崩症等。③精神因素：精神紧张、焦虑者常自觉烦渴而大量饮水引起多尿。

2）少尿和无尿的原因：①肾前性：各种原因引起的有效血容量减少（如休克、重度失水等）和心排血量下降（如各种原因引起的心功能不全、严重的心律失常等）及肾血管病变（如肾血管狭窄或炎症、肾动脉栓塞）。②肾后性：多见于各种原因引起的尿路机械性梗阻（如结石、坏死组织、血凝块引起的输尿管阻塞等）和排尿功能障碍（如肿瘤压迫、前列腺增生引起尿路狭窄）。③肾性：见于肾小球和肾小管病变（如重症急性肾炎、慢性肾小球肾炎、急性肾小管坏死等）。

3）夜尿增多：常见于肾小管浓缩功能减退。

4）血尿：多见于泌尿系统炎症、结石、肿瘤、结核、外伤等，也可见于血液系统疾病（如血友病、血小板减少性紫癜等）和一些全身性疾病（风湿性疾病等）等。肾下垂、剧烈运动后可出现功能性血尿。

5）蛋白尿：正常人在剧烈运动、发热、寒冷、精神紧张时可有生理性蛋白尿；病理性蛋白尿多见于各种肾脏及肾外疾病。

6）白细胞尿或脓尿、菌尿：常见于泌尿系统感染，如肾盂肾炎、膀胱炎等。

7）管型尿：常见于肾病综合征、慢性肾炎等肾小球疾病。正常人尿液中偶见透明管型，在运动、重体力劳动、发热、麻醉、用利尿剂时可出现一过性增多。

（2）症状及体征　患者出现明显的尿量异常，同时可有意识、体温、心率、呼吸、血压等的变化。

1）多尿：24h 内尿量超过 2500mL 为多尿，有暂时性多尿（因短期内摄入过多的水分、使用利尿剂或某些药物后）和持续性多尿（常为病理状态）。多尿可导致脱水、低钾血症和高钠血症等，患者出现相应的症状和体征。

2）少尿和无尿：24h 内尿量少于 400mL 称为少尿；若少于 100mL 则称为无尿或尿闭。少尿和无尿时可导致机体水、电解质及酸碱失衡，如水肿、血压升高、高钾血症、低钠血症、代谢性酸中毒等。

3）夜尿增多：夜间尿量持续超过 750mL 称为夜尿增多。患者夜间排尿次数常多于 2 次，夜间睡眠受到影响，严重时可出现睡眠障碍。

4）血尿：可分为镜下血尿和肉眼血尿两种。新鲜尿离心后沉渣镜检每高倍视野红细胞计数超过 3 个称为镜下血尿，镜下血尿时肉眼无法察觉；每 1L 尿液中含血量超过 1mL 时，尿液外观呈血样、淡红色云雾状、洗肉水样或混有血凝块，称为肉眼血尿。肉眼血尿根据出血量的多少可呈现出不同颜色或混有血凝块。由于血尿产生的部位不同还可出现起始段血尿、终末血尿和全程血尿。血尿时可伴有尿路刺激征表现。

5）蛋白尿和管型尿：尿蛋白定性试验阳性或 24h 尿蛋白定量试验超过 150mg 时称为蛋白尿；若 24h 尿蛋白定量超过 3.5g，则称为大量蛋白尿。蛋白尿可分为生理性蛋白尿和病理性蛋白尿。管型是蛋白质、细胞或碎片在肾小管、集合管中凝固而成的圆柱形蛋白聚体。尿中管型可分为细胞管型、透明管型、颗粒管型、蜡样管型等。若 12h 尿沉渣计数管型超过 5000 个或镜检出现其他类型管型时，称为管型尿。蛋白尿和管型尿常伴水肿、高血压、血尿、肾区疼痛、尿路刺激征、肾功能减退等症状或体征。

6）白细胞尿或脓尿和菌尿：①白细胞尿或脓尿：新鲜尿离心后沉渣每高倍视野白细胞>5 个或 1h 新鲜尿液白细胞计数超过 40 万个。新鲜脓尿外观有白色絮状沉淀，有时有坏死组织碎片，加热或加酸沉淀不消失，可有氨味。②菌尿：新鲜清洁中段尿涂片镜检每高倍视野均可见细菌或尿培养菌落计数超过 $10^5/mL$。新鲜菌尿外观呈云雾状浑浊，加热或加酸尿液不能变澄清，也可有氨味。白细胞尿或脓尿和菌尿时患者常有尿路刺激征，可有发热、肾区疼痛等。

（3）既往病史及治疗状况 既往有无慢性肾盂肾炎、肾动脉硬化、肾髓质退行性变、急性肾功能衰竭等。有无糖尿病、垂体性尿崩症、心功能不全、严重的心律失常、肿瘤、尿路结石、血友病等；有无肾血管狭窄或炎症、肾动脉栓塞及泌尿系统炎症、结石、肿瘤、结核、外伤等所致的尿路机械性梗阻等。了解治疗及用药情况。

（4）社会-心理状况 尿量和尿质的异常易导致机体出现多系统的严重症状，患者和家属对疾病的治疗丧失信心，常产生焦虑、紧张、恐惧、悲观、绝望等消极情绪。

2. 护理体检 评估患者的意识、生命体征的改变情况，尿异常的种类和特点，有无其他伴随状况等。

3. 辅助检查 尿常规、血常规、肾功能、血液生化和影像学检查等。

【常见护理诊断及医护合作性问题】

1. 体液过多 与肾小球滤过率下降，尿量减少有关。

2. 有体液不足的危险 与肾功能不全，尿量过多有关。

3. 排尿异常：血尿、蛋白尿、白细胞尿或脓尿、菌尿、管型尿 与各种因素引起肾小球滤过率异常，泌尿系统炎症、损伤、出血等有关。

【护理目标】

患者体液保持平衡，尿量恢复正常；血尿、蛋白尿减轻或完全消失；未发生水电解质紊乱和酸碱平衡失调或发生后能及时纠正。

【护理措施】

1. 生活护理

（1）环境 保持病室清洁、安静、光线柔和、温度和湿度适宜。对多尿、尿频、尿急患者，床旁备好屏风，便器置于易取处。

（2）休息与体位 患者宜多休息，症状严重者应卧床休息；少尿或无尿病情危重者需绝对卧床休息，并协助做好日常生活护理。

（3）饮食护理 ①指导患者合理饮食，少尿、无尿和水肿、高钾血症患者要适当限制水、钠的摄入，尽量避免食用含钾较多的食物，如蘑菇、榨菜、马铃薯、柑橘、香蕉等；②多尿的患者应鼓励其多饮水；③对血尿、脓尿和菌尿患者，若无禁忌宜大量饮水（>2000mL/d）以增加尿量，达到冲洗尿路的目的；④对蛋白尿患者，饮食应根据其病情合理补充蛋白质。

2. 病情观察 严密监测生命体征、意识状态、体重变化及水肿或脱水等伴随症状的变化情况，准确记录24h出入液量，遵医嘱采集各种标本，监测肾功能及电解质、血气分析结果，及时发现电解质紊乱及酸碱平衡失调。

3. 用药护理 告知患者及家属用药目的、药物可能发生的不良反应及用药注意事项，以取得其配合。遵医嘱准确使用药物，密切观察药物的疗效及不良反应，以防引起或加重水、电解质和酸碱失衡。

4. 心理护理 护士应多向患者解释病情特点及治疗、护理内容，鼓励患者表达自己的感受，耐心向患者解释病情，介绍疾病目前的诊疗进展，以消除其焦虑不安和紧张、恐惧、悲观失望的不良情绪，关心、爱护、尊重患者，鼓励患者积极参与自身的健康管理，以帮助患者树立对治疗的信心。

【护理评价】

患者的体液是否保持平衡，尿量是否恢复至正常范围；血尿、蛋白尿和脓尿、菌尿等是否减轻或完全消失；是否发生水电解质紊乱和酸碱平衡失调或发生后能否及时纠正。

四、尿路刺激征患者的护理

尿路刺激征是泌尿系统疾病常见的症状之一，又称膀胱刺激征，是指由于膀胱颈和膀胱三角区受到炎症或理化因素刺激，膀胱痉挛而导致的尿频、尿急和尿痛，可伴下腹坠痛不适和排尿不尽感。

【护理评估】

1. 健康史

（1）尿路刺激征原因　尿路刺激征的表现常见于尿路感染性疾病（如膀胱炎、肾盂肾炎等）、结石、肾脏疾病、肿瘤、前列腺炎等。另外，泌尿系统畸形、妇科炎症、结核病史以及近期留置导尿管、行侵入性尿路器械检查等与尿路感染的发生密切相关。

（2）症状及体征　①尿频时患者每日排尿次数增多，每天常超过 5~6 次，严重时每日可排尿数十次，而每次尿量不多。②尿急时患者一有尿意即要排尿，不能控制，并常伴尿失禁。尿失禁时会阴部皮肤长期受尿液刺激可发红、破损。③排尿时患者可有会阴或下腹部疼痛或烧灼感，即尿痛。④其他症状：患者可有发热、脓尿、血尿、下腹坠痛、肾区压痛和叩击痛等。

（3）既往病史及治疗情况　既往有无尿路感染性疾病、结石、肾脏疾病、肿瘤、前列腺炎等。有无泌尿系统畸形、妇科炎症、结核病史以及近期留置导尿管、行侵入性尿路器械检查等。了解其治疗及用药情况。

（4）社会-心理状况　由于尿频、尿急、尿痛可影响患者的工作、生活和休息，尿失禁时患者衣裤易弄脏并伴有异味，常影响患者的正常社交，患者往往出现焦虑、紧张不安甚至自卑情绪。

2. 护理体检　
评估患者意识及基础生命体征情况；有无尿频、尿急、尿痛等，了解有无其他伴随状况。

3. 辅助检查　
尿常规、尿镜检和定量培养、肾功能检查和影像学检查等。

【常见护理诊断及医护合作性问题】

1. 排尿形态异常：尿频、尿急、尿痛　与尿路感染或理化因素刺激有关。

2. 焦虑　与尿路刺激征引起的不适、疾病反复发作等有关。

【护理目标】

患者的尿路刺激征症状减轻或消失；焦虑紧张情绪减轻或消失。

【护理措施】

1. 生活护理

（1）环境　保持病室安静、清洁、通风，维持适宜的温、湿度，将便盆置于床旁椅上，便于患者使用，注意保护患者隐私。

（2）休息与体位　嘱患者多休息，急性发作期应卧床休息，保持心情愉快，避免紧张，以免加重尿频。护士尽可能将各种治疗护理操作集中进行，避免过多打扰患者。

（3）饮食护理　如无禁忌证，嘱患者多饮水（每日饮水 2000mL 以上，同时注意嘱患者将每日的饮水量均匀分布在白天）、勤排尿，以达到冲洗尿路，缩短细菌在尿路停留时间，减轻尿路刺激征的目的。

2. 病情观察　监测患者体温的变化及尿频、尿急、尿痛的程度有无改变，观察排尿情况，尤其是尿量的变化。了解各种辅助检查结果的变化情况等。

3. 疼痛护理　告知患者尽量放松，教会患者放松和转移对疼痛注意力的方法（如听音乐、看书报、看电视、与室友聊天或做患者自己感兴趣的事情），指导患者热敷或按摩膀胱区和肾区以缓解局部疼痛；针灸肾俞、三阴交等穴位亦可起到止痛作用；高热头痛者可给予物理降温或使用退热剂；腰部疼痛者可给予镇痛剂。

4. 卫生习惯的养成及护理　帮助患者建立良好的卫生生活习惯，采取正确的外阴清洁方法，避免擦便纸污染尿道口，注意会阴部及肛周皮肤的清洁，经常清洗外阴；女性月经期、妊娠期、产褥期应增加会阴清洗次数，女婴应特别注意尿布及会阴部卫生。平时生活注意劳逸结合，避免劳累，加强营养，积极锻炼身体，增强机体抵抗力。鼓励患者多饮水，摄入清淡、易消化、营养丰富的食物。

5. 用药护理　遵医嘱使用抗生素，用药时应注意观察药物的治疗反应及有无出现副作用，督促患者按要求服药，不擅自添加、减药量或停药、换药，以达到最佳治疗效果。指导患者正确留取各种尿标本，以便根据尿细菌药物敏感试验结果选择有效抗生素。

6. 心理护理　护士应多向患者及家属解释疾病有关知识，尊重、关心、爱护患者，鼓励患者表达身体不适和各种情绪，耐心倾听。告知患者及家属紧张情绪会加重尿频，帮助患者减轻焦虑情绪，保持心情愉快。

【护理评价】

患者的尿路刺激征是否减轻或完全消失；焦虑、紧张情绪是否减轻或消失。

项目二　慢性肾小球肾炎患者的护理

【学习目标】

1. 掌握慢性肾小球肾炎的发病病因、诱因、临床表现特征、常见护理诊断、主要护理措施和健康教育。

2. 熟悉慢性肾小球肾炎的辅助检查、治疗要点。

3. 了解慢性肾小球肾炎的发病机制、病理。

案例导入

患者，女，46岁。经常出现晨起眼睑肿胀半年。因乏力，食欲减退，颜面部浮肿，下肢水肿5天就诊。体检：T 36.6℃，P 88次/分，R 20次/分，Bp 160/102mmHg，神志清楚，眼睑和颜面轻度浮肿，双下肢轻度凹陷性水肿。尿常规：蛋白尿（++），24h尿蛋白定量为1.5g，红细胞2~6个/HP，有颗粒管型。诊断为"慢性肾炎"。患者了解病情后，十分忧虑，欲放弃治疗。

请思考：

1. 患者目前存在的主要护理问题是什么？

2. 作为其管床护士，你该如何处理？

慢性肾小球肾炎（chronic glomerulonephritis，CGN）简称慢性肾炎，是指一组起病方式不同，但均以蛋白尿、血尿、高血压、水肿为基本表现，病情迁延，病变进展缓慢，可有不同程度肾功能减退并最终将发展成慢性肾衰竭的肾小球疾病。本病可发生于任何年龄，但中青年发病较多，男性多于女性。

【病因与诱因】

1. 病因　大多数慢性肾炎病因尚不清楚，起病即为慢性，但起始因素多为免疫介导性炎症。仅少数慢性肾炎是由急性肾炎发展所致（直接迁延或临床痊愈若干年后再现）。

2. 诱因　常见的诱因有感染、劳累、妊娠、应用肾毒性药物及高蛋白、高磷、高脂饮食等。

【发病机制与病理】

1. 发病机制　慢性肾炎的发病机制十分复杂，具体见图5-1。

致病因素（链球菌，病毒等）

↓

刺激机体产生抗体

↓

抗原抗体结合产生免疫复合物，沉积在肾小球中

↓

激活补体系统

↓

中性粒细胞浸润，单核细胞浸润
激肽释放，血管活性胺释放

↓

肾小球炎症(增殖、渗出、坏死、变形)

肾小球毛细血管通透性增高　　　　　肾小球毛细血管痉挛

↓　　　　　　　　　　　　　　　　　↓

血尿，蛋白尿　　　　　　　　　　　肾缺血

↓　　　　　　　　　　　　　　↙　　　↘

低蛋白血症　　　　肾小球滤过率下降　　肾素–血管紧张素–醛固酮

↓　　　　　　↘　　↓

水钠潴留　　　　高血压

↓

少尿，水肿

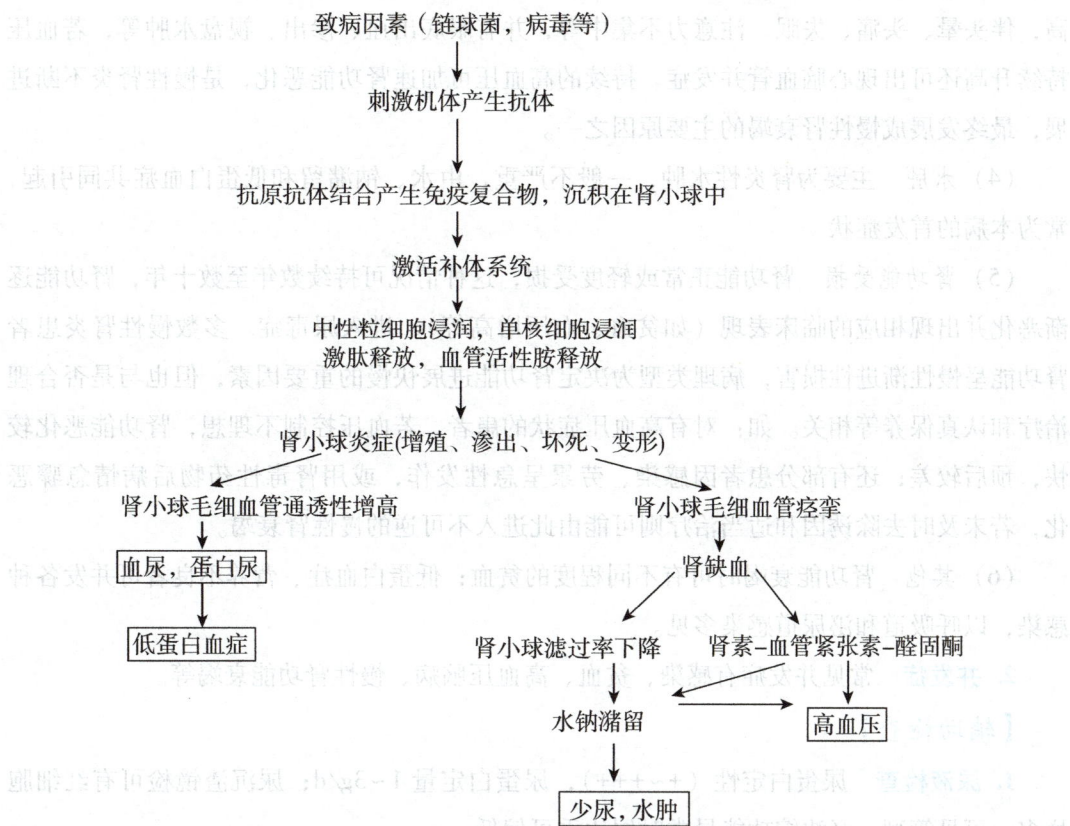

图 5-1　慢性肾炎发病机制示意图

2. 病理　慢性肾炎的常见病理类型有系膜增生性肾炎（包括 IgA 和非 IgA）、系膜毛细血管性肾炎、膜性肾病及局灶性节段性肾小球硬化等，晚期均进展成硬化性肾小球肾炎，病情不断恶化，最后进入尿毒症阶段。

【临床表现】

慢性肾炎的病理类型多且病程阶段不同，其临床表现可各不相同。多数慢性肾炎起病隐匿、缓慢，病情时轻时重，疾病早期可有乏力、疲倦、腰部疼痛、纳差等表现，有的患者可无临床症状。随着病情进展，肾功能可出现不同程度的损害，逐渐发展为慢性肾衰竭。

1. 症状及体征

（1）蛋白尿　蛋白尿是本病必有的表现，尿蛋白定量常在 $1\sim3g/d$。长期尿中丢失蛋白，可导致低蛋白血症和机体抵抗力下降。

（2）血尿　多为镜下血尿，偶可见肉眼血尿。

（3）高血压　肾衰竭时约 90% 患者有高血压，且主要为肾实质性高血压，与水钠潴留、血中肾素和血管紧张素的增加有关。部分患者表现为血压（尤其是舒张压）持续升

高，伴头晕、头痛、失眠、注意力不集中等，并有眼底出血、渗出、视盘水肿等，若血压持续升高还可出现心脑血管并发症。持续的高血压可加速肾功能恶化，是慢性肾炎不断进展，最终发展成慢性肾衰竭的主要原因之一。

（4）水肿　主要为肾炎性水肿，一般不严重，由水、钠潴留和低蛋白血症共同引起，常为本病的首发症状。

（5）肾功能受损　肾功能正常或轻度受损，这种情况可持续数年至数十年，肾功能逐渐恶化并出现相应的临床表现（如贫血、血压增高等），进入尿毒症。多数慢性肾炎患者肾功能呈慢性渐进性损害，病理类型为决定肾功能进展快慢的重要因素，但也与是否合理治疗和认真保养等相关。如：对有高血压症状的患者，若血压控制不理想，肾功能恶化较快，预后较差；还有部分患者因感染、劳累呈急性发作，或用肾毒性药物后病情急骤恶化，若未及时去除诱因和适当治疗则可能由此进入不可逆的慢性肾衰竭。

（6）其他　肾功能衰竭时可有不同程度的贫血；低蛋白血症、营养不良者可并发各种感染，以呼吸道和泌尿道感染多见。

2. 并发症　常见并发症有感染、贫血、高血压脑病、慢性肾功能衰竭等。

【辅助检查】

1. 尿液检查　尿蛋白定性（+～+++），尿蛋白定量 $1～3g/d$；尿沉渣镜检可有红细胞增多，可见管型；肾浓缩功能异常时尿比重可偏低。

2. 血液检查　肾功能减退的患者可有肾小球滤过率（GFR）下降，血肌酐（Scr）、血尿素氮（BUN）升高，可有不同程度的贫血；晚期还可出现低钙、高磷血症、酸中毒等。

3. 影像学检查　B超可见双肾可有结构紊乱、缩小等。

4. 肾组织活检　肾组织穿刺活检可以确定慢性肾炎的病理类型，对慢性肾炎的治疗及预后有重要意义。

【治疗要点】

慢性肾炎的治疗应以防止或延缓肾功能进行性衰退、改善或缓解临床症状、防治严重并发症为主要目的，而不以消除尿红细胞或轻微尿蛋白为目标。

基本治疗措施：①积极控制高血压和减少尿中蛋白，如适当限水、钠，合理应用利尿剂、血管紧张素转换酶抑制剂（ACEI）、钙通道阻滞剂（ARB）等；②限制食物中蛋白质和磷的摄入量；③应用血小板解聚药物，如双嘧达莫、阿司匹林等；④避免劳累、感染、妊娠和应用肾毒性强的药物，如抗真菌药、氨基糖苷类等，而加重肾损害。

【常见护理诊断及医护合作性问题】

1. 体液过多　与肾小球滤过率下降、水钠潴留、低蛋白血症有关。

2. 营养失调：低于机体需要量 与限制蛋白质摄入、低蛋白血症等有关。

3. 有感染的危险 与皮肤水肿、营养失调、机体防御能力降低有关。

4. 焦虑 与疾病的反复发作、预后不良有关。

5. 潜在并发症 感染、高血压脑病、慢性肾功能不全。

【护理措施】

1. 生活护理

（1）休息与活动 慢性肾炎患者应保证充分的休息，轻者可生活自理或从事轻工作，但避免劳累；明显水肿、血尿、持续性高血压或有进行性肾功能损害的患者应卧床休息。

（2）饮食护理 给予患者高热量、富含维生素、低脂、低磷、易消化的饮食，并适当限制水、钠和蛋白质的摄入。①水的摄入：明显水肿、高血压患者应限制水的摄入，按"量出为入"的原则补充。②钠的摄入：轻度水肿者应限盐（<3g/d），并限制摄入含钠量高的食物如发酵粉、汽水等，尽量不吃罐头及冷冻食品；中、重度水肿应给予无盐饮食。③蛋白质的摄入：低蛋白饮食是延缓肾功能损害发生进程的重要措施，应控制蛋白质的摄入，供给量为0.5~0.8g/（kg·d）。尽量选择优质动物蛋白，并适量补充必需氨基酸。优质蛋白质是指生物利用率高，各种氨基酸的比率符合人体蛋白质氨基酸的比率，产生代谢废物，如氨、尿素等少的蛋白质，又称高生物效价蛋白质，如鱼、蛋清、牛奶、牛肉、家禽、猪瘦肉等动物蛋白质。④保证热量的供给：低蛋白饮食的患者需提供足够的热量，一般为125.5~146.0kJ/（kg·d），主要由碳水化合物供给，还应补充各种维生素。

📚 **课堂互动**

常见含磷高的食物

常见的食物中，动物内脏、乳类及制品（如牛奶、奶酪、奶粉等）、坚果类（南瓜子仁、杏仁、西瓜子仁、松子、花生等）、蛋黄、海产品（如丁香鱼、扇贝、斑节对虾、海带、紫菜等）、干豆及豆制品、蘑菇、酵母、全谷类（糙米、全麦面包）、芝麻酱、巧克力、木耳、绿茶等食物含磷量均较高。采用低磷饮食者应避免摄入这些食物。某些食物在烹调前用沸水烫过，可去除部分磷。

2. 病情观察 密切观察生命体征，尤其是血压的变化，以防血压突然升高或持续高血压加重肾功能的损害；观察并记录水肿的消长情况，定期测量患者的体重、腹围等变化，了解有无胸水、腹水等；监测尿量的变化及肾功能，警惕肾衰竭的发生；及时发现皮肤、呼吸道、泌尿道等部位的感染征象。

3. 对症护理 水肿、高血压等的护理见本模块"项目一 泌尿系统疾病患者常见症状、体征及护理"。

4. 用药护理　向患者及家属介绍病情及用药情况，详细讲解各类药物的服用方法、意义、注意事项和药物可能的不良反应及表现，以取得患者配合。密切观察药物的使用效果和不良反应，及时通知医师做出相应处理，如使用利尿剂时可出现低钾、高钾、低钠血症等电解质紊乱和酸碱平衡紊乱等；血管紧张素转换酶抑制剂（如贝那普利）可能引起高钾血症、干咳、血管性水肿等不良反应；应用血小板解聚药时可出现出血倾向，应监测出凝血时间并观察患者有无出血表现；糖皮质激素及免疫抑制剂等可引起类库欣综合征、血压升高、血糖升高、消化性溃疡、骨质疏松、继发感染等；应用环磷酰胺时可有骨髓抑制、出血性膀胱炎等严重不良反应，尤应注意观察有无血尿等出血性膀胱炎的表现。

5. 心理护理　因本病病程迁延，反复发作，长期服药，疗效不佳，预后不良，患者常产生焦虑、恐惧和悲观的情绪。如有经济负担，进一步加重患者和家属的心理负担。护士应积极主动与患者沟通，鼓励其说出内心的感受，耐心解答患者的疑虑，做好心理疏导工作，以减轻患者的心理负担，提高对治疗的信心。

【健康教育】

1. 生活指导　指导患者生活中注意劳逸结合，多卧床休息，尤其要避免劳累。严格按饮食计划进餐，注意水、钠、蛋白质的合理摄入。

2. 疾病知识指导　告知患者及家属本病的病因复杂、起病缓慢或隐匿、病情迁延。避免引起肾功能急剧减退的诱因，如感染、持续高血压、使用肾毒性药物、劳累等，控制病情进展，延缓肾功能的进一步减退。指导患者遵医嘱坚持药物治疗，掌握观察药物的疗效及不良反应的方法。定时测量血压、体温、记录24h尿量，观察尿色和尿比重等。遇有少尿、无尿或脱水等情况，及时就医。

3. 妊娠指导　育龄期女性在血压和 BUN 正常时，可在专业医师指导下安全怀孕；如有高血压，且 BUN 较高时，则应注意避孕，必要时行人工流产。

4. 感染的预防及护理　保持环境清洁、空气新鲜，加强个人卫生，保持口腔和皮肤的清洁；注意防寒保暖，预防感冒；疾病流行季节避免去公共场所，一旦出现感染症状时及时就医。

复习思考

1. 慢性肾小球肾炎的临床表现。
2. 慢性肾小球肾炎的饮食原则。

项目三　肾病综合征患者的护理

【学习目标】

1. 掌握肾病综合征的临床表现特征、护理诊断、护理措施及健康教育。
2. 熟悉肾病综合征患者的病因、诱因及治疗要点。
3. 了解肾病综合征患者的发病机制及辅助检查。

案例导入

患者，男，38 岁。晨起眼睑浮肿，下午下肢肿胀半年。因发热、乏力、头昏、腰酸，双下肢水肿 1 周就诊。体检：T 38.5℃，P 110 次/分，R 24 次/分，BP 168/100mmHg。颜面、双下肢水肿明显，腹部移动性浊音阳性。尿常规：蛋白（++++），白细胞 1 个/HP，红细胞 2 个/HP，24h 蛋白定量 5.5g。血常规：RBC 3×10^{12}/L，Hb 80g/L，WBC 4.5×10^9/L，血浆白蛋白 < 25g/L，血清胆固醇 8.5mmol/L，甘油三酯 2.4mmol/L。

请思考：

1. 该患者有可能是什么疾病？和慢性肾小球肾炎有什么不同？
2. 你如何判断该患者的肾功能情况？
3. 考虑从哪几个方面拟定该患者的护理计划？

肾病综合征（nephrotic syndrome，NS）是由多种不同病理类型的肾小球疾病引起的具有以下共同临床表现的一组综合征：①尿蛋白 > 3.5g/d；②血浆白蛋白 < 30g/L；③水肿；④血脂升高。其中①②两项为诊断所必需。

【病因病理】

1. 病因　NS 可由多种肾小球疾病引起，其病因分为原发性和继发性两大类。①原发性：原发于肾小球本身的病变，如急性肾炎、急进性肾炎、慢性肾炎等。临床上约 2/3 的成人和 90% 的儿童均为原发性。②继发性：继发于过敏性紫癜、系统性红斑狼疮、糖尿病肾病等全身性或其他系统疾病。患者常因上呼吸道感染、受凉、过度疲劳等因素诱发而急性起病，少数患者可隐匿起病。

2. 病理　NS 从根本上讲属于免疫介导性炎症疾病。

（1）大量蛋白尿　由于免疫因素的作用，导致肾小球滤过膜屏障（电荷及孔径屏障）

损伤，大量蛋白从肾小球滤过膜滤出，这是本病的病变基础。

（2）低蛋白血症　原因：①大量白蛋白从尿中丢失，同时原尿中部分白蛋白在近曲小管上皮细胞中被分解（每日可达 10g）；②肝脏代偿性合成白蛋白不足；③胃肠道黏膜水肿导致饮食减退、蛋白质摄入不足、吸收不良。

（3）水肿　低白蛋白血症、血浆胶体渗透压下降，使水分从血管内进入组织间隙，是造成肾病综合征水肿的基本原因。

（4）高脂血症　肝脏合成脂蛋白增加和脂蛋白分解增强，其中后者可能是更为重要的因素。

【临床表现】

1. 症状及体征

（1）消化系统症状　患者可有食欲减退、恶心、呕吐、腹胀等表现。

（2）水肿　水肿是 NS 最常见、最突出的体征。表现为肾病性水肿的特点。

（3）血尿　部分患者有镜下血尿，甚至是肉眼血尿，如系膜增生性肾小球肾炎、系膜毛细血管性肾小球肾炎和局灶性节段性肾小球硬化等病理类型者多数有血尿。

（4）高血压　患者可有轻到中度的高血压，可随着水肿的消退逐渐降至正常。

2. 并发症

（1）感染　NS 患者常出现呼吸道、泌尿道、皮肤等的感染，是常见的并发症。感染的发生与蛋白质营养不良、免疫功能紊乱及应用糖皮质激素治疗有关。若感染治疗不及时或不彻底，易导致 NS 复发甚至造成死亡，是复发和疗效不佳的主要原因之一。

（2）血栓、栓塞　因血液浓缩（有效血容量减少）、高脂血症和应用利尿剂和糖皮质激素等因素，极易造成 NS 患者血液黏稠度增加而易于发生血栓、栓塞等并发症。其中以肾静脉血栓最为常见（发生率约 10%～50%，其中 3/4 病例因慢性形成，临床并无症状）；其他还可出现肺血管血栓、栓塞，下肢静脉、下腔静脉、冠状动脉血栓和脑血管血栓等。血栓、栓塞并发症是直接影响 NS 治疗效果和预后的重要原因。

（3）急性肾衰竭　NS 患者可因有效血容量不足而致肾血流量下降，诱发肾前性氮质血症，若积极扩容、利尿后可得到恢复。少数病例可出现急性肾衰竭，尤以微小病变型肾病者居多，发生多无明显诱因，表现为少尿甚或无尿，扩容利尿无效。其机制可能是肾间质高度水肿压迫肾小管及大量蛋白管型阻塞肾小管，导致肾小管腔内高压，肾小球滤过率骤然减少所致。

（4）蛋白质及脂肪代谢紊乱　长期大量蛋白尿可导致严重的负氮平衡和营养不良，引起患儿生长发育障碍；免疫球蛋白减少造成机体免疫力低下，易致感染；由于金属结合蛋白、维生素 D 结合蛋白减少及内分泌素结合蛋白不足，可分别导致铁、锌、铜缺乏；钙、磷代谢障碍及内分泌素紊乱（如低 T_3 综合征）等。高脂血症使血液黏稠度增加，促进了血栓、栓塞并发症的发生，还将增加心血管系统并发症，促进肾脏病变的慢性进展。

【辅助检查】

1. 尿液检查 24h 尿蛋白定量超过 3.5g。尿蛋白定性一般为+++~++++，尿中可有红细胞、管型等。

2. 血液检查 血浆清蛋白低于 30g/L，血中胆固醇、甘油三酯、低密度脂蛋白及极低密度脂蛋白增高，血 IgG 可降低。

3. 肾功能检查 肾衰竭时血 BUN、血 Cr 升高。

4. 肾B超检查 双肾正常或缩小。

5. 肾组织病理活检 可明确肾小球的病变类型，对指导治疗及明确预后具有重要意义。

【治疗要点】

治疗原则以抑制免疫与炎症反应为主，同时防治并发症。

1. 一般治疗 凡有严重水肿者需卧床休息，待水肿消退、一般情况好转后，可起床活动。饮食治疗见护理措施。

2. 对症治疗

（1）利尿消肿 常用噻嗪类利尿剂和保钾利尿剂作基础治疗，两者并用可提高利尿的效果，同时可减少钾代谢紊乱。常用氢氯噻嗪 25mg，每日 3 次口服；氨苯蝶啶 50mg，每日 3 次，或醛固酮拮抗剂螺内酯 20mg，每日 3 次口服。上述治疗无效时，改用渗透性利尿剂并用袢利尿剂（如呋塞米 20~120mg/d，或布美他尼 1~5mg/d，分次口服或静脉注射），可获良好效果。此外，静脉输注血浆或血浆白蛋白，可提高胶体渗透压，再加用袢利尿剂亦可起到良好的利尿作用。

（2）减少尿蛋白 应用血管紧张素转换酶抑制剂和钙通道拮抗剂等降压药，有效地控制高血压，达到不同程度减少尿蛋白的作用。如卡托普利 6.25~25mg，3 次/天；氨氯地平 5mg，1 次/天。

3. 抑制免疫与炎症反应

（1）糖皮质激素 抑制免疫与炎症反应，抑制醛固酮和抗利尿激素的分泌，影响肾小球基底膜通透性等综合作用而发挥其利尿、消除尿蛋白的疗效。使用原则和方法：①起始用量要足：如泼尼松初始量为 1mg/（kg·d），共服 8~12 周；②撤减药要慢：足量治疗后每 1~2 周减少原用量的 10%，当减至 20mg/d 左右时症状易反复，应更加缓慢减量；③维持用药要久：最后以最小有效剂量 10mg/d 作为维持量，再服半年至 1 年或更久。肾病综合征患者对激素治疗的反应可分为 3 种类型：激素敏感型即治疗 8 周内症状缓解；激素依赖型即药量减到一定程度即复发；激素抵抗型即对激素治疗无效。

（2）细胞毒药物 一般不首选或单独应用，用于"激素依赖型"或"激素抵抗型"

患者，配合激素治疗可提高缓解率。常用环磷酰胺（CTX）2mg/（kg·d），分1~2次口服，或隔日静脉注射200mg，总量达6~8g后停药。

（3）环孢素　用于激素及细胞毒药物无效的难治性肾病综合征。用法：5mg/（kg·d），分2次口服，2~3个月后减量，总疗程为6个月左右。

4. 并发症防治

（1）感染　用激素治疗时，不必预防性使用抗生素，因其不能预防感染，反而可能诱发真菌二重感染。一旦出现感染，应及时选用敏感、强效及无肾毒性的抗生素。根据病情，若严重感染难控制时应考虑减少或停用激素。

（2）血栓、栓塞　当血液出现高凝状态时应给予抗凝剂如肝素，并辅以血小板解聚药如双嘧达莫。一旦出现栓塞时，应及早给予尿激酶或链激酶溶栓，并配合应用抗凝药。溶栓、抗凝治疗时应避免药物过量导致出血。

（3）急性肾衰竭　利尿无效且达到透析指征时应进行血液透析等。

5. 中医药治疗　单纯中医、中药治疗，疗效较慢，一般主张与激素及细胞毒药物联合应用。不但可降尿蛋白，还可拮抗激素及细胞毒药物的不良反应。如雷公藤等。

课堂互动

肾病综合征的分型

肾病综合征患者对激素治疗的反应可分为三种类型：激素敏感型即治疗8周内肾病综合征缓解；激素依赖型即药量减到一定程度即复发；激素抵抗型即对激素治疗无效。

【常见护理诊断及医护合作性问题】

1. 体液过多　与低蛋白血症致血浆胶体渗透压下降等因素有关。

2. 营养失调：低于机体需要量　与大量蛋白质的丢失、胃肠黏膜水肿致蛋白质吸收障碍等因素有关。

3. 有感染的危险　与皮肤水肿，大量蛋白尿致机体营养不良，机体免疫功能低下有关。

4. 焦虑　与疾病造成的形象改变及病情复杂，易反复发作有关。

5. 潜在并发症　感染、栓塞、急性肾衰竭、心脑血管并发症。

【护理措施】

1. 生活护理

（1）休息与活动　卧床可增加肾血流量，使尿量增加。凡有严重水肿、低蛋白血症者需卧床休息。水肿消失、一般情况好转后，可起床活动。严重水肿伴胸腹腔积液，出现呼吸困难者应绝对卧床休息，取半坐卧位。卧床期间协助患者在床上作肢体的屈伸运动，以防深静脉血栓形成。病情缓解后，可协助患者逐渐增加活动量。老年患者为防体位性低血压，改变体位时宜缓慢。

（2）饮食护理　合理饮食能改善患者的营养状况，减轻肾脏负担，尤其是蛋白质的合理摄入甚为重要。患者宜给予高热量饮食，热量不少于 $126\sim147kJ$（$30\sim35kcal$）／（$kg\cdot d$），富含维生素、低脂、低胆固醇、低盐（<3g/d）、正常量优质蛋白 $0.8\sim1.0g$/（$kg\cdot d$）、易消化的饮食。为减轻高脂血症，应进富含多聚不饱和脂肪酸（如植物油、鱼油）及可溶性纤维（如燕麦、米糠及豆类）的饮食，少进或不进含饱和脂肪酸（动物油脂）的饮食。

2. 病情观察　监测生命体征、体重、腹围，出入量的变化及各种辅助检查结果。观察是否存在体温升高、咳嗽、咳痰、肺部湿啰音、尿路刺激征、皮肤破溃、化脓等征象；有无腰痛、下肢疼痛、胸痛、头痛等肾静脉、下肢静脉、冠状动脉及脑血管血栓等并发症的表现；有无肾衰竭及营养不良、内分泌紊乱及微量元素缺乏等。如有异常，应及时通知医师。

3. 对症护理

（1）水肿的护理　见本模块"项目一　泌尿系统疾病患者常见症状、体征及护理"。

（2）感染的预防及护理　维持清洁的病区环境，合适的病室温度和湿度，定时开窗通风换气，定期做好病室的空气消毒及用具消毒。加强生活护理，注意患者的个人卫生，协助患者做好全身皮肤、口腔黏膜的清洁护理，避免皮肤等组织损伤。限制探视和陪伴人员，尤其应避免接触上呼吸道感染等疾病者。嘱患者避免去人多聚集的公共场所。出现感染征象时，遵医嘱正确采集各种标本并送检，根据药敏试验使用有效且肾毒性小的抗生素，并观察疗效。

4. 用药护理

（1）糖皮质激素　长期大量服用糖皮质激素应密切观察其副作用。减少对胃黏膜的刺激，口服时应饭后服用。嘱患者勿自行减量或停用，以免引起反跳现象。

（2）细胞毒类药物　环磷酰胺的不良反应有骨髓抑制、中毒性肝炎、性腺抑制（尤其男性）、脱发及出血性膀胱炎等。使用时应注意观察其副作用，嘱患者多饮水，促进药物从尿中排出。为了预防出血性膀胱炎，环磷酰胺不宜在下午6时后使用，以免代谢产物存留于膀胱时间过长。

（3）利尿药物　观察利尿药的治疗效果及有无出现副作用，如脱水、低钾、高钾、低钠、低氯血症性碱中毒等。

（4）环孢素　用药期间需监测血药浓度，观察肝肾毒性、高血压、高尿酸血症、多毛和牙龈增生等不良反应。

（5）中药 雷公藤制剂可引起性腺抑制、肝肾损害及外周血白细胞减少等不良反应。

5. 心理护理 由于本病症状明显，病程长，病情反复发作，患者易出现焦虑、悲观、失望等负面情绪。护士应积极主动与患者沟通，鼓励患者说出内心的感受，对其提出的问题给予耐心解答。做好患者的疏导工作，与家属一道使患者保持良好的心态，提高治疗疾病的信心。

【健康教育】

1. 生活指导 注意休息，劳逸结合，避免受凉、感冒，避免劳累和剧烈体育运动；适量的肢体运动，以防血栓、栓塞等并发症的发生；有水肿时注意限水、盐，同时注意每日勿摄入过多蛋白质；乐观开朗，保持对疾病治疗的信心。

2. 疾病知识指导 向患者介绍有关疾病的基本知识，使其了解疾病的基本特点及控制方法；学会每天用浓缩晨尿自测尿蛋白；遵医嘱用药，不自行增、减剂量或停用激素，了解激素及细胞毒药物的常见副作用；定期门诊随访，密切监测肾功能的变化，育龄妇女坚持避孕。

3. 感染的预防指导 见"对症护理"。

复习思考

1. 肾病综合征患者必有何种表现？
2. 肾病综合征患者长期大量应用糖皮质激素后会出现哪些不良反应？

项目四　尿路感染患者的护理

【学习目标】

1. 掌握尿路感染的常见致病菌及感染途径、临床表现、护理措施及健康指导。尿细菌学检查的意义、尿培养标本留取的注意事项。
2. 熟悉尿路感染患者的治疗要点及易感因素。
3. 了解尿路感染的发病机制及辅助检查。

📚 案例导入

患者，女，25岁，已婚。因寒战、高热、全身酸痛、食欲减退3天，尿频、尿急、尿痛、腰痛1天就诊。体检：T 39.5℃，P 114次/分，R 32次/分，BP

100/68mmHg，肾区叩击痛。尿常规：脓细胞（+++），红细胞（+）。

请思考：

1. 该患者可能患什么疾病？

2. 如果你是当班护士，请问你该如何拟定护理计划？

尿路感染是各种病原微生物在尿路中生长、繁殖而引起的尿路感染性疾病，简称尿感。尿感多见于育龄期妇女（未婚者约1%~3%，已婚者约5%）、老年女性（约10%~12%）、免疫力低下及尿路畸形者。男女发病率比例约1:8，除非存在易感因素，成年男性极少发生尿路感染，50岁以后男性因前列腺肥大的发生率增高，尿感发生率约为7%。

【病因与发病机制】

1. 病因

（1）致病菌　尿感的致病菌最常见的是革兰阴性杆菌，其中以大肠埃希菌最多见，约占尿感的80%~90%，其他依次为变形杆菌、克雷白杆菌、产气杆菌等；约5%~10%的尿路感染由革兰阳性细菌引起，主要是粪链球菌和凝固酶阴性的葡萄球菌。结核分枝杆菌、真菌、衣原体等也可导致尿路感染。

（2）感染途径　①上行感染：细菌沿尿道上行至膀胱、输尿管及肾脏引起感染，是最常见的感染途径，约占尿感的95%。②血行感染：病原菌通过血液循环到达肾脏和尿路其他部位引起的感染，常见于金黄色葡萄球菌、沙门菌属、假单胞菌属和白色念珠菌属等，较少见，约占3%。③直接感染：泌尿系统周围器官、组织发生感染时，病原菌偶可直接侵入到泌尿系统导致感染，少见。④淋巴管感染：罕见。

2. 发病机制　细菌进入膀胱后，是否发生尿感主要取决于两大因素，即细菌的致病力（如细菌的数量、对尿路上皮细胞的吸附能力）和机体的防御能力。机体的防御能力主要包括：①正常情况下，如果尿路通畅，尿液可冲走大部分细菌；②尿道和膀胱黏膜有一定的抗菌能力；③尿液中尿素浓度高、渗透压高和pH值低等，不利于细菌生长；④男性前列腺分泌物中含有的抗菌成分等。

3. 易感因素　常见的易感因素有：①尿路梗阻和尿流不畅：尿路结石最多见，是最主要的易感因素，其他如尿路狭窄、肿瘤、畸形、前列腺增生、妊娠等；②膀胱-输尿管反流：因阻止尿液从膀胱输尿管口反流至输尿管的屏障功能或结构异常，尿液易从膀胱逆流到输尿管甚至肾盂；③机体免疫力低下：如长期使用免疫抑制剂、严重的慢性病等；④女性：女性的尿道较男性短、宽，且尿道口邻近肛门常被细菌污染；⑤医源性因素：应用尿道侵入性操作或器械检查，如导尿、膀胱镜检查等；⑥其他：性生活、月经、妊娠、应用杀精子避孕药物、妇科炎症、细菌性前列腺炎、遗传等。存在这些因素时，尿路的抵抗力减弱，易发生尿感。

【临床表现】

根据感染部位的不同尿感可分为上尿路感染（肾盂肾炎）和下尿路感染（膀胱炎）。肾盂肾炎、膀胱炎又有急性和慢性之分。据有无尿路功能或结构的异常，将尿感分为复杂性尿感（指伴有尿路引流不畅、结石、畸形、膀胱-输尿管反流等结构或功能的异常，或在慢性肾实质性疾病基础上发生的尿路感染）和非复杂性尿感。还可根据尿感时是否存在尿感症状分为症状性尿感和无症状性菌尿。

1. 症状及体征

（1）膀胱炎　膀胱炎占尿感的60%以上，主要表现为膀胱刺激征，一般无明显的全身感染症状，少数患者出现腰痛、低热或中等度发热。部分患者可迅速出现排尿困难，尿液常混浊，并有异味，约30%可出现血尿。

（2）急性肾盂肾炎　各年龄段均可发生，但育龄期女性最多见。通常起病较急，其临床表现与感染严重程度相关。①全身症状：发热（多超过38℃）、寒战、头痛、全身酸痛、恶心、呕吐等，部分患者出现革兰阴性杆菌败血症。②泌尿系症状：可有膀胱刺激征、排尿困难、下腹部疼痛、腰痛（多为钝痛或酸痛，程度轻重不一）等，也有部分患者膀胱刺激征不典型或缺如。③护理体检：常有心动过速和全身肌肉压痛，可有一侧或两侧肋脊角或输尿管点压痛和（或）肾区叩击痛。④尿液变化：尿液浑浊，可见脓尿和血尿。

（3）慢性肾盂肾炎　临床表现复杂，全身及泌尿系统局部表现均可不典型。一半以上患者可有急性肾盂肾炎病史，后出现程度不同的发热、间歇性尿频、排尿不适、腰部酸痛及肾小管功能受损表现（如夜尿增多、低比重尿等），严重时可发展为慢性肾衰竭。急性发作者症状明显，类似急性肾盂肾炎。

（4）无症状性菌尿　指患者有真性细菌尿，而无尿路感染的症状，又称隐匿型尿感，致病菌多为大肠埃希菌，可由症状性尿感演变而来。患者可长期无症状，尿常规可无明显异常，但尿培养有真性菌尿，也可在病程中出现急性尿路感染症状。多见于老年人和孕妇，孕妇约7%可发生无症状性细菌尿，如不治疗，约20%以后会发生急性肾盂肾炎。

2. 并发症　如能及时治疗，尿感并发症很少，但伴有糖尿病和（或）存在复杂因素的肾盂肾炎未及时治疗或治疗不当可出现。

（1）肾周围脓肿　原有症状加重，常出现明显的单侧腰痛，向健侧弯腰时疼痛可加剧，因严重肾盂肾炎直接扩展而致，患者多存在糖尿病、尿路结石等易感因素。

（2）肾乳头坏死　主要表现为寒战、高热、剧烈腰痛或腹痛和血尿等，如有坏死组织脱落从尿中排出，阻塞输尿管时可发生肾绞痛。

（3）其他并发症　可同时伴发革兰阴性杆菌败血症和（或）急性肾衰竭。

课堂互动

导尿等侵入性医疗操作和尿感的关系

在临床医疗护理行为中，一些侵入性操作如导尿或留置导尿管、膀胱镜等可致尿路黏膜损伤、并将细菌带入尿路，从而引发尿路感染。据称，严格无菌操作，单次导尿后，尿感的发生率约为1%~2%；留置导尿管1天，感染发生率可达50%以上；超过3天者，感染发生率可达90%以上。

【辅助检查】

1. 尿常规 镜检尿白细胞明显增多，尿白细胞>5个/HP，若见白细胞管型提示肾盂肾炎；红细胞也常增多，可见肉眼血尿，尿沉渣红细胞>3个/HP。尿蛋白阴性或微量。

2. 血常规 急性期白细胞计数和中性粒细胞比例升高。

3. 尿细菌学检查 是诊断尿感的主要依据。可采用清洁中段尿、导尿及膀胱穿刺做尿细菌培养，其中耻骨上膀胱穿刺尿细菌培养结果最可靠。菌落计数$\geq 10^5$/mL，为真性菌尿，可确诊尿路感染；如无尿路感染症状，需做两次中段尿细菌定量检查，培养菌落计数$\geq 10^5$/mL，且为同一菌种；如菌落计数$<10^4$/mL为污染，$10^4 \sim 10^5$/mL为可疑阳性，需复查或结合病情判断。

4. 影像学检查 为及时发现，可经外科手术纠正复杂的尿路等易感因素，可采用B超、X线腹平片、X线静脉肾盂造影（IVP）、排尿期膀胱输尿管反流造影等影像学检查。

课堂互动

IVP 的指征

女性IVP的指征为：①再发的尿感；②疑为复杂性尿感；③有肾盂肾炎的临床证据；④变形杆菌等少见细菌的感染；⑤妊娠期曾有无症状细菌尿或尿感者；⑥感染持续存在，对治疗反应差。

男性首次尿感应做IVP。尿感急性期不宜做IVP。

【治疗要点】

去除易患因素，多饮水，勤排尿，应用适量的抗生素治疗，是治愈本病的关键。在未有药物敏感试验结果时，选用对革兰阴性杆菌有效的抗菌药物，常用的有磺胺类（复方磺胺甲噁唑）或喹诺酮类（如氧氟沙星、环丙沙星）抗生素。同时临床可根据尿感部位和类型不同分别给予不同的治疗。

1. 急性膀胱炎 临床多给予复方磺胺甲噁唑（复方新诺明）2 片/次，2 次/日；或氧氟沙星 0.2 克/次，2 次/日，进行 3 天疗法。同时还可给予碳酸氢钠口服以碱化尿液，增强抗菌效果、缓解尿路刺激征。

2. 急性肾盂肾炎

（1）病情轻者同"急性膀胱炎"，若无效可据药敏试验结果选择敏感抗生素。

（2）病情较重者宜静脉或肌内注射抗菌药物，药敏结果出来前可暂时选择庆大霉素或妥布霉素或头孢唑啉钠，最后可据药敏试验结果合理选择抗生素。注射用药至患者退热 72h 后，改为口服有效抗生素，完成两周疗程。

（3）重症者宜静脉用药，药敏试验结果出来前常选用半合成的广谱青霉素、氨基糖甙类和第三代头孢菌素，并尽快做有关尿路影像学检查，以确定是否有复杂尿路。

3. 慢性尿路感染 最重要的治疗措施是寻找病因，去除易感因素，解除尿流不畅和尿路梗阻，提高机体免疫功能。急性发作时同急性尿感的处理，可按药物敏感试验结果同时选择 2 类药物联合应用，疗程适当延长，一般需用药 2～3 周，必要时采用中西医结合方法治疗。对再发性尿感，可采用低剂量长期抑菌疗法预防用药，如复方新诺明、诺氟沙星等任一种药的 1 次剂量，每晚排尿后睡前服用，疗程需长达 6～12 个月，才能有效防止再发。

4. 无症状性菌尿 对于非妊娠妇女的无症状细菌尿，一般不予治疗；孕妇、学龄前儿童、曾出现有症状感染者及肾移植、尿路梗阻和尿路有复杂情况的无症状性菌尿者应予治疗，治疗与一般尿路感染相同，选用肾毒性较小的抗菌药物，如青霉素类、头孢菌素类等。不宜用氯霉素、四环素、磺胺类。氨基糖苷类药物应慎用。

课堂互动

再发性尿路感染分类

（1）复发：治疗后症状消失，尿菌转阴后在 6 周内再出现菌尿，菌种与上次相同（菌种相同且为同一血清型）。复发多为肾盂肾炎者，特别是复杂性肾盂肾炎，在去除诱发因素（如结石、梗阻、尿路异常等）的基础上，应按药敏试验结果选择强有力的杀菌性抗生素，疗程不少于 6 周。反复发作者，给予长疗程低剂量抑菌疗法。

（2）重新感染：治疗后症状消失，尿菌阴性，但在停药 6 周后再次出现真性细菌尿，菌株与上次不同。多数病例有尿路感染症状，治疗方法与首次发作相同。

【常见护理诊断及医护合作性问题】

1. 排尿异常：尿频、尿急、尿痛 与尿路感染所致的膀胱刺激征有关。

2. 体温过高 与上尿路感染有关。

3. 知识缺乏 与缺乏有关饮食、用药的知识有关。

4. 焦虑 与尿频、尿急、尿痛及病情反复等有关。

【护理措施】

1. 生活护理

（1）环境与休息 保持病室环境清洁、安静，光线柔和，温湿度适宜，必要时床边加屏风，提供床旁小便器。急性发作期患者、急性肾盂肾炎和慢性肾盂肾炎急性发作第一周需适当卧床休息，慢性肾盂肾炎非发作期一般不宜劳累及从事重体力活动。帮助其采取合适的体位缓解疼痛，协助其完成各种日常生活活动，以减轻患者的不适感。各项护理操作最好能集中进行，且动作应轻柔。

（2）饮食护理 饮食原则为高热量、高维生素、营养丰富、清淡、易消化的食物，并注意多饮水、勤排尿，若无禁忌证，每天饮水量应超过2000mL，且应注意水量均匀分布于全天。必要时可通过静脉补液以增加尿量，达到冲洗尿路、促进细菌和炎症分泌物排泄的目的。

（3）皮肤护理 发热使患者出汗量增多，应及时更换衣物和床单、被褥等。内衣裤应为宽松、干净、吸汗且透气性好的棉质。保持会阴部皮肤的清洁、干爽。

2. 病情观察 注意观察患者尿频、尿急、尿痛的程度的改变、体温的变化、情绪的改变等，分析病情加重或减轻的原因，如患者精神紧张，膀胱刺激征等。对尿痛者可进行膀胱区热敷或按摩，若高热持续不退或体温继续升高，伴有腰痛加剧常提示肾周脓肿和肾乳头坏死等并发症，应及时报告医师并协助处理。

3. 对症护理

（1）高热 宜行物理降温，必要时给予药物降温；患者出汗较多时应注意皮肤护理，及时更换衣物及被褥等，以防受凉。

（2）疼痛 嘱患者卧床休息，采用屈曲位，尽量避免站立或坐立，以免肾脏下移被牵拉而加重疼痛。可采用局部按摩或热敷的方法缓解疼痛；也可根据患者的兴趣爱好，选择一定的活动，分散患者对疼痛的注意力，如听轻音乐、阅读小说、看电视等；针灸肾俞、三阴交等穴位亦可起到较好止痛作用。多关心患者，注意做好心理护理。

（3）膀胱刺激征 多饮水、勤排尿是减轻膀胱刺激征的重要措施，告诫患者憋尿会加重病情。同时应分散患者的注意力，解除患者紧张情绪，以缓解尿频和排尿不适感。尿失禁时，应采取积极措施，教患者正确使用会阴垫、集尿器等，鼓励患者，并做好局部皮肤护理。

4. 配合治疗的护理 尿感的主要治疗措施为一般治疗（如急性期适当休息，多饮水，勤排尿。发热者给予易消化、高热量、富含维生素饮食）和去除易感因素、根据药敏试验合理使用抗生素等。足量有效的抗生素抗感染治疗是治愈本病的关键。尿感常用的抗生素有磺胺类、喹诺酮类、半合成青霉素或头孢菌素类。

课堂互动

尿感时抗生素的用药原则：①选用致病菌敏感的抗生素。尿培养细菌学结果明确前，一般首选对革兰阴性杆菌有效的抗生素，尤其是首发尿感。治疗3天症状无改善，应按药敏结果调整用药。②急性膀胱炎应用在尿中浓度高的抗生素，肾盂肾炎应用在肾内浓度高的抗生素。③选用肾毒性小，副作用少的抗生素。④单一药物治疗失败、严重感染、混合感染、耐药菌株出现时应联合用药。⑤对不同类型的尿路感染给予不同治疗时间。

（1）用药护理 解释药物的作用、剂量、用法、疗程及注意事项；督促患者严格遵医嘱按时、按量、按疗程服药。磺胺类药物服用期间应多饮水，同时服用碳酸氢钠，碱化尿液，以增强疗效、减少磺胺结晶的形成堵塞肾小管；喹诺酮类药物有消化道反应、皮肤瘙痒，宜饭后服用；头孢菌素类药物应询问过敏史。

（2）尿细菌学检查的护理 向患者解释检查的意义和方法。做尿细菌定量培养时需注意：①在应用抗生素之前或停用抗生素5天后留取尿标本。②取清晨第一次（尿液在膀胱内停留4~6h或以上的尿液为佳）的清洁中段尿送检。③留取尿标本时，用清水充分清洗会阴部，再用灭菌水冲洗尿道口。若男性患者包皮过长，应将包皮翻开冲洗。女性患者留取时，注意避开月经期，防止阴道分泌物及经血混入；④留取标本时先排尿，将前段尿弃去，留取中段尿10mL，置于灭菌容器内；⑤尿标本应在1h内做细菌培养，或冷藏保存。

5. 心理护理 尿路感染时，患者常有尿频、尿急、尿痛等尿路刺激症状，往往会影响患者的工作、生活和休息，且本病易复发和重新感染，患者常产生紧张、焦虑甚至是自卑情绪。护士应关心患者，多向患者解释疾病有关知识，告之过分紧张可加重尿频，应尽量放松心情，以利康复。与患者进行语言和非语言的情感交流中，尊重、爱护患者，注意保护其隐私以赢得患者的信任。

【健康教育】

1. 疾病知识及预防指导 向患者及其家属讲解引起和加重尿路感染的相关因素，以减轻焦虑、紧张情绪。如指导患者从事一些感兴趣的活动，分散注意力，如听轻音乐、看电视等，以减轻其紧张、恐惧等不良心理反应。根据患者的排尿习惯选择合适的便器及排尿方式。积极治疗并去除易感因素，如尽量避免尿路侵入性器械检查；与性生活有关的反复发作者，性生活前后应排尿；有膀胱-输尿管反流者，养成"二次排尿"的习惯。避免憋尿，多饮水、勤排尿（每2~3h排尿1次）是最简便而有效的预防尿感的措施。对半年内发生2次以上重新感染者，可用长疗程低剂量抑菌治疗，即每晚临睡前排尿后服用小剂量抗生素1次，如复方磺胺甲噁唑1~2片或呋喃妥因50~100mg或氧氟沙星200mg，每7~10天更换药物一次，连用半年。

2. 生活卫生指导 帮助患者建立良好的卫生生活习惯，采取正确的外阴清洁方法，避免擦便纸污染尿道口，注意会阴部及肛周皮肤的清洁；女性月经期、妊娠期、产褥期应增加会阴清洗次数，女婴应特别注意尿布及会阴部卫生。平时生活注意劳逸结合，避免劳累，加强营养，积极锻炼身体，增强机体抵抗力。

3. 用药指导 严格遵医嘱用药，不随意停药或减量，定期复查，如有不适及时就医。

复习思考

1. 尿感的病因有哪些？
2. 尿感的感染途径？
3. 尿细菌学检查的结果对尿感患者的意义是什么？
4. 如何留取尿细菌学检查的标本？

项目五　慢性肾衰竭患者的护理

【学习目标】

1. 掌握慢性肾衰最常见的病因及诱因、身体评估、护理诊断、护理措施和健康指导。
2. 熟悉慢性肾衰的处理要点、最佳治疗手段及辅助检查。
3. 了解慢性肾衰的发病机制。

📖 案例导入

患者，男，33岁。头痛、头晕1年，伴心悸、乏力1周，鼻出血及牙龈出血半天急诊入院。查体：神志清楚，精神差，皮肤黏膜苍白，BP 180/112mmHg。血常规：Hb 60g/L，血小板140×10^9/L。尿常规：尿蛋白（+++），尿红细胞3~5个/HP。肾功能：BUN 40mmol/L，Scr 887μmol/L，Ccr 10mL/min。肾脏B超：双肾体积缩小，皮质变薄。

请思考：

1. 该患者可能患什么疾病？

2. 假如你是管床护士，如何拟定护理计划？

慢性肾衰竭（CRF）是指慢性肾脏病引起的肾小球滤过率下降及与此相关的代谢紊乱和临床症状组成的综合征，简称慢性肾衰。见于各种慢性肾病的晚期，为各种原发性和继发性慢性肾病持续发展的共同转归。各种原因引起的慢性肾脏结构和功能障碍（肾脏损伤病史>3个月），包括肾小球滤过率（GFR）正常和不正常的病理损伤、血液或尿液成分异常，以及影像学检查异常，或不明原因的 GFR 下降（GFR<60mL/min）超过3个月，称为慢性肾脏病（CKD）。

慢性肾脏病的防治已经成为世界各国所面临的重要公共卫生问题之一。据有关发达国家统计，近30年来慢性肾病的患病率呈上升趋势。我国慢性肾脏病的患病率约为8%～10%，近20年来慢性肾衰在人类主要死亡原因中占第五位至第九位，是人类生存的重要威胁之一。

【病因与发病机制】

1. 病因　任何能破坏肾脏正常结构和功能的泌尿系统疾病均可导致肾功能衰竭。在我国慢性肾衰的常见病因依次为：肾小球肾炎、糖尿病肾病、高血压肾病、多囊肾及梗阻性肾病等；国外则是：糖尿病肾病、高血压肾病、肾小球肾炎和多囊肾等。常见诱因：感染、血容量不足、肾毒性物质、尿路梗阻、高血压、心力衰竭、手术及创伤、水和电解质平衡失调、高蛋白饮食等。

2. 发病机制　肾功能不断恶化的机制尚未完全明了，认为主要和以下因素有关：①肾单位高灌注和高滤过状态；②肾单位高代谢；③肾组织上皮细胞表型转化的作用；④某些细胞因子-生长因子的作用；⑤其他如细胞凋亡增多，醛固酮过多等。而尿毒症症状的发生机制，目前一般认为主要与尿毒症毒素的毒性作用、肾衰时肾脏分泌的多种体液因子（如红细胞生成素、骨化三醇）缺乏或某些营养素（如蛋白质和某些氨基酸、热量、水溶性维生素和微量元素铁、锌、硒等）的缺乏和不能有效利用等有关。

【临床表现】

我国将慢性肾衰竭分为四个阶段：①肾功能代偿期；②肾功能失代偿期；③肾功能衰竭期（尿毒症前期）；④尿毒症期。慢性肾衰的病情所处的阶段不同，症状的轻重不一，其临床表现也各不相同，各期特点及比较见表5-1。

表 5-1 慢性肾功能衰竭分期

肾衰分期	肌酐清除率（mL/min）	血肌酐（μmol/L）	临床表现
肾功能代偿期	50~80	133~177	无肾功能不全症状
肾功能失代偿期	20~50	186~442	可有轻度贫血、多尿和夜尿增多
肾功能衰竭期	10~20	451~707	贫血明显及水电解质失调，出现消化道、心血管和中枢神经系统的症状
尿毒症期	<10	≥707	各系统症状和血生化异常明显

肾衰早期，患者可无明显临床症状，仅表现为基础疾病的症状。晚期患者常有氮质血症，常出现水、电解质和酸碱失衡（如水肿或脱水、血清电解质增高或降低、代谢性酸中毒等）及各系统功能失调的表现。具体症状和体征如下：

1. 症状

（1）消化系统　食欲不振是本病最早最常见的表现。恶心、呕吐、口腔有尿素味是其主要表现；腹胀、腹泻、口腔溃疡及消化道出血也较常见，多与体内毒素刺激胃肠黏膜，引起胃黏膜糜烂或消化性溃疡有关。

（2）心血管系统　患者常死于心血管系统病变。

1）高血压：于水钠潴留及肾素活性增高，大部分患者存在不同程度的高血压，少数发生恶性高血压。

2）心力衰竭：是常见死亡原因之一，主要与水钠潴留及高血压有关，部分患者亦与尿毒症心肌病有关。

3）心包炎：见于尿毒症终末期或透析不充分者，表现与一般心包炎相同，但心包积液多为血性，可能与毛细血管破裂有关，严重者可出现心脏压塞。

4）动脉粥样硬化：患者常有高甘油三酯血症及轻度胆固醇升高，其动脉粥样硬化发展迅速，是慢性肾衰主要死亡原因之一。

（3）血液系统

1）贫血：肾衰竭患者常有轻到中度的贫血，是尿毒症患者必有的症状。主要原因为肾脏内分泌功能障碍而致促红细胞生成素（EPO）生成减少，故又称为肾性贫血。若同时有铁摄入不足、失血、体内叶酸和蛋白质缺乏及血中有抑制血细胞生成的物质等，可使贫血程度加重。

2）出血倾向：晚期 CRF 患者由于血小板功能降低、凝血因子Ⅷ缺乏，多有出血倾向。轻者可出现皮下或黏膜出血点、瘀斑、鼻出血或月经过多等；重者可发生胃肠道出血、脑出血等。

3）白细胞异常：中性粒细胞趋化、吞噬和杀菌的能力减弱，易发生感染。部分患者白细胞计数可减少。

（4）呼吸系统 代谢产物潴留可引起尿毒症性支气管炎、肺炎、胸膜炎等。出现酸中毒时可有深而大的呼吸。

（5）神经肌肉系统 早期患者常有疲乏、失眠、注意力不集中等精神症状，后期出现性格改变、抑郁、记忆力下降、谵妄、幻觉及昏迷等。晚期患者常有周围神经病变，感觉神经障碍更为显著，最常见的是肢端袜套样分布的感觉丧失，也可有肢体麻木、烧灼感或疼痛感、深反射迟钝或消失及肌无力等，以下肢多见。

（6）皮肤症状 皮肤瘙痒是常见症状。患者面色萎黄、浮肿、无光泽，色素沉着，呈"尿毒症"面容，与贫血、尿素霜沉积有关。

（7）肾性骨营养不良 又称肾性骨病。可出现纤维囊性骨炎、尿毒症骨软化症、骨质疏松症和骨硬化症。肾性骨病的发生与活性维生素 D_3 不足、继发性甲状旁腺功能亢进等有关。

（8）内分泌失调 患者性激素分泌失常，常有性功能障碍，男性患者出现阳痿等；女性患者可出现闭经、不孕等。

（9）继发感染 继发感染是慢性肾衰患者的主要死亡原因之一，与机体免疫功能低下、白细胞功能异常等因素有关。肺部感染和尿路感染较常见。

（10）代谢紊乱 可有糖耐量异常、脂代谢异常、负氮平衡等；还引起水、电解质和酸碱平衡失调，如高钠或低钠血症、水肿或脱水、高钾或低钾血症、低钙、高磷血症、代谢性酸中毒等。

2. 体征 慢性肾衰竭患者的体征通常为全身性的，可有水肿、高血压、贫血面容、皮肤瘀点或瘀斑；心率增快、肺底湿啰音、肝大、颈静脉怒张等心力衰竭征象；神经反射异常；肾区叩击痛等。

【辅助检查】

1. 尿液检查 尿比重降低而固定在 $1.010\sim1.012$，尿沉渣中有红细胞、白细胞、颗粒管型、蜡样管型等。

2. 血液检查 血常规检查红细胞计数下降，血红蛋白浓度降低；肾功能检查时内生肌酐清除率（Ccr）降低，血肌酐（Scr）增高，血尿素氮增高；血清电解质检查可出现高钠或低钠血症、高钾或低钾血症、低钙血症、高磷血症、高镁血症等；血气分析常有代谢性酸中毒等。

3. 影像学检查 B超或X线检查可见双肾缩小。

【治疗要点】

慢性肾衰竭的治疗应据病情所处阶段确定合理的措施。加强早中期 CRF 的防治，是临床的重要问题。应提高对 CRF 的警觉，及时有效的治疗已有的肾脏疾患和（或）糖尿病、高血压病等可能引起肾损害的疾患。

1. 轻、中度 CRF 应及时治疗，延缓、停止或逆转 CRF 的进展，防止尿毒症的发生。

（1）基本对策 ①坚持病因治疗：如对高血压病、糖尿病肾病、肾小球肾炎等，坚持长期合理治疗。②避免或消除 CRF 急剧恶化的危险因素。③阻断或抑制肾单位损害渐进性发展的各种途径，保护健存肾单位。

（2）防治措施 ①及时、有效地控制高血压；②ACEI 和 ARB 的合理使用；③严格控制血糖；④控制尿蛋白；⑤限制饮食中蛋白、磷的摄入；⑥积极纠正贫血、减少尿毒症毒素蓄积、应用他汀类降脂药、戒烟等。

2. CRF 的药物治疗 主要包括：①纠正酸中毒和水、电解质紊乱，如口服或静脉应用碳酸氢钠、呋塞米、适当限水和盐，限制食物及药物中钾的摄入，防治高钾血症等。②及时、合理的治疗高血压，如合理应用 ACEI、钙通道拮抗剂、袢利尿剂、β-受体阻滞剂等。③对症支持治疗，如应用重组人红细胞生成素治疗贫血；应用钙剂和骨化三醇等治疗低钙血症、高磷血症和肾性骨病；防治感染；积极控制高脂血症；口服氧化淀粉或活性炭制剂、大黄制剂或甘露醇等吸附疗法和导泻疗法，从胃肠道途径增加尿毒症毒素的排出等。

3. 尿毒症 尿毒症则须替代治疗如血液透析、腹膜透析、肾移植等，以维持患者的生命。成功的肾移植能够恢复正常的肾功能（包括内分泌和代谢功能），可使患者完全康复，是肾衰竭的最佳治疗手段。

【常见护理诊断及医护合作性问题】

1. 营养失调：低于机体需要量 与长期限制蛋白质摄入、消化功能紊乱、水、电解质紊乱及贫血有关。

2. 活动无耐力 与心脏病变、贫血、水电解质和酸碱平衡失调有关。

3. 体液过多 与肾小球滤过功能降低导致水钠潴留有关。

4. 有感染的危险 与机体免疫功能低下、白细胞功能异常及透析有关。

5. 绝望 与病情危重、不断进展及预后差有关。

6. 有皮肤完整性受损的危险 与水肿、皮肤瘙痒、机体营养状况差及抵抗力低下等因素有关。

【护理措施】

1. 生活护理

（1）休息与活动 患者应多休息，尤其要注意增加卧床休息的时间，避免劳累。①症状不明显，病情稳定者，可在护理人员或亲属的陪伴下适当活动。活动以患者不感到疲劳、胸痛、呼吸困难、头晕为度。②病情较重、症状明显者应绝对卧床休息，护士应协助其做好日常生活护理。意识不清者，应加强安全护理，如加床栏防止患者坠床等。③长期卧床患者，应定时为患者翻身和做被动肢体活动，防止压疮或肌肉萎缩。护士还应注意护理操作应尽可能集中进行，以免过多打扰患者，并减少探视。

（2）饮食护理 提供整洁、舒适的就餐环境。加强口腔护理，进餐前最好休息片刻，以增进患者的食欲。在不影响病情的前提下，多征求患者意见，为患者提供其喜爱的、色、香、味俱佳的食物，并注意少量多餐。饮食原则是优质低蛋白质、低磷、低脂、高热量、高维生素、易消化。

1）蛋白质：根据患者肾小球滤过率来限制蛋白质的摄入量：①GRF<50mL/min 时，在高热量的前提下，应限制蛋白质的摄入，蛋白质的摄入量 0.6~0.8g/（kg·d），以保证基本生理需要，维持身体的氮平衡。其中 60% 以上必须是优质的动物蛋白质。②GRF 在 50~20mL/min 时，可给予 40g/d 或 0.7g/（kg·d）的优质蛋白质。③GRF 在 10~20mL/min 时，可给予 35g/d 或 0.6g/（kg·d）的优质蛋白。④GRF 在 5~10mL/min 时，给予 25g/d 或 0.4g/（kg·d）的优质蛋白。⑤GRF<5mL/min 时，摄入优质蛋白的量应限制在 20g/d 或 0.3g/（kg·d）以下，并尽量减少植物蛋白的摄入。如避免食用植物蛋白丰富的食物，如花生、豆类及制品，米、面中的植物蛋白也应设法除去，可采用麦淀粉作为主食。此时患者需静脉输入必需氨基酸。

2）热量：供给患者充足的热量，减少体内蛋白质消耗。每天应供给热量为 125.6~146.5kJ/kg（30~35kcal/kg），主要由糖类和脂肪供给。如感饥饿，可食用甜薯、芋头、马铃薯、苹果等。

3）维生素：食物应富含 B 族维生素、维生素 C 和叶酸。

4）水和盐类：为防止出现水钠潴留，需适当限制水、钠摄入量，一般钠摄入量应不超过 3g/d，水按"量出为入"的原则补充。有明显水肿、高血压者，钠摄入量一般说来 2~3g/d，严重病例应限制为 1~2g/d。CRF 应限制含磷高的食物，每日进食磷 400~600mg；有高钾血症时，限制含钾高的食物；低钙血症者，应进食富含钙的食物。

📚 **课堂互动**

常见含钾高的食物

常见含钾高的食物及其钾的含量（mg/100g）。

1. 蔬菜类：南瓜（445）、苦苣菜（350）、韭菜（241）、藕（293）、青萝卜（248）；莴笋叶、空心菜、甘蓝、芥蓝等的含钾量超过 300；娃娃菜、花椰菜等含钾量超过 200。

2. 菌藻类：此类食物钾含量都比较高，如白蘑菇（350），干制的香菇、茶树菇、海带、木耳等含钾量可达 700~3000。

3. 水果类：水果类食物中的钾含量普遍较蔬菜类低，常见含钾高的有：樱桃、番茄（262）、榴梿（261）、酸木瓜（260）、香蕉（208）。

4. 干果类：此类食物中的钾含量相对较高，如无花果干（898）、桂圆（891）、干小枣（486）。

（3）皮肤护理 保持病床单位整洁，嘱患者穿着宽松、柔软、透气的棉质衣物，以减少对皮肤的不良刺激；皮肤瘙痒时切勿用力搔抓，以免被抓破或擦伤而引起皮肤感染，并协助患者修剪指（趾）甲，可酌情应用止痒剂。保持皮肤的清洁干燥，忌用肥皂或其他刺激性液体洗浴。长期卧床的患者还应预防压疮。

（4）口腔护理 唾液中的尿素可引起口角炎及腮腺炎，协助做好口腔护理，保持口腔清洁、舒适，增进食欲。

2. 病情观察 严密监测患者生命体征、意识状态；准确记录24h出入液量；如短期内体重迅速增加、血压升高、意识改变及心率加快等，则可能为液体量过多；有无电解质代谢紊乱和代谢性酸中毒表现；有无感染的征象等；发现异常，及时和医师联系。

3. 对症护理

（1）代谢性酸中毒的护理 加强观察代谢性酸中毒的症状，如乏力、纳差、恶心、呕吐、深大呼吸、心律失常、血压降低、嗜睡、甚至休克和昏迷等；酸中毒时，一般患者口服补充碳酸氢钠即可，严重时可静脉输入。静脉输液时注意控制滴数，观察患者的呼吸形态有无改变，要防止碳酸氢钠输入总量过多、过快。在纠正酸中毒的同时还应注意维持水、电解质的平衡，遵医嘱补钙，以防低钙血症引起手足抽搐。

（2）高血压的护理 据病情限制水和盐的摄入，首选 ACEI 类降压药。

（3）肾性贫血的护理 活动无耐力时，嘱患者多休息，如出现呼吸困难、心慌、气促等，立即协助患者取舒适的半卧位，并予以氧气吸入。EPO 是治疗肾性贫血的特效药，遵医嘱皮下注射促红细胞生成素，并注意补充铁剂和叶酸等。

4. 用药护理 遵医嘱用药，密切观察药物疗效及不良反应。应用利尿剂时应重点观察用药后水和钾的平衡；使用促红细胞生成素纠正贫血时，观察患者用药后有无头痛、高血压、癫痫发作等不良反应，定期查血常规；使用骨化三醇治疗肾性骨病时，要监测血钙、血磷浓度；必需氨基酸疗法，宜口服给药，若需静脉输入，应注意控制输液速度，以免引起或加重恶心、呕吐等不良反应。切忌在氨基酸内添加其他药物，以免发生不良反应。

5. 心理护理 慢性肾衰竭患者因预后不佳，治疗费用昂贵，患者及家属心理压力和经济压力都很大，尤其是需要进行长期透析或做肾移植手术时，可出现抑郁、恐惧、悲观和绝望等不良情绪。护士应给予患者高度的同情，主动向患者及家属解释疾病有关知识，耐心解答患者的疑虑。如条件许可，可组织病情相似的患者集中交流，做好心理疏导，使患者能正确对待疾病，保持乐观的情绪，树立信心，积极配合治疗和护理。

【健康教育】

1. 疾病知识指导　告知患者CRF病程渐进性发展的危险因素，包括高血糖控制不满意、高血压、蛋白尿（包括微量白蛋白尿）、低蛋白血症、吸烟等。急性肾功能恶化的危险因素主要有：①累及肾脏的疾病复发或加重；②血容量不足；③肾脏局部血供急剧减少；④严重高血压未能控制；⑤肾毒性药物；⑥泌尿道梗阻；⑦严重感染等。在上述因素中，因血容量不足或肾脏局部血供急剧减少致残余肾单位低灌注、低滤过状态，是导致肾功能急剧恶化的主要原因之一。

2. 配合治疗、护理的指导　嘱患者遵医嘱用药，避免使用肾毒性较大的药物，如氨基糖苷类抗生素、抗真菌药等。定期复查肾功能、血清电解质，记录每日尿量、血压、体重。输液时应注意保护血管，尽量保留前臂、肘部的大静脉，以备用于血液透析治疗。已行血液透析治疗者，应有计划的使用血管，并注意保护好动-静脉瘘管。行腹膜透析者，保护好腹膜透析管道。

3. 饮食指导　强调合理饮食对本病的重要性，严格遵循饮食治疗的原则，尤其是蛋白质的合理摄入和适当限制水、钠的摄入。注意劳逸结合，根据病情和活动耐力适当活动，避免劳累和重体力活动。

4. 感染的预防指导　指导患者注意个人卫生，早晚刷牙，勤漱口，勤洗澡、勤换内衣、勤剪指（趾）甲，保持皮肤、会阴部的清洁；注意保暖、防寒，避免呼吸道感染。

复习思考

1. 慢性肾衰的最常见原因是什么？
2. 慢性肾衰的主要临床表现有哪些？
3. 慢性肾衰患者的饮食原则有哪些？

项目六　泌尿系统常用诊疗技术与护理

【学习目标】

1. 掌握血液透析、腹膜透析及肾穿刺术的适应证和禁忌证。
2. 熟悉血液透析、腹膜透析及肾穿刺术术前患者的准备及操作后护理。
3. 了解了解血液透析、腹膜透析及肾穿刺术的操作过程及护理。

一、血液透析术的护理

血液透析（HD）简称血透，是临床最常用的血液净化技术。其工作原理是在患者的血液与透析液之间隔一半透膜，利用半透膜的弥散、渗透和超滤作用，使血液中的代谢产物和过多的电解质弥散到透析液中，透析液中的碳酸氢钠等物质弥散到血液中，而血液内的水因渗透和超滤作用向透析液单向渗流，从而达到去除体内过多的水分，清除血液中的有害物质，纠正体内电解质紊乱，维持酸碱平衡的目的。血液透析技术是维持急、慢性肾功能衰竭患者生命的重要手段之一。

【适应证及禁忌证】

1. 适应证　各种原因引起的急性肾衰竭、慢性肾衰竭、急性药物和毒物中毒、常规方法治疗效果不佳的严重水、电解质及酸碱失衡。

2. 禁忌证　严重休克或低血压、心肌梗死、心力衰竭、心律失常、严重出血或感染、恶性肿瘤晚期、极度衰竭及精神病不合作者等，均不宜作血液透析。

【操作前准备】

1. 核对医嘱　检查医嘱、患者采取的诊疗项目及具体实施方案。

2. 用物准备

（1）透析设备准备　透析设备包括血液透析机、透析液、透析供水系统、透析管道和穿刺针，其连接见图5-2。其中透析器是物质交换的场所。透析机可控制透析液的流量、温度、脱水量、血液的流量等，并具有体外循环的各种监护系统。使用前应先检查机器运转是否正常、透析管道连接、透析器等是否完好及消毒日期是否在可用范围。

（2）透析药品准备　透析用药包括生理盐水、肝素、5%碳酸氢钠、急救用药、高渗葡萄糖注射液、10%葡萄糖酸钙、地塞米松及透析液（分为醋酸盐和碳酸氢盐两类）等。

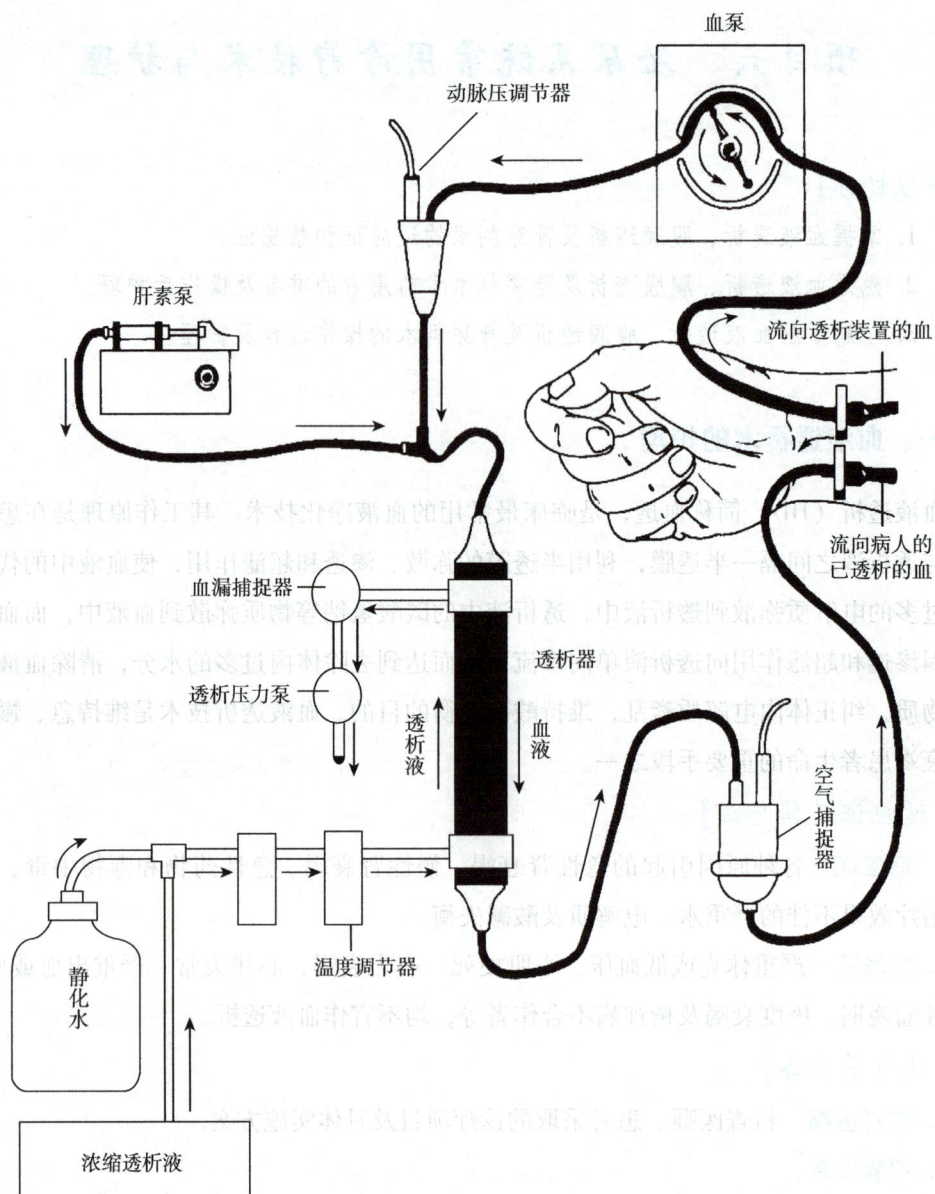

图 5-2　血液透析设备示意图

3. 操作者准备　操作者洗手，穿衣，戴口罩、帽子。

4. 患者准备　患者准备包括建立心理准备、检查准备及血液通路。

（1）心理准备　对第一次施行血液透析者，应详细解释透析的目的、操作过程及手术和透析配合等，以缓解患者的恐惧感。

（2）检查准备　抽血检查肾功能及电解质等，并测量体重、生命体征。

（3）建立血液通路　血液通路即血液从人体内引出至透析器，再返回到体内的通道，是进行血液透析治疗的必备条件。血液通路的种类有永久性的血液通路（代表性的如：动-静脉内瘘）和临时性血液通路（如：动-静脉外瘘、人工血管和导管等）之分。

1）动-静脉内瘘（AVF）：是维持性血液透析患者首选的血管通路，AVF 成熟后其使用寿命最长且并发症最少，被视为血液透析患者的生命线。常用内瘘是将前腕末端的桡动脉与头静脉作直接吻合，如此可形成两股血流，一股在吻合处的近心端，另一股在吻合处的远心端。这样，动脉中的高压力血流就转向阻力较小的静脉血管，使得吻合的静脉动脉化而慢慢膨大起来，形成皮下动-静脉内瘘（如图 5-3）。内瘘成熟后方能使用。内瘘如保护得当，可长期反复使用。

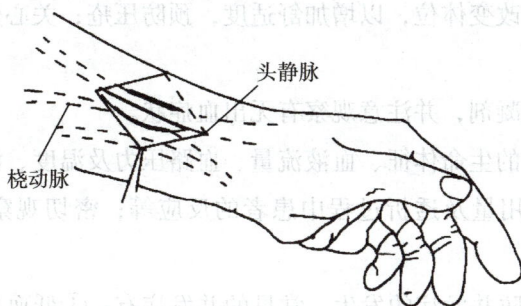

图 5-3 动-静脉内瘘示意图

2）动-静脉外瘘：主要用于急诊患者的短期透析。通常是切开前臂的桡动脉和头静脉并分别插管，在皮肤外将两者用硅胶管连接成"U"字形，形成动静脉体外分流（如图 5-4）。优点是手术简单，术后能立即使用，血流大而稳定。缺点是血管结扎时对血管有一定损伤，导管易滑脱、出血，血压下降时易闭塞，出口部位易发生感染。

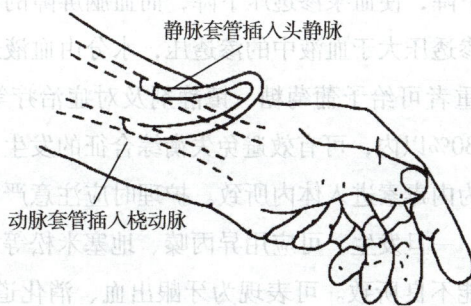

图 5-4 动-静脉外瘘示意图

5. 透析设备准备

【操作过程及护理】

1. 操作前护理

（1）核对患者姓名、测体重、生命体征及问尿量等

（2）协助患者采取坐位或者平卧位。

（3）铺无菌盘、准备穿刺用肝素等。按无菌方法消毒瘘管处，在距吻合口3cm以上处进行穿刺，静脉针和动脉针应相距5cm以上。每次更换穿刺部位，避免定点穿刺，以免形成假性动脉瘤及血栓。

（4）检查管路、透析器的完好性。打开水、电及透析机开关，将动静脉瘘打开，接透析器，再将血液和透析液分别引入透析器中由半透膜隔开的血区和透析液区，让两者紧贴半透膜，通过广阔的接触面发生弥散和渗透，起到血液净化的作用。

2. 操作中护理

（1）定期帮助患者改变体位，以增加舒适度，预防压疮；关心爱护患者，给患者以心理支持。

（2）遵医嘱使用抗凝剂，并注意观察有无出血症状。

（3）定时检测患者的生命体征、血液流量、血路压力及温度、浓度等指标；记录透析时间、脱水量、抗凝剂用量及透析过程中患者的反应等；密切观察并处理机器的报警及故障。

（4）严密观察并预防并发症的发生。常见的并发症有：①低血压：是常见的并发症之一。低血压时患者可出现恶心、呕吐、胸闷、面色苍白、出汗、意识改变等表现，可能与脱水过快、心源性休克、过敏反应等有关。一旦发生，立即减慢速度，协助患者平卧、抬高床尾、吸氧，静脉注射10%氯化钠10~20mL或50%葡萄糖40~60mL，必要时输新鲜全血或使用升压药，同时监测血压，若血压不升，应停止透析。②失衡综合征：开始透析时患者出现头痛、恶心呕吐、高血压、抽搐、昏迷等，易发生在严重高尿素氮血症的患者。主要是由于血透后血液中的毒素迅速下降，使血浆渗透压下降，而血脑屏障的存在使脑脊液中的毒素下降缓慢，以致脑脊液中的渗透压大于血液中的渗透压，水分由血液进入脑脊液中形成脑水肿所致。轻者可不予处理，重者可给予葡萄糖、镇静剂及对症治疗等。若首次透析时间小于3h，尿素氮的下降限制在30%以内，可有效避免失衡综合征的发生。③致热源反应：患者出现寒战、发热等反应，多为内毒素进入体内所致。护理时应注意严格遵守无菌操作，做好透析管道、透析器的消毒等。一旦发生，可应用异丙嗪、地塞米松等。④出血：多为肝素应用不当，高血压、血小板功能不良所致。可表现为牙龈出血、消化道出血、甚至颅内出血等。应加强观察，并注意减少肝素的用量、静脉注射鱼精蛋白中和肝素，或改用无抗凝剂透析等。⑤过敏反应、心绞痛、心律失常、栓塞、溶血等。

【操作后护理】

1. 透析针拔出后应按压至少10min，如果是人工血管则按压30min以上，以防穿刺处出血；穿刺处消毒后覆盖无菌纱布，并保持局部清洁干燥，预防感染。

2. 准确测量生命体征、体重、血肌酐、尿素氮、电解质等，观察有无并发症发生。

3. 透析后 8h 内避免在穿刺部位作静脉穿刺、侵入性检查、手术、测血压等；严禁热敷，以防出血。

4. 给患者提供高热量（至少每千克体重 125.5kJ/d）、高维生素、低盐、低钾、清淡、易消化的饮食，并注意蛋白质的摄入，供给量为 1.0~1.2g/（kg·d），其中 60% 以上应为优质动物蛋白质，脂肪供能占 30%~40%，其余由碳水水化合物供给。透析期间应限制入水量，无尿患者每日摄入液量约为 1000mL，体重增长不宜超过 0.5kg。

5. 消毒器械，并作好其他处理。

二、腹膜透析术的护理

腹膜透析（PD）简称腹透，是一种向患者腹腔内输入透析液，利用患者腹膜作为透析膜，借助重力作用，使体内潴留的水、电解质与代谢废物经超滤和渗透作用进入腹腔，而透析液中的某些物质经毛细血管进入血液循环补充体内需要，以达到清除体内代谢产物和多余水分目的的血液净化方法。腹膜透析法包括间歇性腹膜透析（IPD）、持续性非卧床性腹膜透析（CAPD）、持续循环式腹膜透析等。

【适应证及禁忌证】

1. 适应证 同血液透析。

2. 禁忌证 腹膜炎、腹膜广泛粘连、腹部大手术后、结肠造瘘或粪瘘、腹壁广泛感染或蜂窝织炎、腹腔内恶性肿瘤、膈疝、严重肺部疾病伴呼吸困难者、妊娠及糖尿病等都不宜行腹膜透析治疗。

【操作前准备】

1. 核对医嘱 检查医嘱、患者采取的诊疗项目及具体实施方案。

2. 用物准备 腹透管、透析液、透析用药、穿刺插管或手术切开包、急救用药等。

3. 操作者准备 操作者洗手，穿衣，戴口罩、帽子。

4. 患者准备

（1）向患者及家属说明腹膜透析的目的、过程和防止透析反应的措施，以消除患者的恐惧和紧张心理.

（2）测量体重、脉搏、血压，了解患者的心、肺、肝功能等.

（3）备皮（下腹部及会阴部），作普鲁卡因皮试.

（4）术前禁食，排空膀胱、灌肠、排便，减少腹胀和（或）膀胱直肠损伤。

【操作过程及护理】

1. 操作者戴无菌手套，做腹腔插管（在成人脐下中上 1/3 交界处，通过手术将小号硅化塑料管的一端放入腹腔最低处的膀胱直肠窝内，另一端通过皮下隧道引出），以备透析。透析过程中要严格无菌操作。

2. 消毒导管接口，连接好透析管、透析液袋，抬高透析袋，使透析液在 10min 内流入腹腔，然后夹紧管口，1h 后将透析袋放于低于腹腔位置，使腹腔内透析液引流出（图 5-5），如此周而复始，一般可灌入透析液 10000~12000mL/d。

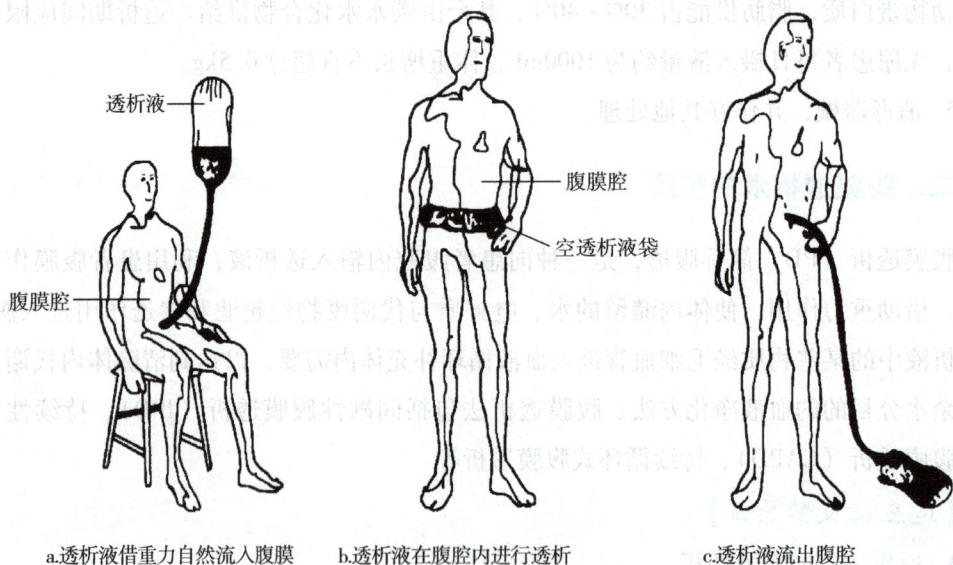

透析液

腹膜腔

腹膜腔

空透析液袋

a.透析液借重力自然流入腹膜　　　b.透析液在腹腔内进行透析　　　c.透析液流出腹腔

图 5-5　持续性非卧床性腹膜透析过程示意图

3. 监测生命体征，注意伤口有无渗漏，有无脱水及水潴留、高钾、低钾、低钠等水电解质紊乱表现。

4. 注意保持管道通畅。引流不畅或腹膜透析管堵塞的常见原因有：腹膜透析管移位、受压、扭曲、纤维蛋白堵塞、大网膜的粘连等，可采用改变患者的体位，排空膀胱，服用导泻剂或灌肠等方法处理，也可遵医嘱于腹膜透析管内注入肝素、尿激酶、生理盐水、透析液等，使堵塞透析管的纤维块溶解，或配合医师在 X 线透视下调整透析管的位置或重新手术置管。

5. 严密观察腹部情况，警惕腹膜炎的发生，如腹痛伴寒战、发热、腹部压痛及反跳痛、透析液混浊等，感染多来自透析管道的皮肤出口处，用透析液 1000mL 连续冲洗 3~5 次，暂时改做 IPD、腹膜透析液内加入抗生素及肝素等方法处理。另外注意调节好透析液的温度或酸碱度及透析液流入或流出的速度，以免发生腹痛。

6. 做好记录，如透析液每次进入腹腔的时间、量及流出液的色泽和透明度等，如有混浊，应留标本做细菌培养等检查。若引流量明显少于灌注量，应暂停透析，寻找原因；若体重增加 1kg 以上，明显浮肿，提示水分过多，需增加透析液渗透压；若出现体液不足症状时，应输入低渗透析液，防止严重脱水。

7. 腹膜透析可能的并发症有脱水、低血压、腹腔出血、腹膜透析管滑脱和肠粘连、腹膜后硬化等，应注意观察，一旦发生，应及时通知医师。

【操作后护理】

1. 保持透析管道出口处皮肤清洁，观察置管局部的渗血、渗液情况，定期更换敷料。

2. 保持腹膜透析管通畅，避免受压、扭曲、堵塞等。

3. 给予高热量、高生物效价优质蛋白、高维生素、低钠饮食。蛋白质的摄入量为 1.2~1.3g/（kg·d），其中60%以上应为优质蛋白，必要时静脉补充清蛋白。水的摄入量应根据每日的出量来决定，如出量在1500mL以上，患者无明显高血压、水肿等，可正常饮水。

4. 监测并记录患者生命体征、体重的变化情况、24h出入水量及水肿消长情况等。

5. 定期送引流液做各种检查；定期查肾功能、生化等指标。

三、肾穿刺术的护理

肾穿刺术即肾穿刺活体组织检查术（肾活检），是经皮穿刺取肾脏活体组织做电镜及免疫荧光检查，以明确肾脏病变性质和指导治疗的一种方法。

【禁忌证与适应证】

1. 适应证 肾病综合征、诊断不明的持续性无症状蛋白尿、弥漫性结缔组织病、急性肾小管间质疾病、独立性血尿、肾移植后确定排斥还是疾病复发等。

2. 禁忌证 分为绝对禁忌证和相对禁忌证。

（1）绝对禁忌证 明显出血倾向未能纠正、中重度高血压未能控制者、精神病或不配合操作者、孤立肾或肾脏融合畸形（如马蹄肾、固缩肾、肾脏长径<7cm的小肾等）。

（2）相对禁忌证 活动性肾脏感染、肾肿瘤或肾动脉瘤、多囊肾或肾脏大囊肿、肾脏位置过高（深吸气时肾下极也达不到12肋下）或游走肾、肾内血管畸形、慢性肾衰竭尿毒症、肾钙化、大量腹水、过度肥胖合并心力衰竭和严重贫血、妊娠、剧烈咳嗽、全身衰竭或高龄等。

【操作前准备】

1. 核对医嘱 检查医嘱、患者采取的诊疗项目及具体实施方案。

2. 用物准备 ①常规消毒治疗盘；②无菌肾脏穿刺包（内有肾穿刺针、腰椎穿刺针、5mL和50mL注射器、7号针头、尖头手术刀、治疗碗、洞巾、纱布等）、1%普鲁卡因溶液、无菌手套、棉签、胶布、多头腹带、小沙袋、甲醛固定液标本瓶、冰瓶等。

3. 操作者准备 操作者洗手，穿衣，戴口罩、帽子。

4. 患者准备 ①给患者讲解肾穿刺活体组织检查的目的、意义和配合方法（如憋气及床上排尿等）；②作普鲁卡因皮试，测定血红蛋白、血小板及出凝血指标，了解有无出血倾向及严重贫血；③查血型，备血；④肾功能检查；⑤作 B 超检查确定穿刺点；⑥术前 2~3 日肌注维生素 K；⑦术前禁食 8h，术前 1h 肌内注射安定等。

【操作过程及护理】

1. 协助患者取舒适俯卧位，腹下垫 10cm 左右的硬枕，将肾顶向背侧。

2. 在 B 超定位下选择穿刺点并做标记，一般取右侧背部 12 肋下缘 0.5~1.0cm 处，距后中线 6.0~7.5cm 处进针。

3. 消毒穿刺部位皮肤，打开无菌肾脏穿刺包，协助术者戴无菌手套，作局部麻醉。

4. 嘱患者深吸气后屏气。术者先用腰椎穿刺针穿刺探试肾脏距皮肤深度，再以尖刀刺破穿刺点皮肤。嘱患者再次深吸气后屏气。术者按探针方向和深度用穿刺针刺入肾囊取得肾组织后，拔出穿刺针，将肾活组织置入标本瓶内，外置冰瓶送检。

5. 消毒针孔后以无菌纱布覆盖，胶布固定局部后置一小沙袋，并用多头腹带包扎以防出血。

【操作后护理】

1. 术后 4h 内每 30min 测血压、脉搏一次，如无异常改为每小时测一次，连测 4 次。俯卧 4h 后取沙袋，然后平卧 20h，至病情稳定，无肉眼血尿可取下多头腹带，起床活动。否则应延长卧床时间，至肉眼血尿消失。术后 1~2 周内避免剧烈活动。

2. 病情允许时鼓励患者多饮水，并常规输入 5%碳酸氢钠溶液 250mL 以碱化尿液，静脉输液促进少量积血排出。

3. 术后连续留取 5 次尿液作尿常规检查，并观察有无肾周围血肿、肾区痛、腹痛、发热及血尿等术后并发症的发生，发现异常，立即和医师联系。

复习思考

1. 简述如何建立血液透析时的血液通路？

2. 简述血液透析的并发症有哪些？如何预防？

3. 如何护理血液透析后的患者？

4. 简述腹膜透析的禁忌证。

模块六

血液系统疾病

血液系统由造血器官和血液构成。造血器官包括骨髓、脾脏、肝脏、胸腺、淋巴结、分散在全身的淋巴组织和单核巨噬细胞系统。肝、脾为胚胎早期主要的造血器官，骨髓为胚胎后期以及胎儿出生后主要的造血器官。骨髓分为红骨髓和黄骨髓两部分，其中红骨髓参与造血，在婴幼儿期全身的骨髓均为红骨髓，成人的红骨髓主要局限于不规则骨、扁骨，以及长骨骨骺端，红骨髓中有造血干细胞，具有长期自我更新和分化成各类成熟血细胞的能力。血液由血浆和血细胞构成，其中血浆占血液总容积的55%，其中包括水分、无机盐、纤维蛋白原、各种蛋白、营养物质、代谢产物等；血细胞占血液总容积的45%，其中包括红细胞、白细胞和血小板。红细胞运输氧和二氧化碳；白细胞又包括粒细胞、单核细胞、淋巴细胞，淋巴细胞参与机体的免疫应答，其中T淋巴细胞参与细胞免疫，B淋巴细胞参与体液免疫；血小板参与止血过程。

随着工业的发展，人类生存环境、水源、食品的污染，现代人不良的生活习惯，激烈的社会竞争导致的心理负担加重，使血液病的发病率有逐年增高的趋势。据统计，全球大约有五亿人患有不同程度的血液病，许多血液病发病隐匿，发现时已非常严重，治疗难度大，因此提高对血液病的认识，早发现早治疗尤为重要。

血液系统疾病包括红细胞疾病、粒细胞疾病、单核细胞和巨噬细胞疾病、淋巴细胞和浆细胞疾病、造血干细胞疾病、出血性及血栓性疾病、脾功能亢进。主要的病因包括化学因素、物理因素、生物因素、遗传因素、免疫因素等。对血液系统疾病患者应加强对贫血、出血、感染的预防和护理，并帮助患者树立战胜疾病的信心和勇气。

项目一 血液系统疾病常见症状与体征的护理

【学习目标】

1. 掌握贫血、出血、感染的护理评估、主要护理诊断、出血的预防和护理，感染的预防和护理。

2. 熟悉血细胞的分类及功能，贫血、出血、感染的常见病因。

3. 了解贫血、出血、感染的辅助检查；血液病患者发热的发病机制。

血液系统常见症状与体征有：贫血、出血和感染。

一、一般贫血患者的护理

贫血（anemia）是指人体外周血单位容积内血红蛋白量、红细胞计数和红细胞压积低于正常标准下限的病理状态。贫血是血液系统疾病最常见的症状，临床上以血红蛋白（Hb）浓度表示，在我国海平面地区，成年男性 Hb<120g/L，成年女性 Hb<110g/L，孕妇 Hb<100g/L 即为贫血。

【病因】

1. 红细胞生成减少 ①由于物理、化学、生物、免疫等因素导致造血干细胞增生分化异常，造血调节异常，或异常组织浸润骨髓，导致红细胞生成障碍，如再生障碍性贫血、骨髓纤维化、白血病等。②由于不良饮食习惯、机体生长发育过快需求量增加引起合成红细胞的物质缺乏，或造血原料利用障碍，导致红细胞成熟障碍，如巨幼细胞贫血、缺铁性贫血等。

2. 红细胞破坏过多 ①由于遗传或代谢异常等因素引起红细胞内在缺陷，导致红细胞破坏过多，如遗传性球形细胞增多症、G-6PD 缺乏和丙酮酸激酶缺乏症、血红蛋白病-珠蛋白合成障碍性贫血。②由于化学、物理、生物、免疫等因素引起红细胞周围环境异常，导致红细胞破坏过多，如药物中毒、人造心脏瓣膜溶血性贫血、免疫性溶血性贫血、疟疾等。

3. 急慢性失血 ①由于血小板和凝血因子数量或质量的异常、血管壁功能异常，导致的出凝血性疾病，如特发性血小板减少性紫癜、过敏性紫癜、血友病、严重肝病。②由于其他多种原因导致的非出凝血性疾病，如结核、肿瘤、消化性溃疡、外伤等。

【临床表现】

1. 一般表现 乏力、困倦为贫血出现最早、最常见的症状。皮肤、黏膜苍白为贫血最突出的体征，重度贫血时皮肤会呈现蜡黄色。此外，病程长的患者还常伴有皮肤干燥、弹性下降，毛发稀疏枯黄、无光泽，肌张力降低、体格发育迟缓等症状。

2. 神经系统 常有头痛、头晕、耳鸣、失眠、怕冷、记忆力衰退及注意力不集中等症状，严重缺氧时可出现昏厥。老年人可出现意识模糊、精神异常的表现。若伴有维生素B_{12}缺乏，可有肢体麻木和感觉障碍。

3. 循环系统 常有心悸、气短、活动后加重，重度贫血患者安静状态下也可出现以上症状。长期严重贫血患者，可出现贫血性心脏病，表现为心脏扩大，心前区收缩期杂音，甚至心力衰竭。

4. 呼吸系统 轻度贫血无明显症状，可在活动后出现呼吸加深加快，随着贫血的加重和活动量的增加，症状会逐渐明显。重度贫血时，即使休息状态下也会出现气短、端坐呼吸。

5. 消化系统 常出现食欲减退、恶心、呕吐、腹胀、腹泻、便秘等症状。营养不良性贫血患者可伴有舌炎、口腔炎、口角炎等。

6. 泌尿生殖系统 可出现轻度蛋白尿、夜尿增多、低比重尿。男性性功能减退，女性月经失调、闭经等。

7. 其他 部分患者可出现低热，创口愈合较慢，容易并发各种感染。

【分类】

1. 按红细胞形态特点分类 根据红细胞平均体积（MCV）、红细胞平均血红蛋白浓度（MCHC），将贫血分成三类，见表6-1。

表6-1 贫血的红细胞形态分类

类型	常见疾病
正细胞性贫血	再生障碍性贫血、急性失血性贫血、溶血性贫血
大细胞性贫血	巨幼细胞性贫血
小细胞低色素性贫血	缺铁性贫血、珠蛋白生成障碍性贫血

2. 按血红蛋白的浓度分类 将贫血的程度分为四度，见表6-2。

表6-2 贫血的严重程度划分

贫血程度	血红蛋白浓度	临床表现
轻 度	>90g/L	症状不明显
中 度	60~90g/L	活动后气促心悸
重 度	30~60g/L	休息时气促心悸
极重度	<30g/L	常并发贫血性心脏病

3. 按骨髓红细胞增生情况分类 可分为骨髓增生低下性贫血，见于再生障碍性贫血；骨髓增生性贫血，见于除再生障碍性贫血以外的贫血。

4. 按病因和发病机制分类 可分为红细胞生成减少性贫血、红细胞破坏过多性贫血、失血性贫血。

【护理评估】

1. 健康史

（1）病程与诱因 询问患者发生贫血的时间、严重程度和进展速度；有无不良的饮食习惯，发病前有无服用可能诱发贫血的药物，是否接触化学或放射性物质等。

（2）症状与持续时间 询问患者有无疲乏、无力、头晕、头痛、晕厥、失眠、食欲减退、活动后心悸、气短等症状，平时有无呕血、黑便、血尿等出血症状。

（3）既往病史及治疗情况 询问患者是否有血液病病史或家族史，有无慢性炎症、肾病、胃肠道疾病、肝炎、恶性肿瘤、内分泌功能紊乱等相关性疾病；了解患者营养状况，有无营养缺乏；女性患者应注意询问有无月经紊乱、是否处于妊娠期和哺乳期。

（4）社会-心理状况 询问患者对贫血的认识程度；了解患者的心理情绪状况；了解患者的家庭成员、经济状况、对患者的关心、支持程度；了解患者出院后是否能够继续在社区就医，以及社区的卫生保健资源。

2. 护理体检 评估患者的生命体征，有无呼吸、心率、心律改变，心脏有无扩大及杂音，有无肝、脾、淋巴结肿大及骨骼压痛，有无皮肤、睑结膜、甲床苍白，有无其他血液病的阳性体征如反甲、杵状指、舌乳头萎缩、镜面舌等。

3. 辅助检查 评估血常规中各项指标如血细胞计数，血红蛋白浓度、平均红细胞体积、网织红细胞计数，了解红细胞和血红蛋白下降的程度；评估骨髓象，了解骨髓增生状况；了解粪便隐血试验、肝肾功、胃肠钡餐、妇科检查等情况。

【常见护理诊断及医护合作性问题】

1. 活动无耐力 与血红蛋白降低、组织缺氧有关。

2. 营养失调：低于机体需要量 与多种原因导致造血物质摄入不足、机体需求量增加或丢失过多有关。

【护理目标】

患者的贫血症状减轻或消除，活动耐力增强；患者的营养状况有所改善。

【护理措施】

1. 生活护理

（1）环境 保持环境安静、舒适，病室清洁、空气新鲜，保证患者充足的休息和睡眠。

（2）休息与活动　根据患者贫血的程度制定合理的休息与活动计划。轻度贫血患者可适当活动，但应避免剧烈运动，活动量以不感到疲劳、不加重症状为度，待病情好转逐渐增加活动量；严重贫血（血红蛋白<60g/L）患者应卧床休息。妥善安排各种护理及治疗活动，使患者有充分时间休息。

（3）饮食护理　鼓励患者进食，给予高热量、高蛋白、富含维生素、清淡、易消化的饮食，以加强营养、提高机体抵抗力，并向患者及家属说明补充营养的重要性。如指导缺铁性贫血患者多进食动物肝脏、瘦肉、蛋黄、鱼、深色蔬菜、海产品如（紫菜、海带）及木耳等含铁丰富的食物；指导巨幼细胞性贫血患者补充新鲜绿色蔬菜、豆类、肉类、动物内脏等富含叶酸及维生素 B_{12} 的食物。对于挑食、偏食者，鼓励其改变不良饮食习惯，建议均衡饮食；消化不良者，建议少量多餐。

2. 病情观察　监测患者的生命体征，特别是心率、心律变化。观察患者是否有缺氧的表现，是否伴有头晕、头痛、食欲减退等症状。了解实验室检查结果中血红蛋白浓度、网织红细胞计数等。

3. 对症护理　重度贫血患者应给予吸氧，以改善缺氧症状。必要时可遵医嘱给患者输新鲜全血或成分血，以缓解患者的贫血症状。输血前，要注意三查八对，输血过程中要注意控制滴速，同时要注意观察患者的反应，以便及时发现问题和处理输血反应。

4. 心理护理　给患者和家属讲解不同类型的贫血发生的原因、临床表现、治疗效果，使其了解相关的知识，配合治疗，树立战胜疾病的信心，避免焦虑等不良情绪发生。

【护理评价】

患者的活动耐力增加，活动后无疲乏、软弱无力、头晕、呼吸困难等症状，饮食习惯有所改善，营养状况良好。

二、一般出血患者的护理

出血（hemorrhage）是指机体止血功能缺陷导致的自发性出血或轻微创伤后出血不止的病理状态。血小板数目或质量异常、血浆中缺乏凝血因子、血液中抗凝物质增多、毛细血管脆性增加等，都可导致发生出血或出现出血倾向。

【病因】

1. 血小板数目或质量异常　如再生障碍性贫血，白血病，特发性血小板减少性紫癜等。

2. 凝血功能障碍　如血友病，严重肝脏病等。

3. 血管壁异常　如过敏性紫癜，遗传性出血性毛细血管扩张症等。

【出血特点】

1. 出血量 ①轻度出血，出血量<50mL，患者出现头晕、乏力、怕冷、血压随体位变化。②中度出血，出血量在500~1000mL，患者出现眩晕、烦躁、心悸、少尿、脉搏增快、收缩压<90mmHg；③重度出血，出血量>1000mL，患者出现面色苍白、烦躁不安、出汗、四肢厥冷、尿闭、意识障碍、甚至失血性休克。

2. 出血部位 多部位出血是血液病出血的特点，可遍及全身，以皮肤、鼻腔、齿龈出血多见。出血还可发生在关节腔、肌肉和眼底。若出现内脏出血（如呕血、便血、血尿、月经过多等）多为重症患者，严重者可致严重贫血、颅内出血，甚至危及生命。若为皮肤黏膜瘀点、瘀斑，一般是由于血管脆性增加及血小板异常所致；若为内脏、肌肉、关节腔出血或软组织血肿，多是凝血因子缺乏所致，患者疼痛难忍，甚至压迫周围脏器而引起相应器官功能障碍。关节出血后肿胀，患者常呈被动体位，生活不能自理，因反复出血致使关节畸形，甚至致残。

【分类】

1. 血管壁异常

（1）遗传性 如家族性单纯性紫癜、遗传性出血性毛细血管扩张症等。

（2）获得性 如感染引起的败血症、化学药物引起的药物性紫癜、血管病变等引起，营养不良引起的维生素C缺乏、过敏引起的过敏性紫癜、代谢性疾病的糖尿病等。

2. 血小板异常

（1）血小板数量减少 ①血小板生成减少：如再生障碍性贫血、白血病、放疗化疗后的骨髓抑制。②血小板破坏过多：如特发性血小板减少性紫癜。③血小板消耗过多：如弥散性血管内凝血。④血小板分布异常，如脾功能亢进。

（2）血小板增多 原发性如原发性血小板增多症；继发性如慢性粒细胞白血病、感染、创伤及脾切除术后等。

（3）血小板质量异常 遗传性如血小板无力症、巨大血小板综合征；继发性如抗血小板药物、感染、尿毒症、肝病、异常球蛋白血症等引起。

3. 凝血异常

（1）遗传性 各型血友病（血友病甲常见）、遗传性凝血酶原缺乏症、遗传性纤维蛋白原缺乏症等。

（2）获得性 临床中这一类多见，如严重肝病、尿毒症、维生素K缺乏症、口服抗凝剂、长期应用广谱抗生素等。

4. 抗凝及纤维蛋白溶解异常 主要为获得性疾病，如因子Ⅷ抗体、抗凝药物治疗、溶栓药物过量、蛇咬伤等。

5. 复合性止血机制异常 遗传性如血管性血友病；获得性如弥散性血管内凝血。

【护理评估】

1. 健康史

（1）发病诱因与程度　询问患者有无外伤、碰撞、进食坚硬食物等，询问出血的起始时间、缓急、次数、量及进展情况。评估患者的出血量。

（2）伴随的症状　询问患者出血部位，根据不同部位考虑出血的可能原因，同时需了解患者除出血外有无伴随症状，如疼痛、呕血、便血、血尿、窒息、意识障碍等。

（3）既往病史及治疗情况　询问患者既往有无肝病、肾病、消化系统疾病（如消化性溃疡、恶性肿瘤）等病史；发病前有无使用可能诱发出血的药物（如阿司匹林、肝素）；家族中有无血液病遗传史。询问患者发病后有无做过相关检查、结果如何，有无采取止血治疗，效果如何。

（4）社会-心理状况　评估患者的心理状况，有无恐惧、焦虑、悲观等情绪；了解患者的家庭成员组成、经济状况、家庭成员对出血的认识程度和对患者的关心、支持程度，同时了解患者的基本医疗情况。

2. 护理体检　评估患者生命体征、意识状态。评估患者心率、心律有无改变，血压是否下降，末梢循环状况。观察出血的部位、范围、有无出现对称分布，有无出现皮肤黏膜苍白、黄疸、蜘蛛痣、水肿、肝脏、脾脏、淋巴结肿大等。

3. 辅助检查　患者化验结果有无血小板计数下降、出血、凝血时间有无延长、束臂试验是否阳性等。

【常见护理诊断及医护合作性问题】

1. 有受伤的危险：出血　与凝血因子缺乏、血小板减少、血管壁异常有关。

2. 恐惧　与出血量大或反复出血有关。

【护理目标】

患者不发生出血或出血能及时发现，并得到有效处理；患者的恐惧情绪得到控制、减轻或消失。

【护理措施】

1. 生活护理

（1）环境　保持环境整洁、安静、舒适，室内保护性设施齐全。

（2）体位与休息　指导患者合理休息和运动，轻度出血的患者，可适当活动，但应避免重体力劳动或剧烈运动，减少意外的发生。血小板<$50×10^9$/L者，应减少活动量，增加卧床休息时间，避免发生外伤如跌倒、碰撞等；血小板<$20×10^9$/L者或出血程度严重者，有自发出血的可能，应指导患者绝对卧床休息，协助其进行生活护理。

（3）饮食护理　指导患者进食高热量、高蛋白、高维生素的软食或半流质饮食；禁食粗糙、坚硬、辛辣及刺激性食物，避免机械或化学刺激损伤消化道黏膜。保持大便通畅，防止便秘的发生，避免过度用力排便，诱发内脏出血，尤其是颅内出血，必要时用液状石蜡油、开塞露、缓泻剂如番泻叶等促进排便。过敏性紫癜患者，避免食用牛奶、鸡蛋、鱼、虾等食物。

2. 病情观察　观察患者生命体征、精神意识状态，严密观察有无皮肤、黏膜、内脏等部位的出血。了解患者的检查结果，如血小板计数，出、凝血时间等。

3. 出血的预防和护理

（1）皮肤出血的预防和护理　保持床单平整、清洁，无碎屑，被褥轻软，衣服柔软、宽松，避免摩擦皮肤及肢体；保持皮肤清洁，定期洗澡，擦洗时不可过度用力，并避免水温过高以免损伤皮肤；勤剪指甲，防止抓伤。护理操作中尽量减少或避免创伤性的治疗，如拔牙、注射、穿刺等，若必须这些治疗，应尽可能选用细针，动作快速、准确，拔针后适当延长按压时间。静脉穿刺前，要避免用力拍打和揉搓皮肤，捆扎止血带时间不能过长，注射或穿刺部位交替使用。

（2）鼻出血的预防和护理　保持室内空气清新、湿润，湿度在 50%～70%，若气候干燥，应保持鼻黏膜湿润，用液状石蜡、抗生素软膏或鱼肝油等轻轻涂擦鼻腔或滴鼻，防止鼻黏膜干裂出血。避免用力擤鼻和撞击鼻部，禁止用手挖鼻腔或剥去鼻腔内血痂。当发生轻度鼻出血时，可局部冷敷，还可用棉球或吸收性明胶海绵填塞，无效时可选择 0.1% 肾上腺素棉球填塞或蘸有凝血酶的棉球填塞。出现严重鼻出血时，可用凡士林油纱布条行后鼻腔填塞术，术后患者常被迫张口呼吸，应加强口腔护理，保持口腔湿润，增加舒适感，同时可避免感染发生。

（3）口腔、牙龈出血的预防和护理　要求患者平时用软毛牙刷刷牙，勿用牙签剔牙；鼓励患者进食柔软、少渣食物，避免粗糙、坚硬、刺激性食物。若出现牙龈渗血时，可用肾上腺素棉球或吸收性明胶海绵片贴敷出血部位或局部按压止血。已结痂的新鲜血块不宜擦掉，防止再出血。防止口唇干裂，可用液状石蜡涂抹口唇。

（4）关节腔或深部软组织出血的预防和护理　应减少活动量，避免关节过度负重和创伤。一旦发生出血，立即停止活动，嘱其卧床休息，抬高患肢，固定于功能位。深部出血的患者，应找到出血部位，估计出血量，用冰袋冷敷来减少出血，出血停止后，可改为局部热敷，以促进淤血的消散和吸收。

（5）眼底及颅内出血的预防和护理　避免情绪激动，保持大便通畅，避免剧烈咳嗽，以防颅内压增高而诱发颅内出血。当患者突然出现视力模糊或视力下降时，应警惕眼底出血，嘱患者勿揉擦眼睛，避免出血加重。当患者突然出现视物模糊，同时伴有呼吸急促、头晕、头痛、喷射性呕吐、烦躁甚至昏迷，双侧瞳孔出现不等大、不等圆，对光反射迟钝，提示可能发生颅内出血，应立即通知医师，并做好抢救配合：患者去枕平卧，头偏向一侧，及时清理呕吐物，保持气道通畅；吸氧；快速建立两条静脉通道，遵医嘱给予脱水剂、止血药或浓缩血小板；严密观察病情，并记录患者的生命体征、意识状态及瞳孔大小、尿量的改变情况。

（6）消化道出血的预防和护理　可参考本书模块四项目十上消化道大出血患者的护理。

4. 心理护理　向患者耐心的解释和安慰。尽快清除血迹及血腥味，保持病室清洁、整齐、安静，消除不良刺激，增加舒适感，减轻恐惧感。在进行治疗、护理、抢救时要沉着冷静、敏捷准确，以增加患者的安全感和信任感，同时向患者说明保持平静、放松和休息有利于止血。

【护理评价】

患者无出血征象或出血程度减轻，患者自己能说出导致出血的原因以及避免再次出血的诱因。患者自述恐惧程度减轻或消失。

三、继发感染患者的护理

继发感染是由于白细胞数量减少和（或）功能缺陷，长期应用免疫抑制剂导致机体免疫能力下降，不能抵御病原体侵袭而导致。继发感染是血液病患者常见的死亡原因之一，而发热是继发感染最常见的症状。

【病因】

1. 白细胞数量减少　常见疾病有再生障碍性贫血、粒细胞缺乏症、淋巴瘤等，一些化疗药物也可导致白细胞减少。

2. 白细胞质量异常　常见疾病如白血病。

3. 继发性营养不良　长期患病、化疗药物的使用导致食欲减退、营养不良、机体抵抗力下降。

【临床特点】

感染部位常见于与外界相通的部位，如口腔黏膜、呼吸道、泌尿道、肛周、皮肤等。局部感染以口腔、牙龈、咽喉最常见，全身感染常伴体温升高，严重时常可发生败血症，抗生素疗效欠佳。

【护理评估】

1. 健康史

（1）发病诱因与程度　询问患者有无淋雨、受凉、劳累、进食不洁、接触感染性疾病患者等，尽可能明确病因。了解患者发热的时间、严重程度、起病缓急、有无规律性。

（2）伴随的症状　询问患者有无出汗、畏寒、咽痛、口腔糜烂、咳嗽、咳痰、尿频、尿急、尿痛、肛周疼痛、局部皮肤肿痛和溃疡等感染征象。

（3）既往病史及治疗情况　询问患者的诊疗过程，如使用抗生素、解热镇痛药的情况。

（4）社会-心理状况　观察患者的心理情绪，因反复感染患者常出现忧郁、低沉、恐惧心理；评估患者是否了解发热与感染的原因、预防措施等相关知识；评估患者的家庭成员对相关疾病的认识程度和对患者的关心、支持程度。

2. 护理体检　评估患者的生命体征尤其是体温是否有异常。检查患者牙龈、咽、扁桃体有无充血、肿大；口腔黏膜有无溃疡；局部皮肤有无破损，有无疖、痈、溃烂；肺部听诊有无湿啰音；腹部有无压痛，有无出现呕吐、腹泻；肾区有无叩击痛，输尿管区有无压痛；肛周皮肤有无红肿、脓液等。

3. 辅助检查　根据病情需要和感染的不同部位，给予血常规、胸片、尿常规、便常规、血培养、痰培养、感染部位渗出物或分泌物涂片、细菌培养和药物敏感试验检查。特别是白细胞计数及分类，评估患者的免疫功能。

【常见护理诊断医护合作性问题】

1. 体温过高　与继发感染有关。

2. 有感染的危险　与正常粒细胞数量减少、免疫功能下降等因素有关。

【护理目标】

患者体温降至正常范围，并保持稳定；患者感染的危险因素减少或去除，未发生感染。

【护理措施】

1. 生活护理

（1）环境　保持室内阳光充足、空气清新。每日通风换气 2 次，每次 30min；定期消毒，紫外线照射 1~2 次/天，每次 20~30min，用消毒液擦拭家具、地面。限制探视人数及次数，探视者应戴口罩方可进入病室内；凡有呼吸道感染或其他传染病者，应避免与患者接触。对中性粒细胞≤$0.5×10^9$/L 者，实行保护性隔离，有条件者可安排在无菌隔离室或层流室。

课堂互动

紫外线的应用

科学家对紫外线的研究已有 200 多年的历史，自从德国的贺利氏博士发明了第一只紫外线杀菌灯，该技术在越来越多的领域得到广泛的应用，尤其是在物体表面杀菌，空气杀菌，以及水处理杀菌方面。紫外线消毒的原理是破坏微生物的

DNA 结构，使之失去繁殖和自我复制的功能，能够杀灭包括细菌繁殖体、芽孢、分枝杆菌、冠状病毒、真菌、立克次体和衣原体等微生物。

紫外线灯利用汞灯发出的紫外线来实现杀菌功能，它放射的紫外线能量较大，如果没有防护措施极易对人体造成伤害。如果裸露的皮肤被紫外线灯照射，轻者会出现红肿、疼痒、脱屑，重者会引发癌变。同时，紫外线灯也是眼睛的"隐形杀手"，会引起结膜、角膜炎症，长期照射可能会导致白内障。因此，使用紫外线灯时房间内不能有人；消毒时间 30min 至 1h 为宜；避免直视光源，在操作消毒灯的时候要佩戴防护眼镜。

（2）饮食护理　指导患者进食高热量、高蛋白、高维生素、营养丰富、清淡易消化的饮食，提高机体抵抗力；鼓励患者多饮水，必要时遵医嘱静脉补液。

2. 病情观察　严密观察生命体征，尤其是体温和热型变化。观察全身各部位有无感染病灶，如口腔溃疡、咽痛、咳嗽、咳痰、胸痛、尿痛以及肛周疼痛等，并观察病情变化情况，警惕败血症的发生。监测患者白细胞总数及分类、尿常规、便常规、血培养及分泌物培养等各项检查结果。

3. 继发感染的预防和护理

（1）口腔护理　指导患者选择漱口液（3%硼酸水、3%碳酸氢钠液、呋喃西林液等）于进餐前后漱口；若有口腔黏膜溃疡时，可增加漱口次数，并于饭后、睡前涂搽冰硼散或锡类散；若出现口腔黏膜疼痛影响进食，可给予生理盐水 200mL 加利多卡因 200mg 分次含漱。合并真菌感染时，可给予 2.5%制霉菌素或碳酸氢钠溶液含漱，或局部涂抹克霉唑甘油。

（2）皮肤护理　保持皮肤清洁、干燥，勤淋浴，勤换衣裤，宜穿宽松透气、柔软棉质的清洁衣裤。勤剪指甲，蚊虫蜇咬时应正确处理，避免抓伤皮肤。进行各种注射或穿刺时，局部要严格消毒。高热患者应及时擦洗和随时更换汗湿的衣物和床单位；年老体弱长期卧床者，按摩受压部位，协助翻身，预防压疮形成；女性患者尤其应注意会阴部清洁，每天会阴部清洗 2 次，经期应增加清洗次数。

（3）肛周护理　指导患者睡前、便后用 1:5000 高锰酸钾溶液坐浴，每次 15~20min。保持大便通畅，防止肛裂，便后洗净肛周皮肤。有痔疮、肛裂或肛周感染者，给予局部湿热药敷，发现肛周脓肿应通知医师及时处理。

4. 发热护理　高热患者可给予物理降温，包括局部冷敷、32℃~34℃温水擦浴、4℃冰盐水灌肠等，伴有出血倾向者禁用乙醇擦浴，以免引起再出血。必要时遵医嘱药物降温，注意严格掌握药物的适应证及注意事项，密切观察用药后的不良反应。降温过程中患者出汗较多，应及时擦干皮肤、更换衣物、注意保暖，防止受凉。降温后注意观察患者的反应，避免发生虚脱。

5. 用药护理　遵医嘱使用抗生素，注意观察药物不良反应。使用抗生素时要现用现配，保证药物的有效浓度和疗效。必要时遵医嘱静脉输注浓缩粒细胞悬液，以增强机体抗感染能力。

6. 心理护理　因反复出现发热患者易产生烦躁、焦虑不安、恐惧等情绪变化，护理人员应多与患者沟通，及时、主动向患者及家属介绍发热与感染方面的相关知识，教会患者自测体温、降温和预防感染的相关知识，增强患者的自我保护意识，鼓励其树立战胜疾病的信心。

【护理评价】

患者体温下降，或已恢复正常并保持稳定。患者及家属能够掌握预防感染的措施，能够应对发热的自我护理。

复习思考

1. 红细胞、白细胞、血小板的生理功能分别是什么？
2. 贫血的分类有哪些，并列举出代表性疾病。
3. 引起出血的原因有哪些？

项目二　缺铁性与再障性贫血患者的护理

【学习目标】

1. 掌握缺铁性贫血和再生障碍性贫血的临床表现、主要护理诊断、护理措施和健康指导。

2. 熟悉缺铁性贫血和再生障碍性贫血的病因、治疗要点和辅助检查方法。

3. 了解缺铁性贫血和再生障碍性贫血的发病机制。

📚 案例导入

女，27岁，曾在油漆厂工作。反复鼻出血2周，头晕、牙龈出血、皮肤瘀斑、心悸、乏力3个月。护理评估：患者神志清，T 36.2℃，P 80次/分，R 18次/分，BP 100/70mmHg，贫血貌，四肢多个瘀斑。血液检查：Hb 70g/L，RBC $3.1×10^{12}$/L，WBC $2.7×10^9$/L，PLT $26×10^9$/L，网织红细胞0.1%。

请思考：

1. 你认为该患者可能是什么疾病？

2. 为明确诊断还需要做那项辅助检查？

3. 患者目前存在的首要护理诊断是什么？

4. 根据提出的护理诊断，可以采取哪些护理措施？

贫血不是一种单独的疾病，是许多疾病的临床表现，全身各个系统发生病变均可引起贫血。贫血的种类很多，本节重点阐述缺铁性贫血和再生障碍性贫血。

一、缺铁性贫血患者的护理

缺铁性贫血（iron deficiency anemia，IDA）是由于人体内的贮存铁缺乏，导致血红蛋白合成减少而引起的一种小细胞低色素性贫血。缺铁性贫血是人体铁缺乏的最终表现，也是临床中最常见的贫血，以生长发育期的儿童和育龄妇女多见。

【人体内铁的代谢】

1. 铁在人体内的分布　正常成年男性体内含铁量约 $50 \sim 55 mg/kg$，女性 $35 \sim 40 mg/kg$。可分为两部分：功能状态铁（包括血红蛋白、肌红蛋白、转铁蛋白、乳铁蛋白、酶类中的铁）和贮存铁（包括铁蛋白和含铁血黄素）。

2. 铁的来源和吸收　生理状态下，人体内的铁一方面来自于体内红细胞更新释放的铁被再利用；另一方面来自食物，如瘦肉、蛋类、动物肝和豆类、海带、发菜、木耳、香菇等含铁丰富，而奶类含铁量最低。食物中的铁以三价铁为主，在胃酸及还原剂如维生素 C 的作用下，被还原成二价铁才方能吸收。铁吸收的主要部位在十二指肠和空肠的上段。非生理状态下，铁可来源于药物和输血。

3. 铁的转运和排泄　经肠黏膜进入血液的亚铁被氧化为高铁，高铁与血浆转铁蛋白结合后生成血清铁，血清铁将铁运送至全身各组织中，主要是骨髓。一般情况下，铁的吸收和排泄保持平衡，人体每天排泄的铁总量不超过 1mg，主要是通过脱落的胃肠黏膜细胞、胆汁经过粪便排出体外，还可经汗液、尿液排出，女性还可通过月经、乳汁排出，因此女性更容易发生贫血。

【病因与发病机制】

1. 病因

（1）需铁量增加而摄入不足　常见于婴幼儿、青少年、妊娠和哺乳期的妇女。由于这些人群需铁量增加，如果饮食中长期缺铁则易引起缺铁性贫血。挑食或偏食是导致缺铁的重要原因。

（2）铁吸收不良　常见于胃大部切除术后、慢性萎缩性胃炎、各种原因引起的慢性腹泻、长期用抗酸剂者等。主要与胃肠功能紊乱或某些药物作用，导致胃酸缺乏或胃肠黏膜吸收功能障碍而影响铁的吸收有关。

（3）铁丢失过多　慢性失血是成人缺铁性贫血最常见、最重要的原因，反复多次或持续小量失血可使体内贮存铁逐渐耗竭，如消化性溃疡出血、肠息肉、肠道癌肿、月经过多、钩虫病、痔核出血等。

2. 发病机制　当体内铁缺乏时，血红蛋白生成减少，红细胞胞质少、体积小，导致小细胞低色素性贫血。由于铁缺乏，体内的含铁酶和铁依赖酶活性降低，影响患者的精神、神经、行为、智力、生长发育、免疫功能等。

【临床表现】

1. 一般贫血的表现　头晕、乏力、面色苍白、心悸、气短、眼花、耳鸣、失眠、多梦等。

2. 组织缺铁的特殊表现　患者营养不良，可出现毛发干枯、易断落，皮肤干燥、无光泽；指（趾）甲扁平、脆薄易断裂，呈舟状甲或反甲；黏膜损害，如口角炎、舌炎、舌乳头萎缩等，严重者可有吞咽困难。儿童还可出现较为明显的神经、精神系统异常，表现为烦躁、易怒，易激动、注意力不集中、生长发育迟缓、智力低下，有少数患者出现异食癖，比如喜欢吃石块、生米、泥土等。

3. 缺铁原发病的表现　如消化性溃疡、肿瘤或痔疮引起黑便、血便或腹部不适；妇女月经过多；肠道寄生虫感染所致腹痛、腹泻及便秘；肿瘤性疾病的恶病质；血管内溶血的血红蛋白尿等。

【辅助检查】

1. 血象　典型表现为小细胞低色素性贫血。红细胞体积缩小，形态不一，中心淡染区扩大。血红蛋白下降程度更明显。平均红细胞容积、平均红细胞血红蛋白量及平均红细胞血红蛋白浓度均降低，网织红细胞正常或略升高。白细胞和血小板大多正常。

2. 骨髓象　骨髓增生活跃，以红系增生为主，红系中以中、晚幼红细胞为主，核染色质致密、胞质减少，边缘不整齐，呈现"核老浆幼"现象。粒细胞及巨核细胞无明显变化。骨髓涂片铁染色显示为骨髓细胞外铁消失，铁粒幼细胞计数减少。

3. 生化检查　血清铁减少<8.95μmol/L；血清总铁结合力（TIBC）增高>64.44μmol/L；转铁蛋白饱和度（TS）下降<15%；血清铁蛋白（SF）下降<12μg/L，是准确反映体内贮存铁的敏感指标。

【治疗要点】

治疗原则是防治病因和补充铁剂。

1. 病因治疗　病因治疗是根治缺铁性贫血、防止复发的关键。改变不合理的饮食结构和习惯、增加摄入含铁丰富的食物或铁强化食物、积极治疗原发疾病等。

2. 铁剂治疗 口服铁剂是治疗本病的首选方法。常用铁剂有硫酸亚铁、富马酸亚铁、琥珀酸亚铁等。网织红细胞上升为铁剂治疗有效的指标。若有吸收障碍、口服铁剂不耐受，可选用右旋糖酐铁或山梨醇枸橼酸铁等肌内注射。

3. 中药治疗 不良反应少，有效率较高。主要药物为山楂、陈皮、半夏、皂矾、阿胶等。

【常见护理诊断及医护合作性问题】

1. 营养失调：低于机体需要量 与铁摄入不足、吸收不良、需要量增加或丢失过多有关。

2. 活动无耐力 与贫血引起全身组织缺氧有关。

3. 口腔黏膜改变 与贫血引起口腔炎、舌炎有关。

4. 知识缺乏 缺乏缺铁性贫血的相关知识。

【护理措施】

1. 生活护理

（1）休息与活动 轻度贫血一般不需卧床休息，但应避免剧烈运动，待病情好转逐渐增加活动量，逐步提高患者的活动耐受水平。活动中以不感到疲乏、不加重症状为度，教会患者在活动中自测脉搏，脉搏≥100次/分，应停止活动。

（2）饮食 向患者及家属说明进食高热量、高蛋白、高维生素、铁含量丰富且易消化的饮食的重要性。纠正不良的饮食习惯，均衡饮食，避免偏食或挑食。增加动物肉类、肝、肾、血、蛋黄、豆类、绿叶蔬菜、海带、香菇与黑木耳等含铁丰富食物的摄取。

2. 病情观察 注意观察患者贫血的症状、体征，评估其活动耐力。了解患者的主要化验结果，如血红蛋白、红细胞、网织红细胞等，以判断患者贫血程度。

3. 对症护理 贫血的护理详见"模块六 项目一 常见症状体征的护理"。

4. 用药护理 遵医嘱给患者进行药物治疗，并注意观察药效及不良反应。

（1）口服铁剂的护理 ①口服铁剂易引起恶心、呕吐及胃部不适等胃肠道刺激症状，建议餐后或餐中服用。可从小剂量开始，避免空腹服用。②避免与牛奶、浓茶、咖啡同时服用，以免影响铁的吸收；避免同服抗酸药及 H_2 受体拮抗剂，以免抑制铁的吸收。可以同时服用维生素 C 或弱酸类食物，则有助于铁的吸收和利用。③口服液体铁剂时需使用吸管，避免牙齿染黑。④服铁剂期间，铁剂可使大便变黑，告知患者以消除其顾虑。⑤定期监测血细胞和血红蛋白浓度的变化，网织红细胞数一般于用药后 5~10 天开始上升；血红蛋白于治疗后 2 周开始上升，约 2 个月恢复正常；嘱患者血红蛋白完全正常后，仍需服用铁剂 4~6 个月或直至血清铁蛋白上升到 50ug/L，以补足体内贮存铁。

（2）注射铁剂的护理 注射铁剂不良反应为局部肿痛，还可发生面部潮红、恶心、头痛、肌肉关节痛、淋巴结炎及荨麻疹，严重者可发生过敏性休克，故首次应用必须做过敏试验，并备肾上腺素。为促进吸收，避免硬结形成，或药液溢出导致皮肤染色，故应强调注射时应注意：①不要在皮肤暴露部位注射；②进行臀部深层肌肉注射；③经常更换注射部位；④采用"Z"型注射法或针头留空气注射法进行注射。

5. 心理护理　向患者及家属解释本病的有关疾病知识，并帮助患者认识和去除病因，使他们相信缺铁性贫血是完全可以治愈的，且痊愈后对身体无不良影响。讲明缺铁性贫血可能出现的一些神经精神系统症状，说明这些症状是暂时的，在消除病因积极治疗后，这些症状会很快消失，以解除患者的不良情绪。

【健康教育】

1. 生活指导　提倡均衡饮食，荤素结合，以保证足够热量、蛋白质、维生素及铁的摄入；婴幼儿提倡母乳喂养，要及时添加辅食，包括蛋黄、肝泥、肉末和菜泥等；避免挑食或偏食；月经期、妊娠期与哺乳期妇女，应增加食物铁的补充，必要时可考虑预防性补充小剂量铁剂，特别是妊娠期的妇女，每天可口服元素铁 $10 \sim 20mg$。

2. 疾病知识指导　帮助患者及家属掌握本病的有关知识和自我护理方法，介绍缺铁性贫血的常见原因，说明消除病因和坚持药物治疗及护理配合的重要性，以及适当休息与活动。严格按医嘱、按时、按量用药。服药时避免同时食用影响铁剂吸收的物质。定期到门诊检查血象。

二、再生障碍性贫血患者的护理

再生障碍性贫血（aplastic anemia，AA），简称再障，是由多种原因导致造血干细胞的数量减少和（或）功能障碍而引起骨髓造血功能衰竭的贫血。主要表现为骨髓造血功能低下、进行性贫血、感染、出血和全血细胞减少。我国年发病率为 0.74/10 万，发生于各年龄段，以青壮年居多，男性略高于女性，近年来老年人有增多的趋势。

【病因与发病机制】

1. 病因　病因不太明确，可能与以下因素有关。

（1）药物及化学因素　是引起再障的最常见原因。药物中氯霉素是最常见的病因，其他还有解热止痛药（吲哚美辛、保泰松等）、抗癌药（环磷酰胺、氮芥等）、抗惊厥药（苯妥英钠等）、抗甲状腺药（甲巯咪唑等）、抗生素类药物（磺胺类等）；化学物质主要以苯及其衍生物较常见。

（2）物理因素　长期接触电离辐射，如 X、γ 射线及其他放射性物质等，其损伤程度与接触核辐射剂量有关。

（3）病毒感染　如肝炎病毒、EB 病毒、微小病毒 B_{19} 等。

（4）其他　阵发性睡眠性血红蛋白尿、多发性骨髓瘤、长期未治疗的慢性肾衰竭、系统性红斑狼疮等可演变为再障。

2. 发病机制

（1）造血干细胞缺陷（"种子"学说） 包括造血干细胞质量和数量的异常。各种致病因素直接破坏骨髓造血干细胞，致使造血干细胞集落形成能力显著降低。

（2）造血微环境异常（"土壤"学说） 再障患者骨髓活检发现不但有造血细胞的减少，而且还有骨髓的"脂肪化"，静脉窦壁水肿、出血、毛细血管坏死等病理改变。

（3）免疫异常（"虫子"学说） 再障患者骨髓或外周血液的淋巴细胞比例高，T细胞亚群失衡，分泌的造血负调控因子明显增多，髓系细胞凋亡亢进，抑制红细胞及粒细胞的生长，且大多数患者使用免疫抑制剂治疗有效。

【临床表现】

主要表现为贫血、出血和感染。依据临床表现的严重程度和发病将再障分为重型再障和非重型再障（表6-3）。

1. 重型再障 起病急、发展快，症状重。常以严重的感染和出血起病，贫血进行性加重，病情凶险，常于数月内死亡。因血小板严重减少，出血部位广泛，内脏出血常见，可有消化道出血、持续阴道出血等，甚至可发生颅内出血。皮肤及肺部感染多见，感染的主要原因是粒细胞数量减少。颅内出血和败血症是急性再障患者的主要死亡原因。半数以上患者于病后数月至1年内死亡。

2. 非重型再障 起病缓，进展慢，症状轻。患者常常以面色苍白、乏力、头晕等贫血症状起病，感染和出血出现较晚，程度较轻，且易控制。病程长，可带病生存多年，经恰当治疗病情可缓解甚至治愈。

表6-3 重型再障和非重型再障的鉴别

	重型再障	非重型再障
起 病	急	缓
出 血	严重，常发生在内脏	轻，以皮肤黏膜多见
感 染	严重，常发生内脏感染，败血症	轻，以上呼吸道感染多见
血 象	中性粒细胞计数<$0.5×10^9$/L	中性粒细胞>$0.5×10^9$/L
	网织红细胞绝对值<$15×10^9$/L	网织红细胞绝对值>$15×10^9$/L
骨髓象	多部位增生极度减低	增生减低或活跃，常有增生灶
预 后	不良，多于6~12月内死亡	较好，少数死亡

【辅助检查】

1. 血象 正细胞正色素性贫血，全血细胞减少，网织红细胞绝对值低于正常、淋巴细胞比例相对增多。

2. 骨髓象 为确诊再障的主要依据。重型再障骨髓增生低下或极度低下，粒、红系细胞明显减少，巨核细胞减少或极度低下，非造血细胞即淋巴细胞、浆细胞等增多。非重型再障骨髓增生减低，三系细胞均有不同程度的减少，但巨核细胞仍明显减少。骨髓涂片肉眼观察有较多脂肪滴。

【治疗要点】

1. 去除病因 避免一切可能导致骨髓损伤或抑制的因素（如避免再次接触放射性物质、苯及其衍生物），停用或禁用有骨髓抑制作用的药物。

2. 支持和对症治疗

（1）预防和控制感染 注意个人卫生和环境的清洁消毒，必要时进行保护性隔离，减少感染机会。感染时，及早使用足量广谱抗生素，以防止感染扩散。必要时采集患者血液、分泌物和排泄物做细菌培养及药物敏感试验，选用敏感抗生素。必要时可输注白细胞混悬液。

（2）止血 出血程度较轻时，给予局部压迫止血及全身止血药物治疗；当血小板<20×10^9/L 伴出血倾向或出血明显时，可给予输血小板或静脉滴注大剂量丙种球蛋白。

（3）纠正贫血 输血是纠正贫血主要的支持疗法。对于重度贫血（Hb<60g/L）伴明显缺氧症状者，可考虑输注浓缩红细胞。

3. 雄激素 治疗慢性再障的首选药。常用丙酸睾酮、司坦唑醇、达那唑等。

4. 免疫抑制剂 是目前治疗重型再障的主要药物。常用药物为抗胸腺细胞球蛋白（ATG）和抗淋巴细胞球蛋白（ALG），能够抑制患者 T 淋巴细胞或非特异性自身免疫反应。

5. 造血生长因子 主要用于重型再障，包括粒-单系集落刺激因子（GM-CSF）、粒系集落刺激因子（G-CSF）、促红细胞生成激素（EPO）和白介素-3（IL-3）。

6. 造血干细胞移植 是治疗重型再障的最根本方法。

【常见护理诊断及医护合作性问题】

1. 活动无耐力 与贫血导致组织缺氧有关。

2. 有感染的危险 与粒细胞减少有关。

3. 组织完整性受损：出血 与血小板减少有关。

4. 焦虑/恐惧 与缺乏有关再障治疗及预防感染和出血的知识有关。

【护理措施】

1. 生活护理

（1）休息与活动 病情稳定后，依据贫血程度及目前活动耐力，决定患者活动量。适度活动，保证安全。重度以上贫血者（血红蛋白<60g/L），要以卧床休息为主；中、轻度

贫血，应休息与活动交替进行，避免劳累，减低氧耗。活动中如出现心慌、气短应立刻停止活动。

（2）饮食　给予高热量、高蛋白、丰富维生素、易消化的软食或半流质饮食，以补充能量消耗。消化道大出血患者应暂禁食。

（3）环境　将患者安置于环境安静、温暖的病房内。保持病室清洁、定期消毒，外周血中性粒细胞<$0.5×10^9$/L 时应进行保护性隔离，预防交叉感染。

2. 病情观察　观察患者皮肤、黏膜有无损伤，有无内脏或颅内出血的症状和体征，如呕血、便血、血尿、头晕、头痛、血压下降、脉率增加等，注意出血的部位、出血量和时间。观察患者有无感染征象，注意体温变化和热型，询问患者有无咽痛、咳嗽、咳痰、胸痛、尿痛以及肛周疼痛。监测患者白细胞总数及分类结果。警惕败血症发生，必要时抽血送培养。

3. 对症护理　贫血、出血、感染的护理详见"模块六项目一血液系统疾病患者常见症状体征的护理"。

4. 用药护理　遵医嘱给患者进行药物治疗，并注意观察药效及不良反应。

（1）雄激素　①丙酸睾酮为油剂，不易吸收，注射部位常可形成硬块，甚至发生无菌性坏死。故需缓慢深部分层肌内注射，并注意轮换注射部位，检查局部有无硬结，及时发现，及时理疗。②司坦唑醇、达那唑易使肝功能受损，用药过程中应注意有无黄疸及定期检查肝功能。③常见不良反应有男性化，如毛须增多、声音变粗、痤疮、女性闭经等，停药后会全部消失。嘱患者经常用温热水洗脸，不要用手抓痤疮，以预防感染。④观察疗效，定期监测血红蛋白、白细胞总数及网织红细胞计数，通常药物治疗 1 个月左右网织红细胞开始上升，接着血红蛋白升高，经 3 个月后红细胞开始上升，而血小板上升需要较长时间。

（2）免疫抑制剂　抗淋巴细胞球蛋白、抗胸腺细胞球蛋白可引起过敏反应、血小板减少和血清病（如关节痛、发热）等不良反应，故用药前需做过敏试验，用药过程中，可使用糖皮质激素，并严密监护有无不良反应的发生。

5. 心理护理　向患者及家属解释雄激素药物是治疗再障的首选药物，但需要 3~6 个月才见效，让女性患者了解该类药物的男性化不良反应，当停药后会逐渐消失以解除患者顾虑，使其能积极配合治疗。鼓励患者与亲人、病友多交流，争取家庭、亲友等社会支持系统的关怀与帮助。

【健康教育】

1. 生活指导　加强营养，提高抵抗力。注意个人卫生，避免受凉、感冒，尽量少去公共场所。日常生活中不可随便用药，特别是对造血系统有损害的药物，如氯霉素、磺胺、阿司匹林等。

2. 疾病知识指导　向患者及家属介绍本病常见的病因、诱因、治疗措施及预后等相关知识，避免滥用药物，做好职业防护。教会患者懂得自我护理，以防出血与感染的发生。坚持长期用药，定期门诊复查血象。

复习思考

1. 如何对缺铁性贫血的患者进行健康教育？

2. 重型再障和非重型再障有哪些异同点？

3. 如何指导患者正确口服铁剂？

4. 注射铁剂过程中应注意哪些操作技巧？

5. 铁剂使用后如何观察疗效，在什么情况下可以停药？

6. 雄性激素治疗有哪些副作用？如何观察疗效？

项目三　特殊出血性疾病患者的护理

【学习目标】

1. 掌握特发性血小板减少性紫癜和过敏性紫癜的临床表现、主要护理诊断、护理措施和健康指导。

2. 熟悉特发性血小板减少性紫癜和过敏性紫癜的主要病因、治疗要点和辅助检查方法。血友病的分型、临床表现、治疗和护理要点。

3. 了解特发性血小板减少性紫癜、过敏性紫癜、血友病的发病机制。

案例导入

患者，男，10 岁。因咽痛、流涕、咳嗽 5 天，鼻出血、四肢出现大片瘀点瘀斑 3 天就诊。体检：T 37.3℃，P 95 次/分，R 18 次/分，BP 100/70mmHg，咽红，扁桃体Ⅱ度肿大，淋巴结不大，肝脾未触及。血液检查：WBC $4.1×10^9$/L，RBC $3.2×10^{12}$/L，PLT $40×10^9$/L。骨髓象：骨髓增生活跃，巨核细胞增多。

请思考：

1. 你认为该患者可能是什么疾病？

2. 导致该患者发病的原因可能是什么？

3. 患者目前存在的首要的护理诊断是什么？

4. 治疗该病常选择的药物是什么，有哪些不良反应？

出血性疾病是由于正常的止血机制发生障碍，引起自发性出血或轻微外伤后出血不止的一组疾病。该类疾病病因复杂，约占血液疾病的30%。近年来，随着分子生物学、免疫学和生物化学等学科的进展，对其有了更新的认识。

按病因及发病机制，出血性疾病可分为以下类型。

1. 血管壁异常 ①遗传性：如遗传性毛细血管扩张症、家族性单纯性紫癜。②获得性：如重症感染、过敏性紫癜、药物性紫癜、维生素C缺乏症、老年型紫癜等。

2. 血小板异常

（1）血小板数量异常 ①血小板生成减少：如再生障碍性贫血、白血病、化疗及放疗后的骨髓抑制。②血小板破坏过多：如原发性血小板减少性紫癜。③血小板消耗过度：如弥散性血管内凝血、血栓性血小板减少性紫癜。④血小板分布异常：如脾功能亢进等。

（2）血小板质量异常 ①遗传性：如血小板无力症。②获得性：如抗血小板药物作用、重症感染、尿毒症、肝病等。

3. 凝血功能异常 ①遗传性：如血友病、遗传性凝血酶原缺乏症等。②获得性：如肝病性凝血障碍、维生素K缺乏症、尿毒症性凝血障碍等。

4. 抗凝及纤维蛋白溶解异常 主要为获得性疾病，如肝素使用过量、蛇咬伤、溶栓药物使用过量等。

5. 复合性止血机制异常 ①遗传性：如血管性血友病。②获得性：如弥散性血管内凝血。

一、特发性血小板减少性紫癜患者的护理

特发性血小板减少性紫癜（idiopathic thrombocytopenia purpura，ITP）是由于免疫机制导致血小板破坏，外周血中血小板减少的出血性疾病。本病是临床上最常见的一种血小板减少性疾病，以自发性皮肤、黏膜及内脏出血，血小板计数减少、寿命缩短、抗血小板自身抗体形成、骨髓中巨核细胞发育及成熟出现障碍为特征。可分为急性型和慢性型。急性型多见于儿童，慢性型多见于40岁以下的女性，男女之比约为1∶4。

【病因与发病机制】

病因尚不清楚，可能与以下因素有关。

1. 感染 与病毒或细菌感染密切相关，80%以上患者发病前1~3周有上呼吸道感染史；慢性患者常常因为感染而使病情加重。

2. 免疫因素 免疫因素的参与是ITP发病的重要原因。目前认为自身抗体致敏的血小板被单核巨噬细胞系统过度吞噬破坏是ITP发病的主要机制。

3. 肝脾因素 肝脏、脾脏不仅是产生血小板相关抗体（PAIg）的主要场所，也是血小板遭到破坏的主要场所。血小板与血小板相关抗体特异结合后，表面性状发生改变，被

阻留在脾脏、肝脏而被破坏、清除。

4. 其他因素 如雌激素，慢性型多见于女性，主要见于育龄期的妇女，提示雌激素可能与本病的发生有关。此外，特发性血小板减少性紫癜的发生可能与基因调控有关。

【临床表现】

1. 急性型 多见于儿童，80%起病前1~2周有上呼吸道感染史，起病急，常有畏寒、发热、出血。出血症状重，全身皮肤可有大片瘀斑、血肿，常先出现于四肢，尤以下肢为多。当血小板低于$20×10^9/L$时可有内脏出血，颅内出血是致死的主要原因。病程多为自限性，4~6周痊愈后很少复发。

2. 慢性型 多见于育龄期妇女，一般无前驱症状，起病隐匿。出血症状轻，常反复发生皮肤黏膜瘀点、瘀斑，可伴轻度脾大，女性多以月经过多为主要表现。治疗效果差，且易反复发作，病史迁延不愈，持续数年甚至数十年，很少自然缓解，可因感染导致病情突然加重。

【辅助检查】

1. 血象 血小板减少程度不一。急性型发作期血小板$<20×10^9/L$，慢性型常为（30~80）$×10^9/L$。血小板平均体积偏大，血小板功能多正常。

2. 骨髓象 巨核细胞数量增加或正常，但发育成熟障碍，表现为体积小，胞质内颗粒少，产血小板型巨核细胞显著减少。急性型幼稚巨核细胞比例增多；慢性型颗粒型巨核细胞增多。粒系、红系细胞大多正常。

3. 其他 束臂试验阳性、出血时间延长、血块收缩不良。80%以上ITP患者PAIg（多为PAIgG）和血小板相关补体（PAC_3）增高。90%以上患者血小板生存时间明显缩短。

【治疗要点】

1. 肾上腺糖皮质激素 是治疗该病的首选药物。药物作用机制包括：①抑制自身抗体的生成，减轻抗原抗体反应，阻止单核-吞噬细胞系统对血小板的破坏。②降低毛细血管通透性，减轻出血。③刺激骨髓造血及外周血小板的释放。常用泼尼松，待血小板正常或接近正常后，逐步减量，最后小剂量维持治疗，整个疗程在3~6个月，最多不超过一年。症状严重者可短期静滴甲基泼尼松龙或地塞米松，好转后改为口服。

2. 脾切除 是治疗该病的有效方法之一。其作用机制是减少血小板抗体的生成，消除血小板破坏的场所。适应证：①正规激素治疗6个月以上无效者；②糖皮质激素依赖，停药或减药后复发者；③有激素使用禁忌证者。

3. 免疫抑制剂 一般不作为首选。用于对激素及脾切除效果不好，或无法用以上治疗者。通常与糖皮质激素合用，常用药物有环磷酰胺、长春新碱、硫唑嘌呤、环孢素等。

4. 其他 达那唑可用于难治性 ITP，与糖皮质激素有协同作用，作用机制与免疫调节及抗雌激素有关。此外，输血或血小板悬液、丙种球蛋白、血浆置换，主要用于出血程度严重的患者。

【常见护理诊断及医护合作性问题】

1. 有受伤的危险：出血 与血小板减少有关。

2. 有感染的危险 与糖皮质激素和免疫抑制剂治疗有关。

3. 恐惧 与血小板过少，随时有出血的危险有关。

4. 潜在并发症 颅内出血。

【护理措施】

1. 生活护理

（1）休息与活动 出血轻者，可适当活动，但应避免外伤。若血小板减少明显，即使出血量不多，也要限制活动。血小板<20×10^9/L 或出血严重者，应绝对卧床休息。

（2）饮食护理 给予高热量、高蛋白、高维生素的软食或半流质饮食。

2. 病情观察 严密监测生命体征、神志变化、出血的部位、出血量和范围。检测血小板计数，若低于20×10^9/L，应警惕脑出血，并及时通知医生。

3. 用药护理 长期服用糖皮质激素可出现满月脸、水牛背、高血压、血糖升高、感染、骨质疏松等，应向患者及家属解释该药的副作用，说明停药后可逐渐消失，嘱患者用药期间遵医嘱口服钙剂、防止感染，定期监测血压、血糖、白细胞计数等变化，发现异常，及时报告医师并配合处理。免疫抑制剂环磷酰胺可导致出血性膀胱炎，嘱患者多饮水，观察尿颜色有无异常。

4. 预防出血的护理 详细内容见"模块六 项目一 常见症状体征的护理"。

5. 心理护理 鼓励患者表达自己的感受，对其焦虑甚至恐惧等不良情绪表示理解，耐心解答患者提出的各种问题，加强心理疏导。发生出血时，护士应沉着冷静地配合医生处理，以增加患者的安全感和信任感。

【健康教育】

1. 生活指导 注意休息、合理营养，避免过度劳累和情绪激动，预防各种外伤与感染的发生。慢性患者适当活动，血小板在50×10^9/L 以下时，避免强体力活动，可适当散步、打太极拳、下象棋等，增强机体抵抗力。

2. 疾病知识指导 向患者及家属讲解本病的有关知识，教会患者及家属紧急止血和预防的方法和知识。长期服用糖皮质激素的患者，不可自行减量或突然停药，否则会引起反跳现象；用药期间，注意个人卫生，防止感染，低盐、低糖饮食，每周定时测体重，定期检测血糖、血压等。指导使患者及家属学会如何识别出血征象，如淤点、瘀斑、血尿、黑便等，告知患者一旦出血及时就医。

二、过敏性紫癜患者的护理

过敏性紫癜（allergic purpura）是一种常见的血管变态反应性出血性疾病。主要表现为非血小板减少性皮肤紫癜、黏膜出血、腹痛、关节痛及血尿。本病多见于儿童及青少年，男、女发病比约 1.4~2：1，以春秋季发病居多，多为自限性，一般六周内可自愈。近年来，过敏性紫癜的患病率有增高的趋势。

【病因与发病机制】

1. 病因

（1）感染　常见细菌、病毒和寄生虫感染。细菌感染中以 β 溶血性链球菌所致的上呼吸道感染最为多见，其次为金黄色葡萄球菌、结核分枝杆菌、肺炎球菌等；病毒感染中以流感、水痘、麻疹、风疹等病毒常见；肠道寄生虫中以蛔虫感染常见，其次为钩虫感染。

（2）食物　鱼、虾、蟹、蛋、奶等异性蛋白质，此类蛋白质可以引起人体发生过敏反应。

（3）药物　抗生素类如青霉素、链霉素、红霉素、氯霉素等；解热镇痛药如水杨酸类、保泰松、吲哚美辛等；其他类药物如磺胺类、异烟肼等。

（4）其他　寒冷刺激、花粉吸入、昆虫叮咬、疫苗接种等。

2. 发病机制　以上因素可以引起速发型超敏反应和抗原-抗体复合物反应。速发型超敏反应中肥大细胞释放组胺类炎症介质，作用于血管平滑肌，引起小动脉和毛细血管扩张，通透性增加。抗原-抗体复合物反应中复合物沉积于血管壁或肾小球基底膜上，激活补体，导致中性粒细胞游走、趋化及一系列炎症介质的释放，引起广泛的小血管炎症。抗原抗体复合物刺激肥大细胞等，促其释放血管活性物质，使血管通透性增加，引起局部出血和水肿。

【临床表现】

多数患者起病前 1~3 周有低热、乏力、全身不适及上呼吸道感染等前驱症状。根据病变主要累及部位和表现，可分为以下五种类型。

1. 单纯型（紫癜型）　最常见的类型。主要表现为反复发作的皮肤紫癜，多见于四肢，特别是下肢及臀部，分批出现，常呈对称分布，陈旧不一，大小不等，呈紫红色，略高于皮面，伴有轻微痒感，严重者可融合成片状甚至形成大血疱，中心呈出血性坏死。数日内逐渐变成黄褐色、淡黄色，两周内逐渐消退，也可反复出现。

2. 腹型（henoch 型）　是最具潜在性危险和易被误诊的一型。约见于 1/3 的患者，多发生在皮肤紫癜出现 1 周内，偶发生于紫癜出现前。除皮肤紫癜外，以腹痛为主要症状。

腹痛常位于脐周、下腹部或全腹，呈阵发性绞痛或持续性钝痛，可伴恶心、呕吐、腹泻及血便。触诊可有轻压痛但无明显腹肌紧张，听诊肠鸣音活跃或亢进，易被误诊为外科急腹症。严重者脱水或并发消化道大出血。

3. 关节型 除皮肤紫癜外，关节部位血管受累，出现关节肿胀、疼痛、功能障碍等临床表现。多见于膝、踝等大关节，呈游走性，常反复发作，但不出现关节畸形。

4. 肾型 是最严重且预后相对较差的类型，多见于成人。多在紫癜出现后 1~8 周，由于肾小球毛细血管炎症反应而出现蛋白尿、血尿及管型尿。多数在数周内恢复，但易复发。少数患者迁延数月。轻者为局限性轻型肾炎，严重者可发展为慢性肾炎或肾病综合征，伴高血压、水肿等临床表现，极少数发生尿毒症。

5. 混合型 以上临床表现如有 2 种及以上类型并存者。

【辅助检查】

1. 毛细血管脆性试验 50%以上患者结果阳性，毛细血管镜能见到毛细血管扩张、扭曲和渗出性炎症反应。

2. 血小板计数、出血时间及凝血试验 均正常。

3. 尿常规检查 肾型或混合型出现血尿、蛋白尿、管型尿。

4. 肾功能 肾型或混合型，可有不同程度的肾功能受损，比如血尿素氮升高、内生肌酐清除率下降等。

【治疗要点】

1. 病因防治 消除致病因素，如防止感染，驱除肠道寄生虫，避免接触可导致过敏的药物、食物等。

2. 药物治疗 抗组胺类药，如盐酸异丙嗪、阿司咪唑等；降低血管通透性的药物，如维生素 C、曲克芦丁、钙剂；腹痛可用解痉药，如阿托品；糖皮质激素类，对腹型和关节型疗效较好，对肾型疗效不明显。上述疗效不佳或近期病情反复的，尤其是合并肾脏损害的，可使用免疫抑制剂环磷酰胺、硫唑嘌呤等。

【常见护理诊断及医护合作性问题】

1. 有受伤的危险 与血管壁通透性和脆性增加有关。

2. 疼痛：腹痛或关节痛 与腹型或关节型过敏性紫癜有关。

3. 知识缺乏 与缺乏过敏性紫癜预防知识有关。

【护理措施】

1. 生活护理 注意休息，急性期应绝对卧床休息。预防感染，防止蚊虫叮咬，不要食用鱼、虾、牛奶等易引起过敏的食物，多吃蔬菜水果。

2. 病情观察 观察皮肤黏膜出血的变化情况；腹型的患者要注意腹痛的部位、性质、程度，大便的颜色、性状，有无肠套叠等并发症发生，观察腹痛时有无伴随恶心、呕吐、腹泻等症状，评估疼痛的部位、性质、严重程度；对于关节型，还应注意局部关节肿痛的情况，评估受累关节的部位、数目，局部有无肿、痛和功能障碍等；肾型的患者应注意小便的颜色和性状，有无血尿的发生，有无浮肿的发生，及时送检尿标本。

3. 对症护理 有皮肤紫癜者，勿用手搔抓。关节型患者应保护患病部位避免外伤，尽量减少活动，以减轻痛苦，促进出血的吸收，关节肿痛明显者，应卧床休息，抬高患肢，将受累关节置于功能位；腹型患者严重腹痛时，应禁食，必要时遵医嘱皮下注射阿托品等解痉药。

4. 药物护理 遵医嘱给患者进行药物治疗，并注意观察药物疗效及不良反应。使用糖皮质激素治疗时，向患者及家属讲明可能出现的不良反应，加强护理，预防感染发生。使用环磷酰胺时嘱患者多饮水，注意观察小便量及色泽改变。

5. 心理护理 向患者及家属讲述疾病的有关知识，积极寻找致病因素并尽量避免再次接触。加强心理疏导，消除思想顾虑。

【健康教育】

1. 生活指导 注意休息，避免劳累。注意避免再次接触过敏源。忌食或慎食牛奶、鸡蛋、鱼、虾等异性蛋白质；注意锻炼身体，增强体质，注意保暖，避免发生感染；花粉季节减少外出，必要时戴口罩。

2. 疾病知识指导 向患者及家属说明本病是过敏性疾病，介绍本病的原因和临床表现等相关知识，使其了解常见的过敏源并尽量避免接触。最好在医师指导下科学、正确用药，避免使用已知或可能引起过敏的药物。教会患者能够自我监测病情变化，当发现有大面积瘀斑或紫癜、便血、呕血、关节疼痛等，应及时就诊，防止病情变化。

三、血友病患者的护理

血友病（hemophilia）是一组遗传性凝血因子缺乏的出血性疾病。包括血友病 A、血友病 B 和遗传性 FXI缺乏症。其中以血友病 A 最常见，约占遗传性出血病的85%，其次是血友病 B，遗传性 FXI缺乏症极少见，三者比较发病率为 16∶3∶1。血友病发病率为 5∼10/10 万，婴儿发病率约为 1/5000。其共同特点为阳性家族史、幼年发病、自发或轻微外伤后出血不止、形成血肿、关节出血，以及凝血活酶生成障碍而出现凝血时间延长等实验室检查异常。

【病因与遗传规律】

1. 病因 血友病 A 和 B 两型均属 X 染色体隐性遗传性疾病。部分血友病患者无家族史，发病原因不明，可能由于基因突变或隔代遗传所致。

（1）血友病 A 又称遗传性抗血友病球蛋白缺乏症或 FⅧ∶C 缺乏症，是最常见的遗传性出血性疾病。FⅧ由两部分组成：即FⅧ凝血活性部分（FⅧ：C）和vWD因子（vWF）。两者以复合物形式存在于血浆中。前者参与FX的激活；后者参与血小板与受损血管内皮的黏附，并有稳定及保护FⅧ：C的作用。FⅧ：C位于X染色体长臂末端（Xq28），当其因遗传或突变而出现缺陷时，人体不能合成足量的FⅧ：C，导致内源性途径凝血障碍及出血倾向的发生。

（2）血友病B　又称凝血因子Ⅸ（FⅨ）缺乏症。FⅨ为一种单链糖蛋白，参与内源性FX的激活。FⅨ基因位于X染色体长臂末端（Xq26）。遗传或突变使之缺陷时，不能合成足量的FⅨ，引起内源性途径凝血障碍及出血倾向。

（3）遗传性FⅪ缺乏症　又称Rosenthal综合征。

2. 遗传规律

（1）血友病A和B　均属X染色体隐性遗传性疾病，男性发病，女性传递。其遗传规律：①血友病男患者与正常女性结婚，所生儿子为正常，女儿均为携带者；②正常男性与女性携带者结婚，所生儿子50%可能患有血友病，女儿50%可能为携带者；③血友病男患者与女性携带者结婚，其女儿为血友病患者和携带者的概率各为50%，其所生儿子患病的可能性占50%；④男女都为血友病患者的人结婚，其所生子女均为血友病患者。

（2）遗传性FⅪ缺乏症　为常染色体不完全隐性遗传，双亲都可遗传，子女均能发病。

【临床表现】

1. 出血　本病最主要表现是出血。其特点是患者生来具有，幼年发病，终生伴随，为自发性或轻度外伤后出血不止。最常见出血部位是软组织和肌肉，常形成血肿。膝、踝等负重关节的反复出血非常突出，最终可导致关节肿胀、僵硬、畸形，亦可伴骨质疏松、关节骨化及相应肌肉萎缩。重症患者可发生内脏出血甚至颅内出血，颅内出血是患者死亡的主要原因。患者出血轻重取决于血友病类型及凝血因子缺乏程度。

2. 压迫症状　血肿压迫周围神经可致局部肿痛、感觉麻木、肌肉萎缩；压迫咽、喉部及气管可引起呼吸困难，甚至发生窒息。

【辅助检查】

1. 血象　外周血象中三系细胞红细胞、白细胞、血小板计数大多正常；出血时间、血块回缩试验正常。

2. 筛查试验　凝血时间（CT）、活化部分凝血活酶时间（APTT）延长，简易凝血活酶生成试验（STGT）异常。

3. 确诊试验　凝血活酶生成试验及纠正试验有助于三种类型血友病的鉴别。

【治疗要点】

1. 替代治疗　补充相应凝血因子是治疗血友病的最重要措施，也是目前最主要的措施。应尽早、足量、维持足够时间。主要制剂有新鲜冷冻血浆（含所有凝血因子）、新鲜全血、新鲜血浆、冷沉淀物（FⅧ浓度较血浆高 5~10 倍）、FⅧ浓缩制剂、凝血酶原复合物等。

2. 药物治疗　去氨加压素是一种半合成的抗利尿激素，有促进内皮细胞释放凝血因子的作用，也可增强凝血因子的稳定性，可用于轻症血友病 A 患者。达那唑对轻度血友病 A 患者效果好。肾上腺糖皮质激素通过改善血管通透性及减少 FⅧ：C 抗体的产生发挥作用。抗纤溶药物通过保护已经形成的纤维蛋白凝块不被溶解而发挥作用。

3. 对症处理　如局部绷带压迫止血；关节腔出血时，抬高、固定患肢。对反复关节出血而致的关节强直和畸形患者，可在补充足量的 FⅧ：C 或 FⅨ 的前提下行关节成形术或置换术。

4. 家庭治疗　血友病患者及家属应接受疾病有关的生理、病理、诊断、治疗等知识的教育，学习注射技术，在专业医师的指导下安排家庭治疗。

【常见护理诊断及医护合作性问题】

1. 有受伤的危险：出血　与体内凝血因子缺乏有关。

2. 有失用综合征的危险　与多次发生关节腔出血有关。

【护理措施】

1. 生活护理　严重出血或活动性出血时应卧床休息。避免过度负重或剧烈的运动。尽量避免穿刺、手术等损伤性治疗，使用刀、剪等工具时要小心。饭前饭后要漱口，避免口腔感染的发生，防止龋齿。少食或禁食刺激性食物，避免口腔黏膜或消化道黏膜损伤。禁服阿司匹林等抑制凝血功能的药物。

2. 病情观察　观察患者的出血情况及出血部位，了解凝血时间、活化部分凝血活酶时间。及时发现危重患者，防止窒息、颅内出血的发生。及时评估关节外形、局部有无压痛、关节活动能力是否正常，帮助判断关节病变分期。

3. 用药及输血的护理　去氨加压素的不良反应为心率加快、血压升高、头痛、少尿等。输全血时要做好三查八对工作，凝血因子取回后，要立即输注。输注冷冻血浆时，输注前应将冷冻血浆置于水浴箱中融化，并尽可能快速输入，输注过程中要观察有无不良反应的发生。

4. 对症护理　关节腔出血时，嘱患者卧床休息，将患肢置于适当位置，出血部位用绷带加压固定或冰袋冷敷，当出血停止、血肿消失后逐步活动。颈部或咽喉部软组织出血时，协助患者取侧卧位或头偏向一侧，防止血肿压迫呼吸道引起窒息，若发现气道阻塞立即通知医生，并协助医生及时处理。

5. 关节康复训练 向患者及家属解释康复训练的重要意义，教会患者康复的主要手法和注意事项。在急性期时应限制活动同时保持肢体处于功能位，避免出血加重、促进关节腔内积血的吸收。肿胀未完全消退时，嘱患者患肢不能负重，适当增加卧床休息的时间，避免过早行走。当关节腔出血控制后，可协助患者进行关节的被动或主动活动，以促进关节的康复。

【健康教育】

1. 生活指导 避免碰撞外伤，避免剧烈运动如拳击、踢足球、搬运重物等；建议血友病患者适当游泳。避免穿硬底鞋或赤脚走路；小心使用剪、刀等工具。保持口腔清洁，防治齿龈疾病，及时修补龋齿。

2. 疾病知识指导 向患者及家属讲解血友病为遗传性凝血因子缺乏病，目前需终身替代治疗，使患者明白易出血的部位、预防出血的重要性和技巧以及学会出血的应急措施。强调婚前检查、产前检查和遗传咨询的重要性，在一定程度上减少血友病的发病率。血友病患者和女性携带者不建议结婚，同时应避免生育，以减少本疾病的遗传。

复习思考

1. 特发性血小板减少性紫癜和过敏性紫癜的异同点？
2. 出血性疾病患者在进行静脉穿刺时有哪些注意事项？
3. 血小板减少性紫癜的血象和骨髓象有哪些表现？
4. 血友病 A 有哪些遗传特点，你如何对准备生育的携带者进行健康指导？

项目四 白血病患者的护理

【学习目标】

1. 掌握白血病的分类、临床表现、主要护理诊断、护理措施和健康指导。
2. 熟悉白血病的主要病因、治疗要点和辅助检查方法。
3. 了解白血病的常用化疗药物及常用联和化疗方案。

📖 案例导入

患者，男，19 岁。因反复发热 1 月余入院。曾用头孢类药物治疗，体温下降后又回升，最高达 40℃。体检：患者精神萎靡，贫血貌，T 39℃、P 110 次/分、R 25 次/分，皮下可见散在出血点，全身浅表淋巴结未触及，胸骨下段明显压痛，肝脾均肋下 2cm，无压痛。血液检查：WBC $110×10^9$/L，Hb 65g/L，PLT $60×10^9$/L，可见大量的原始及早幼粒细胞。

请思考：

1. 你认为该患者可能是什么疾病？

2. 为明确诊断还需要做哪项辅助检查？

3. 患者目前存在的首要护理诊断是什么？

4. 作为接诊护士你将如何护理该患者？

白血病（leukemia）是一类造血干细胞的恶性克隆性疾病。由于白血病细胞增殖失控、分化障碍、凋亡受阻，而停滞在细胞发育的不同阶段。在骨髓和其他造血组织中大量异常增生，并浸润其他器官和组织，使正常造血功能受到抑制。临床表现为进行性贫血、持续发热或反复感染、出血和组织器官浸润，外周血中出现幼稚细胞。白血病占癌症总发病率的 5%，我国白血病的发病率约为 3～4/10 万，其中急性白血病常见。在恶性肿瘤所致的死亡率中，白血病居第六位（男性）和第八位（女性），但在儿童及 35 岁以下成人中居第一位。

【病因与发病机制】

白血病的病因未明，其发病可能与以下因素有关。

1. 病因

（1）病毒感染 目前已证实，成人 T 淋巴细胞白血病是由人类 T 淋巴细胞病毒 I 型所致。该病毒为一种 C 型反转录病毒，具有传染性，可通过输血、哺乳、性生活传播。病毒感染机体后，作为内源性病毒整合并潜伏在宿主细胞内，一旦在某些理化因素作用下，即被激活表达而诱发白血病，或作为外源性病毒由外界以横向方式传播感染，直接致病。

（2）放射因素 电离辐射如 X 射线、γ 射线等有致白血病的作用，与放射剂量的大小及放射部位有关，全身或部分躯体受到中等或大剂量辐射后均可诱发白血病。放射线可使骨髓抑制、机体免疫力缺陷及染色体发生突变、断裂和重组，最终导致白血病的发生。

（3）化学因素 多种化学物质或药物可诱发白血病，如苯及苯的衍生物、氯霉素、保泰松、烷化剂、细胞毒药物（氮芥、环磷酰胺等）均可致白血病。

（4）遗传因素 伴染色体畸变的一些遗传性疾病，白血病发病率高于常人，如先天愚型、先天性再生障碍性贫血等较易发生白血病。家族性白血病约占白血病的 7/1000，单卵孪生者一人发生白血病，另一人发病率达 1/5，比双卵孪生子高 12 倍。

2. 发病机制 白血病发病机制较复杂。其发生过程目前认为至少两类分子共同参与发病的过程，即"二次打击"学说。首先各种原因导致造血细胞内一些基因的决定性突变，激活某种信号通路，导致异常克隆性造血细胞生成，这些细胞具备增值、生存优势和凋亡受阻的特点。接着一些遗传学改变可能涉及一些转录因子，导致造血细胞分化紊乱或分化阻滞，最终导致白血病的发生。

【分类】

1. 按细胞分化程度和自然病程分类 可分为急性白血病（acute leukemia，AL）和慢性白血病（chronic leukemia，CL）两大类。①急性白血病的细胞分化停滞在较早阶段，多为原始细胞及早幼细胞，起病急，病情发展迅速，病程短，可能仅数月；②慢性白血病的细胞分化停滞在较晚阶段，多为成熟和较成熟的细胞，病情发展慢，自然病程可为数年。

2. 按病变的细胞系列分类 急性白血病可分为急性淋巴细胞白血病（acutelymphoblastic leukemia，ALL）和急性髓系白血病（acutemyelogenous leukemia，AML）。ALL 分为 L_1、L_2、L_3 三个亚型，AML 分为 M_0 至 M_7 八个亚型。慢性白血病分为慢性髓系白血病（chronicmyelogenousleukemia，CML）、慢性淋巴细胞白血病（chronic lymphoblastic leukemia，CLL）及慢性粒单核细胞白血病（chronic myelomonocytic leukemia，CMML）。在我国，急性白血病比慢性白血病多见。急性白血病中，成人以急性粒细胞白血病占首位，儿童则以急性淋巴细胞白血病较多见；慢性白血病中，以慢性粒细胞白血病多见，主要为中年人。

3. 根据白细胞计数分类 分为白细胞不增多性白血病（白细胞计数在正常水平或减少）；白细胞增多性白血病（白细胞计数$>10\times10^9$/L）；高白细胞性白血病（白细胞计数$>100\times10^9$/L）。

一、急性白血病

急性白血病（acute leukemia）是骨髓中异常的原始细胞及幼稚细胞大量增殖、广泛浸润各组织器官、抑制正常造血。临床上以贫血、出血、感染和组织器官浸润为特征。

【临床表现】

起病缓急不同。急性起病患者，突然出现高热或严重出血。慢性起病患者常为脸色苍白、疲乏或轻度出血，部分患者因皮肤紫癜、月经过多或拔牙后出血不止而就医才发现。

1. 发热 发热是急性白血病最常见的症状。半数患者以发热为早期表现，可高热也可低热，常伴有畏寒、出汗。多由口腔炎、牙龈炎、咽喉炎、肺部感染、肛周炎、肛旁脓肿等继发感染引起，严重时出现菌血症或败血症。致病菌以革兰阴性菌常见。疾病后期常伴有真菌感染，这与长期使用广谱抗生素、糖皮质激素、细胞毒类化疗药物有关。感染的主要原因是成熟粒细胞缺乏。

2. 出血 以出血为早期表现占半数。出血可发生在全身各部位，以皮肤瘀点、瘀斑、鼻出血、牙龈出血、女患者月经过多较为常见，严重时发生颅内出血可致死亡。出血的主要原因为血小板数量减少，但血小板功能异常、凝血因子减少、白血病细胞的浸润对血管的损伤等也是其中的原因。

3. 贫血 常为首发症状，呈进行性加重，半数患者就诊时已有重度贫血。贫血原因与正常红细胞生成减少，以及无效性红细胞生成、溶血、出血、阻碍 DNA 代谢的抗白血病药物使用有关。

4. 器官和组织浸润的表现

（1）骨骼和关节 胸骨下段局部压痛较为常见。可出现关节、骨骼疼痛，常见于儿童。提示骨髓腔内白血病细胞过度增生。

（2）肝、脾、淋巴结肿大 表现为轻至中度肝、脾增大，表面光滑，偶伴轻度触痛，淋巴结轻至中度肿大，无压痛，尤以急淋白血病多见。纵隔淋巴结肿大常见于 T 细胞急淋白血病。

（3）中枢神经系统白血病（central nervous system leukemia，CNSL） 可发生在疾病的各个时期，但常发生在缓解期，是白血病复发的根源。轻者表现为头痛、头晕，重者可有呕吐、视盘水肿、视力模糊、颈项强直、抽搐、昏迷等。以急淋最常见，儿童患者尤甚。主要原因是多数化疗药物难以通过血脑屏障，不能有效杀灭隐藏在中枢神经系统的白血病细胞。

（4）其他 浸润口腔黏膜，牙龈增生、肿胀；浸润皮肤，出现蓝灰色斑丘疹局部皮肤隆起、变硬、呈紫蓝色结节状等；浸润眼部骨膜，可引起眼球突出、复视或失明；浸润睾丸，表现为一侧无痛性肿大，常见于急性淋巴细胞白血病化疗缓解后的男性幼儿或青年。此外尚可累及心、肺、胃肠等部位，但不一定出现相应的症状。

【辅助检查】

1. 血象 白细胞计数不一，大部分患者白细胞数高于正常，多在（10~50）×10⁹/L 之间，即为白细胞增多性急性白血病。血涂片可见数量不等的原始细胞和幼稚细胞。一般有不同程度的正细胞正色素性贫血。血小板早期轻度减少或正常，晚期减少明显。

2. 骨髓象 骨髓检查是确诊白血病及其分类的重要依据。典型的特征为有核细胞增生明显活跃或极度活跃，以原始及幼稚白血病细胞为主，比例≥30%，正常粒系、红系及巨核系细胞显著减少。

3. 其他 细胞化学染色、免疫学检查、染色体检查等。

【治疗要点】

1. 对症支持治疗 防治感染是急性白血病患者争取有效化疗、进行骨髓移植、降低死亡率的关键所在。如有发热，应及时查明感染部位、病原菌，尽早使用抗生素。严重贫血给予吸氧，可输注浓缩红细胞或全血。血小板计数过低者，输注浓缩血小板悬液是最有效的方法。

2. 化学药物治疗 简称化疗，目前仍为治疗白血病的最主要方法。

（1）化疗的目的与原则 化疗的目的在于尽可能杀灭残存的白血病细胞，消除白血病细胞浸润，尽可能恢复正常的造血功能，使患者能够长期生存乃至治愈。化疗的原则是早期、足量、联合和个体化，以提高疗效、减少副作用。

（2）急性白血病常用化疗药物 详见表6-4。

表6-4 急性白血病常用化疗药物

种类	药名	缩写	毒副作用
抗叶酸代谢	甲氨蝶呤	MTX	黏膜溃疡，肝损害，骨髓抑制
抗嘌呤代谢	巯嘌呤	6-MP	骨髓抑制，胃肠反应，肝损害
抗嘧啶代谢	阿糖胞苷	Ara-C	口腔溃疡，胃肠反应，脱发，骨髓抑制
烷化剂	环磷酰胺	CTX	骨髓抑制，脱发，出血性膀胱炎
生物碱类	长春新碱	VCR	末梢神经炎，腹痛，脱发
抗生素类	柔红霉素	DAUN	骨髓抑制，心脏损害，胃肠反应
酶类	左旋门冬酰胺酶	L-ASP	肝损害、过敏反应、高尿酸血症、高血糖、胰腺炎、氮质血症
激素类	泼尼松	P	类库欣综合征，易感染，高血压糖尿病
抗嘧啶、嘌呤代谢	羟基脲		消化道反应，骨髓抑制
肿瘤细胞诱导分化剂	全反式维A酸	ATRA	皮肤黏膜干燥，口角破裂，消化道反应，头晕，关节痛，肝损害

（3）化疗过程与常用方案 包括诱导缓解和缓解后治疗两个阶段。①第一个阶段是诱导缓解阶段，是指从化疗开始到完全缓解的治疗，目的是在最短时间内达到完全缓解。目前，诱导治疗急性髓系白血病（除M3型外）首选HA、DA方案，M3型首选全反式维A酸；诱导治疗儿童急性淋巴细胞白血病首选VP方案，成人急性淋巴细胞白血病首选VDLP方案。②第二个阶段是缓解后治疗，是指完全缓解后，体内还有残留的白血病细胞，还需继续治疗以消灭体内残存的白血病细胞，以提高患者的长期生存率，主要通过进一步的巩固、强化和维持治疗，彻底消灭残留的白血病细胞，从而达到长期无病生存乃至彻底治愈的目标。

（4）中枢神经系统白血病的防治 防治中枢神经系统白血病可以有效地防止白血病髓外复发。常于缓解后鞘内注射甲氨蝶呤或阿糖胞苷加地塞米松。

5. 骨髓移植 骨髓移植是最根本的治疗手段。

二、慢性粒细胞白血病

慢性粒细胞白血病（chronicgranulocyticleukemia，CML），简称慢粒，是一种起源于多能造血干细胞的恶性骨髓增生性疾病，其临床特点为粒细胞显著增多且不成熟，脾脏增大，病程较缓慢，但会发生急性变。本病以中年最多见，且男性多于女性。

【临床表现】

自然病程可分为慢性期、加速期和急变期。

1. 慢性期　早期常无自觉症状，逐渐出现乏力、低热、多汗或盗汗、体重减轻等代谢亢进的表现。脾大为最突出的体征，可达脐平面甚至可伸入盆腔，质地坚实、平滑，无压痛。若发生脾梗死时，则压痛明显。大多数患者可有胸骨中下段压痛，为重要体征。慢性期可持续1~4年。

2. 加速期和急变期　起病后1~4年内70%慢粒患者进入加速期，出现不明的高热、虚弱、体重下降，脾迅速肿大，骨、关节痛以及逐渐出现贫血、出血。原因是白血病细胞对原来有效的药物发生耐药。加速期从几个月至数年不等。入急变期即慢粒白血病终末期，表现同急性白血病类似，有严重贫血、出血、发热等症状，预后极差，多在数月内死亡。

【辅助检查】

1. 血象　慢性期白细胞数常超过$20×10^9$/L，晚期可高达$100×10^9$/L。各阶段中性粒细胞显著增多，以中幼、晚幼和杆状核细胞为主。原始细胞不超过10%。嗜酸、嗜碱性粒细胞增多。晚期血小板和血红蛋白均可明显减少。

2. 骨髓象　骨髓增生明显或极度活跃，以中性粒细胞为主，其中中幼、晚幼和杆状核细胞明显增多，粒红比例明显增高。慢性期原粒细胞小于10%；急性变期明显增多达30%以上。嗜酸、嗜碱性粒细胞增多。红系细胞相对减少，巨核细胞正常或增多，晚期减少。

3. 其他　90%以上慢粒白血病患者染色体检查，血细胞中出现 Ph 染色体。血清及尿中尿酸浓度增高，与化疗后大量白细胞破坏有关。

【治疗要点】

1. 化学治疗

（1）甲磺酸伊马替尼（格列卫）　是第一代酪氨酸激酶抑制剂，为分子靶向治疗药物。特异性阻断 ATP 在 ABL 激酶上的结合位点，从而使酪氨酸残基不能磷酸化，从而抑制 BCR-ABL 阳性细胞的增殖。需终身服药，若经济许可，推荐为慢粒的首选药物。

（2）羟基脲　是目前治疗慢粒的首选化疗药物。起效快，但持续时间短，用药后2~3

天白细胞数下降，停药后很快回升。用药期间经常检查血象以调整药量。

（3）α-干扰素 该药与小剂量Ara-C联合应用，可提高疗效，缓解率约70%。

（4）靛玉红 中药青黛中的提取物，为双吲哚类化合物，缓解率87.5%。

（5）其他 苯丁酸氮芥、环磷酰胺及其他联合化疗等亦有效。

2. 骨髓移植 异基因骨髓移植是目前被普遍认可的根治性标准治疗。需在慢粒白血病慢性期缓解后尽早进行。移植成功者一般可获得长期生存或治愈。

3. 其他治疗 白细胞分离主要用于白细胞淤滞症；服用别嘌醇，防止尿酸性肾病；脾区放射用于脾大明显、有胀痛而化疗效果不佳。

4. 加速急变期 治疗同急性白血病的化疗方法。

三、白血病患者的护理

【**常见护理诊断及医护合作性问题**】

1. 有感染的危险 与正常粒细胞减少、机体免疫力下降有关。

2. 有受伤的危险：出血 与白血病细胞浸润，血小板减少有关。

3. 活动无耐力 与长期化疗、贫血有关。

4. 预感性悲哀 与急性白血病治疗效果差、死亡率高有关。

【**护理措施**】

1. 生活护理

（1）休息与活动 轻症患者或缓解期患者可适当休息，在力所能及的范围内完成部分日常活动和适当的运动；化疗期间以及严重贫血、感染或有明显出血倾向等病情较重者，应绝对卧床休息。脾脏巨大的患者嘱其取左侧卧位，增加舒适感，避免弯腰和碰撞腹部，防止脾脏破裂，当出现腹部疼痛时，要警惕脾破裂的发生，及时检查并处理。

（2）饮食护理 给予高热量、高蛋白、高维生素易消化的饮食，多食新鲜蔬菜与水果，不断改变饮食种类，改善烹饪方法，以增进食欲。有消化道出血时，暂进食或进少量流质。化疗期间饮食宜清淡，少量多餐，多饮水，必要时遵医嘱给予鼻饲或静脉高营养等，以保证热量需要。

2. 病情观察 密切观察患者的生命体征、各部位感染、贫血加重、颅内出血的征象，发现异常，及时报告医师并配合抢救。严密观察血象，尤其是中性粒细胞，当中性粒细胞<0.5×10⁹/L时，应对患者实行保护性隔离，尽可能住到层流间，定时对室内进行消毒，严格限制探视人数，防止交叉感染。

3. 用药护理

（1）化疗性静脉炎的预防及护理 大多数化疗药对组织刺激性大，多次注射常会引起静脉炎和周围组织炎症。局部表现为条索状的红斑、触之温度较高、有硬结或压痛，炎症消退后，注射的血管因内膜增生而狭窄，严重的可有血管闭锁。若注射时药液渗漏，会引起局部组织坏死。因此用药时应注意：①有计划合理使用静脉血管，选择静脉应先远端后近端，逐步向上移行，避免使用无弹性的静脉。若药物刺激性强、剂量大时，宜选用大血管注射，优选中心静脉置管。②静脉穿刺后先用生理盐水输注，确定针头在静脉内后再注入药物，药物输完后再用生理盐水10~20mL冲洗后拔针，以减轻药物对局部组织的刺激。③输注过程中，发生药物外渗，立即停止注入，不要拔针，由原部位抽取3~5mL血液以除去一部分药液，局部滴入生理盐水以稀释药液或滴入解药如8.4%碳酸氢钠5mL后拔针，局部冷敷后再用25%硫酸镁湿敷或用普鲁卡因局部封闭。④发生静脉炎时，局部血管禁止输注液体，遵医嘱药物外敷或紫外线灯照射治疗，鼓励患者多做运动，促进血液循环。

📚 课堂互动

PICC 的应用

PICC是经外周静脉置入中心静脉导管，由外周静脉（贵要静脉、肘正中静脉、头静脉）穿刺插管，尖端定位于上腔静脉下1/3的导管。其口径小、壁薄，有高度生物相容性，具有操作简便、危险性低、并发症少、留置时间长等优点。

PICC适合于长期静脉输液、肿瘤化疗、肠外营养、老年患者及患儿，在临床上取得良好效果。特别是化疗过程中，避免化疗药物与手臂静脉的直接接触，加上大静脉的血流速度很快，可以迅速冲稀化疗药物，防止药物对血管的刺激，因此能够有效保护上肢静脉，减少静脉炎的发生，减轻患者的疼痛，提高患者的生命质量。

（2）骨髓抑制的预防及护理　大剂量化疗药物可引起严重的骨髓抑制，因此化疗中定期查血象，必要时每疗程结束后做骨髓穿刺，以便观察疗效及骨髓受抑制情况。护理人员在操作时最好戴清洁的橡皮手套，以免不慎将药液沾染皮肤而影响自身健康。

（3）消化道反应的预防及护理　许多化疗药物可引起恶心、呕吐等反应。化疗期间应给患者提供舒适、通风良好的饮食环境，避免不良刺激。食物要清淡、可口，以半流食物为主，少量多餐，避免产气、辛辣和高脂食物。当患者呕吐时暂禁食，及时清除呕吐物，保持口腔清洁。必要时，在治疗前1~2h给予止吐药物。发生口腔溃疡时，遵医嘱将碘甘油、溃疡贴膜等药涂于患处，或口服四氢叶酸钙，以促进溃疡愈合。疼痛严重者，可用利多卡因释液含漱止痛。

（4）尿酸性肾病的预防及护理　尿酸性肾病是由于化疗后大量白细胞破坏释放酸性物质有关，其预防措施有：①化疗期间定期检查白细胞计数、血尿酸和尿尿酸含量以及尿沉渣检查等；②多饮水、勤排尿，每日饮水量 3000mL 以上；③遵医嘱口服别嘌呤醇，抑制尿酸的形成；④化疗给药前或给药后的一段时间里遵医嘱给予利尿剂，及时排泄降解的药物；⑤碱化尿液，遵医嘱口服碳酸氢钠。

（5）鞘内注射化疗药物的护理　协助患者取屈膝侧卧位，推注药物速度宜慢。注射完毕，去枕平卧 4~6h，注意观察患者有无头痛、呕吐、发热等反应的发生。

（6）其他不良反应的预防及护理　环磷酰胺可引起出血性膀胱炎，用药期间应鼓励患者多饮水；柔红霉素等引起心肌及心脏传导损害，监测患者心率、心律及血压，缓慢静滴，速度<40 滴/分；6-巯基嘌呤等损害肝功能，注意观察有无黄疸的发生，定期复查肝功；长春新碱易引起手足麻木等，停药后可逐渐消失；甲氨蝶呤可引起口腔溃疡，以四氢叶酸钙对抗其毒性；多种化疗药物均可引起脱发，指导患者戴帽子或假发，告知化疗结束后头发会再生，以减轻心理负担。

4. 心理护理　向患者及其家属说明白血病虽然属于恶性肿瘤，但目前治疗进展快、部分类型预后好，帮助患者树立战胜疾病的信心。化疗期间，应向患者耐心解释化疗的重要性、必要性及可能出现的不良反应，鼓励患者坚持完成化疗。要求家属和亲友对患者关爱，避免产生孤独感，这是医护人员无法替代的。

【健康教育】

1. 生活指导　缓解期应保持良好的生活方式和乐观情绪。保证充足休息和睡眠。适当进行健身活动，如散步、体操、慢跑、游泳、太极拳等，以提高抗病能力，减少复发。饮食应选择富含营养，清淡、少刺激、避免辛辣的食物。

2. 疾病知识指导　向患者及其家属说明白血病是肿瘤性疾病，但目前治疗进展快、效果好。注意个人卫生，少去人群拥挤的地方，注意保暖，避免受凉，学会自测体温，勿用牙签剔牙、用手挖鼻孔，避免创伤等。定期门诊复查血象，发现出血、发热及骨骼、关节疼痛要及时就诊。

复习思考

1. 区分急、慢性白血病的依据是什么？

2. 什么是造血干细胞？造血干细胞有哪些功能？

3. 白血病患者的白血病细胞浸润组织的表现有哪些？

4. 如何避免化疗过程中发生静脉炎？

5. 白血病患者在化疗过程中为什么会发生高尿酸血症？应如何预防？

6. 中枢神经系统白血病的发病特点是什么？应如何治疗？

项目五　血液系统常用诊疗技术与护理

【学习目标】

1. 掌握骨髓穿刺术的目的、操作前的准备、操作方法和操作后的护理。能够配合医生进行骨髓穿刺的操作。

2. 熟悉造血干细胞移植术的术前准备、术中配合、术后护理。

3. 了解造血干细胞移植的分类。

一、骨髓穿刺术的护理

骨髓穿刺术是血液系统一项常用诊疗技术。通过抽取骨髓液，以协助诊断血液病、传染病和寄生虫病；了解骨髓造血情况，作为化疗和应用免疫抑制剂的参考。采集供者骨髓，以备骨髓移植等。

【适应证】

各类白血病、各种贫血、血小板或粒细胞减少症、恶性组织细胞病、多发性骨髓瘤、骨髓转移瘤等。

【禁忌证】

各种出血性疾病如血友病。有出血倾向者，慎做骨髓穿刺。

【操作前准备】

1. 核对医嘱　检查医嘱、检查项目及标签。

2. 用物准备　常规消毒治疗盘1套。无菌骨髓穿刺包1个：骨髓穿刺针1枚、无菌注射器（2mL和20mL各1副）、7号针头1个、洞巾1条、纱布2块等。其他用物包括棉签、2%利多卡因、无菌手套2副、载玻片及推玻片若干、培养基、酒精灯、火柴、胶布等。

3. 操作者准备　协助医生给患者做出血及凝血时间测定。若用普鲁卡因作局部麻醉，需做皮试。洗手、戴口罩。

4. 患者准备　解释穿刺目的、过程和注意事项，以消除顾虑，取得合作。

【操作过程护理】

1. 穿刺前准备　可选择的穿刺部位有髂前上棘、髂后上棘、胸骨、腰椎棘突穿刺点。常规消毒皮肤，术者戴无菌手套、铺无菌洞巾，用2%利多卡因作局部皮肤、皮下及骨膜麻醉。

2. 穿刺 将骨髓穿刺针固定器固定在一定长度，用左手拇指和示指固定穿刺部位，右手持针向骨面垂直刺入，当针尖接触骨质后则将穿刺针左右旋转，缓缓钻刺骨质。穿刺针进入骨质后不可用力摇晃，以免断针。胸骨穿刺不可用力过猛，以防刺入纵隔，造成心脏、大血管的损伤。穿刺针进入骨髓腔后，拔出针芯，接上干燥的 20mL 注射器，抽吸骨髓液 0.1~0.2mL。抽吸骨髓液量不宜过多，否则导致骨髓稀释，影响细胞计数、分类结果及增生度的判断。

3. 涂片 注射器、穿刺针及载玻片必须干燥。抽出骨髓液后，应立即涂片，否则易凝固而致涂片失败，涂片要均匀一致，厚薄适宜。迅速送实验室做有核细胞计数及涂片做形态学及细胞化学染色检查。如需做骨髓液细菌检查，再抽取 1~2mL，将注射器针座、培养基开启处通过酒精灯火焰灭菌。

4. 拔针 骨髓液抽毕，重新插上针芯，拔出穿刺针。无菌纱布盖于针孔上，按压1~2min 后，纱布固定。整个过程严格遵守无菌操作规程。

【操作后护理】

1. 拔针后局部加压，有血小板减少、出血或出血倾向者，需增加按压时间直至出血停止，一般至少 3~5min。观察穿刺局部有无渗血，询问患者有无不适。嘱患者平卧休息 4h。

2. 保持穿刺局部干燥，及时更换被血液或汗液污染的纱布，24h 内避免擦拭局部皮肤，3 天内禁止洗澡，以免污染创口。

二、造血干细胞移植术的护理

造血干细胞移植（HSCT）是指对患者进行全身照射、化疗和免疫抑制等预处理后，将正常供体或自体的造血细胞经血管输注给患者，使其重建正常的造血和免疫功能。造血细胞（HC）包括造血干细胞和祖细胞，造血干细胞具有增殖、分化为各系成熟血细胞的功能和自我更新能力，维持终身持续造血。

【造血干细胞移植的分类】

1. 按造血干细胞取自健康供体还是患者本身，HSCT 被分为异体 HSCT 和自体 HSCT。异体 HSCT 又分为异基因移植和同基因移植。

2. 按 HSC 取自骨髓、外周血或脐带血，又分别分为骨髓移植、外周血造血干细胞移植和脐带血移植。

3. 按供受者有无血缘关系而分为血缘移植和无血缘移植。

4. 按人白细胞抗原（HLA）配型相合的程度分为 HLA 相合，部分相合、单倍型相合移植。

【适应证】

白血病、恶性淋巴瘤、多发性骨髓瘤、骨髓增生异常综合征、其他非血液肿瘤疾病如急性再生障碍性贫血、先天性免疫缺陷病、地中海贫血、骨髓纤维化等。

【操作前准备】

1. 供者准备

（1）供体的选择　自体 HSCT 供体是患者自己，应能承受大剂量化、放疗，能动员采集到未被肿瘤细胞污染的足量的造血干细胞。异体 HSCT 供体首选 HLA 相合同胞，次选 HLA 相合无血缘供体。若有多个 HLA 相合者，则选择年轻、健康、男性、巨细胞病毒阴性和红细胞血型相合者。脐血移植除了配型，还应确定新生儿无遗传性疾病。

（2）心理准备　向供者说明造血干细胞捐献的价值、意义和安全性，介绍造血干细胞的采集过程，注意事项和配合要求，并介绍医院医护人员的素质，技术水平和安全措施以及现有的医疗设备等，以提高异体供者的信任感和安全感，消除其顾虑，让供体自愿地签署知情同意。

（3）身体准备　根据造血干细胞的采集方法及其需要量的不同，可安排供体短期留观或住院。若需采集外周血造血干细胞者，为了扩增外周血造血干细胞的数量，常予以注射粒细胞集落刺激因子或其他动员剂，皮下注射 4 天，第 5 天开始用血细胞分离机采集外周血造血干细胞。

（4）造血干细胞采集　①骨髓的采集已是常规成熟的技术，在无菌条件下先予供体行硬膜外麻醉，再依所需骨髓量的不同，自其髂前和髂后上棘等一个或多个部位抽取骨髓，采集量以受者的体重为依据。采集的骨髓经无菌不锈钢网，以清除内含的血凝块等，装入血袋。②外周血造血干细胞的采集是通过血细胞分离机经多次采集而获得。采集过程中要注意低血压、枸橼酸盐反应、低钙综合征等并发症的预防、观察与处理。对于自体移植者，采集的外周血造血干细胞需低温或冷冻保存。③脐带血造血干细胞的采集，因脐带血中的 HC 和免疫细胞均相对不成熟，因细胞总数相对少，不植活者相对多，造血重建速度慢。对大体重儿童和成人进行尚有问题。

2. 病室准备　患者需居住在无菌层流室，按保护性隔离措施进行隔离。入室前必须进行严格消毒，室内一切用物需经清洁、消毒、灭菌处理，室内不同空间采样行空气细菌学监测，合格后方可入住。入室后，每天用含氯消毒剂擦洗患者床、家具、墙面和地面。

3. 患者准备

（1）心理准备　详细给患者和家属介绍造血干细胞移植的有关知识、无菌层流室的基本环境和规章制度；讲解造血干细胞采集方面的知识，如采集及储存方法、输入造血干细胞的程序、移植的时间、可能出现的并发症等，使其对造血干细胞的采集和输注有所了解，并说明造血干细胞的采集对供者或患者的身体不会造成危害，从而减轻患者疑虑，使其处于接受治疗的最佳生理、心理状态。

（2）身体评估　移植前应对患者进行全面体格检查，了解患者的营养状况及体重，有无消瘦、水肿；全身皮肤黏膜有无出血、破损及感染灶，如皮肤有无出血点及瘀点、瘀斑，咽部有无发痒、红肿，痰液的性质，肺部有无感染等；患者的体温是否正常；肝、脾及淋巴结有无肿大等。复查血象、骨髓象、血型，检查心、肺、肝和肾功能，做咽部、体表和肛周细菌培养。

（3）进入移植室前准备　入室前3天开始服用肠道不易吸收的抗生素、进食消毒饮食、庆大霉素或卡那霉素眼药水滴眼、0.2%氯己定液或0.05%碘伏擦拭外耳道、鼻前庭。入室前1天剪指（趾）甲、剃除全身毛发、洁脐。入室当天清洁灌肠，淋浴后用1∶2000氯己定药浴30~40min，做患者皮肤皱褶处的细菌培养，更换无菌衣裤送入无菌室。

（4）预处理　预处理方案主要有全身射线照射和使用免疫抑制剂。常用环磷酰胺移植前静滴，移植前1天行全身照射。接受大剂量化疗和照射后，患者常有恶心、呕吐、发热、腹泻、脸潮红、腮腺肿胀等反应，应密切观察，并鼓励患者多饮水，每日入水量4000mL以上，以防止尿酸性肾病的发生。

【操作过程及护理】

1. 无菌层流室准备　无菌层流病房的应用，是有效预防造血干细胞移植术后患者继发感染的重要保障。室内一切物品及其空间均需经严格的清洁、消毒和灭菌处理，并在室内不同的空间位置采样进行空气细菌学监测，完全达标后方可允许患者进入。

2. 造血干细胞回输的护理　在无菌层流室进行，经受者中心静脉插管处输入，护士要在床旁监护。输注时用无滤网的输液器由中心静脉导管输入，速度要慢，观察15~20min无反应再调整滴速，约100滴/分。若是骨髓液回输，注意每袋骨髓液至最后5mL时应留在袋中弃去，以防脂肪颗粒引起肺栓塞。外周血造血干细胞回输时，两袋之间需用生理盐水冲管，以清洗输血管。经另一静脉通道同步输入适量鱼精蛋白，以中和骨髓液内的肝素。在输注过程中应密切观察患者的生命体征和各种反应，有无肺水肿征兆等。若出现皮疹、酱油色尿、腰部不适等溶血现象应立即停止输入，并配合医生做好有关的救治工作。

【操作后护理】

1. 生活护理　鼓励患者进食，增加营养，以高蛋白、高维生素、易消化、无渣、清淡饮食为宜。协助患者日常活动，注意患者安全，必要时加床档。

2. 感染的预防和护理　感染是最常见的并发症之一，也是移植成败的关键。移植早期，是感染危险期，细菌感染，尤以革兰阴性杆菌感染常见，常可致败血症，真菌感染可为真菌性肺炎。移植中期，病毒感染为全身并发症，常见单纯疱疹、口腔炎、巨细胞病毒性肺炎。移植后期，感染与移植物抗宿主病（GVHD）有关，肺炎以病毒感染多见。

（1）无菌环境的护理 患者必须居住在洁净度为100级的空气层流洁净病房。具体包括：①控制入室人员，医护人员入室前应淋浴，更换清洁衣服。先用肥皂洗手，再用1：2000氯己定液泡手5min，按无菌操作穿隔离衣，戴无菌帽子、口罩，更换无菌拖鞋进入风淋室，风淋1~2min后进入无菌层流室。②地板、门窗、墙壁、室内物品每日用1%过氧乙酸擦拭。各室用臭氧消毒。③拖鞋、痰盂、便器用后分别浸泡人1：2000氯己定液中30min后方可使用。④消毒液、泡手液需每日更换；床单、被褥、衣裤、毛巾应高压消毒。⑤定期物体表面细菌监测、空气采样培养，每周1次。

（2）患者的无菌护理 ①颈外静脉或锁骨下静脉置管处隔日换药一次。②庆大霉素或卡那霉素眼药水滴眼，0.2%氯己定液擦拭外耳道、鼻前庭。③根据口腔pH测定酌情选定漱口液于进餐前后漱口。④便后、睡前用1/5000高锰酸钾液坐浴，保持肛周及外阴部清洁。⑤饮食须经微波炉或高压蒸汽消毒。⑥指导患者勿用手挖鼻腔，不可用牙签剔牙，不用指甲搔抓皮肤等。

（3）病情观察及护理 每天询问监测生命体征变化及精神状态，询问患者情况。注意观察有无局部感染灶的存在，如咽部、痰液、大小便、肛周、皮肤穿刺处等，必要时作血、尿、粪以及分泌物的细菌学培养和药敏试验，以利于有效抗生素的选择。

3. 预防出血的护理 每日监测血小板计数，观察有无出血倾向，如皮肤有无出血点和瘀斑，有无鼻腔、口腔黏膜和牙龈出血，有无胃肠道及颅内出血等，此时除一般止血外，输注浓缩血小板是非常必要的。

4. 预防移植物抗宿主病（GVHD）的护理 是异基因HSCT后最严重的并发症。急性GVHD的预防药物是环孢素和甲氨蝶呤，遵医嘱使用。慢性GVHD主要采用大剂量肾上腺糖皮质激素和小剂量免疫抑制剂治疗，大剂量糖皮质激素易诱发消化道出血和感染发生，应注意预防。血液制品需照射后才能输注，以免带入免疫活性细胞。此外，尽可能输注去白细胞的成分血液。了解肝功能化验结果，观察全身皮肤有无斑丘疹、水疱、脱屑，每天大便次数及性状，巩膜有无黄染等，发现问题及时处理。

5. 肝损害 骨髓移植术后约有50%的受髓者合并肝损害，其主要有肝静脉闭塞病、输血后肝炎、一过性肝损害。肝静脉闭塞病是由于移植前超大剂量化疗药物的应用可损伤肝细胞和血管内皮细胞，部分凝血物质性能也发生改变，使肝静脉受阻，一般发生在移植后7~12天，患者可出现腹胀、体重增加，局部肝区胀痛、黄疸。因此，移植后1周内应注意观察患者有无上述改变，并协助医生及时进行肝功能和凝血功能的检查。

【生存质量】

HSCT的开展使很多患者能够长期存活，大多数存活者身体、心理状况良好，多能恢复正常工作、学习和生活。也有少部分存活者存在社会心理问题，慢性GVHD是影响生存质量的主要因素。部分患者移植后复发，其中自体 HSCT 的复发率较高，多发生在移植后 3 年内，复发者治疗困难，预后较差。随着移植技术的不断改进及相关学科的快速发展，相信在未来 HSCT 必将能够帮助、治愈更多的患者。

复习思考

1. 骨髓穿刺术的目的是什么？
2. 骨髓穿刺可以选择的部位有哪些，为什么选择这些部位？
3. 什么是造血干细胞移植？
4. 造血干细胞的来源有哪些？
5. 造血干细胞移植后患者会发生哪些问题？

模块七

内分泌与代谢疾病

内分泌系统由内分泌腺和具有内分泌功能的组织和细胞组成。内分泌腺主要包括下丘脑、垂体、甲状腺、甲状旁腺、肾上腺、性腺、胰岛等。具有内分泌激素功能的细胞或组织主要分布在胃、肠、肾、心、脑等部位。

【人体主要的内分泌腺】

1. 下丘脑　是人体最重要的神经内分泌器管，是神经系统与内分泌系统联系的枢纽。下丘脑位于间脑的最下部分，其下方与垂体柄相连，下丘脑的神经内分泌细胞合成、释放促激素和抑制激素，促进或抑制腺垂体的分泌（表7-1）。

表7-1　下丘脑分泌激素及功能

下丘脑	分泌的促激素	释放的抑制激素
激素功能	生长激素释放激素（GHRH） 促甲状腺激素释放激素（TRH） 促肾上腺皮质激素释放激素（CRH） 促性腺激素释放激素（GnRH） 催乳素释放因子（PRF） 促黑（素细胞）激素释放因子（MSHRF，MRF） 能促进腺垂体对相应激素的分泌	催乳素释放抑制因子（PIF） 生长激素释放抑制激素（GHRIH） 或称生长抑素（SS） 促黑（素细胞）激素释放抑制因子（MSHRIF，MIF） 能抑制垂体分泌相应的激素

2. 垂体　位于蝶骨的蝶鞍上，是中枢性内分泌腺。分为腺垂体和神经垂体两部分，在下丘脑神经激素及其相应靶腺激素等调节支配下发挥作用（表7-2）。

表7-2　垂体分泌激素及功能

垂体	腺垂体分泌的激素	神经垂体
激素	分泌生长激素（GH）、促甲状腺激素（TSH）、促肾上腺皮质激素（ACTH）、黄体生成素（LH）、尿促卵泡素（促卵泡素）（FSH）、催乳素（PRL）、促黑（素细胞）激素（MSH）	贮藏抗利尿激素（ADH，又称血管加压素）和缩宫素
功能	生长激素促进物质代谢与生长发育，黄体生成素及尿促卵泡素又称促性腺激素，对相应靶腺合成及释放激素起调节作用	抗利尿激素的作用是促进肾远曲小管及集合管对水分的重吸收

3. 甲状腺　位于甲状软骨两侧及其下方，分为左叶、右叶和峡部。为人体内最大的内分泌腺体。①合成与分泌甲状腺素，主要包括四碘甲腺原氨酸（T_4）、三碘甲状腺原氨酸（T_3），具有促进物质代谢、生长发育作用。②甲状腺滤泡旁细胞（C细胞）分泌降钙素（CT），抑制骨钙的再吸收，从而降低血钙水平。

4. 甲状旁腺　位于甲状腺侧叶背面，也有藏于甲状腺实质内，左右两侧上下各1对，呈扁卵圆形，似黄豆大小。分泌甲状旁腺激素（PTH），它能促进破骨细胞活动，增加肾小管对钙的再吸收，减少尿钙排出；与CT及1，25-二羟维生素D_3[1，25（OH）$_2D_3$]共同调节体内钙磷代谢。

5. 胰岛　人体的胰岛细胞有100万~120万个，分散在胰腺腺泡之间，占胰腺总量的1%~2%。目前发现人胰岛细胞至少有5种，可分泌不同的激素，研究比较多的是A细胞和B细胞。①A细胞：约占胰岛细胞的24%~40%，分泌胰高血糖素，促进糖原和脂肪、蛋白质分解，加强糖异生，而使血糖升高，与胰岛素起拮抗作用。②B细胞：约占胰岛细胞的60%~80%，分泌胰岛素，促进全身组织对葡萄糖的摄取和利用，使血糖下降，抑制糖异生，能促进脂肪、蛋白质的合成，抑制脂肪分解生成游离脂肪酸及酮体。③D细胞：约占胰岛细胞的6%~15%，分泌生长抑素。④PP细胞：约占胰岛细胞的1%，分泌胰多肽。

6. 肾上腺　位于肾脏上方，肾上腺分为外围的皮质和内部的髓质两部分。①肾上腺皮质分泌糖皮质激素（主要为皮质醇）、盐皮质激素（主要为醛固酮）和性激素（小量雄激素及微量雌激素）。皮质醇参与物质代谢，促进蛋白质分解，抑制其合成，使脂肪重新分布，抑制免疫功能，具有抗炎、抗病毒、抗过敏和抗休克作用。醛固酮促进肾远曲小管和集合管对钠、水重吸收和排出钾。性激素促进蛋白质合成及骨骺愈合。②肾上腺髓质分泌肾上腺素和去甲肾上腺素。肾上腺素作用于α和β受体，提高心肌兴奋性，改善心肌供血，扩张支气管平滑肌，并参与物质代谢。去甲肾上腺素主要作用于α受体，强烈收缩血管，升高血压。

7. 性腺　①女性性腺卵巢，主要分泌雌激素和孕激素。雌激素可促进女性性器官的发育和成熟、第二性征出现；孕激素主要为黄体酮，可使子宫内膜由生长期转变为分泌期，以利于受精卵着床。②男性性腺睾丸，可分泌雄性激素，促进男性性器官的发育和成熟、第二性征出现；促进蛋白质合成、骨骼生长的作用。

【激素】

激素是内分泌细胞分泌的微量活性物质，直接进入血液或淋巴，它对肌体的代谢、生长、发育和繁殖等起重要的调节作用。分子结构清楚者称为激素，分子结构尚不明确者称为因子。

1. 激素的分泌方式　①内分泌：腺体分泌的激素经毛细血管、腺体静脉进入体循环，随血液散布于机体的各个组织器官中，在靶细胞与受体结合后发挥生理作用。②旁分泌：胃肠激素、生长因子、免疫因子等一般不进入血液，主要通过细胞外液局部或邻近传递，在局部发挥作用。③自分泌：激素直接反馈作用于自身细胞，这是细胞自我调节的重要方式之一。④胞内分泌：在细胞质合成的激素不出细胞，直接运送至细胞核而影响靶基因的表达。⑤神经分泌：神经激素由神经细胞分泌，沿神经轴突运送至所支配的组织，调节靶细胞激素的合成和分泌。

2. 激素的降解与转换　激素通过血液、淋巴液和细胞外液转运到靶细胞部位发挥作用，并经肝肾和靶细胞代谢降解而灭活。激素在改变分子结构后，或在体内代谢后可缩短或延长半衰期。激素水平是否能够保持动态平衡，决定于激素的分泌、在血中与蛋白结合及最终降解，其中最主要的决定因素是激素的生成和分泌率。激素分泌的调节还受血浆某些营养物质浓度的影响。

3. 激素的作用机制　激素是通过转变为具有活性的激素，与其特异性受体结合而发挥作用。一种激素可作用于多个部位，而多种激素也可作用在同一器官组织，包括神经组织，而发挥不同的作用。

4. 激素与神经、免疫系统　下丘脑是联系神经系统和内分泌系统的枢纽，与垂体之间构成一个神经内分泌轴，内分泌系统直接由下丘脑所调控，以调整周围内分泌腺和靶组织（图7-1）。

此外，内分泌、免疫和神经三个系统之间，通过相同的肽类激素和共用的受体相互作用，形成完整的调节网络。神经、内分泌系统对机体免疫有调节作用，免疫系统在接受神经、内分泌系统调节的同时，亦有反向调节作用。

图 7-1　内分泌系统激素的反馈调节示意图

内分泌代谢疾病主要包括内分泌系统疾病、代谢疾病。内分泌系统疾病包括下丘脑、垂体、肾上腺、甲状腺、甲状旁腺等疾病；代谢系统疾病包括糖尿病、血脂异常、痛风、

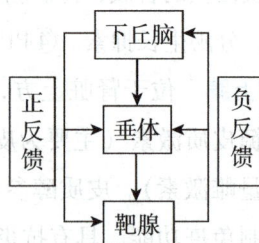

骨质疏松症等疾病。对内分泌疾病的认识经历了腺体内分泌学研究、组织内分泌学研究、分子内分泌学研究三个阶段。目前，对内分泌疾病的研究已进入分子水平，科技工作者已利用基因重组技术合成激素及其类似物，用于治疗某些内分泌疾病。

内分泌代谢系统在神经支配和物质代谢反馈调节基础上合成与分泌各种激素，调节人体代谢过程、脏器功能、生长发育、衰老等许多生理活动和生命现象，维持人体内环境的相对稳定。内分泌与代谢疾病病因与遗传、自身免疫、感染、精神创伤、肿瘤、营养障碍等因素相关，它们可导致内分泌腺的功能亢进或减退。

内分泌代谢疾病依据激素分泌水平可分为三类：①激素分泌超过正常水平上限的，称为功能亢进型，如甲状腺功能亢进症、皮质醇增多症等。②激素分泌低于正常水平下限的，称为功能减退型，如甲状腺功能减退症、腺垂体功能减退症等。③激素分泌在正常水平，但靶器官对激素的敏感性缺陷或对激素发生了抵抗，临床上多表现为功能减退或正常。内分泌代谢疾病治疗原则主要是消除病因，纠正代谢紊乱、改善内分泌功能，对功能亢进者，可采用药物抑制激素的合成与释放，放射治疗破坏肿瘤或增生组织、手术切除导致功能亢进的肿瘤或增生组织。对功能减退者，可用药物促进激素分泌或给予外源性激素进行补充治疗（替代疗法）或内分泌腺组织移植。

项目一　内分泌系统疾病常见症状与体征的护理

【学习目标】

1. 掌握内分泌系统疾病患者常见症状、体征的护理评估和护理措施。
2. 熟悉内分泌系统疾病患者常见症状、体征的护理诊断。
3. 了解内分泌系统疾病患者常见症状、体征的病因及发病机制。

内分泌系统常见症状与体征有：身体外形的改变、性功能异常、骨痛与自发性骨折、进食或营养异常、排泄功能异常、疲乏。

一、身体外形改变患者的护理

身体外形的改变，指个体外在形象包括身高、体重、面容及皮肤黏膜等方面与正常人群存在差别。①身材过长与矮小：身材过长见于肢端肥大症、巨人症患者；身材矮小常见疾病有垂体性侏儒症和呆小病。②肥胖或消瘦：Cushing 综合征、2 型糖尿病（肥胖型）、甲状腺功能减退症等常伴有肥胖；而甲状腺功能亢进症、1 型与 2 型糖尿病（非肥胖型）、肾上腺皮质功能减退症、嗜铬细胞瘤等患者常有消瘦。③毛发改变：全身性多毛见于先天性肾上腺皮质增生、Cushing 综合征等。影响毛发脱落的激素主要为糖皮质激素，睾丸功能减退、肾上腺皮质和卵巢功能减退、甲状腺功能减退等均可引起毛发脱落。④面容变化：眼球突出多为甲亢的眼征，颈部增粗见于甲状腺肿大，满月脸多见于库欣综合征，病理性痤疮见于 Cushing 综合征。⑤皮肤黏膜色素沉着、皮肤紫纹：肾上腺皮质疾病患者可表现为皮肤、黏膜色素沉着。伴全身性色素沉着的内分泌疾病有原发性肾上腺皮质功能减退症、先天性肾上腺皮质功能增生症、ACTH 依赖性 Cushing 综合征、异位 ACTH 综合征。皮肤紫纹是 Cushing 综合征的特征之一。

【护理评估】

1. 健康史　身体外形改变的原因与发生时间，平时饮食及运动参与情况，糖尿病、甲状腺亢进等内分泌代谢疾病病史或家族史，治疗经过及疗效。

2. 身体状态

（1）面貌异常　如肢端肥大症在成年后发病患者可表现为脸部增长、下颌增大、颧骨凸出、嘴唇增厚、耳鼻过大等粗陋容貌；甲状腺功能减退症多见于成年女性，患者呈黏液性水肿面容，面颊及眼睑虚肿、表情淡漠，呈"假面具样"；甲状腺功能亢进患者上眼睑萎缩、眼裂增宽、眼球突出、表情惊愕的"甲亢面容"，以及皮质醇增多症患者的"满月脸"等。

（2）体型和身高异常　指身高与常人相比，过高或过矮。男性>200cm、女性>185cm则为过高，异常高大称巨人症，见于在发育成熟前发生腺垂体功能亢进者；男性<145cm，女性<135cm 时为过矮，异常矮小见于垂体性侏儒症及小儿甲状腺功能减退症时出现的呆小症。Cushing 综合征患者，可呈现向心性肥胖、水牛背、腹大似球形、四肢相对瘦细等特殊体态。

（3）其他表现　慢性肾上腺皮质功能减退症患者可表现为皮肤、黏膜色素沉着，尤以摩擦处、掌纹、乳晕、瘢痕处明显；肾上腺皮质功能亢进症患者由于雄激素分泌增多，患者可有多毛。

（4）全身情况　如生命体征和营养状况等有无改变。

3. 心理-社会状态　特殊的身体外形改变可能导致患者发生心理障碍，出现焦虑、自备、抑郁、性格孤僻，严重者出现自杀行为或倾向。

4. 辅助检查　垂体、肾上腺、甲状腺、性腺功能检查，胰岛素水平检测。

【常见护理诊断及医护合作性问题】

身体意象紊乱　与疾病引起身体外形改变等因素有关。

【护理目标】

患者能够有效地适应环境和有良好的人际关系，身体外形改变逐步恢复正常。

【护理措施】

1. 对症护理　指导患者适当修饰，增强自信，如甲亢患者外出可戴墨镜，身材过于肥胖或矮小者选择合适的衣服，头发稀少者可戴假发或帽子等。鼓励肥胖患者积极参与体力劳动或运动，保证足够的运动量与运动时间。

2. 饮食营养　指导患者合理饮食，如消瘦者食物中碳水化合物的比例应大于每日总摄入能量的 60%，最好选择淀粉类；蛋白质最好是动物性蛋白质。

3. 心理护理　评估患者发生身体形象改变后的心理状态，特别注意观察有无自杀倾向。鼓励患者参与正常的社交活动，减轻患者焦虑、抑郁情绪，使患者正视并接受自己目前的身体形象改变。必要时安排心理医生给予心理疏导。

【护理评价】

患者能否适应环境，身体外形改变是否恢复正常。

二、性功能异常

性功能异常包括生殖器官发育迟缓或发育过早、性欲减退或丧失；女性月经紊乱、溢乳、闭经或不孕；男性阴茎勃起功能障碍，也可出现乳房发育。自儿童期起的腺垂体 GH 缺乏或性激素分泌不足可导致患者青春期性器官仍不发育，第二性征缺如，男性生殖器小，睾丸细小；女性表现为原发性闭经，乳房不发育。如青春期前开始的性激素或促性腺激素分泌过早、过多则为性早熟。

三、骨痛与自发性骨折

骨痛为代谢性骨病的常见症状，严重者常发生自发性骨折，或轻微外伤即引起骨折。除绝经后骨质疏松外，糖尿病、甲状腺功能亢进症、性腺功能减退症、Cushing 综合征、甲状旁腺功能亢进症等常伴有骨质疏松症。

四、进食或营养异常

营养状况是根据皮肤、毛发、皮下脂肪、肌肉的发育情况综合判断的。多种内分泌与代谢性疾病可有进食或营养异常，表现为食欲亢进或减退、营养不良、消瘦或肥胖。如糖尿病患者烦渴多饮，善饥多食，多数新发患者体重减轻；甲状腺功能亢进症患者食欲亢进，体重减轻；肥胖症患者体内脂肪过多积聚而超重；神经性厌食的患者进食恐惧，出现食欲减退、饱胀感，导致极低体重。

五、排泄功能异常

将代谢过程中产生的废物和未消化的产物排出体外称之为排泄。排泄对维持机体的体液、电解质和营养的平衡至关重要。内分泌系统功能改变常可影响排泄形态，如多尿是糖尿病的典型症状之一；多汗、排便次数增多、排稀软便可见于甲状腺功能亢进症；便秘则多见于甲状腺功能减退症患者。

六、疲乏

疲乏为一种无法抵御的持续的精力衰竭感，以及体力和脑力的下降。是一种非特异性症状、也是内分泌与代谢性疾病的常见伴随症状，见于甲状腺功能亢进症和减退症、Cushing 综合征、肥胖症等。可通过询问患者从事日常活动的能力有无改变、是否感觉疲乏无力或睡眠时间延长等评估患者的体力水平。

复习思考

患者出现身体外形改变应如何给予护理？

项目二　甲状腺疾病患者的护理

【学习目标】

1. 掌握单纯性甲状腺肿的原因、临床表现；甲状腺功能亢进、甲状腺危象、甲状腺功能减退的概念、临床表现、护理措施。
2. 熟悉甲状腺疾病相关辅助检查方法。
3. 了解甲状腺疾病的病因和发病机制。

案例导入

患者，女，63 岁。怕热、乏力、消瘦、手抖 2 年。以活动后心悸、双下肢凹陷型水肿 3 个月为主诉就诊。查体：R 18 次/分，BP 110/60mmHg，甲状腺Ⅱ度肿大，可闻及血管杂音，心率 98 次/分，节律不齐，双手细颤（+），双下肢轻度凹陷性水肿。检查：TSH 0.001mU/L，$FT_4$68.3pmol/L，$FT_3$31.2pmol/L。甲状腺 B 超显示：甲状腺弥漫性肿大，血流量明显增多。

请思考：

1. 该患者存在的主要护理诊断/问题，应采取哪些相应的护理措施？

2. 针对该患者的实际情况，请制订具体的健康教育计划。

一、单纯性甲状腺肿患者的护理

单纯性甲状腺肿（simple goiter），也称为非毒性甲状腺肿（nontoxic goiter），是指由多种原因引起的非炎症性或非肿瘤性甲状腺肿大，一般不伴有甲状腺功能减退或亢进表现。本病可呈地方性分布，也可散发。散发的单纯性甲状腺肿患者约占人群的5%，女性发病率是男性的3~5倍。如某地区儿童中单纯性甲状腺肿的患病率超过10%时，称之为地方性甲状腺肿。

【病因与病理】

1. 病因

（1）碘缺乏 地方性甲状腺肿的主要原因，多见于山区和远离海洋的地区。碘是甲状腺合成甲状腺激素（TH）的重要原料之一，由于碘缺乏地区的土壤、水源和食物中含碘量不足，因而不能满足机体对碘的需求，TH合成不足，反馈引起垂体分泌过量的促甲状腺激素（TSH），刺激甲状腺增生肥大。

（2）甲状腺激素（TH）合成或分泌缺陷 常是散发性甲状腺肿的原因。主要原因有：①摄入碘过多：长期摄入含碘高的食物、水、药物，使碘摄入量过多，导致甲状腺肿（高碘性甲状腺肿）。②致甲状腺肿的物质和药物：卷心菜、花生等含有致甲状腺肿或阻止TH合成的物质。硫脲类药物、硫氰酸盐等能阻碍TH合成引起甲状腺肿。③先天性TH合成障碍：先天性某些酶的缺陷，如甲状腺内的碘转运障碍、过氧化物酶活性缺乏等，影响TH的合成和释放，导致甲状腺肿。

（3）TH需要量增加 青少年生长发育期、妊娠、哺乳期，机体对TH需要量增加，可出现相对性缺碘而致生理性甲状腺肿。

2. 病理 甲状腺呈弥漫性或结节性肿大，甲状腺切面见结节、纤维化、出血和钙化。

【临床表现】

1. 症状 主要表现为甲状腺肿大，多无其他症状。早期甲状腺呈轻度或中度弥漫性肿大，表面平滑，质地较软，无压痛；随着病情缓慢进展，甲状腺进一步肿大常形成多发性结节，此时肿大常不对称，表面不光滑，呈小叶状或结节状，质地较硬。

2. 体征 重度肿大的甲状腺可压迫气管、食道、喉返神经，出现咳嗽、气促、吞咽困难、声音嘶哑等。胸骨后甲状腺肿可引起上肢静脉回流受阻，出现面部青紫、肿胀、颈胸部浅静脉扩张等。病程较长者，甲状腺内形成的结节可有自主甲状腺激素分泌功能，出现自主性功能性甲亢。

3. 并发症 在地方性甲状腺肿流行地区，如缺碘严重，可出现地方性呆小病。患者摄入过多碘时，可诱发碘甲状腺功能亢进症。

【辅助检查】

1. 甲状腺功能检查 血清 T_4 正常或偏低，T_3、TSH 正常或偏高。

2. 甲状腺摄^{131}I 率及 T_3 抑制试验 摄^{131}I 率增高但高峰不前移，可被 T_3 所抑制。当甲状腺结节有自主功能时，可不被 T_3 抑制。

3. 甲状腺扫描 可见弥漫性甲状腺肿，分布均匀。

【治疗要点】

根据不同病因，采取不同治疗方法。

1. 补充碘剂 由碘缺乏所致者，应补充碘剂。在地方性甲状腺肿流行地区可采用服用碘化食盐防治。WHO 推荐的成年人每日碘摄入量为 150μg。由于摄入致甲状腺肿物质引起的甲状腺肿，一般在停用后可以自行消失。对于甲状腺肿患者，应避免大剂量碘治疗，以免诱发碘甲亢。

2. 甲状腺制剂治疗 无明显原因的单纯性甲状腺肿患者，可采用此处理方法。一般采用左甲状腺素（$L-T_4$）或甲状腺干粉片口服。

3. 手术治疗 一般不宜手术，但当出现压迫症状、药物治疗无好转或疑有癌变时应手术治疗。

【常见护理诊断及医护合作性问题】

1. 自我形象紊乱 与甲状腺肿大导致颈部增粗有关。

2. 知识缺乏 与缺乏单纯性甲状腺肿的相关防治知识有关。

3. 潜在并发症 碘甲状腺功能亢进等。

【护理措施】

1. 生活护理

（1）休息与活动 注意休息，避免情绪紧张和过度劳累。

（2）饮食 指导患者食用碘盐，并添加富含碘的食物，如海带、紫菜等海产类食品，预防缺碘所致的地方性甲状腺肿。避免摄入大量阻碍 TH 合成的食物，如卷心菜、花生、菠菜、萝卜、黄豆、白菜、小米、核桃等。

2. 病情观察 观察患者甲状腺肿大的程度、质地、有无结节及压痛，观察患者颈部增粗的进展情况。如发现结节在短期内迅速增大，应警惕恶变。若患者出现呼吸困难、声音嘶哑、吞咽困难等压迫症状时，应立即通知医生做相应处理。

3. 用药护理 指导患者遵医嘱准确服药，不可随意增多或减少；注意观察甲状腺药物疗效及不良反应，如患者出现心动过速、呼吸急促、食欲亢进、怕冷多汗、腹泻等甲状腺功能亢进表现时，应及时通知医生做相应处理；结节性甲状腺肿患者避免大剂量使用碘治疗，以免诱发碘甲状腺功能亢进。

4. 心理护理 向患者阐明单纯性甲状腺肿的病因和防治知识，消除患者因形体改变而引起的自卑与挫折感，正确认识疾病所引起的身体外形的变化，可指导患者进行修饰自我形象。

【健康教育】

1. 生活指导 有针对性地在地方性甲状腺肿地区开展宣传教育工作，指导患者补充碘盐，这是预防地方性甲状腺肿最有效的措施。在妊娠、哺乳、青春发育期应适量增加碘的摄入。

2. 疾病知识指导 对于碘缺乏患者应避免摄入大量阻碍甲状腺激素合成的食物和药物，食物有卷心菜、花生、菠菜、萝卜等，药物有硫氰酸盐、保泰松、碳酸锂。告知患者长期服用甲状腺制剂的重要性，指导患者遵医嘱按时、按量、长期服药，不随意加减剂量或更换药物，以免停药后复发。

二、甲状腺功能亢进症患者的护理

甲状腺功能亢进（hyperthyroidism）简称甲亢，是指甲状腺腺体本身产生甲状腺激素过多而引起的甲状腺毒症。甲状腺毒症（thyrotoxicosis）是指血循环中甲状腺激素过多，引起以神经、循环、消化等系统兴奋性增高和代谢亢进为主要表现的一组临床综合征。甲亢的病因很多，其中以弥漫性毒性甲状腺肿（Graves 病）为多见，约占全部甲亢的 80%~85%。

Graves 病（Graves disease，GD），又称弥漫性毒性甲状腺肿，以下简称 GD。GD 是一种伴甲状腺激素（TH）分泌增多的自身免疫性甲状腺疾病，是甲状腺功能亢进最常见的病因，我国学者报告本病的发病率为 1.2%，女性显著高发，各年龄组均可发病，以 20~50 岁为多。

【病因与病理】

1. 病因 目前本病的病因尚未完全阐明，普遍认为其发生与自身免疫有关，属于器官特异性自身免疫病。

（1）遗传 有显著的遗传倾向，与人类白细胞抗原（HLA）类型有关。

（2）自身免疫 以遗传易感为背景，在感染、精神创伤等因素作用下，诱发体内免疫功能紊乱。人体内 T、B 淋巴细胞功能缺陷，可合成多种针对自身甲状腺抗原的抗体。TSH 受体刺激抗体（TSHR stimulating antibody，TSAb）增多并和 TSH 受体结合，激活腺苷酸环化酶信号系统，刺激甲状腺细胞增生，分泌亢进，是本病的主要原因。

（3）环境 细菌感染、性激素、应激等环境因素对本病的发生和发展产生重要影响，是疾病发生和病情恶化的重要诱因。

2. 病理 各种因素作用下，刺激甲状腺激素分泌亢进，导致机体新陈代谢增快，蛋白质、脂肪和糖紊乱，生长发育和神经功能调节失衡。

【临床表现】

多为缓慢发病，可以突然起病。典型表现有 TH 分泌过多所致的高代谢症群、甲状腺肿及眼征。老年和小儿患者表现多不典型。

1. 症状

（1）高代谢综合征 甲状腺激素分泌增多导致交感神经兴奋性增高和新陈代谢加速，基础代谢率明显增高。因产热和散热增多，患者常有低热（一般体温<38℃）、怕热、多汗、皮肤温暖、湿润、多食善饥、体重显著下降等。

（2）精神神经系统 TH 分泌过多，中枢神经系统兴奋性增高，患者常出现神经过敏、烦躁、易怒、多言、好动、紧张、焦虑、失眠不安、注意力不集中、记忆力减退等症状。此外，还可出现腱反射亢进，可有手、眼睑和舌震颤。

（3）心血管系统 由于 TH 分泌过多和交感神经兴奋性增高，患者常出现心悸、气短、胸闷、第一心音亢进、收缩压升高、舒张压降低、脉压增大。合并甲状腺毒症心脏病时，出现心律失常、心动过速、心脏增大和心力衰竭，以心房颤动最常见，偶见房室传导阻滞。

（4）消化系统 因甲状腺激素可促使胃肠蠕动增快，患者常出现食欲亢进、多食消瘦、严重者呈现恶病质。大便频数，甚至出现慢性腹泻。

（5）运动系统 主要是甲状腺毒症性周期性瘫痪（thyrotoxic periodic，TPP），多见于青年男性。发病诱因包括剧烈运动、高碳水化合物饮食、注射胰岛素等，表现为下肢无力，低钾血症。少数患者出现慢性甲亢性肌病，表现为肌无力、肌萎缩、行动困难，饮水呛咳，可伴发重症肌无力。

（6）生殖系统 女性月经减少或闭经；男性阳痿，偶有乳腺增生（男性乳腺发育）；男女生育力均下降。

（7）血液系统 循环血中淋巴细胞比例增加，单核细胞数量增加，但是白细胞总数减少。血小板寿命较短，可伴发血小板减少性紫癜，部分患者有轻度贫血。

2. 体征

（1）甲状腺肿大 大多数患者有程度不等的甲状腺肿大，常呈弥漫性、对称性、随吞咽上下移动、质软、无压痛，病程长者质地可较韧。肿大程度与甲亢病情轻重无明显关系，少数患者甲状腺可不肿大。由于甲状腺血流量增多，在甲状腺上下极可触及震颤，闻及血管杂音，是本病的重要体征。

（2）眼征 突眼为 Graves 病重要而特异的体征之一，按病因不同分为两类：①单纯性突眼也称良性突眼，病因与甲状腺毒症所致的交感神经兴奋性增高致眼外肌群、上睑肌肌张力增高有关，随着治疗可恢复；②浸润性突眼也称恶性突眼，与眶周组织的自身免疫炎症反应有关。突眼度>18mm，患者自诉眼内异物感、胀痛、畏光、流泪、复视、斜视、视力下降、可合并眼肌麻痹。严重者眼球固定、眼睑闭合不全、角膜外露，因角膜溃疡或全眼球炎导致失明。

3. 并发症 甲状腺危象（thyroid crisis），也称甲亢危象，是甲状腺毒症急性加重的一个综合征，可危及患者生命。

（1）主要诱因 ①应激状态，如感染、手术、精神刺激、放射性碘治疗等；②严重躯体症状，如心力衰竭、败血症、脑卒中、急腹症或严重创伤等；③口服过量 TH 制剂；④甲亢手术准备不充分或术中过度挤压甲状腺。

（2）临床表现 原有甲亢症状加重，高热（体温≥39℃）、心动过速（140～240 次/分以上）、烦躁不安、大汗、呼吸急促、厌食、恶心、呕吐、腹泻，常伴有房颤或房扑，患者可因大量失水导致虚脱、休克、谵妄或昏迷等。可合并心衰、肺水肿等。

【辅助检查】

1. 血清游离甲状腺素（FT₄）、游离三碘甲腺原氨酸（FT₃） 两者增高是诊断临床甲亢的首选指标。

2. 基础代谢率（BMR）测定 基础代谢率是人体在清醒、空腹、安静和无外界环境影响下的能量消耗率，可以了解甲状腺的功能状态。测定应在禁食 12h、睡眠 8h 以上、静卧、空腹状态下进行。计算公式为：基础代谢率（%）=（脉率+脉压−111）%。正常值为−10%～+15%，增高至+20%～30%为轻度甲亢，+30%～60%为中度甲亢，+60%以上为重度甲亢。

3. 血清总甲状腺素（TT₄）、血清总三碘甲腺原氨酸（TT₃） 为甲状腺功能基本筛选试验，不受外来碘干扰，甲亢时增高。

4. 促甲状腺激素（TSH） 血清 TSH 浓度的变化是反映甲状腺功能最敏感的指标，先于 TT₃、TT₄、FT₃、FT₄ 出现异常。甲亢时此指标降低。

5. 甲状腺¹³¹I 摄取率 是诊断甲亢的传统方法，目前已经被 TSH 测定技术所代替。甲亢时¹³¹I 摄取率增高，摄取高峰前移。正常 2h 为 5%～25%，24h 为 20%～45%。

6. TSH 受体抗体（TRAb） 是鉴别甲亢病因，诊断 GD 的重要指标之一。未经治疗的 GD 患者 TRAb 的阳性率为 75%～96%。

7. 促甲状腺激素释放激素（TRH）兴奋试验 甲亢时 T₃、T₄ 增高，反馈抑制 TSH，故 TSH 不受 TRH 兴奋；TRH 给药后 TSH 增高可排除甲亢。本试验安全，可用于老人及心脏病患者。

8. 影像学检查 根据需要选用超声、甲状腺放射性核素扫描、CT 和 MRI 等，有助于甲状腺、异位甲状腺肿和球后病变性质的诊断。

【治疗要点】

1. 一般治疗 保证患者休息及营养，避免情绪波动，可适当使用镇静催眠剂，还可予 β 受体阻滞剂等。

2. 抗甲状腺药物 其作用是抑制甲状腺合成甲状腺激素，是甲亢的基础治疗，适合所有甲亢患者的初始治疗，也用于手术和 ^{131}I 治疗前的准备阶段。

常用的抗甲状腺药物有两类：①硫脲类：包括丙硫氧嘧啶（PTU）和甲硫氧嘧啶（MTU）等；②咪唑类：包括甲巯咪唑（MMI）和卡比马唑（CMZ）等。较常用的是 MMI 和 PTU，其作用机制是抑制甲状腺内过氧化酶，抑制碘离子转化为新生态碘或活性碘，从而阻碍 TH 的合成，PTU 还可抑制 T_4 转化为 T_3，因此 PTU 可作为严重病例或甲状腺危象的首选药。

（1）适应证 ①病情轻、中度患者；②甲状腺轻、中度肿大患者；③年龄<20 岁；④孕妇、高龄或由于其他严重疾病不适宜手术者；⑤手术前或 ^{131}I 治疗前的准备；⑥手术后复发且不适宜 ^{131}I 治疗的患者。

（2）剂量与疗程 （以 PTU 为例，如使用 MMI 则剂量为 PTU 的 1/10） ①初治期：PTU 300~450mg/d，分 3 次口服，持续 6~8 周，每 4 周复查血清甲状腺激素水平一次。甲状腺激素水平降至正常，症状缓解后开始减药。②减量期：每 2~4 周减量一次，每次每天减量 50~100mg，3~4 个月减至维持量。③维持期：50~100mg/d，维持治疗 1~1.5 年。

3. ^{131}I 治疗 甲状腺摄取 ^{131}I 后释放出 β 射线破坏甲状腺组织、减少甲状腺激素的产生来达到治疗目的。

（1）适应证 ①ATD 治疗失败或过敏；②毒性多结节性甲状腺肿；③老年甲亢；④甲亢手术后复发；⑤成人 Graves 甲亢伴甲状腺肿大 Ⅱ 度以上；⑥甲状腺毒症心脏病或甲亢伴其他心脏病；⑦甲亢合并白细胞和（或）血小板减少或全血细胞减少；⑧甲亢合并糖尿病；⑨自主功能性甲状腺结节合并甲亢。

（2）相对适应证 ①青少年和儿童甲亢，用 ATD 治疗失败、拒绝手术或有手术禁忌证；②甲亢合并肝、肾等脏器功能损害；③Graves 眼病。

（3）禁忌证 ①妊娠和哺乳期妇女；②年龄不满 25 岁；③严重心、肝、肾衰竭或活动性肺结核者；④外周血白细胞不足 $3×10^9$/L 或中性粒细胞不足 $1.5×10^9$/L 者；⑤重症浸润性突眼；⑥甲状腺危象。

（4）并发症 主要并发症为永久性甲状腺功能低下，还可出现放射性甲状腺炎，少数患者可出现甲状腺危象，有时浸润性突眼症状会加重。

4. 手术治疗 甲亢外科治疗的基本方法常采取甲状腺大部切除术，两侧各留下 2~3g 甲状腺组织。主要并发症是手术损伤导致甲状旁腺功能减退症和喉返神经损伤。

（1）适应证 ①中、重度原发性甲亢；②继发性甲亢；③高功能腺瘤；④长期服药无效，停药后复发，或不能坚持服药者；⑤甲状腺肿大严重，出现压迫症状者或胸骨后甲状腺肿；⑥妊娠早、中期（<5个月）的甲亢患者。

（2）禁忌证　青少年患者、症状较轻者、老年患者或有严重器质性疾病不能耐受手术者。

5. 甲状腺危象的治疗

（1）观察病情　将患者放置在安静低温的环境中，密切观察神志变化，定时测量生命体征并作详细记录。

（2）对症治疗及处理并发症　患者出现高热可做药物或物理降温，必要时使用异丙嗪进行人工冬眠。禁用阿司匹林。补充足量液体；持续低流量给氧；昏迷患者应注意口腔及皮肤护理，预防压疮及肺部感染。

（3）抑制 TH 合成　抑制甲状腺激素合成及 T_4 转变为 T_3，首选丙硫氧嘧啶（PTU）。

（4）抑制 TH 释放　抑制已合成的甲状腺激素释放入血可选用碘化钠或卢格碘液。

【常见护理诊断及医护合作性问题】

1. 营养失调：低于机体需要量　与基础代谢率增高有关。

2. 活动无耐力　与蛋白质分解增加、甲亢性心脏病、肌无力等有关。

3. 组织完整性受损　与浸润性突眼有关。

4. 自我形象紊乱　与突眼、甲状腺肿大等身体外观改变有关。

5. 焦虑　与神经系统功能改变、甲亢所致全身不适等有关。

6. 潜在并发症　甲状腺危象。

【护理措施】

1. 生活护理

（1）休息与活动　保持环境的安静，减少探视，避免各种不良刺激，防止受凉。因患者基础代谢亢进，怕热，汗多，应安排通风良好的病室，室温保持在20℃左右。根据患者体力情况制定日常活动计划，活动量以不感疲劳为度。对病情严重、有明显心力衰竭或合并严重感染者应卧床休息。协助甲亢性心脏病患者完成洗漱、进餐、如厕等活动。

（2）饮食　给予高热量、高蛋白、高维生素、矿物质丰富及低纤维素的饮食。主食足量，增加优质蛋白摄入，如奶类、蛋类、瘦肉类等以纠正负氮平衡，满足机体需要；多摄取新鲜蔬菜和水果，每日饮水2000~3000mL，以补充出汗、腹泻等丢失的水分，但并发心血管疾病时避免大量饮水，以防诱发水肿和心衰；避免摄入刺激性食物及饮料，如浓茶、咖啡等，以免引起患者精神兴奋；禁食含碘丰富的食物，如海产品，加碘食盐；忌食生冷食物，减少食物中粗纤维的摄入，以减少排便次数。

2. 病情观察

（1）常规监测　定时测量患者的生命体征，特别注意心率和血压；观察患者的精神状态、神志、基础代谢率、体重、食欲变化；观察甲状腺肿大及突眼程度；观察腹泻的量、颜色及次数，准确记录出入量；动态观察各种激素的检查结果，以判断疗效和疾病变化；定期眼科角膜检查，以防角膜溃疡造成失明，如有畏光、流泪、疼痛，视力改变等角膜炎、角膜溃疡先兆，应立即复诊。观察不典型甲亢的表现，及时发现特殊类型甲亢。

（2）并发症监测　警惕甲状腺危象的发生，若原有甲亢症状加重，并出现高热（体温>39℃）、乏力、烦躁、大汗淋漓、心悸、心率达140次/分以上、食欲减退、恶心、呕吐、腹泻、脱水等症状出现，立即通知医生并协助处理。

3. 对症护理

（1）突眼　因高度突眼，球结膜和角膜暴露，易受外界刺激引起充血、感染，需采取保护措施。外出时戴深色眼镜，减少光线和异物的损害；经常用眼药水湿润眼睛，避免过度干燥；睡前涂抗生素眼膏，对于眼睑不能闭合者用无菌纱布或眼罩覆盖；高枕卧位，以减轻眼球后组织水肿；对存在角膜异物感的患者，嘱其勿用手直接搓揉眼睛。

（2）多汗　对汗多的患者，随时更换衣物及床单，加强皮肤护理，保持干燥。

（3）腹泻　腹泻较重者，注意保护肛周皮肤。

4. 用药护理　嘱患者按医嘱正确服药，保证定时、定量；并随时观察药物疗效和不良反应，及时处理。

（1）孕妇治疗注意事项　禁用^{131}I治疗，慎用普萘洛尔，产后如需继续服药，不宜哺乳。

（2）抗甲状腺药物的常见不良反应　①粒细胞减少：主要发生在治疗开始后的2~3个月内，外周血白细胞低于$3×10^9$/L或中性粒细胞低于$1.5×10^9$/L时应当停药。治疗前和治疗后须定期检查白细胞，如有白细胞减少，应当先考虑升高白细胞。②皮疹：较常见，可先试用抗组胺药，皮疹严重时应及时停药，以免发生剥脱性皮炎。③中毒性肝病：多在用药后3周发生，表现为变态反应性肝炎，转氨酶显著上升，用药前、后要检查肝功能。

（3）碘剂应用注意事项　碘剂抑制甲状腺激素释放的作用是暂时的，如服用过久或突然停药，原贮存于甲状腺滤泡内的甲状腺球蛋白大量分解，甲亢复发，甚至重于以往。因此，不需要手术治疗的患者，应禁服碘剂。

5. 心理护理　向患者解释情绪、行为改变的原因，提高患者对疾病的认知能力。以平和、耐心的态度对待患者，建立相互信任的护患关系，帮助患者掌握自我放松方法，能够很好地控制情绪的方法，积极配合治疗。

【健康教育】

1. 生活指导　指导患者自我保护。衣领不要过紧，以防压迫肿大的甲状腺。严禁用手挤压甲状腺，以免TH分泌过多，而加重病情。避免精神刺激、过度劳累及各种应激事件的发生。

2. 疾病知识指导　向患者及家属介绍本疾病的基本知识和防护要点，向患者讲解坚持长期服药的重要性，指导患者正确服药，教会患者观察和处理药物的不良反应。指导患者定期复查血常规、测量甲状腺功能，每日清晨睡醒后首先自测脉搏，定期测量体重，以观察药物疗效。

三、甲状腺功能减退症患者的护理

甲状腺功能减退（hypothyroidism）简称甲减，是由各种原因导致的低甲状腺激素血症或甲状腺激素抵抗而引起的全身性低代谢综合征。其病理特征是黏多糖在组织和皮肤堆积，表现为黏液性水肿。根据甲减起病年龄，胎儿或新生儿表现为呆小病；儿童表现为幼年型甲减；成人表现为成年型甲减，多见于中年女性，男女之比约为 $1:5\sim1:10$。

【病因】

成人甲减的主要病因是：

1. 原发性甲减　①自身免疫损伤，最常见的是自身免疫性甲状腺炎，包括桥本甲状腺炎、萎缩性甲状腺炎、产后甲状腺炎等。②甲状腺破坏：包括手术、^{131}I 治疗。③碘过量或过少：碘过量可引起具有潜在性甲状腺疾病者发生甲减，也可诱发和加重自身免疫性甲状腺炎。④抗甲状腺药物：如锂盐、硫脲类、咪唑类等。

2. 垂体性甲减和下丘脑性甲减　由于肿瘤、手术、放疗或产后垂体缺血性坏死等导致垂体 TSH 不足而继发甲状腺功能减退症。

3. 甲状腺激素不敏感综合征　少见。

【临床表现】

1. 症状　易疲劳、怕冷、体重增加、便秘、月经不调、肌肉痉挛等。体检可见表情淡漠，面色苍白，皮肤干燥发凉，粗糙脱屑，颜面、眼睑和手部皮肤水肿，声音嘶哑，毛发稀疏，眉毛外 1/3 脱落。少数患者指甲厚而脆，多裂纹，踝部呈非凹陷性水肿，手足掌面呈姜黄色。

2. 体征

（1）心血管系统　心肌黏液性水肿导致心肌收缩力降低、心动过缓、心排血量下降。由于心肌间质水肿、非特异性心肌纤维肿胀、左心室扩张和心包积液导致心脏增大。

（2）消化系统　厌食、腹胀、便秘，严重者出现麻痹性肠梗阻或黏液水肿性巨结肠。

（3）内分泌系统　女性患者常有月经过多或闭经。长期严重的病例可导致垂体增生、蝶鞍增大。部分患者血清催乳素（PRI）水平增高，发生溢乳。男性出现阳痿。

（4）精神神经系统　记忆力减退，智力低下，反应迟钝、嗜睡、精神抑郁。严重者发展为精神分裂症。

（5）呼吸系统　肺泡通气量减少，呼吸肌功能障碍，肺毛细血管基底膜偏厚，影响气体交换，氧分压降低，呈缺氧状态。

（6）运动系统　肌肉乏力，暂时性肌强直、痉挛、疼痛，嚼肌、胸锁乳突肌、股四头肌和手部肌肉可有进行性肌萎缩。部分患者可伴有关节病变，或伴有关节腔积液。

（7）黏液性水肿昏迷　见于病情严重的患者，发病多在冬季寒冷时。诱发因素为严重的全身性疾病、甲状腺激素替代治疗中断、寒冷、手术、麻醉和使用镇静药等。临床表现为嗜睡、低体温（体温<35℃）、呼吸徐缓、心动过缓、血压下降、四肢肌肉松弛、神经反射减弱或消失，甚至昏迷、休克、肾功能不全而危及生命。

【辅助检查】

1. 血常规及生化检查　血常规检查为轻、中度正细胞正色素性贫血；生化检查常有胆固醇、甘油三酯增高。

2. 甲状腺功能检查　血清 TSH 增高、TT_4、FT_4 降低是诊断本病的必备指标。血清 TT_4 降低，TT_3、FT_3 常在正常范围之内。严重者 TT_3 和 FT_3 减低。甲状腺摄^{131}I 降低。

3. 甲状腺自身抗体　血清甲状腺过氧化物酶抗体（TPOAb）和抗甲状腺球蛋白抗体（TgAb）阳性，提示甲减是由于自身免疫性甲状腺炎所致。

4. TRH 刺激试验　主要用于原发性甲减与中枢性甲减的鉴别。静脉注射 TRH 后，血清 TSH 不增高者提示为垂体性甲减；延迟增高者为下丘脑性甲减；血清 TSH 在增高的基值上进一步增高，提示原发性甲减。

5. X 线检查　可见心脏向两侧增大，可伴心包积液和胸腔积液；部分患者有蝶鞍增大。

【治疗要点】

1. 替代治疗　治疗的目标是将血清 TSH 和甲状腺激素水平恢复到正常范围，需要终生服药。首选左甲状腺激素口服，从小剂量开始，逐渐增加至维持剂量，达到用最小剂量纠正甲减而又无明显不良反应，使 TSH 值恒定在正常范围。

2. 对症治疗　有贫血者补充铁剂、维生素 B_{12}、叶酸等。胃酸低者补充稀盐酸，并与左甲状腺激素合用。

【常见护理诊断及医护合作性问题】

1. 体温过低　与机体基础代谢率降低有关。

2. 活动无耐力　与甲状腺激素合成分泌不足有关。

3. 有皮肤完整性受损的危险　与皮肤黏液性水肿有关。

4. 社交障碍　与甲状腺功能低下致精神情绪改变有关。

5. 便秘　与胃酸缺乏或维生素 B_{12} 吸收不良有关。

6. 潜在并发症　黏液性水肿昏迷。

【护理措施】

1. 生活护理

（1）休息与活动　调节室温在 22~23℃，体温过低者注意保暖。根据患者体力制定活动计划，指导和鼓励患者由简单到复杂的进行自我护理。

（2）饮食　给予高蛋白、高维生素、低钠、低脂肪饮食，多食蔬菜、水果，注意补充富含粗纤维的食物及足够的水分，以保证大便通畅。桥本甲状腺炎所致甲减者应避免摄取含碘食物和药物，以免诱发严重黏液性水肿。

2. 病情观察　①观察患者意识及生命体征的变化、全身黏液性水肿消退的情况，每日记录患者液体出入量。观察皮肤有无发红、发绀、水泡及破损。②如患者出现体温低于35℃、呼吸浅慢、心动过缓、血压下降等症状，应考虑可能发生黏液性水肿昏迷，应立即通知医生。

3. 对症护理

（1）体温低的护理　增加衣服，防止着凉。注意保暖，提高室温，禁止局部皮肤热疗，防止烫伤。

（2）预防便秘　指导患者每天定时排便，养成规律的排便习惯，适当增加运动量，以促进肠蠕动，防止便秘；对于卧床患者，提供放松舒适的排便环境；适当按摩患者腹部，以促进胃肠蠕动；必要时给予缓泻剂。

（3）皮肤护理　及时用温水清洗并使用润肤剂，防止皮肤干裂。

（4）安全护理　患者反应迟钝，应注意给予保护，使其活动范围内清洁、干燥、无障碍物等，以防发生意外。

4. 用药护理　甲状腺制剂从小剂量开始，逐渐增加，不可中途停药或更改剂量。用药前后分别监测脉搏、体重及水肿情况，以便观察药物疗效。用药后若出现多食、心悸、心律失常、胸痛、出汗、情绪激动等药物过量的症状时，立即通知医生处理。

5. 心理护理　以真挚、诚恳的态度与患者沟通，关心患者，和患者一道制定活动计划，鼓励患者多参与社交活动，保持轻松的心情，积极配合治疗。

【健康教育】

1. 生活指导　向患者讲解发病的原因及注意事项，冬季注意保暖，预防感染和创伤；慎用催眠、镇静、止痛、麻醉药物。

2. 疾病知识指导　对需终身替代治疗者，向其解释终身坚持服药的重要性和必要性，不可随意停药或变更剂量；告知患者甲状腺激素服用过量的症状，指导其自我监测。告知患者黏液性水肿昏迷发生的原因及表现，教会患者自我观察，若出现症状，能够及时就诊。

复习思考

1. 基础代谢率如何计算？
2. 甲状腺功能亢进症患者应给予什么饮食？
3. 对于甲状腺功能亢进症突眼患者应如何护理？
4. 抗甲状腺药物的不良反应有哪些？
5. 甲状腺危象发生时有何表现？怎样做好抢救配合？

项目三 Cushing 综合征患者的护理

【学习目标】

1. 掌握 Cushing 综合征的概念、临床表现、护理诊断、护理措施。
2. 熟悉 Cushing 综合征的治疗要点和辅助检查方法。
3. 了解 Cushing 综合征的主要病因。

📖 案例导入

患者，男，60 岁。因颜面肿胀 6 个月就诊。痛风病史 3 年，每次急性关节炎发作，每天服用地塞米松片 3 片，连服 5 天。查体：T 36.9℃，P 70 次/分，R 21 次/分，BP 140/80mmHg，神志清楚，满月脸、水牛背、多血质面容，腹大如球形。血常规示：RBC $5.5×10^{12}$/L，Hb 120g/L，WBC $7.0×10^9$/L。

请思考：

1. 你认为该患者可能是什么疾病？
2. 患者最主要的护理诊断是什么？
3. 你将如何对患者进行饮食护理？

Cushing 综合征是指各种病因所致的肾上腺皮质分泌过多糖皮质激素所致病症的总称，其中以垂体促肾上腺皮质激素（ACTH）分泌亢进所引起的临床类型最多见者，称为 Cushing 病。本病女性多于男性，男女之比为 1∶2～3，以 20～40 岁居多。为内分泌系统常见疾病。

【病因病理】

1. 病因

（1）库欣病　最常见，垂体分泌过多 ACTH，伴肾上腺皮质增生。

（2）垂体以外组织分泌大量 ACTH　垂体以外肿瘤产生 ACTH，刺激肾上腺皮质增生，分泌大量的皮质醇。最常见为肺癌。

（3）医源性皮质醇增多　长期大量使用 ACTH 或糖皮质激素所致。

2. 病理　各种原因引起的 ACTH 分泌过多刺激双侧肾上腺皮质弥漫性增生，分泌大量皮质醇而致病。

【临床表现】

主要表现为脂肪、蛋白质、糖代谢紊乱，多器官功能障碍及抗感染能力下降。

1. 症状　以满月脸、多血质、向心性肥胖、皮肤紫纹、痤疮、糖尿病倾向、高血压和骨质疏松等为本病的主要临床表现。

2. 体征

（1）脂肪代谢紊乱　面部和躯干脂肪堆积为本病的特征性表现。皮质醇可引起脂肪代谢紊乱及脂肪重新分布，由于四肢对皮质醇脂肪动员作用敏感，蛋白质分解又使四肢肌肉萎缩，所以形成向心性肥胖。表现为满月脸、水牛背、腹大隆起似球形（胸、腹、颈、背部脂肪堆积），四肢相对瘦小。

（2）蛋白质代谢障碍　蛋白质分解加速、合成抑制，毛细血管脆性增加，临床表现为皮肤菲薄，大腿、腹下侧、臀部外侧等处可见典型的皮肤紫纹。病程久者肌肉萎缩、骨质疏松、脊椎畸形、易骨折。

（3）糖代谢障碍　皮质醇有拮抗胰岛素的作用，影响葡萄糖利用，导致血糖升高，葡萄糖耐量减低，可出现继发性糖尿病，称为类固醇性糖尿病。

（4）电解质紊乱　皮质醇可潴钠排钾，多数患者血电解质正常，但肾上腺皮质癌可有明显的低钾低氯性碱中毒。部分患者由于钠离子潴留可有轻度的浮肿。

（5）多器官功能障碍

1）心血管病变：皮质醇和脱氧皮质醇增多常引起高血压。

2）性功能障碍：女性月经减少、不规则、闭经、不孕等，痤疮常见；男性性欲减退、阴茎缩小、睾丸变软，出现阳痿。

3）精神神经症状：表现为失眠、易怒、焦虑、注意力不集中等。

4）造血系统改变：骨髓受到皮质醇的刺激，使红细胞计数和血红蛋白含量偏高，且患者皮肤菲薄，呈多血质面容。白细胞总数及中性粒细胞增多，促使淋巴组织萎缩，淋巴细胞和嗜酸性粒细胞减少。

3. 并发症　长期皮质醇增多可使免疫功能减弱，易发生各种感染。以肺部感染多见。

化脓性感染不易局限，可发展为蜂窝织炎、菌血症等。由于皮质醇对发热等机体免疫反应的抑制，患者感染后常发热不明显，易漏诊造成严重后果。

【辅助检查】

1. 一般检查 红细胞计数和血红蛋白含量偏高，白细胞总数及中性粒细胞增多，血糖高、血钠高、血钾低等。

2. 皮质醇测定 血清皮质醇水平增高且昼夜节律消失；24h 尿 17-羟皮质类固醇增高。

3. 地塞米松抑制试验 血皮质醇不受地塞米松的抑制。

4. ACTH 兴奋试验 正常人、单纯性肥胖症、垂体病变、异位 ACTH 综合征于注射 ACTH 后可使血皮质醇浓度或者尿 17-羟皮质类固醇含量明显升高，而原发性肾上腺皮质肿瘤大多无反应。

5. 影像学检查 包括肾上腺超声检查、CT、肾上腺血管造影等一些定位性的检查。

【治疗要点】

以病因治疗为主，病情严重者应对症治疗并避免并发症的发生。

1. 病因治疗 应根据不同的病因作相应的治疗。如肾上腺皮质病变如肾上腺皮质瘤、肾上腺皮质癌等主要采取手术治疗；异位 ACTH 综合征应治疗原发性恶性肿瘤，视具体病情给予手术、放疗和化疗。Cushing 病的治疗主要有手术切除、垂体放疗、药物治疗 3 种方法，其中经蝶窦切除垂体微腺瘤为治疗本病的首选疗法。

2. 对症治疗 低钾时给予补钾；高血糖时及时控制血糖。

【常见护理诊断及医护合作性问题】

1. 身体形象紊乱 与皮质醇增多引起身体外观改变有关。

2. 体液过多 与糖皮质激素过多引起水钠潴留有关。

3. 有感染的危险 与皮质醇增多导致机体免疫力下降有关。

4. 有受伤的危险 与代谢异常引起钙吸收障碍，导致骨质疏松有关。

【护理措施】

1. 生活护理

（1）休息与活动 提供安全、舒适的环境，伴骨质疏松者应移除环境中不必要的家具或摆设。保证患者休息的基础上适当运动，避免过劳、剧烈运动，注意安全，变换体位时动作宜轻柔，防止因跌倒或碰撞引起骨折。

（2）饮食 低盐、高钾、高蛋白、低碳水化合物、低热量的饮食，预防和控制水肿。并鼓励患者多食用柑橘类、香蕉、南瓜等含钾高的食物及富含钙及维生素 D 的食物。

2. 病情观察 ①注意观察血压、心律、心率变化，早期发现高血压对心脏的影响。

②密切观察体温变化，定期检查血常规，注意有无感染征象。③监测电解质浓度，观察有无低钾血症的表现。④观察患者有无关节痛或腰酸背痛等情况。⑤注意患者精神、情绪变化，观察睡眠情况。⑥观察患者进食量和有无糖尿病表现，必要时及早做糖耐量试验或测空腹血糖。

3. 对症护理 ①对血压明显升高、伴有左心室肥大的患者，一旦发现有左心衰竭的表现，应立即给予半卧位，氧气吸入。②对患者及家属进行日常卫生指导，保持皮肤、会阴部等清洁卫生，减少感染机会。③对有骨质疏松和骨痛的患者，应嘱注意休息，避免过度劳累。移除环境中不必要的家具，浴室铺防滑垫，防跌倒、防碰撞。避免剧烈运动，变换体位时动作轻柔，防止发生病理性骨折。

4. 用药护理

（1）应用利尿剂的护理 水肿严重时，根据医嘱给予利尿剂，观察疗效及不良反应，如出现心律失常、恶心、呕吐、腹胀等低钾症状和体征时，及时处理。

（2）糖皮质激素替代治疗护理 在激素治疗过程中，应观察血压、电解质。永久性替代治疗的患者应坚持服药，不宜中断药物，防止肾上腺危象发生。

（3）应用阻断皮质醇生成药物护理 应注意观察药物的副作用，如低血压、头昏、嗜睡、口干、恶心呕吐、头痛、腹泻、皮疹等症状，定期复查肝功能等。

5. 心理护理 评估患者对身体变化的感觉及认知，鼓励患者表达其感受。指导患者改善自身形象，选择合身的衣服，增加心理舒适和美感。鼓励患者积极参加社交活动。注意患者的心理状态，预防过激行为。

【健康教育】

1. 生活指导 指导患者正确地摄取营养平衡的饮食，教会患者自我护理方法，适当从事力所能及的活动，增强患者的自信心和自尊感。

2. 疾病知识指导 告知患者有关疾病的基本知识和治疗方法，指导患者避免感染，采取适当的活动方式。指导患者正确用药，掌握药物疗效和不良反应，了解激素替代治疗的有关注意事项。定期复诊。

复习思考

1. 如何指导 Cushing 综合征患者的饮食？

2. Cushing 综合征患者的临床表现特征有哪些？

项目四　糖尿病患者的护理

【学习目标】

1. 掌握糖尿病的临床表现、主要护理诊断、护理措施和健康指导。

2. 熟悉糖尿病的主要病因、治疗要点和辅助检查方法。

3. 了解糖尿病的病理改变。

📚 案例导入

患者，女，50 岁。因口渴、多饮、多尿、易饥饿、多食、消瘦、乏力 5 月余就诊。既往体健，其父患有糖尿病。体格检查：T 37℃，P 100 次/分，R 24 次/分，BP 135/80mmHg。辅助检查：Hb 123g/L，WBC 6.5×10^9/L，N 65%，L 35%，PLT 235×10^9/L；尿蛋白（+），尿糖（+++），WBC 0~3 个/HP，BUN 7.0mmol/L；血糖 13mmol/L。

请思考：

1. 你认为该患者可能是什么疾病？

2. 作为接诊护士，你该如何护理该患者？

糖尿病（diabetes mellitus）是由于胰岛素分泌和（或）作用缺陷导致血清葡萄糖（简称血糖）水平增高为特征的慢性代谢性疾病。其特征是碳水化合物、脂肪、蛋白质代谢紊乱，引起多系统功能损害，如眼、肾、神经、心脏、血管等组织器官的慢性进行性病变、功能减退及衰竭；病情严重或应激时，可发生急性严重代谢紊乱，如糖尿病酮症酸中毒（DKA）、高血糖高渗状态等。

糖尿病是常见病、多发病，其患病率正随着人民生活水平的提高、人口老龄化、生活方式改变而迅速增加，呈逐渐增长的流行趋势。根据国际糖尿病联盟（IDF）统计，目前全球糖尿病患者已达 2.85 亿，预计到 2030 年全球将有近 5 亿人患糖尿病。糖尿病已成为发达国家中继心血管病和肿瘤之后的第三大非传染性疾病，对社会和经济带来沉重负担，是严重威胁人类健康的世界性公共卫生问题。

【分型】

糖尿病分为：1 型糖尿病（T1DM）、2 型糖尿病（T2DM）、其他特殊类型糖尿病、妊娠糖尿病。妊娠糖尿病是指在妊娠期间首次发生或发现糖耐量降低或糖尿病，不包括在糖尿病诊断之后妊娠者。特殊类型糖尿病指病因相对比较明确，如胰腺炎、Cushing 综合征等引起的高血糖状态。

【病因与发病机制】

糖尿病的病因和发病机制极为复杂，至今未完全阐明。不同类型的糖尿病其病因不同，即使在同一类型中也存在差异性。概括而言，引起糖尿病的病因可归纳为遗传及环境两大因素。发病机制可归纳为不同病因导致胰岛 β（B）细胞分泌胰岛素缺陷和（或）外周组织胰岛素利用不足，而引起糖、脂肪、蛋白质等物质代谢紊乱。

1. 1 型糖尿病　绝大多数 1 型糖尿病是自身免疫性疾病，遗传因素和环境因素共同参与其发病过程。某些外界因素作用于有遗传易感性的个体，激活 T 淋巴细胞介导的一系列自身免疫反应，引起选择性胰岛 β 细胞破坏和功能衰竭，导致胰岛素绝对缺乏，其发病可分为以下几期：

（1）遗传易感期　研究发现，1 型糖尿病与人类白细胞相容抗原（HLA）有关，具有某些特殊类型 HLA（DW_3、DR_3、DW_4、DR_4）的人具有遗传易感性。

（2）启动自身免疫反应　在遗传易感性的基础上，某些环境因素可启动胰岛 β 细胞的自身免疫反应。①病毒感染：是最重要的环境因素，已知与 T1DM 有关的病毒有柯萨奇病毒、流行性腮腺炎病毒、风疹病毒、巨细胞病毒等，损伤胰岛 β 细胞，诱发自身免疫反应。②化学毒性物质：四氧嘧啶、灭鼠剂吡甲硝苯脲等，导致的人类糖尿病可属于自身免疫性胰岛 β 细胞破坏（小剂量、慢性损伤）或非自身免疫性胰岛 β 细胞破坏（急性损伤）。③母乳喂养期短或缺乏母乳喂养的儿童，T1DM 发病率增高，血清中存在的与牛乳制品有关的抗体可能参与 β 细胞破坏。

（3）免疫学异常　启动自身免疫反应后，1 型糖尿病在发病前常经过一段糖尿病前期，这时患者血清中存在胰岛细胞自身抗体，如胰岛细胞胞浆抗体、胰岛素自身抗体、谷氨酸脱羟酶抗体等。

（4）进行性胰岛 β 细胞功能丧失　随着病情发展，通常先有胰岛素分泌第一相下降，随后出现 β 细胞数量减少，胰岛分泌功能降低，血糖逐渐升高。

（5）临床糖尿病　患者有明显高血糖，出现糖尿病症状。胰岛中仅残存少量（10%）β 细胞分泌胰岛素。发病多年后，多数患者胰岛 β 细胞完全破坏，胰岛素水平很低，需依赖体外补充胰岛素维持生命。

2. 2 型糖尿病　目前对 2 型糖尿病的病因仍然在探讨中，其发生、发展分为 4 个阶段：

（1）遗传易感　2 型糖尿病有更明显的家族遗传基础，有研究表明其与人类"节约基因"有关。"节约基因"学说认为，人在食品不足的环境中，为节省能量适应恶劣的环境，体内逐渐产生了节约基因，使代谢机制充分有效地利用有限的食物，尽量积攒能量。

但当食物充足时，"节约基因"仍在不断的积攒能量，可使人肥胖，导致胰岛素分泌缺陷和胰岛素抵抗。

（2）胰岛素抵抗和 β 细胞功能缺陷　胰岛素抵抗是指胰岛素作用的靶器官（肝脏、肌肉和脂肪组织）对胰岛素作用的敏感性降低。胰岛素抵抗和胰岛素分泌缺陷是 2 型糖尿病发病机制的两个要素，并与动脉粥样硬化性心血管疾病、高血压、高血脂、中心性肥胖有关，是代谢综合征的重要表现。当病情发展，机体出现胰岛素抵抗时，骨骼肌、脂肪组织对葡萄糖的摄取、利用或储存的效力减弱，同时肝脏葡萄糖输出增加，导致 β 细胞代偿性分泌更多的胰岛素以维持代谢正常。但当病情进一步发展，β 细胞功能缺陷，胰岛素分泌减少，当无法代偿时，使血糖升高，最终导致 2 型糖尿病。

（3）糖耐量减低（IGT）和空腹血糖调节受损（IGR）　出现正常葡萄糖稳态和糖尿病高血糖之间的中间代谢状态，表明其调节受损。

（4）临床糖尿病　血糖增高，并达到糖尿病的诊断标准。但可无任何症状，或逐渐出现代谢紊乱症状或糖尿病症状。

【病理生理】

肝糖输出增多以及葡萄糖在肝、肌肉和脂肪组织的利用减少是发生高血糖的主要原因。在糖尿病发展过程中所出现的高血糖和脂代谢紊乱可进一步降低胰岛素敏感性和损伤胰岛 β 细胞功能，分别称为"葡萄糖毒性"和"脂毒性"。

由于胰岛素不足，脂肪组织摄取葡萄糖及从血浆移除甘油三酯减少，脂蛋白脂酶活性降低，血清游离脂肪酸和甘油三酯浓度升高。肌细胞、肝细胞、胰岛 β 细胞内脂质含量过多，导致胰岛素抵抗的发生以及引起胰岛 β 细胞的脂性凋亡和分泌胰岛素功能缺陷。此外，在胰岛素极度缺乏时，脂肪组织动员分解增加，产生大量酮体，若超过机体对酮体的氧化利用能力时，酮体堆积形成酮症或发展为酮症酸中毒。

【临床表现】

1. 代谢紊乱症候群

（1）多尿、多饮、多食和体重减轻　由于血糖升高引起渗透性利尿导致尿量增多；而多尿导致失水，使患者口渴而多饮水；由于外周组织对葡萄糖利用障碍，脂肪分解增多，蛋白质消耗增加，引起乏力、消瘦，儿童生长发育受阻，为了补偿损失的糖分，维持机体活动，患者常易饥、多食。因此，糖尿病的临床表现常被描述为"三多一少"。

（2）皮肤瘙痒　由于高血糖及末梢神经病变导致皮肤干燥和感觉异常，患者常有皮肤瘙痒。女性患者可因尿糖刺激局部皮肤，出现外阴瘙痒。

（3）其他症状　四肢酸痛、麻木、腰痛、性欲减退、阳痿不育、月经失调、便秘、视力模糊等。

2. 不同类型糖尿病的临床表现特征

（1）1 型糖尿病　通常年轻起病，起病迅速，症状明显，中度至重度的临床症状，包括体重下降、多尿、烦渴、多饮、体型消瘦、酮尿或酮症酸中毒等；可伴有其他自身免疫性疾病。

（2）2 型糖尿病　发生在任何年龄，常在 40 岁以后起病；患者多肥胖，多数发病缓慢，症状相对较轻，半数以上无任何症状；不少患者因慢性并发症、伴发病或仅于健康检查时发现，易引起动脉粥样硬化，很少发生糖尿病酮症酸中毒。

3. 并发症

（1）急性严重代谢紊乱

1）糖尿病酮症酸中毒（DKA）：是最常见的糖尿病急症。①诱因：T1DM 患者有自发 DKA 倾向，T2DM 患者在一定诱因作用下，如感染等，也可发生 DKA。①常见诱因：感染、胰岛素治疗中断或不适当减量、饮食不当、各种应激如创伤、手术、妊娠和分娩等，有时无明显诱因。②临床表现：早期"三多一少"症状加重，酸中毒失代偿后，病情迅速恶化，疲乏、食欲减退、恶心、呕吐、多尿、口干、头痛、嗜睡、呼吸深快，呼气中有烂苹果味（丙酮）；后期严重失水，尿量减少、眼眶下陷、皮肤黏膜干燥，脉细速、血压下降；晚期各种反射迟钝、甚至消失，昏迷。感染等诱因引起的临床表现可被 DKA 的表现所掩盖，少数患者表现为腹痛，酷似急腹症。③辅助检查：血糖多为 $16.7 \sim 33.3$ mmol/L（$300 \sim 600$ mg/dL），有时可达 55.5mmol/L（1000mg/dL）以上，血酮体升高>1.0mmol/L（正常<0.6mmol/L），血酮体>3.0mmol/L 提示酸中毒。

2）高血糖高渗状态（HHs）：是糖尿病急性代谢紊乱的另一临床类型，以严重高血糖、高血浆渗透压、脱水为特点，常有不同程度的意识障碍或昏迷，而无明显酮症酸中毒。多见于老年糖尿病患者。①诱因：急性感染、外伤、手术、脑血管意外等应激状态，使用糖皮质激素、免疫抑制剂、利尿剂、甘露醇等药物，水摄入不足或失水，透析治疗，静脉高营养疗法等。有时在病程早期因误诊而输入大量葡萄糖液或因口渴而摄入大量含糖饮料可诱发本病或使病情恶化。②临床表现：起病缓慢，最初表现为多尿、多饮，多食不明显或反而食欲减退。逐渐出现严重脱水和神经精神症状，患者反应迟钝、烦躁或淡漠、嗜睡，逐渐陷入昏迷、抽搐，晚期尿少甚至尿闭。③辅助检查：血糖常高至 33.3mmol/L（600mg/dL）以上，一般为 $33.3 \sim 66.6$ mmol/L（$600 \sim 1200$ mg/dL）；有效血浆渗透压达到或超过 320mOsm/L（一般为 $320 \sim 430$ mOsm/L）。

3）感染性并发症：糖尿病患者常发生疖、痈等皮肤化脓性感染，可反复发生，有时可引起败血症或脓毒血症。皮肤真菌感染如足癣、体癣也常见。真菌性阴道炎和巴氏腺炎是女性患者常见并发症，多为白念珠菌感染所致。糖尿病合并肺结核的发生率较非糖尿病者高，病灶多呈渗出干酪性，易扩展播散，形成空洞。肾盂肾炎和膀胱炎多见于女性患者，反复发作可转为慢性。

（2）慢性并发症

1）大血管病变：与非糖尿病患者群相比较，糖尿病患者中动脉粥样硬化的患病率较高，发病年龄较小，病情进展较快。动脉粥样硬化主要侵犯主动脉、冠状动脉、脑动脉、肾动脉和肢体外周动脉等，引起冠心病、缺血性或出血性脑血管病、肾动脉硬化、肢体动脉硬化等。

2）微血管病变：是糖尿病的特异性并发症。病变主要表现在视网膜、肾、神经和心肌组织，其中尤以糖尿病肾病和视网膜病变为重要。①糖尿病肾病：是 T1DM 患者的主要死亡原因，常见于病史超过 10 年的患者。在 T2DM，其严重性仅次于心、脑血管病。糖尿病肾损害的发生、发展可分 5 期，常与肾小球硬化和间质性纤维化并存。Ⅰ期、Ⅱ期仅有肾本身的病理改变；Ⅲ期开始出现微量清蛋白尿；Ⅳ期尿蛋白逐渐增多，可伴有浮肿和高血压、肾功能减退；Ⅴ期出现明显的尿毒症症状。②糖尿病性视网膜病变：多见于糖尿病病程超过 10 年者，是失明的主要原因之一。视网膜改变可分为 6 期。Ⅰ期：微血管瘤、小出血点；Ⅱ期：出现硬性渗出；Ⅲ期：出现棉絮状软性渗出；Ⅳ期：新生血管形成、玻璃体积血；Ⅴ期：纤维血管增殖、玻璃体机化；Ⅵ期：牵拉性视网膜脱离、失明（Ⅰ～Ⅲ期为背景性视网膜病变，Ⅳ～Ⅵ期为增殖性视网膜病变）。当出现增殖性视网膜病变时，常伴有糖尿病肾病及神经病变。③其他：心脏微血管病变和心肌代谢紊乱可引起心肌广泛灶性坏死，称为糖尿病心肌病，可诱发心力衰竭、心律失常、心源性休克和猝死。

3）神经系统并发症：①中枢神经系统并发症：如缺血性脑卒中、脑老化加速、老年性痴呆危险性增高。②周围神经病变最为常见，通常为对称性，下肢较上肢严重，病情进展缓慢。先出现肢端感觉异常，如袜子或手套状分布，可伴痛觉过敏、疼痛；后期可有运动神经受累，出现肌力减弱甚至肌萎缩和瘫痪。③自主神经病变也较常见，并可较早出现，临床表现为瞳孔改变、排汗异常、胃排空延迟、腹泻或便秘等胃肠功能紊乱，以及尿失禁、尿潴留、阳痿等。

4）糖尿病足（DF）：是截肢、致残的主要原因。WHO 将 DF 定义为与下肢远端神经异常和不同程度周围血管病变相关的足部溃疡、感染和（或）深层组织破坏。轻者表现为足部畸形、皮肤干燥和发凉、胼胝（高危足）；重者可出现足部溃疡、坏疽。

（3）其他 ①糖尿病还可引起其他眼部并发症，如白内障、青光眼、屈光改变、虹膜睫状体病变等。②皮肤病变也很常见，大多数为非特异性，但临床表现和自觉症状较重。

【辅助检查】

1. 糖代谢异常严重程度或控制程度的检查

（1）血糖测定 诊断糖尿病的主要依据，又是判断糖尿病病情和控制情况的主要指标。血糖值反映的是瞬间血糖状态。常用葡萄糖氧化酶法测定。正常人空腹静脉血糖（FPG）

3.9~6.1/mmol/L。FPG≥7.0mmol/L（126mg/dL）应考虑糖尿病。空腹指 8~14h 内无任何热量摄入。

（2）葡萄糖耐量试验（OGTT） 对可疑糖尿病但血糖值未达上述指标者需作口服葡萄糖耐量试验。试验前停用可能影响 OGTT 的药物如避孕药、利尿剂或苯妥英钠等3~7天。清晨受试者空腹服溶于 300mL 水内的无水葡萄糖粉75g。5min 内饮完，服糖前和服糖后 2h 分别在前臂采血测血糖。如服糖后 2h 血糖（OGTT2PG）≥11.1mmol/L，即可确诊。若服糖后 OGTT2PG 在 7.8~11.1mmol/L 为糖耐量减低。

（3）糖化血红蛋白（GHbA$_{IC}$）和糖化血浆白蛋白测定 ①GHbA$_{IC}$可反映近 8~12 周内平均血糖水平，正常值为 4%~6%。未控制好的糖尿病患者外周血中糖化血红蛋白含量较正常人高 2~4 倍。②血浆蛋白（主要为白蛋白）同样也可与葡萄糖发生非酶催化的糖化反应而形成果糖胺（FA），其形成的量与血糖浓度相关，正常值为 1.7~2.8mmol/L。由于白蛋白在血中浓度稳定，其半衰期为 19 天，故 FA 反映患者近 2~3 周内平均血糖水平，为糖尿病患者近期病情监测的指标。

（4）尿糖测定和定量检查 空腹或餐后 2h 尿糖阳性是诊断糖尿病的重要线索。每日 4 次尿糖（3 餐前和晚上 9：00~10：00）和 24h 尿糖定量可作判断疗效、调整降血糖药物剂量的参考指标。因多种因素可使肾糖阈值升高，故尿糖阴性不能排除糖尿病。

2. 胰岛 β 细胞功能检查

（1）血浆胰岛素测定 正常人空腹基础血浆胰岛素约为 35~145pmol/L（5~20mU/L）。1 型糖尿病血浆胰岛素释放极少；2 型糖尿病胰岛素释放可减少、正常或偏高。

（2）C 肽释放试验 C 肽和胰岛素以等分子数从胰岛细胞生成与释放，且 C 肽测定不受血清中的胰岛素抗体和外源性胰岛素影响。

（3）其他检测 β 细胞功能的方法 根据患者的具体情况和检查目的而选用。如采用静脉注射葡萄糖-胰岛素释放试验，可了解胰岛素释放第一时相；胰升糖素-C 肽刺激试验可反映 β 细胞储备功能等。

课堂互动

胰岛素分泌时相

快速静脉注射葡萄糖使血糖迅速升高，可激发胰岛素快速释放，使胰岛素水平急剧升高，持续 5~10min（第一时相），此后，因高血糖的持续存在，胰岛素持续分泌（第二时相）。进餐也能诱发胰岛素的双相分泌，即早期相（0~30min）和第二相（正常1~2h），此双相分泌时对维持餐时正常糖耐量非常重要。2 型糖尿病患者早期因胰岛素分泌反应缺陷，表现为第一分泌相延迟或缺失。

3. 其他辅助检查 根据病情需要选用血脂、肝肾功能等常规检查，急性严重代谢紊乱时的酮体、电解质、酸碱平衡检查，心、肝、肾、脑、眼科以及神经系统的各项辅助检查等。

📚 课堂互动

诊断糖尿病的标准（表7-3）

表7-3　糖尿病的诊断标准（WHO，1999）

诊断标准	静脉血浆葡萄糖水平
糖尿病症状+随机血糖	≥11.1mmol/L（200mg/dl）
或空腹血浆血糖（FPG）	≥7.0mmol/L（126mg/dl）
或葡萄糖负荷后2h血糖（2hPG）	≥11.1mmol/L（200mg/dl）
无糖尿病症状者，需改日重复检查，但不做第3次OGTT	

【治疗要点】

糖尿病治疗要早期、长期、综合治疗及治疗方法个体化的原则。综合治疗包括2个含义：糖尿病教育、饮食治疗、运动锻炼、药物治疗和自我检测5个方面，以及降糖、降压、调血脂和改变不良生活习惯4项措施。治疗目标是通过纠正患者不良的生活方式和代谢紊乱，防止急性并发症的发生和降低慢性并发症的风险，提高患者生活质量和保持良好的心理状态。

1. 糖尿病教育 是重要的基本治疗措施之一，包括糖尿病防治人员的培训、医务人员的继续医学教育、患者及家属和民众的卫生保健教育等，后者尤为重要。充分调动患者的主观能动性，使其积极配合治疗，有利于疾病控制达标，防止各种并发症的发生和发展，提高患者的生活质量。

2. 饮食治疗 是所有糖尿病治疗的基础，是糖尿病自然病程中任何阶段预防和控制糖尿病必不可少的措施，也是年长者、肥胖型、少症状的轻型糖尿病患者的主要治疗措施，对重型和I型糖尿病患者更应严格执行饮食计划并长期坚持。饮食治疗的目的是维持理想的体重，保证未成年人的正常生长发育，纠正已发生的代谢紊乱，使血糖、血脂达到或接近正常水平。

3. 运动疗法 适当的运动有利于减轻体重，提高胰岛素敏感性，改善血糖和血脂代谢紊乱，减轻患者的压力和紧张情绪。运动治疗的原则是适量、经常化和个体化。根据患者的年龄、性别、体力、病情及有无并发症等安排适宜的活动，循序渐进，长期坚持。

4. 药物治疗

（1）口服降糖药物治疗　包括胰岛素分泌剂（磺脲类和格列奈类）、增加胰岛素敏感药物（双胍类和噻唑烷二酮类）、a-葡萄糖苷酶抑制剂、二肽基肽酶-4抑制剂和胰高糖素样多肽1制剂。

1）促胰岛素分泌剂：①磺脲类：主要作用为刺激胰岛β细胞分泌胰岛素，其作用不依赖于血糖浓度。其降血糖作用的前提条件是机体尚保存相当数量（30%以上）有功能的胰岛β细胞。②非磺脲类（格列奈类）：是一类快速作用的胰岛素促分泌剂，降血糖作用快而短，主要用于控制餐后高血糖，适合T2DM早期餐后高血糖阶段或以餐后高血糖为主的老年患者。有两种制剂：瑞格列奈常用剂量为每次0.5~4mg；那格列奈常用剂量为每次60~120mg，餐前或进餐时口服。

2）增加胰岛素敏感性药物：①双胍类：主要作用机制为抑制肝葡萄糖输出，也可改善外周组织对胰岛素的敏感性、增加对葡萄糖的摄取和利用。对肥胖、伴血脂异常、高血压或高胰岛素血症的T2DM患者，作为一线用药。但禁用于DKA、急性感染、充血性心力衰竭、肝肾功能不全的患者，也不宜用于孕妇和哺乳期妇女。常用剂量二甲双胍500~1500mg/d，分2~3次口服，最大剂量不超过2g/d。②噻唑烷二酮类（TZDs，格列酮类）：主要作用是增强靶组织对胰岛素的敏感性，减轻胰岛素抵抗，故被视为胰岛素增敏剂。近来发现它也可改善胰岛β细胞功能。现有两种制剂：罗格列酮，用量为4~8mg/d，每日1次或分2次口服；吡格列酮，用量为15~30mg/d，每日1次口服。

3）a-葡萄糖苷酶抑制剂（AGI）：AGI抑制小肠黏膜刷状缘的a-葡萄糖苷酶可延迟碳水化合物吸收，降低餐后高血糖。作为T2DM第一线药物，尤其适用于空腹血糖正常（或不太高）而餐后血糖明显升高者，可单独用药或与其他降糖药物合用。T1DM患者在胰岛素治疗基础上加用AGI有助于降低餐后高血糖。现有两种制剂：①阿卡波糖：主要抑制a-淀粉酶，每次50~100mg，每日3次；②伏格列波糖：主要抑制麦芽糖酶和蔗糖酶，每次0.2mg，每日3次。AGI应与食物一起嚼服。饮食成分中应有一定量的糖类，否则AGI不能发挥作用。

4）二肽基肽酶-4抑制剂（DPP-4抑制剂，列汀类）：升高内源性胰高血糖素样肽-1（GLP-1）和葡萄糖依赖性促胰岛素释放多肽的水平，促进胰岛素分泌，调节胰岛β细胞再生、增殖和存活，抑制胰高血糖素分泌，延缓胃排空，降低食欲，抑制肠道分泌脂蛋白。制剂有沙格列汀、西格列汀和维格列汀等。餐前服用。

5）胰高糖素样多肽1（GLP-1）：胰高糖素样多肽1（GLP-1）受体激动剂通过激动GLP-1受体而发挥降低血糖的作用。GLP-1受体激动剂以葡萄糖浓度依赖的方式增强胰岛素分泌、抑制胰高血糖素分泌，并能延缓胃排空，通过中枢性的食欲抑制来减少进食量。目前国内常用的制剂艾塞那肽和利拉鲁肽，均需皮下注射。有胰腺炎病史的患者禁用此类药物。

（2）胰岛素治疗　胰岛素是控制高血糖的重要手段，是 1 型糖尿病患者维持生命和控制血糖所必需的药物。

1）制剂类型：胰岛素制剂一般为皮下或静脉液体点滴。①根据来源和化学结构的不同，胰岛素可分为动物胰岛素、人胰岛素和胰岛素类似物。②根据作用时间的差异，胰岛素制剂分类见表 7-4。

表 7-4　胰岛素制剂类型及作用时间

作用类型	制剂类型	皮下注射作用时间（h）		
		开始	高峰	持续
速效	门冬胰岛素 NovoRapid 赖脯胰岛素 Lispro	15min	0.5~1	2~5
短效	普通胰岛素（R）（Humulin R；Novolog R）	0.5	2~4	6~8
中效	低精蛋白胰岛素（NPH） 慢胰岛素锌混悬液（Lente，Humulin L；N ovolog L）	1.5	4~12	16~24
长效	精蛋白胰岛素（PZI） 特慢胰岛素锌混悬液（Ultralente，Humulin U） 甘胰岛素 Glargine 地特胰岛素 Detemir	3~4	14~24	24~36
预混	优泌林 30R、诺和灵 30、50R	0.5	2~12	16~24
	优泌乐 25、50	15min	0.5~1.5	15
	诺和锐 30	15min	1~4	24

2）适应证：①1 型糖尿病。②糖尿病伴急、慢性并发症者或处于应急状态，如急性感染、创伤、手术前后、妊娠合并糖尿病和消耗性疾病者。③2 型糖尿病患者经饮食、运动、口服降糖药物治疗血糖控制不理想，β 细胞功能明显减退者。

3）使用原则：胰岛素剂量取决于血糖水平、β 细胞功能缺陷程度、胰岛素抵抗程度、饮食和运动状况等。一般从小剂量开始，根据血糖水平逐渐调整，力求模拟生理性胰岛素分泌模式，包括：持续基础分泌和进餐后胰岛素追加分泌。

4）使用方法：①强化治疗：1 型糖尿病或新诊断的 2 型糖尿病或 2 型糖尿病后期患者提倡早期使用胰岛素强化治疗，在短时间内把血糖控制在正常范围，这样可以改善高糖毒性，保护胰岛 β 细胞功能，但应注意低血糖反应。2 岁以下幼儿、老年患者、已有晚期严重并发症者不宜采用。常用的强化治疗方案：第一是每天多次胰岛素皮下注射；第二是持续皮下胰岛素输注（CSII，又称胰岛素泵）：是一种更为完善的强化胰岛素治疗方法，通过软管连接的小针头置于患者注射部位的皮下组织，以基础量和餐前追加量的形式，模拟生理胰岛素的持续基础分泌和餐时释放，保持体内胰岛素维持在一个基本水平。②常规胰岛素治疗：早餐和晚餐前各注射 1 次混合胰岛素或早餐前用混合胰岛素、睡前用中效胰岛素。常用于 2 型糖尿病。③联合用药：胰岛素和磺脲类或双胍类或 a-葡萄糖苷酶抑制剂。

📚 课堂互动

糖尿病的新型疗法

随着医学科学技术的进步，人们对糖尿病的检测和治疗也在不断地探讨，取得了一定的进展。①人工胰：由血糖感受器、微型电子计算机和胰岛素泵组成。葡萄糖感受器能敏感地感知血糖浓度的动态变化，将信息传给电子计算机，指令胰岛素泵输出胰岛素，模拟胰岛 β 细胞分泌胰岛素的模式，目前尚未广泛应用。②代谢手术：减肥手术（代谢手术）可明显改善肥胖伴 2 型糖尿病患者的血糖控制，甚至可以使一些糖尿病患者的糖尿病"缓解"。但该治疗方法的长期有效性和安全性尚有待评估。③胰岛和胰岛细胞移植：应用于 1 型糖尿病合并肾病的患者，但胰岛移植因其复杂的外分泌处理和严重并发症而受到限制，尚处在临床实验阶段。

5. 糖尿病急性并发症的治疗

（1）糖尿病酮症酸中毒治疗

1）补液：输液是抢救 DKA 首要的、关键的措施。通常使用生理盐水。输液量和速度视失水程度而定。如患者无心力衰竭，开始时输液速度较快，在 1~2h 内输入 0.9%氯化钠 1000~2000mL，前 4h 输入所计算失水量 1/3 的液体，以便尽快补充血容量，改善周围循环和肾功能。如治疗前已有低血压或休克，快速输液不能有效升高血压，应输入胶体溶液并采用其他抗休克措施。以后根据血压、心率、每小时尿量、末梢循环情况及有无发热、呕吐、腹泻等，决定输液量和速度，老年患者及有心肾疾病患者，必要时监测中心静脉压，一般每 4~6h 输液 1000mL。24h 输液量应包括已失水量和部分继续失水量，一般为 4000~6000mL，严重失水者可达 6000~8000mL。通常先输注生理盐水，当血糖下降至 13.9mmol/L（250mg/dL）时改用 5%葡萄糖液，并按每 2~4g 葡萄糖加入 1U 短效胰岛素。

2）胰岛素治疗：应另建输液途径，采取每小时给予每千克体重 0.1U 短效胰岛素，加入生理盐水中持续静脉滴注。首次负荷剂量 10~20U 胰岛素。血糖下降速度一般以每小时约降低 3.9~6.1mmol/L（70~110mg/dL）为宜，每 1~2h 复查血糖，若在补足液量的情况下2h后血糖下降不理想或反而升高，提示患者对胰岛素敏感性较低，胰岛素剂量应加倍。当血糖降至13.9mmol/L时改输5%葡萄糖溶液，加入短效胰岛素（按每3~4g葡萄糖加1U胰岛素计算）。尿酮体消失后，根据患者尿糖、血糖及进食情况调节胰岛素剂量或改为每4~6h皮下注射一次胰岛素约4~6U，使血糖水平稳定在较安全的范围内。

3）纠正电解质及酸碱平衡失调：①DKA患者体内存在不同程度缺钾，应根据治疗前血钾水平及尿量决定补钾时机、补钾量及速度。在开始胰岛素及补液治疗后，患者的尿量正常，血钾低于5.5mmol/L即可静脉补钾。治疗前已有低钾血症，尿量≥40mL/h时，在胰岛素及补液治疗同时必须补钾。严重低钾血症（<3.3mmol/L）可危及生命，此时应立即补钾，当血钾升至3.5mmol/L时，再开始胰岛素治疗，以免发生心律失常、心脏骤停和呼吸肌麻痹。②轻、中度酸中毒经充分静脉补液及胰岛素治疗后酮体水平下降，酸中毒可自行纠正，一般不需补碱。pH<7.1、HCO_3^-<5mmol/L的严重酸中毒者应采用等渗碳酸氢钠（1.25%~1.4%）溶液，但需避免过多、过快补碱，补碱后注意监测动脉血气情况。

4）处理诱发病和防治并发症：在抢救过程中要注意治疗措施之间的协调及从一开始就重视防治重要并发症，包括休克、严重感染、心力衰竭、肾衰竭、肺水肿等，特别是脑水肿和肾衰竭，维持重要脏器功能。

（2）高血糖高渗状态治疗 治疗原则同DKA。①严重失水时，应积极补液，24h补液量可达6000~10000mL。目前多主张治疗开始使用等渗溶液如0.9%氯化钠，如治疗前已有休克，宜先尽快纠正休克。如无休克或休克已纠正，在输入生理盐水后血浆渗透压高于350mOsm/L，血钠高于155mmol/L，可考虑输入适量低渗溶液如0.45%或0.6%氯化钠。②血糖下降至16.7mmol/L时开始输入5%葡萄糖液并按每2~4g葡萄糖加入1U胰岛素。高血糖是维护患者血容量的重要因素，因此血糖迅速降低而补液不足，将导致血容量和血压进一步下降。③胰岛素治疗方法与DKA相似，静脉注射胰岛素首次负荷量后，继续以每小时每千克体重0.05~0.1U的速率静脉滴注胰岛素，一般来说本症患者对胰岛素较敏感，因而胰岛素用量较小。④补钾要更及时，一般不补碱。⑤积极消除诱因和治疗各种并发症，预防从脑细胞脱水转为脑水肿的可能。

6. 糖尿病慢性并发症的治疗

（1）糖尿病足的治疗 严格控制血糖、血压、血脂及改善全身基础情况。

1）神经性足溃疡的治疗：治疗关键是通过特殊的改变压力的矫形鞋或足的矫形器来改变患者足部的压力；采用一些生物制剂或生长因子类药物配合换药及局部用药。

2）缺血性病变的处理：对于未导致严重血管阻塞或无手术指征者，可以采取静滴扩血管和改善血液循环的药物等内科保守治疗措施。如患者出现严重的周围血管病变，应尽可能行血管重建手术，如血管置换、血管形成或血管旁路术。坏疽患者在休息时有疼痛及广泛的病变不能通过手术改善者，可考虑截肢。

3）感染的治疗：有骨髓炎和深部脓肿者，必须早期切开引流，彻底排脓，切除坏死组织，在血糖控制良好的情况下加强抗感染治疗。

（2）其他糖尿病慢性并发症的治疗　定期进行各种慢性并发症的筛查，以便早期诊断处理。全面控制血糖、血压、血脂，抗血小板治疗，控制体重，戒烟和改善胰岛素敏感性等。

1）糖尿病视网膜病变：应定期检查，必要时尽早使用激光光凝治疗。

2）糖尿病肾病：早期筛查微量蛋白尿及评估 GFR。尽早应用血管紧张素转换酶抑制剂（ACEI）或血管紧张素 Ⅱ 阻滞剂（ARB），减少蛋白质摄入量。

7. 糖尿病合并妊娠的治疗　整个妊娠期间监测血糖水平、胎儿的生长发育及成熟情况。饮食治疗原则同非妊娠患者，总热量每天每千克体重 159kJ（38kcal），碳水化合物约 200~300g/d，蛋白质每天每千克理想体重 1.5~2.0g。单纯饮食控制不佳者需采用短效和中效胰岛素，忌用口服降糖药物。由于孕 36 周前早产婴死亡率较高，38 周后胎儿宫内死亡率增高，因此妊娠 32~36 周时宜住院治疗直至分娩，必要时进行引产或剖宫产。产后注意新生儿低血糖症的预防和处理。

【常见护理诊断及医护合作性问题】

1. 营养失调：低于或高于机体需要量　与胰岛素绝对或相对减少、物质代谢紊乱有关。

2. 有感染的危险　与高血糖有利于细菌生长、繁殖，神经、血管病变易发生组织损伤有关。

3. 潜在并发症　酮症酸中毒、低血糖、高渗性非酮症昏迷、视网膜病变、肾功能衰竭、糖尿病足、冠心病、脑卒中等。

4. 活动无耐力　与严重代谢紊乱、蛋白质分解增加有关。

5. 知识缺乏　与缺乏糖尿病预防和自我护理知识有关。

6. 自理缺陷　与糖尿病合并急慢性并发症和缺乏疾病自我护理能力有关。

【护理措施】

1. 生活护理

（1）休息与运动　运动能促进糖代谢及提高胰岛素在周围组织中的敏感性，降低血糖，促进体重减轻并维持适当的体重，降低胆固醇，有利于预防冠心病、动脉硬化等并发症的发生。根据年龄、性别、体力、病情及有无并发症等不同情况，循序渐进和长期坚持、有规律的合适运动。适用于 2 型糖尿病肥胖者和血糖在 11.1~16.7mmol/L（200~300mg/dL）者和 1 型糖尿病稳定期患者。禁用于并发急性感染、活动性肺结核、严重急慢性并发症（如心肾并发症、酮症酸中毒者）、重症糖尿病等患者。

1）运动方式：可结合患者的爱好，进行有氧运动，如散步、体操、打太极拳、慢跑、打球等，每周至少 3 次。

2）运动量：以不感到疲劳为度，运动强度达到：心率 = 170−年龄为宜。

3）运动原则：循序渐进、逐步增加运动量和运动时间，持之以恒。

4）运动注意事项：①运动时间最好在饭后 1h 以后，避免在空腹时、降糖药物作用的高峰期进行运动以免发生低血糖。尽量避免在恶劣天气，如酷暑及炎热的阳光下或严冬凛冽的寒风中运动；②使用胰岛素患者，需要注意运动量，如运动量比平常多时，可适量加餐或减少胰岛素剂量，预防低血糖。如在运动中出现饥饿感、心慌、出冷汗、头晕及四肢无力等低血糖反应，应立即停止运动并进食，一般在休息 10min 左右即可缓解，若不能缓解，应即送医院治疗；③糖尿病患者并发心脏病、肾病及视网膜病变时，运动量不宜过大，时间不宜过长。尤其有中风或心肌梗死病史的糖尿病患者，应避免剧烈运动。因剧烈运动可使心肌耗氧量增加心肌供血不足而引起心绞痛、心肌梗死，还可因肾血流减少使糖尿病肾病加重；运动时血压上升，可诱发玻璃体和视网膜出血，应注意有无视力模糊，如有应及时就诊；④不可单独进行运动，尤其爬山、游泳等。运动时需穿合适的鞋袜，避免扭伤脚部，运动后要检查双足，察看有无损伤；⑤T1DM 患者体育锻炼宜在餐后，运动量不宜过大，持续时间不宜过长，并在餐前腹壁下注射胰岛素，使运动时不会过多增加胰岛素吸收速度，以避免运动后低血糖反应。

（2）饮食护理

1）计算总热量：首先按患者性别、年龄和身高查表或用简易公式计算理想体重〔理想体重（kg）= 身高（cm）−105〕，然后根据理想体重和工作性质，参照原来生活习惯等，计算每日所需总热量。成年人休息状态下每日每千克理想体重给予热量105～125.5kJ（25～30kcal），轻体力劳动 125.5～146kJ（30～35kcal），中度体力劳动 146～167kJ（35～40kcal），重体力劳动 167kJ（40kcal）以上。儿童、孕妇、乳母、营养不良和消瘦以及伴有消耗性疾病者应酌情增加，肥胖者酌减，使体重逐渐恢复至理想体重的±5%左右。

2）营养物质：①糖类含量约占饮食总热量 50%～60%，提倡用粗制米、面和一定量杂粮，忌食用葡萄糖、蔗糖、蜜糖及其制品（各种糖果、甜糕点饼干、冰淇淋、含糖饮料等）。②蛋白质含量一般不超过总热量 15%～20%，成人每日每千克体重 0.8～1.2g，儿童、孕妇、乳母、营养不良或伴有消耗性疾病者增至 1.5～2.0g，伴有糖尿病肾病而肾功能正常者应限制至 0.8g，血尿素氮升高者应限制在 0.6g，蛋白质应至少 1/3 为动物蛋白质，以保证必需氨基酸的供给。③脂肪约占总热量 30%，饱和脂肪、多价不饱和脂肪与单价不饱和脂肪的比例应为1：1：1，每日胆固醇摄入量宜在 300mg 以下。④此外，各种富含可溶性食用纤维的食品可延缓食物吸收，降低餐后血糖高峰，有利于改善糖、脂代谢紊乱，并促进胃肠蠕动、防止便秘，每日饮食中纤维素含量不宜少于 40g，提倡食用绿叶蔬菜、豆类、块根类、粗谷物、含糖成分低的水果等。⑤每日摄入食盐应限制在 6g 以下，限制饮酒。

3）合理分配：确定每日饮食总热量和糖类、蛋白质、脂肪的组成后，按每克糖类、蛋白质产热 16.7kJ（4kcal），每克脂肪产热 37.7M（9kcal），将热量换算为食品后制订食谱，并根据生活习惯、病情和配合药物治疗需要进行安排。可按每日三餐分配为 1/5、2/5、2/5 或 1/3、1/3、1/3。

2. 病情观察 ①常规检测：定期监测血糖，并建议患者应用便携式血糖仪进行自我监测血糖（SMBG）；每 3~6 个月定期复查 HbA_{1C}，了解血糖总体控制情况，及时调整治疗方案。每年 1~2 次全面体检。②并发症监测：监测血糖、血酮、血浆渗透压、血脂以及心、肾、神经和眼底等情况，尽早发现 DKA、HHs 等并发症，给予相应治疗。③加重期监测：如患者一直处于昏迷状态，或稍有好转后又陷入昏迷，考虑从脑细胞脱水转为脑水肿的可能，应密切注意病情变化，及早发现和处理。

3. 对症护理

（1）低血糖反应的护理

1）分类：糖尿病患者低血糖有 2 种临床类型，即反应性低血糖和药物性低血糖。前者见于少数 2 型糖尿病患者的患病初期，由于餐后胰岛素分泌高峰延迟，出现反应性低血糖，大多数发生在餐后 4~5h，尤以单纯性进食碳水化合物时为著。后者多见于胰岛素使用不当或过量，以及口服磺脲类药物不当。当从动物胰岛素改用人胰岛素时，发生低血糖的危险性增加。

2）诊断标准：糖尿病患者血糖≤3.9mmol/L 即为低血糖。

3）临床表现：肌肉颤抖、心悸、出汗、饥饿感、软弱无力，紧张、焦虑、性格改变、神志改变、认知障碍，严重时发生抽搐、昏迷。老年糖尿病患者应特别注意观察夜间低血糖症状的发生。

4）处理措施：一旦确定患者发生低血糖，应尽快给予糖分补充，解除脑细胞缺糖症状。轻症神志清醒者，可给予糖水、含糖饮料或饼干、面包等。如病情重，神志不清者，应立即给予静注 50% 葡萄糖 40~60mL，或静滴 10% 葡萄糖液，患者清醒后改为进食米、面食物，以防再度昏迷。反复发生低血糖或较长时间的低血糖昏迷可引起脑部损伤，因此需要给予及时有效的处理。

（2）酮症酸中毒、高渗性昏迷的护理

1）定期检测血糖：了解血糖的控制水平，必要时每天监测血糖；合理用药，不要随意减量或停用药物，需要脱水治疗时，应监测血糖、血钠和血浆渗透压；鼓励患者主动饮水，特别是发生呕吐、腹泻、严重感染等时应保证足够的水分。

2）严密观察病情变化：①对有相应诱因的患者，密切观察是否出现酮症酸中毒、高渗性昏迷的征象。②严密观察和记录患者的神志、生命体征、24h 液体出入量等的变化，如高渗性昏迷患者从脑细胞脱水转为脑水肿时可一直处于昏迷状态，或稍有好转后又陷入昏迷。③遵医嘱及时抽血、留尿标本检测血糖、血酮、血钾、pH 值等，并将检验结果及时通知主管医师。

3）急救配合：①立即开放两条静脉通路，准确执行医嘱，确保液体和胰岛素的输入。②给予低流量持续吸氧。③患者绝对卧床休息，加强生活护理，注意保暖，尤须加强皮肤、口腔护理。④昏迷者按昏迷常规护理。

（3）预防视网膜病变的护理　严格控制血糖，定期到医院检查眼底。患者出现视物模糊时，应减少活动，保持大便通畅，避免用力排便，防止发生视网膜剥离。患者视力下降时，注意加强日常生活的协助和安全，以防意外，如将日常用物放在患者随手可及范围内，移去环境中障碍物，鼓励患者触摸去熟悉环境等。

（4）预防糖尿病足的护理

1）评估患者有无足溃疡的危险因素：每天检查患者双足 1 次，观察足部皮肤有无颜色、温度改变及足背动脉搏动情况，注意检查趾甲、趾间、足底部皮肤有无鸡眼、甲沟炎、甲癣，是否发生红肿、溃疡、坏死等损伤。了解足部感觉，定期做足部感觉的测试，如关节位置觉、振动觉、痛觉、温度觉、触觉和压力觉，评估患者是否出现保护性感觉丧失，以判断足溃疡的危险性。

2）保持足部清洁：若足部皮肤干燥，清洁后可涂用护肤脂，但不可常用，以免皮肤过度浸软。

3）预防外伤：指导患者避免赤脚走路，以防刺伤；袜子宜透气散热好及弹性好的棉毛之品；鞋子宜轻巧柔软、前端宽大，保持里衬的平整和清除可能的异物；对有视力障碍的患者，应由他人帮助修剪指甲，指甲应与脚趾平齐，避免修剪得太短；冬天使用热水袋等热疗时谨防烫伤，同时应注意预防冻伤。

4. 用药护理

（1）口服降糖药　①磺脲类：应从小剂量开始，于早餐前半小时口服。该药的主要不良反应是低血糖，少见有肠道反应、皮肤瘙痒、胆汁淤滞性黄疸、肝功能损害、再生障碍性贫血、溶血性贫血、血小板减少等。此外，还应注意水杨酸类、磺胺类、保泰松、利舍平、β 受体阻滞剂等，可通过减弱葡萄糖异生，降低磺脲与血浆蛋白结合，降低药物在肝的代谢和肾的排泄等机制，增强磺脲类降糖药的作用。而噻嗪类利尿药、呋塞米、依他尼酸（利尼酸）、糖皮质激素等，因抑制胰岛素释放，或拮抗胰岛素作用，或促进磺脲类降糖药在肝降解等，可降低磺脲类降血糖的作用。②双胍类：常见副作用是胃肠反应，表现为口干苦、金属味、厌食、恶心、呕吐等，应于进餐时或餐后服药、从小剂量开始、逐渐增加剂量。③其他：α 葡萄糖苷酶抑制剂可于进餐前即刻整片溶服或与第一口饭同时咀嚼服用，服用后常有腹部胀气等症状；瑞格列奈应于餐前口服，不进餐不服用；噻唑烷二酮主要不良反应为水肿，有心力衰竭倾向和肝病者应注意观察。

（2）胰岛素

1）胰岛素的注射途径：①静脉点滴：通常以每小时每千克体重0.1U的速度静滴，以降低血糖。②皮下注射：有胰岛素专用注射器、胰岛素笔和胰岛素泵3种。专用于胰岛素注射的1mL注射器消除了普通1mL注射器注射无效腔较大的缺点，并且注射器上直接标注胰岛素单位，有利于减少发生剂量错误；胰岛素笔是一种笔式注射器。胰岛素笔芯直接装入笔内，不需抽取，易于携带，对老年患者、经常外出的患者尤为方便；使用胰岛素泵时，将短效或超短效胰岛素装入其储药器内，按预先设定的程序注入体内，特点是模拟胰岛β细胞生理分泌，亦可餐前追加负荷量。

2）使用胰岛素的注意事项：①胰岛素的保存：未开封的胰岛素保存温度为4~8℃。正在使用的胰岛素可以在常温环境下（20℃左右，不超过28℃）可保存28天，无须放入冰箱，应避免过热、过冷、太阳直晒。②准确用药：熟悉各种胰岛素的名称、剂型及作用特点；准确执行医嘱，做到制剂、种类正，剂量准确，按时注射。使用短效人胰岛素或含短效与中效成分的预混入胰岛素须在餐前30min进行注射。③注射胰岛素应严格无菌操作，防止发生感染。④混合胰岛素配制方法：自行混合两种剂型胰岛素时，先抽短效胰岛素，再抽中效或长效胰岛素，而后摇匀，以免将长效胰岛素混入短效内，影响其速效性。⑤注射部位的选择与更换：人体适合皮下注射胰岛素的部位是上臂外侧、腹部、大腿外侧、和臀部。速效胰岛素类似物可注射在以上4个注射部位；短效人胰岛素理想的注射部位：腹部；中长效胰岛素（例如睡前注射的中效胰岛素）或长效胰岛素类似物理想的注射部位：大腿、臀部；预混入胰岛素或预混胰岛素类似物理想的注射部位：（早晨）腹部，（傍晚）大腿或臀部。注射部位要经常更换，长期注射同一部位可能导致局部皮下脂肪萎缩或增生，局部硬结。如在同一区域注射，必须与上一次注射部位相距2cm以上。⑥注意监测血糖，如持续高血糖或血糖波动过大，应及时通知医生。

3）胰岛素不良反应的观察及处理：胰岛素不良反应包括：①低血糖反应（见对症护理：低血糖反应的护理）。②过敏反应：由于胰岛素是一种蛋白质，当制剂不纯时可引起过敏反应，如荨麻疹、血管神经性水肿，甚至过敏性休克。处理措施包括更换胰岛素制剂种类，使用抗组胺药和糖皮质激素等，严重过敏反应者需停止或暂时中断胰岛素治疗。③注射部位皮下脂肪萎缩、硬结：采用多部位交替皮下注射可预防其发生。停止该部位注射后，硬结多可缓慢自然恢复。

5. 心理护理 了解患者及家属对疾病的认识程度，注意观察患者的心理变化，避免心理刺激。

【健康教育】

1. 生活指导 指导患者注意个人卫生，保持全身和局部清洁：①皮肤护理：检测血糖和注射胰岛素时应严格遵守无菌原则，防止皮肤及皮下组织感染；指导患者勤换衣服，选择质地柔软、宽松的衣服，避免摩擦损伤皮肤；经常用中性肥皂和温水清洁皮肤，勤洗澡，常按摩皮肤促进局部血液循环；如有外伤或皮肤感染时，嘱患者不要搔抓皮肤。②保持口腔清洁，睡前、早起后刷牙，饭后漱口，防牙周及口腔黏膜感染。③会阴护理：女性患者要特别注意外阴部清洁，以防止或减少瘙痒和湿疹发生，防泌尿道逆行感染。

2. 疾病知识指导 应对患者和家属耐心宣教，让其了解糖尿病的基础知识和治疗控制要求，指导患者保持情绪稳定，生活应规律，戒烟和烈性酒，加强足部护理，防止损伤，预防感染等。应对患者和家属耐心宣教，提高患者对治疗的依从性，在医务人员指导下，长期坚持合理治疗，按需要调整治疗方案，如肥胖患者在治疗措施适当的前提下，体重不下降，应进一步减少饮食总热量；体型消瘦的患者，在治疗中体重有所恢复，其饮食方案也应适当调整，避免体重继续增加。让患者了解糖尿病强调饮食治疗与运动疗法的重要性。了解糖尿病的控制目标。学会测定尿糖或正确使用便携式血糖仪，学会胰岛素注射技术。掌握医学营养治疗的具体措施和体育锻炼的具体要求，使用降血糖药物的注意事项，指导患者识别常用药物的不良反应如低血糖等，并教会处理方法。随身携带糖尿病治疗卡，以便患者发生昏迷时及时得到救治。

3. 疾病检测指导 定期门诊复查，不断检测病情变化，以了解病情控制情况，及时调整用药剂量。检测项目：①定期检测血糖：血糖控制平稳者，每周测 7 个点的血糖（三餐前后及睡前）；血糖控制差的，每天测 4~7 次。②一般每 2~3 月复检 GHbA$_1$c。③血压至少每月检查一次。④体重每 1~3 个月测一次。⑤如原有血脂异常，每 1~2 月监测 1 次，如原无异常每6~12 月监测 1 次即可。⑤尿微量白蛋白每 6 个月检测一次。⑥眼底检查每 6 个月检查一次。⑦每年全身检查 1 次，如查心血管及神经系统功能等，以便尽早防治慢性并发症。

复习思考

1. 简述糖尿病饮食原则。
2. 简述低血糖的表现、预防和紧急处理的方法。
3. 简述糖尿病足的护理措施。
4. 如何指导患者进行疾病检测。

项目五　痛风患者的护理

【学习目标】

1. 掌握痛风的临床表现、主要护理诊断、护理措施和健康指导。
2. 熟悉痛风的主要病因、治疗要点和辅助检查方法。
3. 了解痛风的病理改变。

案例导入

　　患者，男，55岁。因右膝关节肿痛，活动受限3天就诊。患者5年前因饮酒后出现左第一跖趾关节疼痛，数天后自行缓解。随后两足第一跖趾关节交替疼痛发作2~3次，发现其变形并出现皮下结节6个月。查体：T 37.5℃，P 100次/分，R 18次/分，BP 135/80mmHg。右膝关节肿胀，局部皮肤温度高，压痛明显；双足第一跖趾关节明显变形，关节外侧皮下各见1个约 $0.6×0.8×0.8cm^3$ 大的结节，高出皮肤，质软。B超显示：右膝关节关节腔积液。初步诊断：急性痛风性关节炎。

　　请思考：

　　1. 目前应如何安排患者休息与活动？

　　2. 你将如何对该患者进行健康指导？

　　痛风（gout）是指慢性嘌呤代谢障碍所引起的一组代谢性疾病。其发病有明显的异质性，临床表现为高尿酸血症、急慢性关节炎、痛风石、关节畸形、慢性间质性肾炎和尿酸性尿路结石。高尿酸血症患者只有出现上述临床表现时，才称之为痛风。本病可分为原发性和继发性两大类，前者多由先天性嘌呤代谢异常所致，后者则由某些系统性疾病或药物引起。痛风患者常有阳性家族史，属多基因遗传缺陷。

【病因病理】

1. 原发性　主要是遗传因素，由于先天性嘌呤代谢异常、酶异常、不明原因的分子缺陷致肾排尿酸减少。尿酸作为嘌呤代谢的终产物在血中浓度增高，形成高尿酸血症，成为痛风发生的先决条件。

2. 继发性　由于肾脏疾病致尿酸排泄减少，骨髓增生性疾病致尿酸生成增多，高嘌呤饮食产生尿酸增多，某些药物（阿司匹林、利尿剂、糖皮质激素等）抑制尿酸的排泄。

【临床表现】

临床多见于中老年男性和绝经期后女性，常有家族遗传史。

1. 症状与体征

（1）无症状期　仅有波动性或持续性高尿酸血症，从血尿酸增高至症状出现的时间可长达数年至数十年，部分患者可终身不出现症状。但随年龄的增长，痛风的患病率也随之增加，并与高尿酸血症的水平和持续时间有关。

（2）急性关节炎期　急性关节炎为痛风的首发症状。

1）原因：是尿酸盐结晶沉积引起的炎症反应。

2）诱因：受寒、过度劳累、酗酒、高蛋白、高嘌呤饮食以及外伤、手术、感染等。

3）好发时间：多于春秋发病，常在午夜或清晨突然起病。

4）疼痛性质：多呈剧痛，因疼痛而惊醒，数小时内出现受累关节的红肿热痛和功能障碍。

5）最易受累部位：以单侧踇趾的第一跖趾关节为好发部位，其后依次为踝、膝、腕、指、肘关节等。

6）伴随症状及尿酸情况：常伴低热、高尿酸血症。

7）缓解方式：初次发作常呈自限性，数日内自行缓解。

8）局部皮肤表现：出现脱屑和瘙痒，为本病特有的表现。

（3）痛风石及慢性关节炎期　痛风石是痛风的特征性临床表现。

1）形成痛风石原因：尿酸盐沉积所致。

2）痛风石好发部位：常出现在耳轮、踇趾、指间和掌指关节处，往往多关节受累，且多见于关节远端。

3）受累关节表现：为以骨质缺损为中心的关节肿胀、僵硬、畸形及周围组织的纤维化和变性。

4）痛风石表现：呈黄白色大小不一的隆起，小如芝麻，大如鸡蛋；初起质软，随着纤维增多逐渐变硬如石；严重时患处皮肤发亮、菲薄，破溃则有豆渣样的白色物质排出形成瘘管，不易愈合，但很少出现感染。

2. 并发症　痛风性肾病是痛风特征性的病理变化之一，起病隐匿，早期仅有间歇性蛋白尿，随着病情的进展而呈持续性，伴有肾浓缩功能受损时，夜尿增多，晚期可发生肾功能不全，表现水肿、高血压、血尿素氮和肌酐升高。少数患者表现为急性肾衰竭，出现少尿或无尿，最初 24h 尿酸排出增加。约 10%~25% 的痛风患者有尿酸性尿路结石，呈泥沙样，常无症状，结石较大者可发生肾绞痛、血尿，发生梗阻时会导致肾积水、肾盂肾炎、肾积脓或肾周围炎，感染可加速结石的增长和肾实质的损害。

【辅助检查】

1. 血尿酸测定 正常男性为 150~380μmol/L（2.5~6.4mg/dL），女性为 100~300μmol/L（1.6~5.0mg/dL），绝经期后接近男性。血尿酸存在较大波动，应反复监测。

2. 尿尿酸测定 限制嘌呤饮食 5 天后，每日尿酸排出量大于 3.57mmol（600mg），提示尿酸生成增多。

3. 滑囊液或痛风石内容物检查 关节腔滑囊液偏振光显微镜检查可见双折光的针形尿酸盐结晶是确诊本病的依据。

4. 其他检查 X 线、CT、MRI 检查、关节镜等有助于发现骨及关节相关病变或尿酸性尿路结石。

【治疗要点】

治疗要点：①控制高尿酸血症，预防尿酸盐沉积；②迅速终止急性关节炎的发作；③防止尿酸结石形成和肾功能损害。

1. 病因治疗 控制饮食总热量；限制高嘌呤食物（如心、肝、肾等）的大量摄入，禁酒；每天饮水量大于 2000mL 以增加尿酸的排泄；慎用抑制尿酸排泄的药物如噻嗪类利尿药等；适当运动，控制体重，减轻胰岛素抵抗；避免各种诱发因素和积极治疗相关疾病等。

2. 高尿酸血症的治疗

（1）排尿酸药 抑制近端肾小管对尿酸盐的重吸收，增加尿酸的排泄，降低尿酸，适合肾功能良好者；剂量应从小剂量开始逐步递增。常用药物有苯溴马、丙磺舒等。

（2）抑制尿酸生成药物 别嘌呤醇可通过抑制黄嘌呤氧化酶，使尿酸的生成减少，适用于尿酸生成过多或不适合使用排尿酸药物者。

（3）碱性药物 可碱化尿液，长期大量服用可致代谢性碱中毒。

3. 急性痛风性关节炎期的治疗

（1）秋水仙碱 缓解炎症反应，是治疗急性痛风性关节炎的特效药物，应用越早效果越好。

（2）非甾体抗炎药 抑制前列腺素的合成达到消炎镇痛，常用药物有吲哚美辛、双氯芬酸、布洛芬、罗非昔布等。

（3）糖皮质激素 上述药物治疗无效或不能使用秋水仙碱和非甾体抗炎药时，可考虑使用。该类药物的特点是起效快、缓解率高，但停药后容易出现"反跳"。

4. 发作间歇期和慢性期的处理 目的是维持血尿酸正常水平，较大痛风石或经皮溃破者可手术剔除。

5. 其他 高尿酸血症和痛风常与代谢综合征伴发，应积极行降压、降脂、减体重及改善胰岛素抵抗等综合治疗。

【常见护理诊断及医护合作性问题】

1. 疼痛：关节痛 与尿酸盐结晶、沉积在关节引起炎症反应有关。

2. 躯体活动障碍 与关节受累、关节畸形有关。

3. 知识缺乏 与患者缺乏痛风的饮食预防知识有关。

4. 潜在的并发症 痛风性肾病。

【护理措施】

1. 生活护理

（1）休息与活动 关节疼痛时避免关节负重、抬高患肢，可局部冷敷，24h 后可行热敷、理疗、保暖，减轻疼痛。疼痛缓解 3 日后开始恢复活动。

（2）饮食 在急性发作时应选用无嘌呤食物，如脱脂奶、鸡蛋、植物油等，或选用低嘌呤食物如富强粉面包、饼干、蔬菜、水果等，食物应尽量精细，全天液体摄入量应在2000mL 以上，两餐之间可用碳酸氢钠液体；慢性期、缓解期应选用低嘌呤饮食，每周应有 2 日无嘌呤饮食，饮食中注意补充维生素及铁质，多食水果及黄、绿叶蔬菜；禁食高嘌呤食物，如动物内脏、鱼虾类、蛤蟹、肉类、菠菜、蘑菇、黄豆、扁豆、豌豆、浓茶等；禁饮酒；指导患者进食碱性食物，如牛奶、鸡蛋、马铃薯、橘柑类水果；控制体重，避免过胖。

2. 病情观察 ①观察关节疼痛部位、性质、间隔时间。受累的关节有无红、肿、热和功能障碍。②有无饮酒、过度疲劳、寒凉、潮湿、紧张、过食高嘌呤食物、脚扭伤等诱发因素。③了解痛风石的部位、大小，是否影响关节活动。④监测血、尿尿酸变化。

3. 用药护理 指导患者严格按照医嘱正确用药，注意观察用药效果，及时发现处理不良反应。①应用排尿酸药时，应嘱患者多饮水，口服碳酸氢钠等碱性药。服用苯溴马时，少数患者可出现胃肠道反应、过敏性皮炎、发热等不良反应；服用丙磺舒时，偶见皮疹、发热、胃肠道刺激等不良反应。②抑制尿酸生成药物别嘌呤醇，不良反应有胃肠道刺激、皮疹、发热、肝损害、骨髓抑制等，肾功能不全者剂量减半。③秋水仙碱，口服给药可出现恶心、呕吐、厌食、腹胀和水样腹泻，白细胞减少、血小板减少等骨髓抑制表现以及脱发等不良反应；如出现不良反应，应及时与医生联系，调整剂量或停药。静脉给药时避免药液外漏，否则可引起剧烈疼痛和组织坏死。此外，更应当注意的是静脉给药可产生严重的不良反应，如骨髓抑制、肾衰竭、弥散性血管内溶血、肝坏死、癫痫样发作甚至死亡，因此国内极少静脉给药。④注意不可同时服用两种或多种非甾体抗炎药，否则会加重不良反应。⑤使用糖皮质激素，应观察其疗效，严密观察有无症状的"反跳"现象出现，若同时口服秋水仙碱，可防止症状反跳。

【健康教育】

1. 生活指导 保持劳逸结合，张弛有度，有规律的生活习惯。保持情绪平和、心情舒畅、精神乐观。有阳性家族史者日常注意避免高嘌呤饮食。运动与关节保护：①运动后疼痛超过 1～2h，应停止此项运动。②使用大肌群，如能用肩部负重者不用手提，能用手臂就不要用手指。③交替完成轻重不同工作，不长时间持续进行重体力工作。④保持关节功能位，若有局部温热和肿胀，应给予制动。告知患者此病为慢性疾病，饮食是控制疾病的要点，保持各关节功能位，维持最大限度的自理是最终目标。

2. 疾病知识指导 生活要有规律；肥胖者应减轻体重；应避免受凉、劳累、感染、外伤等因素，以免疾病复发。

复习思考

1. 如何指导痛风患者的饮食？

2. 应如何指导痛风患者进行运动锻炼？

项目六 内分泌系统常用诊疗技术与护理

【学习目标】

1. 掌握快速血糖测试方法，胰岛素笔使用。

2. 熟悉快速血糖测定操作前的准备和操作后的护理。

3. 了解胰岛素笔的使用注意事项。

一、快速血糖测定的护理

快速血糖测定，是运用快速血糖测定仪监测机体末梢毛细血管血液，读取血糖值。此技术已被广泛应用，并成为临床监测血糖的重要手段。快速血糖测定仪体积小，携带方便，操作简单易行，取 1 滴末梢血就能在短时间内读数。患者可随时随地监测血糖变化，便于医生及时调整治疗方案和药物剂量。

【适应证】

糖尿病患者或有检测血糖意向者

【操作前准备】

1. 核对医嘱 检查医嘱、检查项目及标签

2. 用物准备 治疗车上层：血糖测定仪、血糖试纸、自动刺指器、75%酒精、采血针头、棉签、快速手消毒液；治疗车下层：污物回放盘、锐器回收盒。

3. 操作者准备 着装规范、洗手、戴口罩。

4. 患者准备 向患者说明测血糖的目的和注意事项，使患者在平静状态下接受测定。

5. 评估患者 患者病情、意识、局部皮肤情况、心理状态、合作能力。

【操作过程】

1. 调码 调整血糖仪的代码与试纸的代码一致（部分血糖仪不需此程序）。

2. 消毒 洗手并擦干，以75%酒精消毒欲采血部位的皮肤。

3. 选择采血部位 通常选用指尖、足跟两侧等末梢毛细血管进行采血，水肿或感染的部位不宜采血。

4. 采集血样 采血部位下垂30秒，促进局部血液充足。确认采血部位干燥，将采血针头装入自动刺指器。将采血针针头紧抵采血部位，按下采血针按钮，待采血针刺破皮肤后，轻轻按摩手指，直至血滴呈悬挂状态。要求血滴足够大，否则将影响测定结果，若未获得足够血样，宜加大刺入深度重试。皮肤穿刺后，弃去第一滴血液，将第二滴血液置于试纸上指定区域。将血糖试纸插入血糖仪中（部分血糖仪需先将试纸插入血糖仪中，再将血滴在试纸上指定区域）。

5. 拔针止血 采血完毕，用无菌干棉签按压穿刺部位，同时拔出采血针，旋下笔帽，将采血针保护帽重新套回到采血针上，以防伤害。

6. 血糖测试 几十秒之后，从血糖仪上读出血糖值。

7. 记录 记录被测试者姓名、测定日期、时间、结果、检测者签名等。

【护理要点】

1. 采血前检查试纸条和质控品贮存是否恰当；

2. 查对血糖试纸的有效期，以及血糖仪代码与试纸代码是否一致，以免影响检测结果准确性。

3. 采血部位要交替轮换，以免形成疤痕。不可过度用力挤压采血部位，以免增加患者疼痛感。

4. 餐后2h血糖应从吃第一口饭开始计时。

5. 定期校正血糖仪是否准确，或与静脉采血检查结果对比，确定其准确性。血糖仪测定的血糖比静脉抽血测定值略低10%左右。出现血糖异常结果时应当采取以下措施：重复检测一次；通知医生采取不同的干预措施；必要时复检静脉生化血糖。

6. 注意保持血糖仪洁净、干燥。

二、胰岛素笔使用操作技术的护理

胰岛素笔是专门为糖尿病患者设计的医疗器械，由笔芯、笔身、针头组成。胰岛素储存在笔芯中，笔身可以调节剂量，笔身和笔芯连接，一次性针头超细、超短。其具有操作技术简单、调节剂量精确、注射疼痛感小、使用时间长、携带方便、易于保管等特点，特别适合糖尿病患者家中自我注射。

【操作前准备】

1. 用物准备　备好胰岛素笔芯、针头、胰岛素笔、75%酒精及无菌棉签。

2. 患者准备　根据自身情况，选择注射部位。

【操作过程护理】

1. 检查与安装笔芯　安装前应仔细检查笔芯是否完好，有无裂缝，笔芯中药液的颜色、性状有无异常，有无絮状物或结晶沉淀；笔芯是否过期。确定无误后，扭开笔芯架，装入笔芯并拧紧；用75%酒精消毒笔芯前端橡皮膜，取出针头，打开包装，顺时针旋紧针头，安装完毕，注射时摘去针头保护帽即可。

2. 排气　更换笔芯后，由于驱动杆与笔芯尾端接触不够紧密，若不排气即进行注射，注射剂量将减少4~6U，因此，每次安装新笔芯和针头时都需进行排气。排气时将笔垂直竖起，使笔芯中的气泡聚集在上部，把剂量调节旋钮拨至"2U"处，之后再按压注射键使之归零，如有1滴胰岛素从针头溢出，即表示驱动杆已与笔芯完全接触且笔芯内气泡已彻底排尽，如果没有药液排出，重复进行此操作，直至排出1滴胰岛素为止。

3. 准备胰岛素　每次注射前先检查胰岛素剂量，确认有本次注射所需的足够剂量后，旋转剂量调节旋钮至所需剂量。速效胰岛素（如诺和灵R）及甘精胰岛素（来得时）均是澄清溶液，可以直接注射；中效胰岛素或预混胰岛素为混悬液，应将胰岛素笔上下颠倒10次左右，直到药液成为均匀白色混悬液，以防药液浓度不均匀导致血糖控制不良。

4. 注射胰岛素　选择注射部位，常规消毒皮肤。再次核对胰岛素剂量，行皮下注射。注射时左手捏起注射部位皮肤，右手握笔成45°角或垂直快速进针，右拇指按压注射缓慢匀速推注药液；注射后针头应留在皮下6s以上，并继续按住注射键，确保注射剂量准确。然后，顺时针方向快速拔出针头，用干棉签按压针眼3min以上。

【操作后护理】

注射结束后，将针头戴上外针套（针帽）并旋下，以防刺伤他人，按消毒隔离规定处理废弃针头，戴回（盖上）笔帽。

【注意事项】

1. 胰岛素笔与笔芯相匹配　每个厂家生产的胰岛素笔，必须搭配使用配套笔芯。注射不同类型的胰岛素，需更换另一支胰岛素笔。

2. 确保剂型、剂量准确　笔芯上的色带表示胰岛素的不同剂型，每次注射前应仔细查对笔芯内胰岛素类型，确认所注射胰岛素剂型无误。每次注射之前都应查看笔芯中胰岛素余量是否够本次注射所需剂量。

3. 胰岛素笔的保存　不可暴露在阳光下，也不可在冰箱中储藏，开启后的笔芯在室温（<25℃）可保存1个月；为避免空气进入笔芯，不储藏安装有针头的注射笔，每次注射须取下针头。用湿布清洁笔帽、笔身和笔盒，不用酒精、过氧化氢、漂白剂擦拭笔身和剂量窗口，不将注射笔浸入液体或被液体覆盖。胰岛素笔取出盒外时，注意防尘并保持清洁。

4. 避免注射局部疼痛　可采取皮肤消毒待干后注射，避免用棉签擦拭针头，经常更换注射部位，避开硬结注射，针头一次性使用。

复习思考

1. 如何为患者快速测量血糖？
2. 糖尿病患者如何使用胰岛素笔注射胰岛素？

风湿性疾病

关节包括关节面、关节囊、关节腔。关节周围组织包括肌肉、肌腱、韧带、滑囊等。关节囊包围在关节外面，关节内的光滑骨面称为关节面，关节内的空腔部分为关节腔。正常时，关节腔内有少量液体，以减少关节运动时的摩擦。关节发生病变时，可使关节腔内液体增多，形成关节积液和肿大。关节周围有许多肌肉附着，当肌肉收缩时，可作伸、屈、外展、内收以及环转等运动。

风湿性疾病（简称风湿病）是指影响骨、关节及其周围软组织，如肌肉、肌腱、滑膜、韧带等的一组疾病。其主要临床表现是关节疼痛、肿胀、活动障碍，部分患者发生脏器功能损害，呈发作与缓解交替出现的慢性病程。其中弥漫性结缔组织病（简称结缔组织病）是风湿病中的重要组成部分，除了具有风湿病的肌肉关节病变外，主要以血管和结缔组织的慢性炎症为病理基础，可引起多器官、多系统损害。风湿性疾病目前根据其发病机制、病理及临床特点，可分为以下几类（表8-1）。本章重点讨论类风湿关节炎和系统性红斑狼疮。

表8-1　风湿病的分类和疾病命名

分类	疾病命名
弥漫性结缔组织病	类风湿关节炎、系统性红斑狼疮、多发性肌炎和皮肌炎、原发性干燥综合征等
脊柱关节病	强直性脊柱炎、银屑病关节炎、未分化脊柱关节病等
退行性变	骨关节炎（原发性、继发性）
与代谢和内分泌相关的风湿病	痛风、假性痛风、免疫缺陷病
感染因子相关性	反应性关节炎、风湿热、腱鞘炎及滑囊炎等
其他	周期性风湿、骨质疏松症等

风湿性疾病多数病因不明、发病机理甚为复杂，内、外环境等多因素作用于某一特定遗传因素的个体而导致疾病。其病因复杂，主要与感染、免疫、代谢、内分泌、环境、遗传、肿瘤等因素有关。

风湿性疾病的护理重点应注意避免诱因，强调休息和治疗锻炼的重要性；减轻和消除关节炎的症状，防止和减少关节骨的破坏；促进已破坏的关节骨的修复，并改善其功能，尽可能保持受累关节的功能。

项目一　风湿性疾病常见症状与体征的护理

【学习目标】

　　1. 掌握关节损害（关节疼痛和肿胀、关节僵硬和活动受限）、皮肤损害的护理评估、主要护理诊断及各自的对症护理措施。

　　2. 熟悉关节损害（关节疼痛和肿胀、关节僵硬和活动受限）、皮肤损害的病因及辅助检查方法。

　　3. 了解关节损害（关节疼痛和肿胀、关节僵硬和活动受限）、皮肤损害的病理生理改变。

风湿性疾病常见症状与体征有：关节损害（关节疼痛和肿胀、关节僵硬和活动受限）、皮肤损害。

一、关节损害患者的护理

风湿性疾病关节损害包括关节疼痛和肿胀、关节僵硬和活动受限。关节疼痛和肿胀是风湿病患者主要的就诊原因，为受累关节的首发症状。几乎所有的风湿性疾病均引起不同程度的关节疼痛和肿胀，多由关节腔积液或滑膜肥厚所致，是滑膜炎或周围组织炎的体征。关节僵硬是指关节经过一段时间的静止或休息后，当一开始运动时出现的一种关节局部不适、难以达到平时关节活动范围的现象，通常在活动后缓解或消失。一般晨起时表现最明显，故又称晨僵。晨僵是判断滑膜关节炎症活动性的客观指标，其持续时间与炎症的严重程度相一致，关节损害的病因很多，几乎所有的风湿性疾病均可引起关节损害，

【病因】

多见于风湿性疾病如类风湿关节炎、风湿性关节炎、强直性脊柱炎、系统性红斑狼疮、干燥综合征、风湿热及痛风等。

【临床特点】

1. 关节疼痛和肿胀　不同疾病关节疼痛的部位和性质有所区别，如类风湿关节炎可侵犯任何可活动关节，常见于近端指间、掌指、腕关节等小关节，呈对称性多关节受累，持续性疼痛，活动后疼痛减轻；系统性红斑狼疮多侵犯四肢关节，以指、腕、膝关节为常见，呈对称性多关节炎，日晒后加重；强直性脊柱炎最常受累关节为骶髂、髋、膝、踝关节，呈不对称性持续性疼痛；风湿性关节痛多为游走性四肢大关节肿痛，极少出现畸形；痛风多累及单侧第一跖趾关节，疼痛剧烈且固定等。

2. 关节僵硬和活动受限　轻度的关节僵硬在活动后可减轻或消失，严重者 1h 至数小时才能缓解。关节僵硬以类风湿性关节炎最为典型，其晨僵持续时间较长，可持续数小时，常和疾病的活动程度一致，晚期关节畸形，活动受限，最终可导致关节功能丧失。系统性红斑狼疮所致的关节炎则持续时间较短。

【护理评估】

1. 健康史

（1）病程与诱因　询问患者发病起始时间、特点及发病年龄，有无相关诱发因素，如寒冷、潮湿、日光、感染、饮食、药物、环境等；发病后是否影响日常生活及工作，有无自理能力受限等。

（2）伴随的症状　了解患者是否并发风湿性心瓣膜病；是否伴有低热、全身不适及体重减轻等全身症状；是否伴有多系统、多器官功能损害等。

（3）既往病史及治疗情况　评估患者既往健康状况以及有无类似症状。患者的生活规律和生活习惯、工作种类和工作环境等。治疗及用药情况，如是否使用异烟肼、普鲁卡因胺、甲基多巴等药物。

（4）社会-心理状况　有无烦躁不安、焦虑、抑郁等心理反应。

2. 护理体检　观察患者的营养状况、生命体征、关节疼痛与肿胀程度，疼痛严重程度与活动是否相关；有无晨僵及晨僵持续时间，如何缓解；有无活动受限和功能障碍等。

3. 辅助检查　影像学检查有助于骨关节病变的诊断和病程分期。关节镜和关节液的检查为疾病的治疗提供依据。自身抗体的检测对风湿病的早期诊断及鉴别诊断极有价值。血象、尿常规、肝肾功能的检查，既有助于疾病的诊断、病情的判断，也有助于药物的选择与应用。

【常见护理诊断及医护合作性问题】

1. 疼痛：慢性关节疼痛　与局部炎性反应有关。

2. 躯体活动障碍　与关节持续疼痛有关。

3. 焦虑　与疼痛反复发作、病情迁延不愈有关。

【护理目标】

患者学会应用减轻疼痛的技术和方法；关节疼痛减轻或消失；关节僵硬和活动受限程度减轻；最大限度地保持躯体活动水平；焦虑程度减轻，舒适感增加；能进行基本的日常生活活动。

【护理措施】

1. 生活护理

（1）休息与体位　急性期关节肿胀伴体温升高时，应卧床休息，减少活动。协助患者采取舒适的体位，尽可能保持关节的功能位，必要时用石膏托、小夹板固定。避免疼痛部位局部受压，可用支架支起床上盖被。

（2）日常护理　将经常使用的物品放在患者健侧伸手可及之处，并鼓励患者使用健侧手臂从事自我照顾活动；必要时协助患者完成洗漱、翻身、穿衣、进食、排便等日常生活活动。指导患者进食高蛋白、营养丰富、清淡、易消化的饮食。恢复期积极进行关节功能训练，尽量恢复患者生活自理能力。

2. 病情观察　严密观察患病肢体情况，有无关节畸形和功能障碍；观察关节活动受限的部位、发生时间、持续时间及缓解方式；观察有无咳嗽、咳痰、发热及呼吸困难等肺部感染症状；观察有无足下垂、压疮、便秘等。

3. 对症护理

（1）减轻疼痛　指导患者采用松弛术、皮肤刺激疗法（冷敷、热敷等）、热水浴、温泉浴、蜡疗、磁疗及红外线等疗法，也可通过分散患者注意力减轻疼痛。必要时遵医嘱应用止痛药止痛。

（2）保护或促进关节功能恢复　①急性期关节肿痛时，嘱患者休息，限制关节活动，夜间睡眠时注意对病变关节保暖如戴手套等，预防晨僵。②缓解期鼓励患者坚持每日进行关节功能锻炼，以恢复关节功能，加强肌肉力量与活动耐力。功能锻炼时，活动量以患者能够忍受为度，必要时可提供辅助工具，如拐杖、助行器、轮椅等。并指导患者和其家属正确使用辅助器材，指导患者合理安排休息与活动时间，使患者既能避免关节长时间不活动而致关节僵硬，又能在活动时掌握安全防护措施，避免造成损伤。

4. 用药护理　遵医嘱应用非甾体类抗炎药如布洛芬、阿司匹林和吲哚美辛等药物止痛，此类药物易引起胃肠道反应，告知患者饭后服用；遵医嘱应用肾上腺糖皮质激素，嘱咐患者不可擅自增量、减量或停药，以防"反跳"现象。

5. 心理护理　疏导、理解、支持和关心患者，帮助患者接受活动受限的事实，鼓励患者表达自己的内心感受，允许患者以自己的速度完成活动，勿催促患者，以增进患者自我照顾的能力和信心。

【护理评价】

患者是否关节疼痛程度减轻或消失；关节僵硬及活动受限程度是否减轻或缓解；焦虑是否减轻，是否能够积极配合治疗和护理。

二、皮肤黏膜损害患者的护理

皮肤黏膜受损是风湿性疾病的常见症状，主要表现为皮疹、红斑、水肿、溃疡等，多为血管炎性反应所引起。

【护理评估】

1. 健康史

（1）发病情况　询问患者皮肤受损的起始时间、演变特点，有无诱发因素，有无日光过敏、口眼干燥、胸痛等；询问患者的皮肤损害对活动能力有无影响，皮肤受压的感知变化情况及程度等。

（2）临床表现　系统性红斑狼疮皮肤损害表现多种多样，包括颊部蝶形红斑、丘疹、盘状红斑，指掌部或甲周红斑，指端缺血、面部及躯干皮疹、紫癜或紫斑、水疱等，最具特征性为颊部蝶形红斑；口腔、鼻黏膜受损可表现为溃疡或糜烂。类风湿性血管疾病损害发生在皮肤，可见到棕色皮疹、甲床有瘀点或瘀斑；发生在眼部可引起巩膜炎、虹膜炎和视网膜炎。类风湿关节炎特异性皮肤表现是类风湿结节，多位于前臂伸面、尺骨鹰嘴附近、枕、跟腱等处，结节呈对称分布，质硬、无压痛、大小不一、直径数毫米至数厘米不等。

（3）社会—心理状况　患者因皮肤受损影响其生活及社交自信心，容易产生敏感、多疑、焦虑、抑郁、偏执和悲观等心理反应，评估家属及患者对该病及治疗的认知情况，以及家属对患者在治疗和情感上的支持程度。

2. 护理体检

观察患者皮肤受损的部位、面积大小、形状等；有无口腔溃疡，有无出血等；手、足的皮肤颜色和温度，注意皮损部位有无雷诺现象，如皮肤是否苍白、发绀，是否出现因寒冷、情绪激动等原因的刺激，导致突然发作的肢端暴露部位的皮肤苍白，继而青紫再发红，并伴有局部发冷、疼痛等表现，评估该表现的发作频率，持续时间及范围等，是否伴随其他不适症状。

3. 辅助检查

原发病的相关检查，尤其是免疫学检查、皮肤狼疮带试验、肌活检等检查。

【常见护理诊断及医护合作性问题】

1. 皮肤完整性受损　与血管炎性反应及应用免疫抑制剂等因素有关。

2. 社交孤立　与皮肤损害，影响容貌，不愿与人接触有关。

【护理目标】

患者皮肤受损面积逐渐缩小或修复，能够积极参加社交活动，和人相处融洽。

【护理措施】

1. 生活护理

（1）保暖　天气寒冷时，注意保暖，以免引起血管收缩，尽量减少户外活动或工作，外出时戴帽子、口罩，穿保暖衣服、袜子等，平时勿用冷水洗手、洗脚，并注意肢体末梢保暖。

（2）饮食　给予足量的蛋白质、低盐、富含钙钾的食物，补充钙剂及维生素 D 等，鼓励患者摄入足够的营养和水分，维持正氮平衡和满足组织修复的需要，避免饮咖啡及刺激性食物等，以免引起交感神经兴奋，使病变小血管痉挛，导致局部组织缺血、缺氧。

2. 病情观察　观察皮肤损害情况，有无皮疹、红斑、苍白、发绀、水肿及溃疡，肢体末梢有无发冷、感觉异常等。观察雷诺现象发生的频率、持续时间及诱发因素等情况。观察皮疹形态、面积大小、发生部位，有无破损、出血等。

3. 对症护理　保持皮肤清洁、干燥，每天用温水擦洗，忌用碱性肥皂；皮疹、红斑或光敏感者，外出时采取防护措施，避免阳光直射在裸露皮肤上，忌日光浴；避免皮肤接触刺激性物品，如染发、烫发剂、定型发胶、某些外用药等；避免服用诱发本系统疾病的药物，如普鲁卡因胺等；有躯体移动障碍者，向其解释说明定时翻身的重要性，教会患者及家属正确使用便器和减压设备，如气垫、水垫、海绵垫等。

4. 用药护理

（1）非甾体类抗炎药　具有抗炎、解热、镇痛作用，能迅速减轻炎症引起的症状。用药期间注意观察胃肠道不良反应，如消化不良、恶心、呕吐、上腹痛；观察神经系统不良反应，如头痛、头晕、精神错乱等；此类药物还出现肝、肾毒性反应、抗凝作用及皮疹等。因此，服药宜在饭后，遵医嘱服用胃黏膜保护剂，如硫糖铝或 H_2 受体拮抗剂（如雷尼替丁、法莫替丁）等，减轻胃黏膜的损伤。

（2）糖皮质激素　有抗炎和免疫抑制作用，能迅速缓解症状。长期使用易成依赖性，骤停用药时出现撤停综合征或反跳现象，强调遵医嘱服药的必要性，不能自行停药或减量过快；使用不当可出现感染、无菌性骨坏死等。常见不良反应有满月脸、水牛背，血压升高、血糖升高、电解质紊乱、加重消化性溃疡、引起骨质疏松等，或诱发精神失常。因此，服药期间密切观察病情，定期测量血压、血糖及尿糖等，及早发现药物性糖尿病及药源性高血压。

（3）免疫抑制剂　主要不良反应是白细胞减少，也可引起胃肠道反应、黏膜溃疡、皮疹、肝肾功能损害、脱发、出血性膀胱炎、畸胎等。服药期间嘱患者多饮水，注意观察尿液的颜色，及时发现膀胱出血，做好口腔、黏膜等护理。

（4）血管扩张药和抑制血小板聚集药物　具有改善微循环的作用，其代表药物有硝苯地平、地巴唑、莨菪碱及低分子右旋糖酐等，当肢端血管痉挛引起皮肤苍白、疼痛时，可局部涂硝酸甘油膏，以扩张血管、促进血液循环，缓解症状。

5. 心理护理　及时与患者进行沟通，鼓励患者表达自己的感受，说出自己的顾虑，帮助患者提高解决问题的能力；培养良好的生活兴趣，如听音乐、阅读、聊天等；鼓励脱发者戴假发，增强自尊心。评估家属对疾病的认识及对患者情感支持的程度。

【护理评价】

患者皮肤受损面积是否逐渐缩小或修复，患者能否积极参加社交活动，和人相处是否融洽。

复习思考

1. 风湿性疾病临床特征是什么？
2. 如何对风湿性疾病患者的关节疼痛进行对症护理？
3. 如何促进风湿性疾病患者关节功能恢复？
4. 糖皮质激素的主要不良反应有哪些？
5. 如何做好风湿性疾病患者的皮肤护理？

项目二　系统性红斑狼疮患者的护理

【学习目标】

1. 掌握系统性红斑狼疮的临床表现、主要护理诊断、皮肤护理措施和健康指导。能够指导系统性红斑狼疮患者避免诱因，预防病情加重。
2. 熟悉系统性红斑狼疮的治疗要点和辅助检查方法。
3. 了解系统性红斑狼疮的病因。

案例导入

患者，女，32 岁。全身小关节疼痛 2 年，面部出现蝶形红斑，且日晒后明显加重。发热、全身浮肿、尿量明显减少 2 个月入院。检查：T 38.3℃，P 110 次/分，R 24 次/分，BP 100/60mmHg，面部有蝶形红斑，双侧手掌、足底可见片状红斑。肾功能检查异常，抗核抗体阳性，抗双链 DNA 抗体阳性，抗 Sm 抗体阳性。初步诊断为：系统性红斑狼疮。

请思考：

1. 为什么该患者是系统性红斑狼疮？

2. 系统性红斑狼疮为什么会有面部蝶形红斑和肾功能检查异常？

3. 如何指导患者的皮肤和饮食护理？

系统性红斑狼疮（systemic lupus erythematosus）是一种以多器官、多系统损害，体内有多种自身抗体为特征的慢性自身免疫性结缔组织病。以血清具有以抗核抗体为代表的多种自身抗体，且病情缓解和急性发作交替为特征。有内脏损害者预后较差。本病在我国患病率为 0.7~1/1000，高于西方国家报道的 0.5/1000，尤其 20~40 岁育龄期女性多见。有明显家族倾向。

【病因病理】

1. 病因 病因不明，可能与遗传、性激素、环境等有关。

（1）遗传因素 有色人种患病率高于白人，提示发病与种族有关；有家族集聚现象，近亲的患病率可达 13%；同卵孪生的患病率高达 40%，异卵孪生中仅 3%；系统性红斑狼疮易感基因在患者中的发生频率明显高于正常人。

（2）性激素 女性患者明显多于同龄男性，其患病率在更年期前阶段为 9：1；老人及儿童为 3：1；均有雌酮羟基化产物增高；妊娠可诱发本病或加重病情。因此，该病的发病与雌激素有关，雌激素可使病情恶化。

（3）环境 40%的系统性红斑狼疮患者对日光过敏，紫外线使皮肤上皮细胞出现凋亡，抗原暴露而形成自身抗体。感染、食物（如芹菜、无花果、烟熏食物、蘑菇等）、药物（异烟肼、普鲁卡因胺、甲基多巴等）等环境因素可诱发系统性红斑狼疮发病。

2. 病理

（1）基本的病理改变 结缔组织的纤维蛋白样变性、坏死性血管炎。

（2）特征性病理改变 ①狼疮小体（苏木紫小体）：为诊断本病的特征性依据。②洋葱样改变：小动脉周围出现显著向心性纤维组织增生，尤其以脾动脉最明显。③狼疮样肾炎：几乎所有的患者均有不同程度的肾损伤。

【临床表现】

系统性红斑狼疮临床表现多种多样，差异较大。起病可为爆发性、急性或隐匿性，可出现单一器官受累或多个系统同时受累。病程呈缓解与发作交替过程。

1. 全身症状 发热是大多数患者常见的症状，约90%患者出现各种热型，伴有疲倦、乏力、体重减轻及淋巴结肿大等。

2. 皮肤与黏膜 约80%患者有皮肤损害，表现多种多样。最具特征者为面部蝶形红斑，常发生在皮肤的暴露部位，如颧颊，经鼻梁融合成蝶翼状；还可出现各种皮疹，如盘状红斑、红点、斑丘疹、紫癜或紫斑、水疱等；手指末端和甲周也可出现红斑。此外，约40%患者有明显光过敏现象，受日光或其他来源的紫外线照射后出现面部红斑；约40%的患者有毛发脱落；尚可有网状青斑、口腔溃疡、雷诺现象等。

3. 关节与肌肉 约85%的患者有关节受累，以关节肿痛为首发症状，近端指间关节、腕、膝和掌指关节最常受累，呈对称性分布，大关节较少累及。部分可伴有关节炎，一般不引起关节畸形。约40%可有肌痛，有时出现肌炎。

4. 肾 肾损害是系统性红斑狼疮最常见的表现。几乎所有患者不同程度肾脏损害，血尿、蛋白尿、管型尿等，类似肾炎或肾病综合征样表现，重症晚期患者可有肾功能不全、尿毒症。尿毒症是系统性红斑狼疮常见死亡原因。

5. 循环系统 约30%患者有心血管表现，其中以心包炎最为常见。10%患者可有心肌炎，10%有周围血管病变，如血栓性静脉炎等。

6. 呼吸系统 约有10%患者发生急性狼疮性肺炎，其特征为双侧弥漫性肺泡浸润性病灶，慢性者则表现为肺间质纤维化，病变多在双下肺。表现为发热、咳嗽、胸痛及呼吸困难等。35%患者可有单侧或双侧胸膜炎。

7. 消化系统 约30%患者有食欲不振、腹痛、呕吐、腹泻、腹水等。少数可出现急性腹膜炎、胰腺炎、胃肠炎等各种急腹症。肠壁或肠系膜血管炎可引起胃肠道出血、坏死、穿孔或梗阻。

8. 神经系统 约20%患者有神经系统损伤。脑损害最多见，可表现为严重头痛、精神障碍、癫痫发作、偏瘫等。脑损害症状提示病情严重，往往预后不佳。此外亦可出现脑神经与外周神经的病变。

9. 血液系统 表现为轻、中度贫血，红细胞、白细胞、淋巴细胞及血小板计数减少，少数出现溶血性贫血，约20%患者出血局部或全身浅表淋巴结肿大，15%患者出现脾大。

【辅助检查】

1. 实验室检查 血液检查常有贫血，可有白细胞减少，血小板减少；血沉增快；肝功能和肾功能出现异常。

2. 免疫学检查 抗核抗体、抗 Sm 抗体和抗 ds-DNA 抗体对系统性红斑狼疮有一定的诊断价值。抗核抗体敏感性强（95%），但特异性差；抗 Sm 抗体敏感性差，但特异性较强（99%）；抗 ds-DNA 抗体敏感性及特异性均为中等。免疫病理学检查方法有肾穿刺活组织检查和皮肤狼疮带试验。

3. 其他 CT、X 线及超声心动图检查分别有利于发现出血性脑病、肺炎及心血管病变。

课堂互动

系统性红斑狼疮的诊断

目前普遍采用美国风湿病学会 1997 年推荐的系统性红斑狼疮分类标准：蝶形红斑、盘状红斑、光过敏、口腔溃疡、关节炎、浆膜炎、肾脏病变、神经病变、血液学疾病、免疫学异常、抗核抗体异常。符合其中 4 项及以上者，可诊断为系统性红斑狼疮。

【治疗要点】

系统性红斑狼疮目前虽无特效疗法，但合理治疗可以控制病情活动。故应早诊断，早治疗。在防治病因及一般治疗基础上，制定个性化治疗方案。

1. 非甾体类抗炎药　主要用于发热、关节肌肉炎症疼痛、浆膜炎等，而无明显内脏或血液病变的轻症患者，肾炎者慎用。常用药物有阿司匹林、吲哚美辛、布洛芬、萘普生等。

2. 抗疟药　氯喹口服后主要积聚于皮肤，能抑制 DNA 与抗 DNA 抗体相结合，具有抗光敏和控制系统性红斑狼疮皮疹的作用。

3. 肾上腺糖皮质激素　是目前治疗系统性红斑狼疮的主要药物，适用于急性暴发性狼疮、脏器受损（心、肺、肾等）、中枢神经系统受累者，常用泼尼松长期小剂量服用。病情突然恶化的狼疮性肾炎和严重中枢神经系统病变者，可采用大剂量短期冲击疗法。由于用药量大，应严密观察不良反应。

4. 免疫抑制剂　病情反复、重症患者等宜加用免疫抑制剂。如环磷酰胺、长春新碱。

5. 其他　中药雷公藤对狼疮肾炎有一定疗效。

【常见护理诊断及医护合作性问题】

1. 皮肤完整性受损　与疾病所致的血管炎性反应因素有关。

2. 疼痛：关节疼痛　与关节免疫反应有关。

3. 口腔黏膜改变　与自身免疫反应、长期使用激素等因素有关。

4. 焦虑　与病情反复发作、迁延不愈、面容毁损及多脏器功能损害有关。

5. 潜在并发症　慢性肾衰竭。

【护理措施】

1. 生活护理

（1）环境与休息　保持病室环境安静、整洁，温湿度适宜，病床易安置在无阳光直射的地方，并设有遮阳的窗帘。急性活动期应卧床休息，以减少消耗，保护脏器功能，预防并发症。

（2）饮食　进食高热量、高蛋白和高维生素饮食，少食多餐，忌食含有补骨脂素的食物，如芹菜、无花果、烟熏类、蘑菇等食物，戒烟酒，禁咖啡。肾功能不全者，应给予低盐、优质低蛋白饮食，限制水钠摄入。意识障碍者，鼻饲流质饮食，必要时遵医嘱给予静脉补充营养。

（3）口腔护理　注意保持口腔清洁。有口腔黏膜破损时，每日晨起、睡前和进餐前后漱口；有口腔溃疡者，漱口后用中药冰硼散或锡类散涂敷溃疡部，促进其愈合；合并感染者遵医嘱局部使用抗生素。

2. 病情观察　监测生命体征、体重，观察患者的精神状态、水肿的程度、尿量、尿色、尿液检查结果的变化，监测血清电解质、血肌酐、血尿素氮的改变。

3. 对症护理　皮肤和关节疼痛的护理（具体护理措施本模块"项目一　风湿性疾病常见症状与体征的护理"）。

4. 用药护理　遵医嘱用药，并观察药物疗效和不良反应。①雷公藤：不良反应如对性腺的毒性，可发生停经、精子减少，亦有肝损害、胃肠反应、白细胞减少等。②氯喹：长期应用可引起视网膜退行性变，应定期检查眼底。③非甾体类抗炎药、糖皮质激素、免疫抑制剂等药物的护理参见本模块项目一内容。

5. 心理护理　护士应向患者及家属讲明本病的有关知识和自我护理方法，做好心理疏导，排除对治病不利的因素，使其了解本病并非"不治之症"，若能及时正确有效治疗，病情可以长期缓解；鼓励家属给予患者情感支持，增强患者自尊心和自信心，积极配合治疗。

【健康教育】

1. 生活指导　注意个人卫生，学会皮肤护理，切忌挤压皮肤斑丘疹，预防皮损和感染；避免一切可能诱发本病的因素。教会患者及家属尽早识别疾病的变化，如患者出现水肿、高血压及血尿等可能是肾损害的相应表现，应及时就诊。

2. 疾病知识指导　讲明本病有关知识和自我护理方法，树立治病信心，保持心情舒畅。坚持严格按医嘱用药，不可擅自改变药物剂量或突然停药。应向患者详细介绍所用药物的名称、剂量、给药时间和方法等，并教会其观察药物疗效和不良反应。定期门诊复查，争取病情稳定，减少复发。

复习思考

1. 系统性红斑狼疮患者典型的皮肤损害是什么？

2. 系统性红斑狼疮最常见的脏器损害是什么？

3. 如何对系统性红斑狼疮患者进行饮食护理？

项目三 类风湿关节炎患者的护理

【学习目标】

1. 掌握类风湿关节炎的临床表现、主要护理诊断、护理措施和健康指导。能够指导类风湿关节炎患者避免诱因，预防病情加重。

2. 熟悉类风湿关节炎的治疗要点和辅助检查方法。

3. 了解类风湿关节炎的病因。

案例导入

患者，女，62岁。双手关节肿胀疼痛伴晨僵硬5年。指关节、腕关节变形，双膝活动受限1年。查体：神志清，双手掌指关节尺侧偏斜，双膝关节肿胀、压痛。实验室检查：Hb 95g/L，红细胞沉降率加快。类风湿因子阳性（滴度>1:20）。X线示：指关节、腕关节及双膝关节骨质疏松，关节间隙变窄。初步诊断为：类风湿性关节炎。

请思考：

1. 为什么该患者的诊断是类风湿性关节炎？

2. 该患者为什么会出现晨僵？

3. 你将如何减轻患者的晨僵症状？

类风湿关节炎（rheumatoid arthritis）是一种主要侵犯关节，以慢性、对称性、周围性多关节炎性病变为主要特征的全身性自身免疫性疾病。主要病理表现为滑膜炎。临床表现为受累关节疼痛、肿胀、功能受限。当炎症破坏软骨和骨质时，出现关节畸形和功能障碍。

类风湿关节炎是造成人类丧失劳动力和致残的主要疾病之一。在世界各地、各年龄段均有发病，我国的患病率为0.32%~0.36%，较欧美国家白人的患病率（1%）低。尤以35~50岁为发病高峰。女性高于男性约2~4倍。

【病因与发病机制】

1. 病因 病因不详，可能与下列多种因素有关。

（1）感染因子 研究表明，当细菌、病毒、支原体、原虫等感染因子侵入机体之后作用于靶组织，尤其是滑膜组织，致使组织对感染物产生免疫反应而发病；免疫系统的效应细胞因免疫反应紊乱而丧失识别能力，使类风湿关节炎患者对某些微生物产生高免疫反应。所以，一般认为微生物感染是类风湿关节炎的诱发或启动因素。

（2）遗传因素　本病具有一定的遗传倾向，类风湿关节炎同卵双胞胎中类风湿关节炎的发病约15%~30%；直系亲属患病率比正常人群高出16倍。

（3）其他因素　类风湿关节炎的发生与代谢障碍、营养不良、紧张性职业及不良心理社会因素有关。此外，寒冷潮湿环境、女性内分泌功能紊乱、吸烟、饮用咖啡等可诱发类风湿关节炎的发生。

2. 发病机制　类风湿关节炎的发病机制不是很清楚，但多数人认为类风湿关节炎是一种自身免疫性疾病。当抗原进入人体后，首先被巨噬细胞吞噬，与其细胞膜上的HLA-DR4分子结合形成复合物，此复合物被T细胞的受体所识别，则该T细胞辅助淋巴细胞被活化，引起一系列免疫反应，包括激活B淋巴细胞，使其分化为浆细胞，分泌大量免疫球蛋白，其中有类风湿因子（RF）。自身的IgG与RF结合后，形成免疫复合物，发生Ⅲ型变态反应，从而造成关节和关节外的破坏（图8-1）。

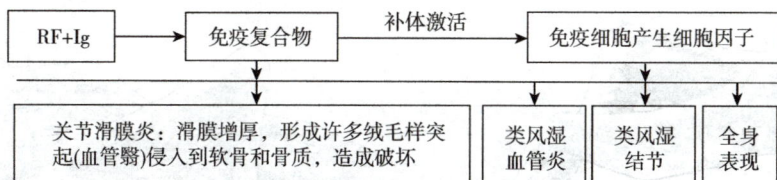

图8-1　类风湿关节炎发病机制示意图

【临床表现】

大部分患者起病缓慢，在出现明显的关节症状之前可有乏力、全身不适、发热、食欲不振等前驱症状。少数患者起病急骤，在数天内出现多个关节的症状。

1. 关节表现　主要侵犯小关节，尤其是手关节，如腕、掌指和近端指间关节最常见，其次是趾、膝、踝、肘、肩等关节。远端指间关节、脊柱、腰骶关节极少受累。可分为滑膜炎症状和关节结构破坏，主要有以下临床表现。

（1）晨僵　95%患者可出现，是类风湿关节炎突出的临床表现。原因是炎症导致关节充血水肿和渗液。关节疼痛、肿胀、僵硬，不能握拳或持重物。持续时间多超过1h，活动后可减轻；持续时间与关节炎症程度呈正比，是观察本病活动指标之一。

（2）痛与压痛　关节痛往往是最早的关节症状，多呈对称性、持续性疼痛，但时轻时重，并伴有压痛。受累关节皮肤可出现褐色素沉着。

（3）肿胀　凡受累的关节均可出现肿胀，多由于关节腔内积液或关节周围软组织炎症引起，常见于腕、掌指关节、近端指间关节、膝关节等，多呈对称性。关节炎性肿大而附近肌肉萎缩，关节呈梭形如梭状指（图8-2、图8-3）。

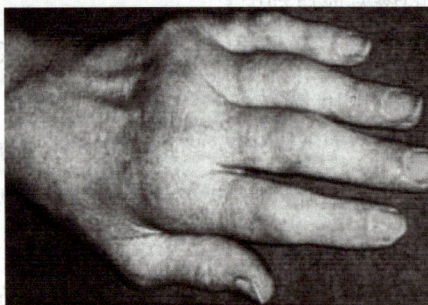

图8-2 掌指关节梭形肿胀

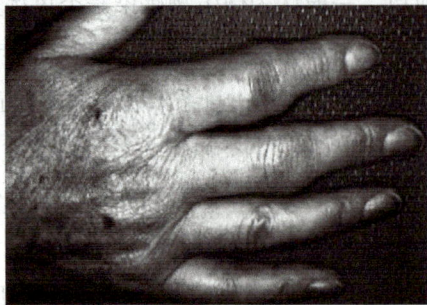

图8-3 指间关节梭形肿胀

（4）畸形 晚期由于滑膜炎的绒毛破坏了软骨和软骨下的骨质结构，造成关节纤维性或骨性强直，加上关节周围的肌腱、韧带损害使关节不能保持正常位置，出现手指关节半脱位，尺侧偏斜如"天鹅颈"样畸形（图8-4）、"纽扣花"样畸形（图8-5），关节纤维性强直等。关节周围肌肉的萎缩、痉挛使畸形更严重。

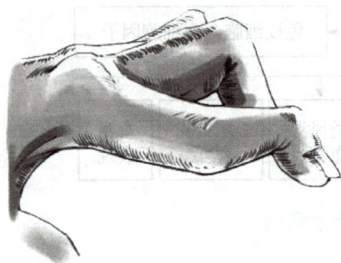

图8-4 "天鹅颈"样畸形

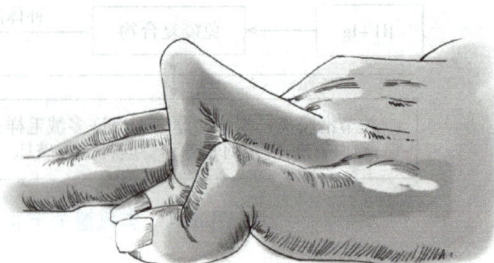

图8-5 "纽扣花"样畸形

（5）功能障碍 关节肿痛、结构破坏和畸形都会引起关节的活动障碍。

2. 关节外表现

（1）类风湿结节 类风湿结节是本病较特征性皮肤表现，提示病情活动期。结节多位于前臂伸面、肘鹰嘴附近、枕、跟腱等关节隆突部位及受压部位的皮下。常成对称分布，质硬无压痛，大小不一，直径数毫米至数厘米不等。也可累及心、胸膜、肺、眼、脑等实质组织及内脏。

（2）类风湿血管炎 典型病理改变为坏死性血管炎，主要累及病变组织的中小血管，可见于患者的任何脏器。血管炎的病理基础是免疫复合物及补体在血管壁的沉积以及淋巴细胞浸润。表现为甲床或指端小血管炎，少数发生局部缺血性坏死。侵犯肺部可出现胸膜炎、肺间质性变。心脏受累常见的是心包炎，冠状动脉炎可导致心肌梗死。神经系统受损可出现脊髓受压、周围神经炎的表现。

3. 其他表现 30%～40%患者出现干燥综合征。也可伴有脾大、中性粒细胞减少，有的出现贫血和血小板减少。长期类风湿关节炎可并发肾淀粉样变性。

【辅助检查】

1. 血液检查

（1）血常规　有轻及中度正色素性贫血。活动期血小板增多。

（2）血沉及 C 反应蛋白　病情活动期可有血沉增快，C 反应蛋白增高。

（3）类风湿因子（RF）　70%的患者血清中 RF 为阳性，其滴度与本病的活动性和严重性呈正比。但 RF 亦可出现于其他多种结缔组织病（如系统性红斑狼疮、系统性硬化病等）。

2. 关节滑液检查　关节腔内滑液量常超过 3.5mL，为不透明草黄色渗出液，滑液中白细胞明显增多，中性粒细胞占优势。

3. 影像学检查　关节 X 线平片、电子计算机体层显像（CT）、磁共振显像（MRI）及血管造影等检查，有助于各种关节炎的诊断、鉴别诊断等。以手指和腕关节的 X 线摄片最有价值。关节 X 线检查片中可见关节周围软组织的肿胀阴影，关节端骨质疏松（Ⅰ期）；关节间隙因软骨的破坏变得狭窄（Ⅱ期）；关节面虫蚀样破坏性改变（Ⅲ期）；晚期可见关节半脱位和关节破坏后的纤维性和骨性强直（Ⅳ期）。

4. 类风湿结节活检　典型病理改变有助于诊断。

📚 **课堂互动**

类风湿性关节炎的诊断

美国风湿病学院 1987 年对本病的分类标准如下：①晨僵持续至少 1h/d，病程至少 6 周；②至少同时有 3 个关节区肿胀≥6 周；③腕、掌指、近端指关节肿≥6 周；④对称性关节肿≥6 周；⑤有类风湿结节；⑥手 X 线摄片改变（至少有骨质疏松和关节间隙的狭窄）；⑦类风湿因子阳性（滴度>1∶20）。符合其中 4 项或 4 项以上者可诊断为 RA。该标准容易遗漏一些早期或不典型的病例，应根据本病的特点，结合辅助检查，进行全面综合考虑。

【治疗要点】

目前临床上缺乏根治及预防本病的有效措施。治疗要点为控制炎症，缓解症状，保护关节功能，降低关节畸形发生率。

1. 非甾体类抗炎药　是本病非特异性的对症治疗的首选药物，可通过抑制环氧酶以减少花生四烯酸代谢为前列腺素，达到控制关节肿痛、晨僵和发热的目的。常用药物有阿司匹林，为减轻胃肠道反应，可选用肠溶阿司匹林。此外，尚可选用吲哚美辛、布洛芬等。

2. 抗风湿药 起效慢，可作用于病程中的不同免疫成分，具有抗炎作用，能控制病情进展，常与非甾体类抗炎药联合应用。常用的药物有甲氨蝶呤、雷公藤、青霉胺、环磷酰胺、环孢素等。

3. 肾上腺糖皮质激素 抗炎作用强，能迅速缓解症状，但不能根本控制疾病，停药后症状易复发。长期用药不良反应多，故仅限于活动期有关节外症状者或关节炎明显而非甾体类抗炎药不能控制者。

4. 手术治疗 晚期有关节畸形、丧失功能的患者，可作关节置换或滑膜切除手术以改善关节功能。

【常见护理诊断及医护合作性问题】

1. 慢性疼痛 与关节炎症有关。

2. 有废用综合征的危险 与关节疼痛和关节畸形有关。

3. 躯体移动障碍 与关节疼痛、僵硬、功能障碍有关。

4. 预感性悲哀 与疾病久治不愈、关节致残、影响生活质量有关。

5. 知识缺乏 与缺乏疾病知识有关。

【护理措施】

1. 生活护理

（1）休息与体位 急性活动期，出现关节疼痛，并常伴有发热、乏力等全身症状，应多卧床休息，以减少体力消耗，保护关节功能。限制受累关节活动，保持关节功能位，但不宜绝对卧床；缓解期有计划地进行关节功能的康复活动，注意劳逸结合。

（2）饮食 宜给予足量的蛋白质、高纤维素、营养丰富的饮食，有贫血者增加含铁食物。饮食宜清淡、易消化，忌辛辣、刺激性食物。

2. 病情观察 观察关节疼痛的部位、范围；关节肿胀和活动受限的程度，有无畸形、晨僵的程度，以判断病情及疗效。注意有无关节外症状，如胸闷、心前区疼痛、腹痛、消化道出血、头痛、发热、咳嗽、呼吸困难等，如出现上述症状，应尽早给予适当的处理。

3. 对症护理

（1）晨僵护理 鼓励患者早晨起床后行温水浴，或用热水浸泡僵硬的关节，然后做关节活动；夜间睡眠注意保暖，戴弹力手套保暖，可减轻晨僵程度；加强患侧关节的功能能锻炼及理疗。

（2）预防关节废用 为保持关节功能，防止关节畸形和肌肉萎缩，护士应指导患者锻炼，做到勤指导、勤协助和勤督促。症状基本控制后，鼓励或辅助患者及早下床活动。肢体锻炼由被动到主动，循序渐进；活动强度以患者能承受为限，也可配合理疗、按摩，促进局部血液循环，放松肌肉，保护关节功能。

4. 用药护理 详见本模块项目一。

5. 心理护理 护士应加强与患者的沟通，给予恰当的心理疏导，帮助患者正确对待疾病，激发患者对家庭、社会的责任感，积极配合治疗，提高治疗效果。并指导家属、亲友给患者支持和鼓励，使患者情绪稳定，增强治疗信心。

【健康教育】

1. 生活指导 强调休息和治疗性锻炼的重要性，合理安排膳食和休息，养成良好的生活方式和习惯，每天适当的锻炼，增强机体抗病能力，保护关节功能，防止废用。避免感染、寒冷、潮湿、过劳等各种诱因。

2. 疾病知识指导 向患者及家属讲解疾病相关知识，提高治疗依从性。自觉遵医嘱服药，指导患者用药方法和注意事项，不要擅自增减药量、换药、停药，坚持治疗，减少复发。定期复查，及时调整治疗方案；病情复发时，要及早就医。

复习思考

1. 类风湿关节炎最常受累的关节有哪些？
2. 类风湿关节炎药物治疗中能控制病情的药物是什么？
3. 简述类风湿关节炎关节 X 线平片的分期表现。
4. 如何护理晨僵？

模块九

神经系统疾病

神经系统是人体最精细、结构和功能最复杂的系统。按解剖分为中枢神经系统和周围神经系统。中枢神经系统包括脑和脊髓，分别位于颅腔和椎管内，脑又分为大脑、间脑、小脑和脑干，分析综合体内外环境传来的信息。周围神经系统包括脑神经和脊神经，传递神经冲动。脑神经有 12 对，采用罗马数字命名；脊神经共有 31 对，其中颈神经 8 对，胸神经 12 对，腰神经 5 对，骶神经 5 对，尾神经 1 对。每对脊神经由后根（感觉根）和前根（运动根）组成。根据周围神经的分布可分为躯体神经和内脏神经，躯体神经分布于体表、骨关节和骨骼肌，内脏神经分布于内脏、心血管、平滑肌和腺体。

神经系统按其功能的不同，又可分为躯体神经系统和自主神经系统。前者主要功能是调整人体适应外界环境变化，后者具有稳定内环境的功能。两者相互配合，完成机体的统一整体活动，以保持内环境稳定及与外环境相适应。

脑和脊髓的表面有三层膜，由外向内依次为硬膜、蛛网膜和软膜。脊髓蛛网膜与软脊膜间的腔隙称蛛网膜下腔，内含脑脊液。脑脊液是无色透明的液体，由各脑室的脉络丛产生，流动于脑室及蛛网膜下腔内，处于不断产生和回流的相对平衡状态。具有运输营养物质、带走代谢产物、调节颅腔内的压力以及减缓外力对脑的冲击等作用。

神经调节的基本方式是反射，反射的结构基础为反射弧，包括感受器、传入神经、神经中枢、传出神经和效应器。反馈调节分为负反馈和正反馈，负反馈指使调节原因或调节过程减弱的调节方式，如内环境稳态的维持，降压反射等。正反馈指使调节原因或调节过程加强的调节方式。

大脑血液供给系统包括颈内动脉系统和椎基底动脉系统，是脑的重要供血动脉。①颈内动脉系统：又称前循环。起自颈总动脉，穿行颈动脉管至海绵窦，进入蛛网膜下腔。颈内动脉的主要分支有眼动脉（供血眼部）、脉络前动脉（供血纹状体、海马、外侧膝状体、大脑脚、乳头体和灰结节等）、后交通动脉（与椎基底动脉系统连接组成 Willis 环）、大脑前动脉和大脑中动脉；供眼部和大脑半球前 3/5 部分（额叶、颞叶、顶叶和基底节）的血液。②椎基底动脉系统：又称后循环。两侧椎动脉均由锁骨下动脉经枕骨大孔入颅，在脑桥下缘合成基底动脉。椎动脉分支有脊髓后动脉、脊髓前动脉、延髓动脉、小脑后下动脉；基底动脉的分支有小脑前下动脉、脑桥支、内听动脉、小脑上动脉和大脑后动脉。该系统供应大脑半球后 2/5 部分、丘脑、脑干和小脑的血液。③脑底动脉环（Willis 环）：由双侧大脑前动脉、双侧颈内动脉、双侧大脑后动脉、前交通动脉和双侧后交通动脉组成。两侧大脑前动脉之间由前交通动脉相连，两侧颈内动脉或大脑中动脉与大脑后动脉之间由后交通动脉相连，在脑底部形成的环状吻合即脑底动脉环，又称 Willis 环。此环对颈内动脉系统与椎基底动脉系统之间，特别是两侧大脑半球的血液供应具有重要的调节和代偿作用。

正常成人的脑重量约为 1500g，占体重的 2%~3%。脑血液供应非常丰富，代谢极为旺盛，流经脑组织的血液约为 750~1000mL/min，占每分心搏出量的 20%。脑组织耗氧量占全身耗氧量的 20%~30%，能量来源主要依赖于糖的有氧代谢，几乎无能量储备。因此，脑组织对缺血、缺氧性损害十分敏感。

正常情况下，脑血流量具有自动调节作用，脑血流量与脑灌注压成正比，与脑血管阻力成反比。在缺血或缺氧的病理状态下，脑血管的自动调节机制紊乱，血管扩张或反应异常，脑水肿和颅内压的升高，就会出现缺血区内充血和过度灌注或脑内盗血现象；颅外血管（椎动脉、锁骨下动脉或无名动脉）狭窄或闭塞时，发生脑外盗血现象。由于脑组织的血流量分布不均，灰质的血流量远高于白质，大脑皮质的血液供应最丰富，其次为基底核和小脑皮质。因此，急性缺血时，大脑皮质发生出血性脑梗死（红色梗死），白质易出现缺血性脑梗死（白色梗死）。

神经系统疾病是指由炎症、血管病变、肿瘤、变性、先天发育异常、遗传、免疫反应、营养代谢性障碍、中毒、创伤等致病因素，引起脑、脊髓和周围神经的损害。临床上可出现相应的运动、感觉、反射、自主神经及高级神经活动等功能障碍。由于骨骼肌的功能与神经系统密切相关，故某些肌肉疾病也归属神经系统疾病的范围。

目前，神经系统疾病已成为危害人们健康的主要疾病之一，尤其是脑血管疾病，在世界和我国都已成为三大死亡原因之一，具有发病率高、致残率高和病死率高的"三高"特点。患者所患疾病类型及严重程度不同，对疾病的诊断、治疗和护理的选择也有极大差异。对大多数患者来说，一旦患有神经系统疾病就意味着他们的人生将发生巨大的变化。神经系统很多疾病会引起躯体、情感、行为及认知功能障碍，这使护理工作更加复杂，需要给予长期的护理。

项目一 神经系统疾病常见症状与体征的护理

【学习目标】

1. 掌握头痛、感觉障碍、瘫痪、昏迷的护理评估、护理诊断及护理措施。
2. 熟悉头痛、感觉障碍、瘫痪、昏迷的病因及辅助检查方法。
3. 了解头痛、感觉障碍、瘫痪、昏迷的发病机制、病理生理改变。

神经系统疾病常见症状体征有头痛、感觉障碍、运动障碍、意识障碍。

一、头痛患者的护理

头痛是指额、顶、颞及枕部的疼痛。颅内的血管、神经和脑膜以及颅外的骨膜、血管、头皮、颈肌、韧带等均属于头痛的敏感结构，这些敏感结构受挤压、牵拉、移位、炎症、血管的扩张与痉挛、肌肉的紧张性收缩等均可引起头痛。

【病因】

1. 颅内病变 颅内各种原因所引起的脑水肿、脑血管扩张、脑血流量急骤增加，脑脊液循环受阻。颅内占位性病变，如颅内出血或血肿、肿瘤、颅内脓肿、肉芽肿、颅内寄生虫病等，均可引起颅内压增高，导致颅内的血管和脑膜发生移位并受到牵引而发生高颅压性头痛。

2. 颅外病变 ①偏头痛。②头颈部神经炎性头痛，如枕大神经、眶上神经和耳颞神经等的炎症。③头颈部皮肤、肌肉、颅骨病变引起的头痛，头皮的急性感染、疖肿、颅骨肿瘤均可引起局部头痛。④面部器官病变引起的头痛：头痛是由原病灶部位的疼痛扩散而来，属"牵涉性头痛"，主要有鼻部病变如鼻窦炎、鼻咽腔癌肿；眼部病变，屈光不正（远视、散光、老视）及眼肌平衡失调性头痛、青光眼、眼部急性感染等；耳部病变，急性中耳炎、乳突炎；口腔病变，牙痛、颞颌关节痛。

【临床特点】

1. 颅内病变所致头痛 如颅内肿瘤、血肿等颅内占位病变，表现为钝痛，特点是持续性全头胀痛，阵发性加剧，伴有喷射性呕吐及视力障碍。晨间加剧且进行性加重的头痛可能为颅内占位性疾病所致；头痛伴高热常见于颅内感染；伴眩晕常见于小脑肿瘤、椎-基底动脉供血不足；伴癫痫发作，见于脑血管畸形、脑肿瘤等。

2. 颅外病变引起的头痛

（1）偏头痛 多见于女性，常于青春期起病，呈周期性发作，更有部分患者的头痛与月经周期有密切关系。典型发作前患者常常先有嗜睡、倦怠、忧郁感，并可能在眼前出现闪光、暗点，还可出现面、唇、肢体麻木、失语等，先兆症状大约经过20~30min后消退，然后出现剧烈头痛，如锥子钻和针刺样。头痛常常偏于一侧，多从眼眶或前额部开始，向半侧头部扩展，也可遍及整个头部。头痛发作持续数小时或数日后逐渐减轻，常常在入睡后完全缓解，但常反复发作，患者多有偏头痛家族史。

（2）三叉神经痛　常呈阵发性电击样短促的剧痛。

（3）头颈部神经炎性头痛　多见于枕大神经、眶上神经和耳颞神经等炎症，特点是可因受寒、感染或外伤引起。

（4）头颈部皮肤、肌肉、颅骨病变引起的头痛　原发病灶多较明显。

（5）紧张性头痛（肌收缩性头痛）　病因大多为精神紧张或焦虑所致，也可继发于血管性头痛或五官病变的头痛，有时为头颈部肌炎、颈肌劳损或颈椎病所致，无固定部位，可表现为双侧枕部或全头部的紧缩性或压迫性疼痛或为持续性闷痛、胀痛，常伴有心悸、失眠、多虑、紧张等症状。

（6）面部器官病变引起的头痛　鼻源性、眼源性及耳源性头痛，多数位于病灶附近，较表浅和局限。①鼻源性：鼻窦炎，头痛还伴有鼻塞、流涕和局部压痛，除蝶窦炎头痛可在头内深部或球后外，其他多以病窦部位为主；鼻咽腔癌肿，典型者除头痛外，有鼻出血、流脓涕、多发性颅神经麻痹和颈部淋巴结转移，鼻咽腔活检可确诊。②眼源性：屈光不正（远视、散光、老视）及眼肌平衡失调的头痛多为钝痛，可伴眼痛、眼胀，阅读后加重，并可有阅读错行或成双行现象，时间久后可有神经衰弱的表现。青光眼的头痛以患眼为主扩至病侧前额，急性者常伴有呕吐、视力减退、角膜水肿、混浊等；慢性者有视盘生理凹陷扩大等，测量眼压可明确诊断。眼部急性感染也常引起剧烈头痛，但局部征象明显，不易漏诊。③耳源性：急性中耳炎、乳突炎可有严重耳痛并扩及一侧头痛，多呈搏动性。④牙痛：有时可扩及病侧面部疼痛。⑤颞颌关节：常自局部扩及一侧头痛，咬合时关节疼痛，并有局部压痛。

【护理评估】

1. 健康史

（1）发病情况　了解头痛的起病方式，注意是突发性还是渐进性，是发作性还是持续性，有无明显的致病或诱发因素；注意头痛发生的起始时间、持续时间及发作频率；头痛如何演变发展及有无伴随症状。

（2）头痛的性质、程度　①头痛的性质：高血压、血管性及发热性疾病多为搏动性头痛；神经痛多成电击样或刺痛；肌肉收缩性头痛多为重压感、紧缩感或钳夹样疼痛。②头痛的程度：一般分为轻、中、重三度，但与病情并无平行关系。三叉神经痛、偏头痛及脑膜刺激头痛最为剧烈；脑肿瘤头痛多为轻、中度疼痛；突然发生的头痛伴有发热者，常有感染性疾病所致；突发性头痛伴有意识障碍而无发热者，多为颅内血管性疾病；慢性进行性头痛伴有颅内压升高的症状（呕吐、视盘水肿）应考虑颅内占位性病变；慢性头痛无颅内压升高症状，但伴有神经症状，多为肌紧张性病变。

（3）既往病史及治疗情况　既往有无高血压病、充血性心力衰竭、一氧化碳中毒、癫痫或眼、耳、鼻、齿等全身或局部疾病，有无脑震荡、脑挫裂伤等颅脑损伤，有无流行性脑脊髓膜炎、结核性脑膜炎、流行性乙型脑炎、病毒性脑炎、化脓性脑炎等颅内感染性疾病等。是否遵从医嘱治疗；目前用药情况，包括药物名称、剂量、用法或不良反应；有无特殊饮食情况。

（4）社会–心理状况　患者长期反复头痛可出现恐惧、忧郁或焦虑心理。头痛发作严重的人，常辗转不安、呻吟及哭泣，甚至产生恐惧心理。

2. 护理体检　观察头部是否有疤痕，测血压、体温，检查是否有颈项强直、Kerning 征、Brudzinski 征等。

3. 辅助检查　脑电图、脑脊液检查、CT 或 MRI 检查、脑血管造影等，有助于病因诊断。

【常见护理诊断及医护合作性问题】

疼痛：头痛　与颅内外血管舒缩功能障碍或脑部器质性病变等因素有关。

【护理目标】

患者头痛发作的次数减少或程度减轻。

【护理措施】

1. 生活护理

（1）环境　保持环境舒适、安静、光线柔和。

（2）休息与体位　非器质性头痛患者增加休息和睡眠时间；器质性头痛患者应绝对卧床休息，减少头部活动；颅内高压患者床头可抬高 15°～30°。呕吐时头偏向一侧，以防误吸呕吐物而窒息。

2. 病情观察　观察头痛的部位、性质、持续时间及伴随症状，注意观察患者意识、瞳孔、脉搏及血压等变化，发现时立即报告医师并协助处理。

3. 指导减轻头痛的方法　指导患者做缓慢深呼吸，精神放松、听轻音乐或引导式想象。练习气功疗法，通过自我意识，集中精力使全身各部分的肌肉放松，从而达到增强患者对疼痛的耐受性。充分休息，保持环境安静、舒适，光线柔和，避免各种刺激；还可以用皮肤刺激疗法减轻头痛，如冷敷或热敷。另外理疗、按摩、加压等方法均可减轻头痛，如偏头痛可用手指压迫颈总动脉或单侧头部动脉等，可短暂性的控制血管的扩张而缓解头痛。

4. 用药护理 指导患者遵医嘱、正确服药，告知患者和家属止痛药物的作用与不良反应，让患者了解药物依赖性或成瘾性的特点，如大量使用止痛剂，滥用麦角胺咖啡因可致药物依赖。

5. 心理护理 理解、同情患者的痛苦，耐心解释、适当诱导，解除其思想顾虑，鼓励患者树立战胜疾病的信心，积极配合治疗。

【护理评价】

患者头痛是否减轻或缓解。

二、感觉障碍患者的护理

感觉是指各种形式的刺激作用于人体各种器官后在人脑中的直接反应。解剖学上将感觉分为内脏感觉（由主神经支配）、特殊感觉（视、听、嗅和味觉由脑神经支配）和一般感觉。一般感觉由浅感觉（痛、温觉及部分触觉）、深感觉（位置觉和振动觉）和复合感觉（实体觉、图形觉及两点辨别觉等）所组成，感觉障碍是指机体对各种形式的刺激，如痛、温度、触、压、位置、振动等，无感知、感知减退或异常的一组综合征。常表现为感觉异常、感觉过敏、疼痛、感觉减退或消失。

【病因】

神经系统的感染、血管病变、毒物及药物中毒、脑或脊髓外伤及脑肿瘤等为常见病因；情绪激动、睡眠不足、过度劳累、意识不清等为常见诱发因素。

【症状分类】

1. 抑制性症状 感觉传导路径被破坏或功能受抑制而出现的感觉缺失或感觉减退，同一部位各种感觉均消失为完全性感觉缺失，同一部位仅有某种感觉障碍，而其他感觉保存者，为分离性感觉障碍。

2. 刺激性症状 感觉传导通路受刺激或兴奋性增高时出现的症状。包括：①感觉过敏：指轻微刺激引起强烈感觉，如用针轻刺皮肤引起强烈的疼痛感受。②感觉过度：感觉的刺激阈增高，反应剧烈、时间延长，当刺激达到阈值时，经一段时间的潜伏期，可产生一种定位不明确的、强烈的不适感。③感觉异常：没有外界任何刺激而出现的感觉，如麻木感、痒感、沉重感、针刺感、蚁行感、电击感、紧束感、冷热感、肿胀感等。④感觉倒错：指热觉刺激引起冷觉感，非疼痛刺激而出现疼痛感觉。⑤疼痛：包括局部疼痛、放射性疼痛、扩散性疼痛、牵涉性疼痛等。

【临床类型及特点】

1. 末梢型感觉障碍 肢体远端对称性完全感觉缺失，呈手套或袜子型分布的感觉障碍，见于多发性周围神经病。

2. 节段型感觉障碍 脊神经后根和后根神经节受损时出现节段性带状感觉减退和缺失，并伴有神经根痛，见于脊髓外肿瘤。

3. 传导束型感觉障碍 感觉传导束损害时出现受损部位以下的感觉障碍，内囊病变的偏身感觉缺失或减退、脊髓横贯性损害的截瘫型或四肢瘫型感觉缺失或减退属于感觉缺失，脊髓半切综合征表现为病变平面以下对侧痛温觉消失、同侧深感觉消失，则属于分离性感觉障碍。

4. 交叉型感觉障碍 脑干病变为交叉型感觉障碍，如延髓外侧或脑桥病变时，常出现病变同侧的面部和对侧肢体的感觉缺失或减退。

5. 皮质型感觉障碍 病变损害某一部分，常产生对侧上肢或下肢分布的感觉障碍，称为单肢感觉缺失。皮质型感觉障碍的特点为精细性感觉障碍（形体觉、两点辨别觉、定位觉、图形觉）。

【护理评估】

1. 健康史

（1）发病诱因 有无情绪激动、睡眠不足、过度劳累、意识不清及暗示等诱发因素。

（2）临床表现 评估患者的意识状态与精神状况，注意有无认知、情感或意识行为方面的异常；有无智能障碍，是否疲劳或注意力不集中；了解感觉障碍出现的时间、发展的过程、传播的方式、加重或缓解的因素，是否有麻木感、冷热感、潮湿感、重压感、针刺感、振动感或自发疼痛。

（3）既往病史及治疗情况 既往有无神经系统感染、血管病变、药物及毒物中毒、脑肿瘤、脑外伤，以及全身代谢性疾病等病史。治疗及用药情况，是否遵从医嘱治疗。

（4）社会-心理状况 患者常因感觉异常而烦躁、忧虑或失眠，容易产生焦虑和恐惧的情绪。感觉障碍患者受损伤的危险性增加，同时也加重了患者和家属的心理负担。

2. 护理体检

（1）浅感觉检查 ①痛觉：用大头针轻刺皮肤，询问是否疼痛。②触觉：用棉签或软纸片轻触皮肤，询问有无感觉。③温度觉：用装冷水（0~10℃）和热水（40~50℃）的玻璃试管，分别轻触皮肤，辨别冷热感。

（2）深感觉检查 ①位置觉：患者闭目，检查者将其肢体摆成某一姿势，让患者描述该姿势或用对侧肢体模仿。②运动觉：检查时嘱患者闭目，检查者用手指轻轻夹住患者手指或脚趾两侧，上下移动5°左右，让患者辨别是"向上"还是"向下"移动。③振动觉：将C128Hz音叉柄置于手指、足趾及骨隆突处、鹰嘴、锁骨、膝、内外踝等处，询问有无振动感和持续时间，并进行两侧对比。

（3）复合感觉检查 检查时嘱患者闭目。①定位觉：用手指或棉签轻触患者皮肤后，让患者指出受触部位。②图形觉：用竹签在患者的皮肤上画各种简单图形，如圆形、方形、三角形等请患者说出所画图形。③实体觉：将患者熟悉的常用物品，如钢笔、钥匙、纽扣、硬币、手表等放在患者手中让其触摸或感受后说出物体的大小、形状和名称。④两点辨别觉：用分开一定距离的钝双脚规接触皮肤，当患者感觉为两点时再缩小间距，直至感觉为一点止，正常身体各处能够辨别的两点间最小距离不同，指尖为 2~4mm、手背 2~3cm、躯干 6~7cm。

（4）全身评估　评估患者感觉障碍的部位、类型、范围及性质；检查有无肢体运动障碍及类型；注意相应区域的皮肤颜色、毛发分布，有无烫伤或外伤瘢痕、皮疹、出汗等。如肢体末梢型感觉障碍为周围性神经病，部分肢体或躯干分布区域受累提示一个神经或神经根损害，大脑半球病变可伴失语和视野缺损等。

3. 辅助检查　脑脊液检查、诱发电位、CT 及 MRI 检查可以帮助诊断。

【常见护理诊断及医护合作性问题】

1. 感觉紊乱　与神经系统病变致感觉传导受损有关。

2. 有皮肤完整性受损的危险　与神经病变导致感觉缺失有关。

【护理目标】

患者能适应感觉障碍的状态，感觉障碍减轻或消除，无损伤发生。

【护理措施】

1. 生活护理　保持床单整洁、干燥、无渣屑，防止有感觉障碍的身体部位受压或机械性刺激。避免高温或过冷刺激，慎用热水袋或冰袋，防止烫伤、冻伤；肢体保暖需用热水袋时，应外包毛巾，水温不宜超过 50℃，且每 30min 查看、更换 1 次部位；对感觉过敏的患者尽量避免不必要的刺激；对感觉异常者，指导患者避免搔抓，以防皮肤损伤；对下肢有深感觉障碍的患者，告知患者避免夜间独自行走，以防跌伤。

2. 感觉训练　指导患者或家属每天进行感觉训练，可进行肢体的拍打、按摩、理疗、针灸、被动运动和各种冷、热、电的刺激。如每天用温水（40~50℃）擦洗感觉障碍的身体部位，以促进血液循环；被动活动关节时，反复适度地挤压关节、牵拉肌肉、韧带；让患者注视患肢并认真体会其位置、方向及运动感觉，让患者闭目寻找停滞在不同位置的患肢的不同部位，多次重复直至找准，这些方法可促进患者本体感觉的恢复。上肢运动感觉机能的训练可使用木钉盘，如使用砂纸、棉布、毛织物、铁皮等缠绕在木钉外侧，当患者抓木钉时，通过各种材料对患者肢体末梢的感觉刺激，提高中枢神经的感知能力。还可以提高患侧上肢的负重训练，改善上肢的感觉和运动功能。

3. 心理护理　关心、体贴患者，主动协助完成日常生活活动，多与患者沟通，取得患者信任，使其正确面对病情，积极配合治疗和训练。

【护理评价】

患者的感觉障碍是否减轻或消失，是否有损伤发生。

三、运动障碍患者的护理

运动障碍是指神经系统执行运动功能的部分发生病变而引起的异常，包括为瘫痪、僵硬、不随意运动及共济失调等。①瘫痪：是指肢体因肌力下降而出现的运动障碍，也是以下重点讨论内容。②僵硬：是指肌张力增高所引起的肌肉僵硬、活动受限或不能活动的一组综合征，由中枢神经、周围神经、肌肉及神经肌肉接头的病变所引起，临床上包括痉挛、僵直、强直等。③不随意运动：是由锥体外系病变引起的不随意志控制的无规律、无目的的面、舌、肢体、躯干等骨骼肌的不自主活动，临床上表现为震颤、舞蹈症、手足抽动、扭转痉挛、投掷动作等，所有不随意运动的症状随睡眠而消失。④共济失调：是指由本体感觉、前庭功能障碍及小脑系统损害所致的运动笨拙和不协调，而并非肌无力，可累及四肢、躯干和咽喉肌，引起姿势、步态和语言障碍。

【病因】

常见于脑和脊髓的感染及占位性病变、脑外伤、脑血管病、中毒等。

【瘫痪程度】

肌力测评可了解瘫痪的程度。肌力是受试者主动运动时肌肉产生的收缩力，肌力采用0~5的六级记录法，见表9-1。

表9-1　肌力的分级

级别	临床表现
0级	肌肉无任何收缩力（完全瘫痪）
1级	肌肉可轻微收缩，但不能产生动作（不能活动关节）
2级	肌肉可引起关节活动，但不能抵抗地心引力，即不能抬起
3级	肢体能抵抗地心引力而抬离床面，但不能抵抗阻力
4级	肢体能做抗阻力运动，但未达到正常
5级	正常肌力

【瘫痪性质】

按病变部位分为上运动神经元瘫痪和下运动神经元瘫痪，见表9-2。

表9-2　上、下运动神经元性瘫痪的鉴别

鉴别点	上运动神经元性瘫痪	下运动神经元性瘫痪
瘫痪分布	以整个肢体为主（单瘫、偏瘫）	以肌群为主
肌张力	增高	减低
腱反射	增强	减低或消失
病理反射	有	无
肌萎缩	无或轻度失用性萎缩	明显
肌束颤动	无	有
肌电图	正常	异常

【瘫痪类型】

1. 单瘫　指单个肢体的运动不能或运动无力，病变部位在大脑半球、脊髓前角细胞、周围神经或肌肉。

2. 偏瘫　指一侧面部和肢体瘫痪。常伴瘫痪侧肌张力增高、腱反射亢进和锥体束征阳性等体征。多见于一侧大脑半球病变，如内囊出血、大脑半球肿瘤、脑梗死等。

3. 交叉性瘫痪　为病变侧颅神经麻痹和对侧肢体的瘫痪。主要见于脑干肿瘤、炎症和血管性病变。中脑病变时表现为病灶侧动眼神经麻痹，对侧肢体瘫痪；脑桥病变时表现为病灶侧展神经、面神经麻痹和对侧肢体瘫痪；延脑病变时表现为病灶侧舌下神经麻痹和对侧肢体瘫痪。

4. 截瘫　为双下肢瘫痪。多见于脊髓胸腰段的炎症、外伤、肿瘤等引起的脊髓横贯性损伤。

5. 四肢瘫痪　为四肢不能运动或肌力减退。见于颈段脊髓病变（如外伤、肿瘤、炎症、损伤等）和周围神经病变（如吉兰-巴雷综合征）。

【护理评估】

1. 健康史

（1）起病情况及临床表现　了解患者起病的急缓，运动障碍的性质、分布、程度及伴发症状；注意有无发热、抽搐或疼痛，是否继发损伤。

（2）既往病史及治疗情况　既往有无类似发作病史，有无脑实质及脑脊髓膜急慢性感染、脑外伤、脑血管病变、脑肿瘤、脑先天畸形或神经脱髓鞘等疾病史，有无药物或毒物中毒史。治疗及用药情况，是否遵从医嘱治疗。

（3）社会-心理状况　患者常因瘫痪长期卧床而烦躁、忧虑或失眠，容易产生焦虑、恐惧和悲观的情绪及依赖心理。

2. 护理体检

（1）肌肉容积　检查肌肉的外形、体积，有无萎缩、肥大及其部位、范围和分布，确定是全身性、偏侧性、对称性还是局限性。

（2）肌张力　肌张力是指肌肉在静止松弛状态下的紧张度。检查主要触摸肌肉的硬度和被动活动时有无阻力。如有无关节僵硬、活动受限和不自主运动，被动活动时的阻力是否均匀一致等。

（3）肌力　检查肌力主要采取两种方法：嘱患者随意活动各关节，观察活动的速度、幅度和耐久度；让患者维持某种姿势，检查者施力使其改变。

（4）共济运动和不自主运动　观察患者穿衣、扣纽扣、取物、写字和步态的准确性以及言语是否流畅；注意患者有无不能随意控制的痉挛发作、抽动、震颤、舞蹈样动作、手足徐动等，观察不自主运动的形式、部位、程度、规律和过程。

（5）姿势和步态　观察患者坐、卧、立、行的姿势，注意起步、抬足、落足、步幅、步基、方向、节律、停步和协调动作的情况，腱反射是否亢进、减退或消失。患者卧床时是否被动或强迫体位，有无慌张步态、醉酒步态等。

3. 辅助检查

（1）影像学检查　CT、MRI 可了解中枢神经系统有无病灶。

（2）肌电图检查　可了解脊髓前角细胞、神经传导速度及肌肉有无异常。

（3）血生化检查　可检测血清铜蓝蛋白、抗"O"、血沉、肌酶谱、血清钾有无异常。

（4）神经肌肉活检　可鉴别各种肌病和周围神经病。

【常见护理诊断及医护合作性问题】

1. 躯体活动障碍　与肢体瘫痪或协调能力异常有关。

2. 有失用综合征的危险　与肢体瘫痪、长期卧床有关。

3. 生活自理能力缺陷　与肢体瘫痪有关。

4. 有皮肤完整性受损的危险　与肢体瘫痪不能活动有关。

【护理目标】

患者在他人协助下能定时翻身、更换体位或参与生活自理活动，无损伤发生。

【护理措施】

1. 生活护理　保持床单位整洁、干燥，减少对皮肤的机械性刺激。帮助卧床患者采取舒适卧位，协助患者定时翻身、拍背，按摩关节和骨隆突部位。每天全身温水擦拭 1~2 次，促进肢体血液循环，增进睡眠。鼓励患者摄取充足的水分和均衡的饮食，养成定时排便的习惯，需要在床上大、小便者，应提供方便的条件、隐蔽的环境和充足的时间，指导患者学会和配合使用便器，便盆放置和取出动作要轻柔，避免拖拉和用力过猛，以免损伤皮肤。便秘者可适当运动和按摩下腹部，促进肠蠕动，预防肠胀气，保持大便通畅。注意口腔卫生，保持口腔清洁。协助患者洗漱、进食、如厕、沐浴和穿脱衣服等，满足患者基本生活需求。

2. 安全护理 瘫痪的患者应防止跌倒，保证安全。床铺要设保护性床栏；走廊、厕所要有扶手；地面要保持干燥、平整、防滑，不设门槛；患者活动的场所应宽敞明亮，无障碍物；避免突然呼唤患者，以免分散注意力；步态不稳者用手杖等辅助工具，并有人陪伴，防止受伤。常用物品和呼叫器应置于患者伸手可及之处；上肢肌力下降者不要自行打开水或用热水瓶倒水，防止烫伤。

3. 康复护理 与患者和家属一起制定康复训练计划。告知患者和家属早期康复的重要性。急性期床上患肢以功能位摆放，防止关节变形而失去正常功能。如患肢平放，腕关节背伸 $20° \sim 25°$，肘关节稍屈曲，维持手臂外展姿势，仰卧时肩关节高于肩水平，防止肘、腕关节屈曲、痉挛，肩关节内收。下肢用夹板将足底垫起，使踝关节呈直角，膝下略垫高。防止下肢外旋、足下垂。恢复期的训练包括床上动作训练、坐位训练、日常生活动作训练等，关节运动由被动变为主动运动，循序渐进，活动量由小到大，时间由短到长，必要时可选择理疗、针灸及按摩等辅助治疗。

4. 心理护理 关心、尊重患者，多与患者沟通交流，鼓励患者表达自己的感受，克服急躁、悲观情绪，适应患者角色的转变。在协助患者进食、洗漱和如厕时不要流露出厌烦情绪，正确对待康复训练过程中患者所出现的诸如注意力不集中、缺乏主动性、畏难情绪、急于求成心理等现象，鼓励患者克服困难，摆脱对照顾者的依赖心理，增强自我照顾能力与自信心，营造一种和谐的亲情氛围和舒适的休养环境。

【护理评价】

患者能否适应运动障碍的状态，情绪稳定，能否配合和坚持康复训练，日常生活能力是否逐步增强，是否有损伤发生。

四、意识障碍患者的护理

意识是指机体对自身和周围环境的刺激所作出应答反应的能力。意识的内容包括定向力、感知力、注意力、记忆力、思维、情感和行为等。意识障碍是指人对外界环境刺激缺乏反应的一种精神状态。

【病因】

各种原因引起的大脑皮质、皮质下结构、脑干网状上行激活系统等部位的损害或功能抑制，均可出现意识障碍。引起意识障碍的常见原因有颅内疾病、心血管疾病、全身感染性疾病、代谢性疾病及中毒性疾病等。

【类型】

1. 以觉醒度改变为主的意识障碍 包括嗜睡、昏睡、浅昏迷、深昏迷。

2. 以意识内容改变为主的意识障碍 包括意识模糊和谵妄状态。

3. 特殊类型的意识障碍

（1）去皮层综合征 患者对外界刺激无反应，无自发性言语及有目的动作，有无意识地睁眼、闭眼或吞咽动作，瞳孔对光反射和角膜反射存在。去皮质强直时上肢屈曲，下肢伸直姿势，去大脑强直时则为四肢均伸直。见于缺氧性脑病、大脑皮质损害较广泛的脑卒中和脑外伤。

（2）无动性缄默症 又称睁眼昏迷。为大脑上部和丘脑的网状激活系统损害所致，而大脑半球及其传导通路无损害。患者可以注视检查者和周围的人，貌似觉醒，但缄默不语，四肢不能活动，肌张力低，腱反射消失，肌肉松弛，大小便失禁，无病理征。对外界刺激无意识反应，睡眠觉醒周期存在。

（3）脑死亡 是指全脑功能不可逆丧失。表现为意识丧失、呼吸停止、脑干和脑神经反射完全消失，但脊髓反射可以存在。

【意识障碍程度】

国际通用 Glasgow 昏迷评定量表（表 9-3）可较准确的评价意识障碍的程度。最高分15 分，最低分 3 分，分数越低病情越重。得分在 8 分以上恢复机会较大，7 分以下者预后较差，3~5 分并伴有大脑反射消失者有潜在死亡的危险。

表 9-3 Glasgow 昏迷评定量表

检查项目	临床表现	评分
睁眼反应	能自动睁眼	4
	呼唤可睁眼	3
	疼痛引起睁眼	2
	不能睁眼	1
语言反应	定向正常	5
	应答错误	4
	语言错乱	3
	语言难辨	2
	不语	1

检查项目	临床表现	评分
运动反应	能按指令做出动作	6
	对针刺痛能做出定位	5
	对针刺痛能躲避	4
	刺痛肢体出现屈曲反应	3
	刺痛肢体出现过伸反应	2
	无动作反应	1

【护理评估】

1. 健康史

（1）起病情况 详细询问意识障碍的发病方式、起病缓急和进展程度，是突然发生还是逐渐加重。

（2）症状与体征 注意评估患者意识障碍的程度及临床特点、意识障碍的动态变化等。

（3）既往病史 既往有无高血压、心脏病、癫痫等病史，以及有无受凉、感染、外伤或急性中毒等。

（4）社会-心理状况 急性意识障碍患者常常给家属带来不安及恐惧，而慢性意识障碍患者行为意识紊乱，给家属增添许多负担，患者也会因此产生不良的心理状态。

2. 护理体检

（1）了解有无意识障碍及其类型 观察患者的自发活动和身体姿势，是否有牵拉衣服、自发咀嚼、眨眼或打哈欠，是否有对外界的注视或视觉追随。

（2）判断意识障碍的程度 通过语言、针刺及压迫眶上神经等刺激，检查患者能否回答问题，有无睁眼动作和肢体反应情况。用 Glasgow 昏迷评定量表（表 9-3）可较准确的评价意识障碍的程度。

（3）全身情况评估 检查瞳孔是否等大等圆，对光反射是否灵敏；观察生命体征变化，尤其注意有无呼吸节律与频率的改变；评估肢体有无瘫痪，头颅有无外伤；耳、鼻、结膜有无出血或渗血；皮肤有无破损、发绀、出血、水肿、多汗；脑膜刺激征是否阳性。

3. 辅助检查 脑电图可提示脑功能受损情况，血液生化检查血糖、血脂、电解质及血常规，头部 CT、磁共振检查等可明确病因。

【常见护理诊断及医护合作性问题】

1. 意识障碍 与脑组织受损、功能障碍有关。

2. 有皮肤完整性受损的危险 与昏迷患者不能自动变换体位有关。

3. 潜在并发症 呼吸道感染、肺炎、泌尿系感染、压疮等。

【护理目标】

患者意识障碍无加重或意识逐渐清楚，无压疮、感染等发生。

【护理措施】

1. 生活护理 卧气垫床或按摩床，保持床单位整洁、干燥，减少皮肤的机械性刺激。谵妄躁动者加床栏，必要时作适当的约束，防止坠床和自伤、伤人。定时给予翻身、拍背，按摩骨突受压处，预防压疮。做好大小便的护理，保持外阴部皮肤清洁，预防尿路感染。注意口腔卫生，不能自口进食者应每天口腔护理 2~3 次，防止口腔感染。慎用热水袋，防止烫伤。给予丰富维生素、高热量饮食，补充足够的水分。遵医嘱鼻饲流质者应定时喂食，保证足够的营养供给，喂食前、后抬高床头防止食物反流。

2. 病情观察 严密监测并记录生命体征、瞳孔变化，判断意识障碍程度，观察有无恶心、呕吐及呕吐物的性状与量，准确记录出入液体量，预防消化道出血和脑疝发生，并做好抢救准备。

3. 保持呼吸道通畅 取平卧头侧位或侧卧位，昏迷时头偏向一侧，开放气道，取下活动的义齿，及时清除口鼻分泌物并吸痰，防止舌根后坠、防止呕吐物被误吸入呼吸道而引起窒息或肺部感染。

4. 心理护理 关心、体贴患者，多与家属沟通，详细解释患者病情进展，解除家属的焦虑、紧张情绪。

【护理评价】

患者的意识障碍是否减轻，有无出现压疮、感染及营养失调等并发症。

复习思考

1. 神经系统疾病常见有哪些症状和体征？

2. 何谓感觉障碍、感觉障碍有哪些类型、各种类型有什么特点？

3. 如何区分上、下运动神经元性瘫痪？

4. 用什么方法能较准确的评价意识障碍的程度？

项目二　周围神经疾病患者的护理

【学习目标】

1. 掌握周围神经系统疾病临床表现、护理及健康教育。
2. 熟悉周围神经系统疾病诊断及治疗要点。
3. 了解周围神经系统疾病的病因及发病机制。

一、三叉神经痛患者的护理

案例导入

患者，女，55 岁。右侧面部疼痛 10 多年。表现为没有预兆的右侧面部骤然发生短暂而剧烈的疼痛，每次疼痛持续 2min 左右。

请思考：

1. 该患者最可能的诊断是什么？
2. 你将如何对该患者进行健康指导？

三叉神经痛（trigeminal neuralgia）是以一侧面部三叉神经分布区内反复发作的、难以忍受的、阵发性剧烈疼痛为主要表现，而不伴有三叉神经功能破坏的症状，又称为原发性三叉神经痛。也可由脑桥小脑角占位病变、炎症、血管病变、多发性硬化等病因引起，称继发性三叉神经痛。三叉神经痛是最常见的脑神经疾病，国内统计的发病率 52.2/10 万，女性略多于男性，发病率可随年龄而增长，疼痛是突出特点，可以缓解，但极少自愈。

【病因与发病机制】

原发性三叉神经神经痛的病因及发病机制至今尚不清楚，目前多数支持的是三叉神经微血管压迫，导致神经脱髓鞘，伪突触形成而发生"短路"，轻微触觉刺激即可通过"短路"传入中枢，并且中枢的传出冲动也可通过短路成为传入冲动，并很快达到一定总和，引起一阵剧烈疼痛。也有认为三叉神经痛是一种癫痫样神经痛发作，病变部位在三叉神经脊束核内或脑干内。

【临床表现】

1. 症状

（1）好发人群　三叉神经痛多发生于 40 岁以上，以中、老年人为多。女性多于男性，约为 3 : 2。

（2）疼痛部位　多为一侧发作，右侧多于左侧，疼痛由面部、口腔或下颌的某一点开始扩散到三叉神经某一支或多支，以第二支、第三支发病最为常见，第一支者少见，可固定累及一支，也可同时累及两支，三支同时受累少见。疼痛以面颊、上颌、下颌或舌部最明显，其疼痛范围绝对不超越面部中线，亦不超过三叉神经分布区域。偶尔有双侧三叉神经痛者。

（3）疼痛特点　在头面部三叉神经分布区域内，疼痛呈骤发、骤停、闪电样、刀割样、烧灼样、顽固性、难以忍受的剧烈性疼痛。"扳机点"亦称"触发点"，常位于上唇、鼻翼、齿龈、口角、舌、眉等处。轻触或刺激扳机点可激发疼痛发作，如说话、吃饭、洗脸、剃须、刷牙或微风拂面，甚至走路时都会导致阵发性的剧烈疼痛。三叉神经痛呈周期性发作，发作常无预兆，每次发作时间几秒钟到几分钟不等。发作来去突然，间歇期完全正常。

2. 体征　发作时常突然停止说话、进食等活动，疼痛侧面部可呈现痉挛，即"痛性痉挛"，皱眉咬牙、张口瞠目，或用手掌用力揉搓颜面以致局部皮肤粗糙、增厚、眉毛脱落、结膜充血、流泪及流涎，表情呈紧张、焦虑状态。神经系统检查无异常体征。少数有面部感觉减退。

【治疗要点】

1. 药物治疗　首选卡马西平，开始为 0.1g，每天 2 次，以后每天增加 0.1g，直至疼痛消失，然后再逐渐减量，最小有效维持剂量常为 0.6~0.8g/d。其次可选用苯妥英钠、氯硝西泮、氯丙嗪、氟哌啶醇等。轻者可服用解热镇痛药。中药治疗有一定疗效。

2. 射频电凝治疗　大多数患者有效，可缓解疼痛数月至数年。但可致面部感觉异常、角膜炎、复视、咀嚼无力等并发症。

3. 封闭治疗　药物治疗无效者可行三叉神经纯乙醇或甘油封闭治疗。

4. 手术治疗　以上治疗长达数年仍无效且能耐受开颅手术者可考虑三叉神经终末支或半月神经节内感觉支切断术或微血管减压术。

5. γ 射线刀治疗　近年来有报道 γ 射线刀治疗三叉神经痛有效。

【常见护理诊断及医护合作性问题】

1. 疼痛：面颊、上下颌及舌疼痛　与三叉神经受损害有关。

2. 焦虑　与疼痛反复、频繁发作有关。

【护理措施】

1. 生活护理

（1）避免发作诱因　吃饭、漱口、说话、刷牙、洗脸动作宜轻柔，以免诱发"扳机点"而引起三叉神经痛。保持心情愉快，生活规律、合理休息、适度娱乐；保持周围环境安静、室内光线柔和，避免因周围环境刺激而产生焦虑情绪，以免诱发或加重疼痛。

（2）饮食护理　饮食要有规律，宜选择质软、易嚼的食物。因咀嚼诱发疼痛的患者，则要进食流食；不宜吃油炸食物、刺激性、过酸、过甜食物以及寒性食物等；饮食要营养丰富，平时应多吃些含维生素丰富及有清热解毒作用的食品；多食新鲜水果，蔬菜及豆类，少食肥肉，多食瘦肉。

2. 病情观察　注意观察疼痛的部位、性质、程度、每次发作的持续时间及发作的诱因等。

3. 疼痛的护理　与患者讨论减轻疼痛的方法和技巧，鼓励患者运用想象、听轻音乐、阅读等方法分散注意力，以放松精神，减轻疼痛。

4. 药物护理　指导患者遵医嘱正确服用药物，告知药物的不良反应，如卡马西平应从小剂量开始服用，逐渐增量，疼痛控制后逐渐减量，以预防或减轻药物副作用。用药过程中加强观察嗜睡、眩晕、口干、恶心、步态不稳、肝功能损害、皮疹和白细胞减少等不良反应，轻者数日后可消失，重者应告知医师给予对症处理。服用卡马西平期间不能独自外出，不能开车或高空作业。

5. 心理护理　由于咀嚼、哈欠、讲话等可诱发疼痛，患者常不敢做这些动作，且出现面容憔悴，精神忧郁和情绪低落，护理人员应给予疏导、安慰和支持，帮助患者树立与疾病做斗争的信心，积极配合治疗。

【健康教育】

1. 疾病预防指导　①保持精神愉快，避免精神刺激，平时应保持情绪稳定，不宜激动，不宜疲劳熬夜、常听柔和音乐，心情平和，保持充足睡眠。②尽量避免触及"扳机点"，注意头、面部保暖，洗脸、刷牙、剃须、咀嚼时动作要轻柔，吃软食、小口咽，避免局部受冻、受潮，不用太冷、太热的水洗面。③室内环境应安静、整洁，空气新鲜，不受风寒侵袭。注意休息，起居规律，适当参加体育运动，锻炼身体，增强体质。

2. 用药与就诊指导　遵医嘱合理用药，指导患者服用卡马西平期间不要独自外出，不驾驶或高空作业。服用卡马西平者每1~2个月检查1次肝功能和血常规，出现眩晕、步态不稳或皮疹时及时就医。

二、急性炎症性脱髓鞘性多发性神经病患者的护理

📖 **案例导入**

患者，男，17岁，学生。因发热、打喷嚏7天，双下肢无力，声音嘶哑2天

被抬送入院。患者7天前因淋雨受凉后出现打喷嚏、流涕，自服感冒药后症状好转。2天前出现双下肢无力，四肢远端有蚁行感，出汗，气急，饮水呛咳，声音嘶哑。查体：T 37.9℃，BP 95/65mmHg，双侧扁桃体Ⅱ度肿大，四肢肌力3级，肌张力减退，双侧肱二头肌腱反射、双侧膝腱反射均减退，Babinski征阴性，无明显感觉障碍，四肢肌肉压痛。实验室检查：①血常规：WBC $4.5×10^9$/L，RBC $5.0×10^{12}$/L，Hb 125g/L。②脑脊液：WBC $4.8×10^6$/L，以淋巴细胞为主，蛋白质1.6g/L，糖2.9mmol/L，氯化物125mmol/L。

请思考：

1. 该患者可能患什么疾病？
2. 该患者有哪些护理问题？
3. 该患者有什么危险？应如何观察病情？

急性炎症性脱髓鞘性多发性神经病（acute inflammatory demyelinating polyradiculoneuropathies，AIDP）又称吉兰-巴雷综合征（Guillain-Barre Syndrome，GBS），是以周围神经和神经根的脱髓鞘病变及小血管炎性细胞浸润为病理特点的自身免疫性周围神经病。主要病变为神经根、周围神经广泛的炎症性脱髓鞘，有时也累及脊膜、脊髓及脑部。以急性或亚急性起病，临床以迅速出现两下肢或四肢迟缓性瘫痪及脑脊液蛋白-细胞分离现象为特点。临床表现为急性对称性弛缓性肢体瘫痪伴腱反射消失，病情严重者出现延髓和呼吸肌麻痹而危及生命。

本病可见于任何年龄，以青壮年及儿童多见，男性略高于女性，一年四季均有发病，以夏季发病率最高。约2/3的患者在发病前数日或数周有上呼吸道或消化道感染史。本病经合理、及时的综合抢救治疗，预后一般较好，经数周或数月后开始好转，约85%患者可获完全或接近完全恢复，大多在6个月到1年基本痊愈。少数患者可留下后遗症。3%~8%的患者可能死于各种并发症。

【病因与发病机制】

1. 病因　尚未充分阐明。约70%的患者发病前8周内有前驱感染史，通常见于病前1~2周，妊娠、外科手术和疫苗接种可能为某些病例的诱发因素。常见病原体有：空肠弯曲菌最常见，约占30%；其次为巨细胞病毒、肺炎支原体和乙型肝炎病毒等。以腹泻为前驱症状的吉兰-巴雷综合征患者空肠弯曲菌感染率高达85%。另外，白血病、淋巴瘤、器官移植后使用免疫抑制剂或患有系统性红斑狼疮、桥本甲状腺炎等自身免疫性疾病常伴GBS。

2. 发病机制　是由免疫介导的迟发型超敏反应，感染是启动免疫反应的首要因素。分子模拟学说认为，病原体某些成分的结构与周围神经的组分相似，机体发生错误的免疫识别，自身免疫性 T 细胞及自身抗体对周围神经组分进行免疫攻击，导致周围神经脱髓鞘。吉兰-巴雷综合征是自限性疾病，抑制性 T 细胞可能对疾病恢复起作用。

【临床表现】

1. 起病情况 急性或亚急性起病，一年四季都可发病。多数患者起病前 1~4 周可有胃肠道或呼吸道感染症状或疫苗接种史。

2. 运动障碍 多数首发症状为肌无力，多于数日至 2 周发展至高峰，常见类型为上升性麻痹，首先出现对称性下肢无力，典型者在数小时或短短数天后无力从下肢上升至躯干、上肢或累及脑神经。下肢重于上肢，近端重于远端，肢体呈弛缓性瘫痪，表现为双侧对称性下运动神经元瘫痪。腱反射降低或消失，通常在发病早期数天内患者即出现腱反射消失，部分患者轻度肌萎缩，长期卧床可出现失用性肌萎缩。除极少数复发病例，所有类型患者均呈单相病程，多在发病 4 周时肌无力开始恢复。危重者 1~2 天内迅速加重，四肢完全性瘫痪、呼吸肌和吞咽肌麻痹，出现急性呼吸衰竭，是本病死亡的主要原因。

3. 感觉障碍 一般比运动障碍轻，表现为肢体远端感觉异常如烧灼、麻木、刺痛和不适感等，以及手套、袜子型感觉减退，可先于瘫痪或与之同时出现，振动觉和关节运动觉不受累，也可无感觉障碍。约 30% 的患者可有肌肉痛，尤其是腓肠肌的压痛。

4. 脑神经损害 少数患者出现脑神经麻痹，可为首发症状，常见双侧面神经瘫，后组颅神经也常受累，造成延髓支配的肌肉无力，并导致清除分泌物及维持气道通畅困难。

5. 自主神经损害 常见皮肤潮红、发作性面部发红、出汗增多、心动过速、体位性低血压、手足肿胀及营养障碍等；交感神经受损出现 Horner 征、体温调节障碍、胃扩张和肠梗阻等；膀胱功能障碍通常仅发生于严重病例，且一般为一过性。

6. 并发症 重症患者因瘫痪、气管切开和机械通气等，卧床时间较长，机体抵抗力低下，容易发生窒息、肺部感染、心力衰竭、压疮、营养低下、深静脉血栓形成、肢体挛缩和肌肉费用性萎缩、便秘、尿潴留等并发症。

【辅助检查】

1. 脑脊液检查 出现蛋白-细胞分离现象是吉兰-巴雷综合征的特征之一，即蛋白水平明显升高而细胞数正常；通常在第一周末蛋白水平升高，临床症状稳定后蛋白仍可继续升高，发病后 3~6 周达高峰。

2. 免疫学检查 血清免疫球蛋白 IgM 显著升高。

3. 神经传导速度、肌电图检查 运动及感觉神经传导速度减慢或潜伏期延长，肌电图异常有助于吉兰-巴雷综合征的诊断及确定原发性髓鞘损伤。

【治疗要点】

主要是免疫治疗，可抑制异常免疫反应，消除致病因子的神经损伤，促进神经再生。

1. 血浆置换疗法　是最早发现有效和唯一证实有效的方法，推荐有条件者尽早应用，清除特异的周围神经髓鞘抗体和血液中其他可溶性蛋白。宜在发病后 2 周内进行，用于重症或者呼吸肌麻痹患者，可缩短患者的临床症状及避免使用呼吸机，降低并发症发生率，迅速降低抗周围神经髓鞘抗体滴度。每次血浆交换为 $30\sim50mL/kg$ 体重，在 $1\sim2$ 周内进行 $3\sim5$ 次。适应证是不能独立行走、肺活量明显减少或延髓麻痹等病情较严重患者，但本法只能在具有一定条件和经验的医疗中心进行，且费用昂贵。

2. 免疫球蛋白　应用大剂量的免疫球蛋白目前作为首选，用于急性期患者，可缩短疗程，接近血浆置换治疗效果，且安全。过敏或者存在 IgA 型抗体者、心力衰竭、肾功能不全患者禁用。免疫球蛋白与甲泼尼龙联合使用疗效优于单独应用免疫球蛋白。

3. 糖皮质激素　国外的多项临床试验结果均显示单独应用糖皮质激素治疗吉兰-巴雷综合征无明确疗效，因此，现已不主张应用糖皮质激素治疗。但慢性型对激素有良好反应。

4. 神经营养剂　如 B 族维生素，包括维生素 B_1，维生素 B_{12}，维生素 B_6 治疗。

5. 对症治疗

（1）辅助呼吸　重症患者可有呼吸肌瘫痪，急性期治疗旨在挽救生命，在疾病进展期严密观察呼吸肌的功能状况。如有呼吸变浅、肺活量低于 1L、呼吸节律加快，胸式呼吸减弱，脉搏加快，血压升高即应送入重症监护室观察，必要时行气管插管或气管切开，呼吸机辅助呼吸。

（2）抗感染治疗　有感染者应选用有效、足量的抗生素治疗。

【常见护理诊断及医护合作性问题】

1. 低效性呼吸形态　与周围神经损伤、呼吸肌麻痹有关。

2. 躯体活动障碍　与四肢肌肉进行性瘫痪有关。

3. 焦虑/恐惧　与呼吸困难、濒死感或害怕气管切开有关。

4. 吞咽障碍　与颅神经受损所致延髓麻痹、咀嚼肌无力及气管切开等有关。

5. 清理呼吸道无效　与呼吸肌麻痹致咳嗽无力、肺部感染等有关。

6. 潜在并发症　急性呼吸衰竭、心脏损害、肺部感染等。

【护理措施】

1. 生活护理

（1）休息与体位　急性期绝对卧床休息，保持床单位平整、干燥，协助患者选择最佳的体位。及时清除呼吸道分泌物，保持呼吸道通畅，必要时给予吸氧。呼吸肌麻痹患者取平卧位时，头偏向一侧。

（2）饮食护理　给予高蛋白、高维生素、高热量、易消化的软食，多食蔬菜、水果，补充足够水分。吞咽困难者可予鼻饲流质饮食。合并有消化道出血或胃肠麻痹者，则给予静脉营养支持。

2. 病情观察 严密观察体温、脉搏、呼吸、血压的变化，有咳嗽无力、呼吸浅快以及缺氧表现者，应迅速吸痰、吸氧，通知医生，备好气管插管、气管切开用物及人工呼吸器等。

3. 药物护理 护士应熟悉患者所用药物，药物的使用时间、方法及不良反应，并向患者解释清楚。应用激素治疗者出汗多，应加强皮肤护理，勤擦洗，更换衣裤，避免受凉。严重感染、心律失常、心功能不全或有凝血系统疾病者禁用血浆置换疗法。对免疫球蛋白过敏或先天缺乏 IgA 型抗体者禁用免疫球蛋白

4. 对症护理

（1）瘫痪的护理 对于肢体瘫痪的患者，定时翻身、按摩、被动和主动运动，保持瘫痪肢体功能位；对有足下垂的患者，用"T"型板固定；病情稳定后，及时进行肢体的被动和主动运动，加强功能锻炼，促进瘫痪肢体功能恢复；吞咽功能障碍者，做好进食护理，选择适合患者吞咽且营养丰富的食物，保证进食安全，保持营养状况良好，如发现误吸时，应及时急救。

（2）呼吸肌麻痹的护理 严密观察呼吸情况，定时监测血气分析，注意气管切开后的护理。

（3）神经性疼痛的护理 按医嘱给予镇静、止痛剂，注意禁用哌替啶等麻醉性止痛剂。

（4）自主神经功能障碍的护理 应给予心电监护，如出现体位性低血压、高血压、心动过速、心动过缓、严重心脏传导阻滞、窦性停搏时，需及时采取相应措施处理。

（5）其他对症处理 面神经受损、眼睑不能闭合者，涂抗生素眼膏，加用眼罩或纱布覆盖。患者如出现尿潴留，则应留置尿管以帮助排尿。如出现肺部感染、泌尿系感染、褥疮、下肢深静脉血栓形成，注意给予相应的积极处理，以防止病情加重。

5. 心理护理 本病发病急、病情进展快、恢复期较长，加之长期活动受限，患者常产生焦虑、恐惧、失望等情绪。护士应及时了解患者的心理状况，积极主动关心患者，认真倾听患者的诉说。安慰患者，虽然本病恢复较慢，但可完全恢复，帮助患者消除紧张情绪，树立战胜疾病的信心；因语言交流困难和肢体肌无力，严重而出现抑郁时，应给予心理治疗，必要时给予抗抑郁药物治疗。

【健康教育】

1. 疾病知识指导 帮助患者和家属掌握本病相关知识与自我护理方法，鼓励患者保持心情愉快和情绪稳定。告知患者消化道出血、腹痛、柏油样便、肢体肿胀、疼痛以及咳嗽、发热、外伤等情况时立即就诊。

2. 生活指导 加强营养，注意锻炼，注意保暖，避免受凉、淋雨、疲劳和创伤，预

防感冒。出院后要按时服药。病情稳定后，早期进行正规的神经功能康复锻炼和日常生活活动训练，以预防失用性肌萎缩和关节挛缩，减少并发症，促进康复。肢体被动运动和主动运动均应保持关节的最大活动度，督促患者坚持运动锻炼，以加强机体抵抗力。

复习思考

1. 三叉神经痛的发病与哪些因素有关？

2. 何为三叉神经痛的"扳机点"？

3. 三叉神经痛首选什么治疗措施？

4. 三叉神经痛患者疼痛时应如何护理？

5. 吉兰-巴雷综合征首发症状是什么？主要死亡原因是什么？

6. 吉兰-巴雷综合征实验室检查有何特点？

7. 吉兰-巴雷综合征呼吸肌麻痹的护理要注意什么？

8. 对吉兰-巴雷综合征患者如何进行健康指导？

项目三　急性脑血管疾病患者的护理

【学习目标】

1. 掌握脑血管各类疾病的定义、临床表现特征、护理及健康教育。

2. 熟悉脑血管疾病的治疗原则、危险因素、脑血管病的诊断标准。

3. 了解脑血管病的病因及发病机制、辅助检查。

案例导入

　　患者，男，65岁。早晨起床时发现右侧肢体无力，活动不灵，头痛，头晕，说话含糊不清。查体：T 36.5℃，P 80次/分，R18次/分，BP 135/75mmHg。神志清楚，语言不清，右侧鼻唇沟变浅。

　　请思考：

1. 患者最可能的医疗诊断是什么？

2. 目前患者主要存在哪些护理问题？

3. 作为接诊护士你将如何护理该患者？

一、概述

脑血管疾病（cerebral vascular diseases，CVD）是在脑血管病变或血液循环障碍的基础上发生的局限性或弥漫性脑神经功能缺损，又称脑血管意外或脑卒中。近年来，由于人口的老龄化，急性脑血管病在发病率、致残率、致死率均呈上升趋势，严重危害人们的健康，影响了人们的生活和工作。本病与心脏病、恶性肿瘤构成人类的三大致死病因。

【病因与危险因素】

1. 病因

（1）血管壁病变　动脉粥样硬化及高血压性动脉硬化最常见，其次为动脉炎（钩端螺旋体、风湿、结核、梅毒）、发育异常（先天性脑动脉瘤、脑动脉畸形）、外伤所致的动脉损害等。

（2）血液流变学异常及血液成分改变　①血液黏滞度增高：如高脂血症、高血糖症、高蛋白血症、白血病、严重贫血、红细胞增多症等。②凝血机制异常：如血小板减少性紫癜、血友病、使用抗凝剂、DIC 等。此外妊娠、产后及术后也可出现高凝状态。③血流动力学改变：如高血压、低血压或血压急骤波动、心功能障碍、心律失常等。④其他：各种栓子（如空气、脂肪、肿瘤和寄生虫等）引起的脑栓塞、脑血管痉挛等。

2. 危险因素　一类是无法干预的因素，如高龄、性别、家族史等，随着年龄的增长，脑卒中的危险因素持续增加，男性发病率高于女性；另一类是可以干预的因素，如高血压、心血管病、糖尿病和短暂性脑缺血发作等，是脑血管病发病的最重要危险因素，高脂血症、血黏度增高、无症状性颈动脉杂音、吸烟、酗酒、肥胖、口服避孕药、饮食因素（盐摄入量、肉类和含饱和脂肪酸的动物油食用量）等与脑血管病发病有关。

【分类】

按病变性质将脑血管疾病分为出血性脑血管病和缺血性脑血管病，前者包括脑出血和蛛网膜下腔出血；后者包括短暂性脑缺血发作、脑梗死（脑血栓形成、脑栓塞、腔隙性脑梗死）。临床上以脑血栓形成最常见，以脑出血病情最严重。

【脑血管疾病的三级预防】

1. 一级预防　为发病前的预防，也是三级预防中最关键的一环。在社区人群中首先筛选可干预的危险因素，找出高危人群，进行预防（干预），即积极治疗相关疾病，提倡合理饮食，适当运动，根据存在的各种危险因素和严重程度的不同，坚持治疗，进行护理干预。

2. 二级预防　对已有短暂性脑缺血发作或可逆性脑缺血发作早期，通过寻找意外事件发生的原因，及时治疗可逆性病因，纠正所有可干预的危险因素，防止发展成为完全性脑卒中。

3. 三级预防 脑卒中发生后积极治疗，防治并发症，减少致残，提高患者的生活质量，预防复发。

二、缺血性脑血管疾病患者的护理

（一）短暂性脑缺血发作患者的护理

短暂性脑缺血发作（transient ischemic attach，TIA），是由颅内动脉病变致脑动脉一过性供血不足，引起短暂性、局灶性、可逆性脑或视网膜神经功能障碍。每次发作持续时间不等，短者数分钟，多在 1h 内恢复，最长不超过 24h，常反复发作，不留任何神经功能缺损。频繁发作的 TIA 预示患者处于发生脑卒中，尤其是缺血性卒中的高度危险中，应予以积极处理。

【病因与发病机制】

短暂性脑缺血发作是一种多病因的综合征，主要的病因是动脉粥样硬化导致的动脉狭窄。也可能与心脏病、血液成分改变、血流动力学改变、心功能障碍、血液高凝状态等多种因素有关。发生机制主要是小动脉发生微栓塞所致，此外脑内血管痉挛也参与发病环节。

1. 微栓子形成机制 主要来源于动脉粥样硬化的不稳定斑块或附壁血栓的破碎脱落、瓣膜性或非瓣膜性心源性栓子及胆固醇结晶等。特点为症状多变，频率不高、持续时间较长、可达数十分钟至 2h。

2. 血流动力学机制 各种原因所致的动脉严重狭窄，血压的急剧波动导致一过性脑缺血。特点为发作刻板、频率高、持续时间多不超过 10min。

【临床表现】

TIA 好发于中老年人，男性多于女性。临床特征：突然起病，表现为脑组织某一局部的神经功能缺失。历时短暂，持续数分钟或十余分钟，最长不超过 24h。症状完全恢复且无后遗症。可有反复刻板发作，一日内可多达数次。每个患者的局灶性神经功能缺失症状常按一定的血管支配区而反复出现。临床上常将 TIA 分为颈动脉系统 TIA 和椎-基底动脉系统 TIA 两大类。

1. 颈动脉系统 TIA 以对侧单肢体无力或不完全性偏瘫、感觉异常或减退为常见症状。短暂的单眼一过性黑蒙是颈内动脉分支眼动脉缺血的特征性症状，优势半球（通常为左侧）缺血时，可有失语症，对侧同向偏盲较少见。

2. 椎-基底动脉系统 TIA 以阵发性眩晕、平衡障碍为常见症状，一般不伴耳鸣，可出现复视、眼球震颤、构音障碍、吞咽困难、共济失调等。其特征性症状为跌倒发作（患者扭头时下肢突然失去张力而跌倒，无意识丧失）和短暂性全面性遗忘症（短时间记忆丧失，持续数十分钟）。

【辅助检查】

1. 头部 CT 主要目的是明确颅内可能引起 TIA 样表现的其他结构性病变的性质，如肿瘤、慢性硬膜下血肿、血管畸形、脑内小的出血灶等。

2. 头部 MRI 发现脑内缺血性病变的灵敏性比头部 CT 高，特别是在发现脑干缺血性病变时更佳。

3. 脑血管造影 主要表现为较大的动脉血管壁（颈内动脉及颅内大动脉）及管腔内有动脉粥样硬化性损害。

4. 血液检查 可有血糖、血脂、血黏度异常。

【治疗要点】

1. 病因治疗 积极治疗高血压、高血脂、糖尿病等病因。

2. 药物治疗

（1）抗血小板聚集药 主要是抑制血小板聚集和释放，使之不能形成微小血栓。常用药物为阿司匹林或双嘧达莫。

（2）抗凝药物 若患者发作频繁和正处于发作状态的 TIA，用其他药物疗效不佳，又无出血疾患禁忌者（如消化性溃疡病史、出血倾向、血压高于 180/100mmHg、严重糖尿病和其他严重的系统疾病、临床不能除外脑出血者），可考虑抗凝治疗。可用肝素静脉用药，也可选择华法林口服。

（3）钙通道阻滞剂 可用钙通道阻滞剂（如尼莫地平等）治疗，扩张血管，防止脑动脉痉挛。

（4）中医药治疗 常用川芎、丹参、红花等药物，有活血化瘀、改善微循环、降低血液黏度的作用。

3. 外科手术和血管内介入治疗 根据病情可考虑采用颈动脉内膜切除术或血管内介入治疗等。

【常见护理诊断及医护合作性问题】

1. 知识缺乏 与缺乏短暂性脑缺血发作防治知识有关。

2. 有受伤的危险 与突发眩晕、平衡失调、一过性黑矇有关。

3. 恐惧 与突发眩晕和单侧肢体活动障碍有关。

4. 潜在并发症 脑卒中。

【护理措施】

1. 生活护理

（1）休息与体位 发作时需卧床休息，枕头不宜太高（15°～20°为宜），以免影响头部的血液供应，仰头或头部转动时应缓慢、动作轻柔，转动幅度不要太大，防止因颈部活动幅度过大或过急导致发作而跌伤。

（2）饮食护理　低脂、低胆固醇、低盐、充足蛋白质和丰富维生素饮食，戒烟酒，忌刺激性及辛辣食物，避免暴饮暴食。

（3）安全护理　移开患者活动场所的障碍物，防止地面过滑，卫生间、走廊和楼梯安装扶手。频繁发作的患者应避免重体力劳动，外出活动时应有家人陪伴。

2. 病情观察　观察生命体征、意识状况，如病情24h仍得不到完全恢复，应考虑脑梗死。频繁发作的短暂性脑缺血的患者，应注意观察和记录每次发作的持续时间、时间间隔和伴随症状，观察患者肢体无力或麻木是否减轻或加重。

3. 药物护理　遵医嘱用药，注意药物的不良反应。如阿司匹林刺激胃肠道，要餐后服用，定期检查血常规和肝肾功能；抗凝药物在使用时要定期检测出血、凝血时间，以免引起出血不凝的危险，有出血性疾病患者慎用。

4. 心理护理　鼓励、帮助患者树立与疾病作斗争的信心，告诉患者该病如能积极配合治疗，按时服药，预后良好。

【健康教育】

1. 疾病知识指导　详细告知患者本病的病因、常见症状、预防及治疗知识。帮助患者了解高血压、高血脂、糖尿病、颈椎病、肥胖、吸烟、酗酒、饮食结构不合理与本病的关系，改变不良生活方式，防止发生动脉粥样硬化。如发现短暂性脑缺血反复发作或症状加重应及时就医。

2. 生活指导　生活起居规律，坚持适当的体育锻炼和运动，注意劳逸结合，尽量避免单独外出。保持心情愉快，情绪稳定，避免精神紧张，多参加有益身心的社交活动。

3. 用药指导　嘱患者遵医嘱服药，不要随意更改药物及停药；告知患者药物的作用、不良反应及用药注意事项。

（二）脑血栓形成患者的护理

脑血栓形成（cerebral thrombosis，CT）是脑血管疾病中最常见的一种，是指颅内外供应脑组织的动脉血管壁发生病理改变，血管腔变狭窄或闭塞，在此基础上形成血栓，造成脑局部急性血流中断，引起该血管供血范围的脑组织缺血、缺氧、软化、坏死，出现相应的神经系统症状、体征。

【病因与发病机制】

1. 病因　脑血栓形成最常见的病因是脑动脉粥样硬化。若同时伴有高血压，两者相互影响，可使病情加重。高脂血症、糖尿病可加速脑动脉硬化的进展。另外各种动脉炎、先天性血管狭窄、肿瘤、血液高凝状态均可诱发该病。

2. 发病机制 脑动脉粥样硬化、管壁粗糙、管腔狭窄，形成动脉壁粥样斑块，斑块内新生血管破裂或斑块表面纤维帽破裂或斑块脱落，均易使血小板聚集和黏附局部而形成血栓。当睡眠状态、心力衰竭、心律失常和失水等致心排血量减少、血流缓慢、血压下降时，均可使血栓逐渐增大，最终完全闭塞。

【临床表现】

1. 临床特点

（1）好发人群 本病好发于有动脉粥样硬化者、高血压、冠心病、糖尿病、高脂血症的中老年人，年轻发病者以各种原因的脑动脉炎多见，男性多于女性。

（2）前驱症状 病前可有头昏、头痛、肢体麻木、无力等前驱症状，约有1/4的患者曾有TIA史。

（3）发病特征 多数在安静休息时发病，不少患者在睡眠中发生，次晨患者被发现不能说话，一侧肢体瘫痪。神经缺失症状通常在1~2天内达到高峰，也可为症状进行性加重或波动。多数患者意识清楚，少数患者可有不同程度的意识障碍，持续时间较短。

2. 不同动脉闭塞的临床表现

（1）大脑中动脉 主要影响内囊区供血，导致"三偏征"（即对侧躯体偏瘫、偏身感觉障碍和对侧同向偏盲），优势半球受损形成失语。

（2）颈内动脉 典型表现为病灶侧单眼一过性失明或有Horner征，对侧偏瘫和偏身感觉障碍、失语症。患侧颈动脉搏动减弱或消失。

（3）椎-基底动脉 眩晕、眼球震颤、复视、构音障碍、共济失调、吞咽困难、交叉性瘫痪等症状。主干闭塞时常出现面部及四肢瘫痪、瞳孔缩小、眼球固定、高热、昏迷、甚至呼吸及循环衰竭而迅速死亡。

3. 临床类型 根据病情演变过程可分为以下情况。

（1）完全性卒中 指发病后症状重，常有完全性偏瘫，病情在起病6h内达到高峰。

（2）进展性卒中 指发病后神经功能缺失症状在48h内逐渐进展，呈阶梯式加重。

（3）可逆性缺血性神经功能缺失 指发病后症状、体征较轻，持续24h以上，但可在1~3周内恢复，不留后遗症。

【辅助检查】

1. 血液检查 血常规、血糖、血脂、血液流变学、凝血功能。

2. 影像学检查

（1）头颅CT 是最常用的检查，发病24h以后脑梗死区出现低密度灶。发病24h内一般无影像学改变，但发病仍需尽快进行CT检查，有助于早期脑梗死与脑出血的鉴别。

（2）核磁共振（MRI） 可以早期显示缺血组织的大小、部位，甚至可以显示皮质下、脑干和小脑的小梗死灶。

（3）彩色多普勒超声检查（TCD）　有利于判断颅内外血管狭窄或闭塞、血管痉挛以及侧支循环建立程度，还可用于溶栓监测。

（4）数字减影脑血管造影（DSA）　可显示血栓形成的部位、程度及侧支循环，但不作为脑梗死的常规检查。

【治疗要点】

该病的治疗以挽救生命、降低病残、预防复发为目的。脑血栓形成通常按病程可分为急性期（1~2周）、恢复期（2周~6个月）和后遗症期（6个月以后），重点是急性期治疗。急性期的主要治疗原则应尽早溶栓，以恢复脑缺血区的血液供应。

1. 溶栓治疗　脑血栓形成后，关键在发病后3~6h以内尽快恢复缺血区的血液供应，挽救"缺血区半暗带"。迅速进行溶栓治疗，使血管尽快再通，挽救未完全死亡的脑细胞，缩小梗死灶。常用的溶栓药物有尿激酶、链激酶、重组组织型纤溶酶原激活剂（rt-PA）、乙酰化纤溶酶原激活剂复合物（APSAC）等。使用溶栓药物前首先须经头部CT证实无出血灶，并应监测出凝血时间、凝血酶原时间等。

2. 调整血压　患者在急性期的血压应维持在比发病前稍高的水平，除非血压过高（收缩压>220mmHg或舒张压>120mmHg），一般不使用降压药物，切忌过度降压使脑灌注压降低，导致脑缺血加剧，加重脑梗死。血压低者可通过补液或给予适量升压药物提升血压，如多巴胺等。重症患者急性期生命体征不平稳时，不宜口服桂利嗪和倍他司汀。

3. 防治脑水肿　当梗死范围大或发病急骤时可引起脑水肿，加剧脑组织的缺血、缺氧，导致脑组织坏死，应尽早防治。发病48h至5天为脑水肿高峰期。如患者意识障碍加重，出现颅内压增高症状，应进行降低颅内压治疗。常用20%甘露醇125~250mL快速静滴，每6~8h用一次。发病7~24h内尽量避免葡萄糖静滴（会加重半暗区的脑损害）。

4. 抗凝、抗血小板聚集药物治疗　常用药物有低分子肝素、华法林、阿司匹林，使用过程中要密切监视出血、凝血时间，主要是防止缓解后复发和继发血栓形成，促进侧支循环，但不能同时使用溶栓药和抗凝药。

5. 高压氧治疗　适合者尽早配合高压氧舱治疗，可以提高血氧供应，增加病变部位脑血液灌注，为神经功能恢复提供良好的基础。

6. 脑组织保护剂　可通过降低脑代谢，减轻缺血性脑损伤，保护脑神经元。包括自由基清除剂、阿片受体阻断剂、钙通道阻滞剂等。目前推荐早期（发病2h内）应用头部或全身亚低温治疗。

7. 中医药治疗　丹参、川芎嗪、葛根素等可降低血小板聚集，改善脑血流，降低血液黏度。

8. 外科治疗　对大面积脑梗死出现颅内高压危象，内科治疗困难时，可行开颅切除坏死组织和去颅骨减压；对急性小脑梗死产生明显肿胀及脑积水患者，可行脑室引流术或去除坏死组织以挽救生命。

9. 恢复期治疗 应早期进行，治疗的主要目的是促进神经功能恢复，以康复治疗为主，指导患者肢体锻炼和语言康复训练，提高生活质量。

【常见护理诊断及医护合作性问题】

1. 躯体移动障碍 与偏瘫或平衡能力降低有关。

2. 语言沟通障碍 与语言中枢功能受损有关。

3. 吞咽障碍 与意识障碍或延髓麻痹有关。

4. 生活自理能力缺陷 与瘫痪有关。

5. 有皮肤完整性受损的危险 与瘫痪、长期卧床有关。

6. 有失用综合征的危险 与肢体瘫痪、不能活动有关。

7. 焦虑 与瘫痪或担心预后有关。

8. 知识缺乏 与缺乏脑血栓形成的防治知识有关。

【护理措施】

1. 生活护理 急性期绝对卧床休息，取平卧位，以便使较多的血液供应脑部。给高蛋白、低盐、低脂、低热量的清淡饮食，多吃新鲜蔬菜、水果、谷类、鱼类和豆类，戒烟酒。禁止头部冷敷，以免脑血管收缩，使脑血流减少。

2. 病情观察 密切监测患者的体温、脉搏、呼吸、血压。观察患者有无意识障碍，注意有无口角歪斜、饮水呛咳、吞咽困难或咀嚼无力等。

3. 药物护理 向患者讲解各类药物的作用、不良反应及使用注意事项，指导患者遵医嘱正确用药。使用溶栓抗凝药物时，应严格把握药物剂量，密切观察意识和血压变化，定期进行神经功能评估，监测出凝血时间、凝血酶原时间，观察有无皮肤及内脏出血倾向，如黑便、牙龈出血、皮肤青紫瘀斑等。如果患者出现严重的头痛、视物模糊、喷射状呕吐，应考虑是否并发颅内出血。使用低分子右旋糖酐改善微循环治疗时，可出现发热、皮疹甚至过敏性休克，应密切观察。

4. 对症护理

（1）躯体活动障碍 帮助患者取舒适体位休息，保持关节的功能位，防止关节变形而丧失正常功能。协助患者定时翻身、按摩，防止压疮形成。鼓励患者合理饮食，学会使用排便器，养成定时排便的习惯。与患者及家属商定康复计划，尽早进行肢体功能锻炼，遵循活动量由小到大、时间由短到长、循序渐进、持之以恒的原则，也可辅助中医的针灸治疗。

（2）吞咽障碍 ①评估吞咽障碍的程度：观察患者能否自口进食，进食不同稠度食物的吞咽情况，饮水时有无呛咳，以及采用不同姿势时的吞咽、进食量和速度。②饮食护理：鼓励能吞咽的患者自主进食高蛋白、高维生素的食物，选择半流质或糊状食物，避免粗糙、坚硬、辛辣等刺激性食物。少量多餐，充分咀嚼，避免食物滞留在口腔中。若患者不能进食应遵医嘱鼻饲，并做好相应的护理。水、茶等稀薄液体最容易导致误吸，床旁备吸引装置预防窒息。

（3）语言障碍　①评估患者听、说、理解等情况，判断其语言障碍的程度和失语的类型。②指导家属营造轻松愉快的交流氛围，使患者可以没有负担的大胆说话。指导患者及家属在多方面进行练习，如发音、命名、理解、语言、记忆练习等，在练习过程中有针对性的制订计划，由简单的字到复杂的成句练习，增加患者的信心，持之以恒。

5. 心理护理　指导家属关心体贴患者，鼓励患者树立信心，给予精神支持和生活照顾，鼓励和督促患者坚持锻炼，增强自我照顾的能力。

【健康教育】

1. 疾病知识和康复指导　指导患者和家属了解本病的基本病因和危险因素，介绍本病的康复治疗方法，制订康复计划。瘫痪康复和语言康复都需要较长的时间，应鼓励患者循序渐进，坚持锻炼，树立信心。定期到医院进行复查。

2. 生活指导　改变不良生活方式，合理饮食，劳逸结合，尽量做力所能及的家务等。转头不宜过猛、过急，洗澡时间不宜过长，平日外出时有人陪伴，防止跌倒。

3. 预防复发　遵医嘱正确服用降压、降糖和降脂药物；定期门诊检查血压、血糖、血脂变化和心脏功能情况；预防并发症和脑卒中复发。

（三）脑栓塞患者的护理

脑栓塞（cerebral embolism）是由各种栓子（血流中异常的固体、液体、气体）沿血液循环进入脑动脉，导致脑动脉血流中断而出现相应供血区脑组织缺血、坏死及脑功能障碍。据调查，我国脑栓塞的患病率为 13/10 万，年发病率为 6/10 万。只要产生栓子的病因不消除，脑栓塞就有复发的可能。2/3 的复发均发生在第一次发病后的一年之内。

【病因与发病机制】

脑栓塞的栓子来源可分为心源性、非心源性、来源不明性三大类。

1. 心源性　是脑栓塞最常见的原因，约75%的心源性栓子栓塞脑血管，尤其常见风湿性二尖瓣狭窄并发心房颤动者。主要有：①心房纤颤：是心源性脑栓塞中最常见的病因，当心房纤颤时，左心房血液瘀滞，导致附壁血栓，易使栓子脱落到达颅内动脉形成栓塞。②心脏瓣膜病：可影响血流动力学而导致附壁血栓形成。③感染性心内膜炎：心瓣膜上的炎症赘生物脱落导致血栓，并可引起颅内感染。④心肌梗死：心梗面积较大或合并慢性心力衰竭，可使血液循环瘀滞形成附壁血栓。⑤扩张性心肌病：心肌收缩力降低，易使血液瘀滞在心房而形成附壁血栓。⑥二尖瓣脱垂：心脏收缩时，脱垂的二尖瓣突入左心房，引起严重的血液反流，易导致附壁血栓脱落。

2. 非心源性 心脏以外的栓子随血流进入颅内引起栓塞。常见原因有：①动脉粥样斑块脱落性栓塞：主动脉弓或颈动脉粥样硬化斑块脱落形成栓子，沿颈内动脉或椎-基底动脉进入颅内。②脂肪栓子：长骨骨折或手术后。③气体栓子：静脉穿刺、人工气腹等。④癌性栓子：恶性肿瘤可浸润、破坏血管，瘤细胞进入血液形成癌栓。⑤感染性栓子：败血症的菌栓或脓栓、寄生虫虫卵栓子等。

3. 来源不明 约30%的脑栓塞不能明确栓子来源。

【临床表现】

1. 发病情况 任何年龄均可发病，风心病引起者以中青年为多，冠心病及大动脉病变引起者以中老年居多。通常发病无明显诱因，多无前驱症状，安静与活动时均可发病，以活动中突然发病多见。

2. 临床特点 起病急骤是本病主要特征。在数秒或很短的时间内症状发展至高峰。多属完全性卒中，个别患者可在数天内呈阶梯式进行性恶化，为反复栓塞所致。常见的临床症状为局限性抽搐、偏盲、偏瘫、偏身感觉障碍、失语等，意识障碍常较轻且很快恢复。严重者可突起昏迷、全身抽搐，可因脑水肿或颅内压增高，继发脑疝而死亡。

【辅助检查】

CT 和 MRI 检查可明确病灶部位；常规心电图检查，可发现心律失常、心肌梗死等证据；超声心动图检查可发现心腔内附壁血栓，有助于证实心源性栓子的存在。

【治疗要点】

脑栓塞的治疗包括脑部病变及引起栓塞的原发病两方面。

1. 脑栓塞的治疗 与脑血栓形成治疗基本相同，根据不同的栓子采取不同的治疗方法，但感染性栓塞禁止抗凝和溶栓。

2. 原发病的治疗 主要在于消除栓子的来源，预防栓子形成是防止脑栓塞的重要环节。

【护理诊断与护理措施】

参见"脑血栓形成"。

三、出血性脑血管疾病患者的护理

（一）脑出血患者的护理

脑出血（intracerebral hemorrhage，ICH）是指原发性非外伤性脑实质内出血。好发于50~70岁的中老年人。高血压合并小动脉硬化是脑出血最常见的病因。脑出血发生于大脑半球者占80%，脑干或小脑者约20%。豆纹动脉自大脑中动脉近端呈直角分支，受高压血流冲击最大，是脑出血好发部位，故出血多在基底节、内囊和丘脑附近。脑出血的致残率和病死率均较高，脑水肿、颅内压增高和脑疝形成是导致患者死亡的主要原因。

【病因与发病机制】

1. 病因 高血压和动脉粥样硬化是脑出血最常见的病因。另外颅内动脉瘤、脑内动静脉畸形、脑动脉炎、血液病、抗凝及溶栓治疗等均可并发脑出血。

2. 发病机制 脑出血的发病多是在原有高血压和脑血管病变的基础上，当用力和情绪激动时，血压骤升所致，其发病机制可能与以下因素有关：①高血压使脑小动脉形成微动脉瘤，微动脉瘤破裂引起出血。②高血压引起脑小动脉痉挛，造成其远端脑组织缺氧、坏死、发生出血和脑水肿。③脑动脉外膜及中层较薄弱，缺乏外弹力层，易破裂出血。④大脑中动脉与其所发出的深穿支-豆纹动脉呈直角，后者又由动脉主干直接发出一个小分支，所以豆纹动脉所受的压力较高，且此处也是微动脉瘤多发的部位，当血压骤然升高时，豆纹动脉破裂，造成基底节出血（占全部脑出血的70%，以壳核最常见），因壳核出血累及内囊，故内囊损害最为突出，又称内囊出血。

【临床表现】

多在白天体力活动、酒后、情绪激动、兴奋、劳累、用力排便或脑力紧张时突然起病，往往在数分钟至数小时内病情发展到高峰。急性起病并出现局限性神经功能缺损，一般可于数小时内达高峰。个别患者因继续出血和血肿扩大，临床症状进行性加重，持续时间6~12h。大部分患者均有不同程度的意识障碍。意识障碍的程度是判断病情轻重和预后的重要指标。头痛和呕吐是脑出血最常见的症状，它可单独或合并出现。头痛和呕吐同时出现是颅内压增高的指征之一。血压增高是脑出血常见的原因与伴发病。根据出血部位的不同，出现不同的神经系统局灶体征。

1. 内囊出血 最常见。可分为轻症和重症。除脑出血的一般症状外，此类患者常有头和眼转向出血病灶侧，呈双眼"凝视病灶"状。同时可有典型的"三偏"症状，即出血灶对侧偏瘫、偏身感觉障碍和同向偏盲。如出血灶在优势半球，可伴有失语。轻症患者多意识清楚，而重症患者发病急，昏迷快而深，反复呕吐。

2. 脑桥出血 是脑干出血最高发的部位，是基底动脉的旁正中支破裂所致。小量出血可无意识障碍，表现为交叉性瘫痪，头和眼转向非出血侧，呈"凝视瘫肢"状；大量出血常破入第四脑室，患者迅速进入昏迷、双侧瞳孔缩小呈针尖样、呕吐咖啡样胃内容物、中枢性高热、中枢性呼吸衰竭，病情常迅速恶化，多数在24~48h内死亡。

3. 小脑出血 约占脑出血的10%。常表现为枕部剧烈头痛、眩晕、频繁呕吐、共济失调、眼球震颤等，但无肢体瘫痪。当出血量较多时，可有颅神经麻痹、两眼向病变对侧同向凝视，肢体瘫痪及病理反射阳性。

4. 脑室出血 多数病例为小量出血，表现为头痛、呕吐、脑膜刺激征阳性，一般无意识障碍和神经系统定位症状，预后良好。大量脑室出血时，患者迅速出现昏迷、频繁呕吐、针尖样瞳孔、四肢弛缓性瘫痪及去大脑强直，预后不良，多迅速死亡。

📚 **课堂互动**

脑出血与脑血栓形成的鉴别（表9-4）

表9-4 脑出血与脑血栓形成的鉴别

项目	脑出血	脑血栓形成
病史	多有高血压和脑动脉硬化病	多有短暂性脑缺血发作和高血脂病史
起病状态	多在情绪激动或用力的情况下发病	多在安静休息时发病
发病特点	发病急、进展快，常在数小时内达高峰，发病前无先兆	进展缓慢，常在1~2天后逐渐加重，发病前常有前驱症状
临床表现	头痛、呕吐、颈项强直，血压高，意识障碍重	无头痛、呕吐等症状，血压多正常，意识多清醒
脑脊液	压力高，多为血性	压力不高，清晰
CT扫描	立即出现高密度阴影	发病24h后出现低密度阴影

【辅助检查】

1. 血液检查　可有白细胞计数增高，超过$10×10^9/L$，重症脑出血急性期白细胞可增高至（15~20）$×10^9/L$。

2. 影像学检查　脑CT扫描，是临床疑诊脑出血的首选检查，早期呈高密度出血影，可准确显示出脑出血灶的部位、范围，并可据此计算出血量及判断其预后，1周后呈现低密度或囊性变；MRI检查有助于区别陈旧性脑出血和脑梗死。

3. 脑脊液检查　脑脊液压力常增高，多为血性脑脊液。重症患者，如果没有条件做CT，可根据临床表现确定诊断，不宜行腰穿检查，以免诱发脑疝。

【治疗要点】

脑出血急性期治疗的主要原则是防止再出血、控制脑水肿、维持生命体征和防治并发症。

1. 一般治疗　卧床休息2~4周，维持生命体征稳定，维持水、电解质平衡，保持呼吸道通畅，吸氧，鼻饲，保持大小便通畅，预防和及时治疗压疮（褥疮）、泌尿道和呼吸道感染等。

2. 控制脑水肿　脑出血后，由于脑实质内突然出现血肿的占位效应，引起脑室受压，颅内压急剧增高时，可出现脑疝，是脑出血患者最主要的死因。因此，控制脑水肿、降低颅内压是脑出血急性期处理的一个重要环节。首选20%甘露醇250mL静滴，也可用呋塞米 20~40mg 肌注或缓慢静注。病情比较平稳时可用甘油果糖 500mL 静滴。适当控制静脉输液量，每日控制在前一天的出水量加 500mL 左右即可。

3. 调控血压 急性期脑出血患者的血压一般比平时高，是由于脑出血后颅内压增高，为保证脑组织供血的代偿性反应，当颅内压下降时，血压也随之下降。因此，脑出血急性期一般不应用降压药物降血压。一般对原血压正常又无严重颅内压增高的患者，将血压控制在出血前原有水平或略高；原有高血压者将血压控制在（150~160）/（90~100）mmHg 为宜。当收缩压超过 200mmHg 或舒张压超过 110mmHg 时，可适当给予作用温和的降压药物（硫酸镁）等，收缩压<165mmHg 或舒张压<95mmHg 时，不宜降血压治疗。脑出血患者偶可见血压低下，应积极寻找原因，并适当给予升压处理。

4. 止血药和凝血药 仅用于并发消化道出血或有凝血障碍时，常用药物有 6-氨基己酸、对羧基苄胺等。预防或合并应激性溃疡导致上消化道出血者，可用西咪替丁、奥美拉唑等。

5. 手术治疗 对大脑半球出血量在 30mL 以上和小脑出血量在 10mL 以上均可考虑手术治疗。

6. 亚低温疗法 可减轻脑水肿，减少自由基生成，促进神经功能缺损恢复，改善患者预后，越早使用越好。采用降温毯、降温头盔等进行全身或头部降温，将温度控制在32~35℃。

7. 康复治疗 早期将患肢置于功能位。患者生命体征稳定、病情不再进展，应尽早进行肢体功能、语言障碍及心理的康复治疗。

【常见护理诊断及医护合作性问题】

1. 有受伤的危险 与脑出血导致意识障碍有关。

2. 自理缺陷 与脑出血所致瘫痪有关。

3. 语言沟通障碍 与失语有关。

4. 有皮肤完整性受损的危险 与意识障碍、肢体瘫痪及长期卧床有关。

5. 有失用综合征的危险 与意识障碍、偏瘫有关。

6. 潜在并发症 脑疝、上消化道出血等。

7. 焦虑/恐惧 与瘫痪、失语、担心预后有关。

8. 知识缺乏 与缺乏脑出血应对知识有关。

【护理措施】

1. 生活护理

（1）休息与体位 急性期绝对卧床休息，发病 24~28h 内避免搬动患者，头部抬高15°~30°，以减轻脑水肿；头部置冰袋或冰帽，可防止继续出血；保持床单、被褥清洁平整，每天按时翻身按摩，也可使用气垫床预防压疮。指导患者进行肢体被动运动，预防肌肉萎缩和关节畸形。

（2）饮食　发病后禁食 24h，若患者昏迷或吞咽障碍，发病第 24h 后病情平稳应遵医嘱行鼻饲流质饮食，鼻饲液体温度不超过 30℃ 为宜，保证充足的蛋白质、维生素摄入。神志清醒后如无吞咽困难，可撤掉胃管，酌情给予易吞咽的软食（糊状）。进食时患者取坐位或高侧卧位（健侧在下），食物应送至口腔健侧近舌根处，以利吞咽。水、稀汤容易呛咳或误吸，吞咽困难者不能用吸管喝水。

（3）其他　保持排便通畅，避免便秘。禁忌用力屏气排便，防止再次脑出血。做好口腔护理和皮肤护理。

2. 病情观察　严密观察病情变化，定时测量生命体征，观察意识、瞳孔变化并详细记录；使用脱水降颅压药物时注意监测尿量与水电解质变化，防止低钾血症和肾功能受损。病危时进行心电监护、血压、体温监测，床边备好抢救物品。

3. 药物护理　甘露醇遇冷易结晶，故应用前应仔细检查，如有结晶，可置热水中待结晶完全溶解后再使用，要在 15~30min 滴完，防止药液外渗，观察尿量，肾功能及血电解质情况。头痛剧烈者，可给予镇静止痛药，但禁用抑制呼吸中枢及降低血压的药物，如吗啡等。

4. 脑疝的护理

（1）评估有无脑疝的先兆表现　密切观察患者有无剧烈头痛、喷射性呕吐、躁动不安、血压升高、脉搏减慢、呼吸不规则或减慢、瞳孔不等大、意识障碍加重等脑疝的先兆表现。一旦出现，立即通知医生。

（2）配合抢救　保持呼吸道通畅，防止舌根后坠和窒息，及时清除呕吐物和口鼻分泌物；迅速输氧。建立静脉通路，遵医嘱给予快速脱水、降颅压药物。备好气管切开包、脑室穿刺引流包、监护仪、呼吸机和抢救药物。遵医嘱禁食，病情好转后给予清淡、易消化、无刺激性、营养丰富的流质或糊状饮食，注意少量多餐和温度适宜，防止损伤胃黏膜；给予保护胃黏膜的药物，如雷尼替丁、奥美拉唑等，并密切观察用药后反应。

5. 对症护理　保持患者呼吸道通畅，及时清除口腔和呼吸道分泌物，舌根后坠者用舌钳将舌头外拉，防止窒息。有中枢性高热者给予物理降温，头部放置冰袋或冰帽。头痛剧烈、过度烦躁者，应加保护性床栏或约束带适当约束，必要时遵医嘱应用镇静止痛剂。

6. 心理护理　关心、体贴患者，安慰患者及其家属，消除其紧张情绪。指导患者进行自我心理调节，进行力所能及的活动。告知家属要充分理解患者，并给予精神与经济的支持，帮助患者树立战胜疾病的信心。

【健康教育】

1. 避免诱因　告知患者脑出血的常见病因为高血压并发动脉硬化，用力和情绪改变常常会使血压骤然升高，促使脑出血的发生，尽量避免使血压骤然升高的各种因素，保持情绪稳定和心态平衡，避免大喜大悲的不良心理刺激。

2. 生活指导 保证充足睡眠，适当运动。养成定时排便的习惯，保持大便通畅，避免用力排便。

3. 用药指导 遵医嘱正确服药，维持血压稳定，减少血压波动对血管的损害，定期到医院复查。

4. 康复指导 教会患者及家属自我护理的方法和康复训练的技巧，如翻身训练、桥式运动等肢体功能训练及语言和感觉功能训练的方法。告诉患者及家属坚持康复训练的意义，要做到放手不放眼，在保证患者安全的前提下，尽可能让患者做自己力所能及的事情。

（二）蛛网膜下腔出血

蛛网膜下腔出血（subarachnoid hemorrhage，SAH）是指脑底部或脑表面血管破裂后，血液流入蛛网膜下腔引起的临床综合征，又称原发性蛛网膜下腔出血，约占急性脑卒中的10%。若因脑实质出血，血液穿破脑组织流入蛛网膜下腔者，称为继发性蛛网膜下腔出血。以下主要介绍原发性蛛网膜下腔出血。

【病因与发病机制】

1. 病因 蛛网膜下腔出血病因有多种：①颅内动脉瘤：最常见的病因（占50%～85%），包括先天性颅内动脉瘤占（75%）、高血压和脑动脉粥样硬化所致脑动脉瘤。②脑血管畸形：主要是动静脉畸形，多见青少年。③其他：颅底异常血管网（多见儿童）、夹层动脉瘤、脑动脉炎、结缔组织病、颅内肿瘤、凝血障碍性疾病等。

2. 发病机制 脑动脉瘤好发于动脉分叉处，特别是 Willis 环的分支部位。可能是动脉壁先天性肌层缺陷或后天获得性内弹力层变性或两者的联合作用所致。随着年龄的增长，动脉壁弹性逐渐减弱，薄弱的管壁在血流冲击等因素下向外突出形成囊状动脉瘤。情绪激动、重体力劳动、酗酒等使血压突然升高而导致其破裂，血液进入蛛网膜下腔，引起颅内压骤然升高，引发临床症状。

【临床表现】

1. 好发人群 各个年龄组均可发病，青壮年更常见；先天性脑动脉瘤破裂者多见于20～40岁的年轻人，50岁以上发病者以脑动脉硬化多见。

2. 全身表现 起病急骤，由于突然用力或情绪激动等诱因，出现剧烈头痛、恶心、呕吐、面色苍白、全身冷汗，数分钟至数小时内发展至最严重程度。半数患者有不同程度的意识障碍，有些患者可伴有局灶性或全身性癫痫样发作。少数患者可出现烦躁、谵妄、幻觉等精神状况以及头晕、眩晕等。重症患者起病后迅速陷入深昏迷，或因脑疝形成而导致死亡。老年人蛛网膜下腔出血临床表现常不典型，头痛、呕吐、脑膜刺激征等都可不明显而精神症状及意识障碍较重。

3. 神经系统表现 发病数小时后查体可发现脑膜刺激征阳性（颈项强直、Kernig 征、Brudzinski 征阳性），是蛛网膜下腔出血最典型的体征。一般无肢体的瘫痪。少数患者可有偏瘫、偏盲、失语等局限性神经体征。眼底检查可见玻璃体下片状出血，约 10% 的病例可见视盘水肿。

4. 并发症

（1）再出血 是蛛网膜下腔出血致命的并发症。一般首次出血后 1 个月内再出血的危险性最大，2 周再发率最高。多在病情稳定情况下，突然再次出现剧烈头痛、呕吐、抽搐、昏迷，甚至去脑强直及神经定位体征，脑膜刺激征加重，复查脑脊液再次呈鲜红色。

（2）脑血管痉挛 是死亡和伤残的重要原因。患者出现意识障碍、局灶性神经症状。

（3）脑积水 其临床表现与脑室及蛛网膜下腔中积血量有关，轻者仅有嗜睡，近期记忆受损等，重者出现昏睡或昏迷，可因脑疝形成而死亡。

📚 **课堂互动**

脑出血与蛛网膜下腔出血的鉴别（表 9-5）

表 9-5 蛛网膜下腔出血与脑出血的鉴别要点

项目	蛛网膜下腔出血	脑出血
发病年龄	青中年多见，常在 10~40 岁发病	50~65 岁多见
常见病因	动脉瘤、动静脉畸形	高血压、脑动脉粥样硬化
起病速度	急骤，数分钟症状达到高峰	数十分钟至数小时达到高峰
高血压	正常或增高	通常显著增高
头痛	极常见，剧烈	常见，较剧烈
昏迷	重症患者出现一过性昏迷	重症患者持续性昏迷
神经体征	颈强直、Kernig 等脑膜刺激征阳性	偏瘫、偏身感觉障碍及失语等
眼底	可见玻璃体膜下片块状出血	眼底动脉硬化、视网膜出血
头部 CT	脑池、脑室及蛛网膜下腔高密度病灶	脑实质内高密度病灶
脑脊液	均匀一致血性	洗肉水样

【辅助检查】

1. CT 检查 为首选的检查方法，CT 显示蛛网膜下腔内高密度影。

2. 脑脊液检查（CSF） 是最具诊断价值和特征性的检查，其压力增高（>200mmH$_2$O），肉眼观察为均匀一致血性，是蛛网膜下腔出血的特征性表现。但通常 CT 检查已确诊者，CSF

可不作为常规检查。

3. 脑血管影像学检查（DSA） 是最有意义的辅助检查，可确定蛛网膜下腔出血的病因，宜在发病 3 天内或 3 周后进行。

【治疗要点】

治疗目的是防止再出血、血管痉挛及脑积水等并发症，降低死亡率和致残率。

1. 一般治疗 蛛网膜下腔出血患者应住院治疗及监护，患者必须严格绝对卧床休息 4~6 周，头部稍抬高，病房保持安静，避免一切可引起颅内压升高的诱因，如用力排便、咳嗽、喷嚏、情绪激动等。烦躁不安者可给予止痛镇静药物；发病后数小时内应进行心电监护，注意心律失常等；昏迷患者应密切观察病情变化，留置导尿管，注意营养支持，防止并发症。

2. 降颅压治疗 蛛网膜下腔出血可引起脑水肿及颅内高压，严重者出现脑疝，应积极进行脱水降颅压治疗，可用 20% 甘露醇、呋塞米等。药物脱水效果不佳并有脑疝可能时，可行颞下减压术和脑室引流，以挽救患者生命。

3. 预防再出血 用抗纤维蛋白溶解药抑制纤溶酶原形成，推迟血块溶解，防止再出血的发生。常用药物有：①6-氨基己酸（EACA）：4~6g 溶于 0.9% 生理盐水或者 5% 葡萄糖 100mL 静脉滴注，15~30min 内滴完，以后持续静脉滴注 1g/h，维持 12~24h，然后 24g/d，持续 3~7 天，逐渐减量至 8g/d，维持 2~3 周。②氨甲苯酸：0.2~0.4g 缓慢静脉注射，2 次/天。③氨甲环酸：每次 250~500mg 加入 5% 葡萄糖中静脉滴注，1~2 次/天。

4. 防治脑动脉痉挛 ①维持血容量和血压，避免过度脱水，必要时应用胶体溶液扩容。②应用钙通道拮抗剂如尼莫地平，每次 40mg，4~6 次/天口服，连服 3 周以上。③β 受体激动剂，松弛血管平滑肌，解除血管痉挛，常用异丙肾上腺素和盐酸利多卡因。

5. 防治脑积水 轻度的急、慢性脑积水可静脉应用甘露醇、呋塞米或口服乙酰唑胺等药物。药物治疗无效时，可考虑行脑室穿刺脑脊液引流术。

6. 手术治疗 是消除动脉瘤、防止再出血的最根本方法。可采用动脉瘤手术切除术、血管内介入治疗、供血动脉结扎术等。

【常见护理诊断及医护合作性问题】

1. 疼痛：头痛 与脑水肿、颅内高压、继发性脑血管痉挛有关。

2. 焦虑/恐惧 与剧烈头痛、担心再出血、手术及预后有关。

3. 潜在并发症 脑疝、蛛网膜下腔再出血、脑梗死。

4. 生活自理缺陷 与长期卧床（医源性限制）有关。

【护理措施】

1. 生活护理 同脑出血护理。

2. 病情观察 密切监测生命体征、瞳孔、神志、神经系统体征变化，保持呼吸道通畅，维持呼吸、循环稳定，一旦发现危及生命危险及时通知医生并配合抢救。一旦病情稳定好转后，突然再次出现剧烈头痛、恶心、呕吐、意识障碍加重、原有局灶症状和体征重新出现等均提示可能有再出血，及时报告医生处理。

3. 药物护理 遵医嘱使用甘露醇等脱水剂治疗时应快速静滴，必要时记录 24h 尿量；使用尼莫地平时可能出现皮肤发红、多汗、心动过缓或过速、胃肠不适等反应，应适当控制输液速度，密切观察有无不良反应发生。

4. 预防再出血的护理

（1）活动与休息　绝对卧床休息 4~6 周，抬高头部，头部置冰袋冷敷或戴冰帽。为患者提供安静、安全、舒适的休养环境，控制探视，避免不良的声、光刺激，集中进行治疗护理活动，避免频繁接触和打扰患者休息。如患者症状好转，可遵医嘱逐渐床上坐位或适当活动。避免用力排便、情绪激动、剧烈咳嗽等。

（2）病情监测　蛛网膜下腔出血再发率较高，需要严密监护。注意观察有无再出血征象，如原有症状加重、突发剧烈头痛、喷射状呕吐、意识障碍程度加深等，一旦发现及时通知医生。同时，观察生命体征、神志及瞳孔有无变化，加强心电监护，防止其他脏器受累。

5. 心理护理　向患者介绍蛛网膜下腔出血相关知识，使患者能够很好地配合治疗护理。告知家属应关心、体贴患者，为其创造良好的休养环境，消除患者紧张、恐惧、焦虑心理，增强战胜疾病的信心。

【健康教育】

1. 疾病预防指导　告诉患者及家属容易诱发再出血的各种因素，指导患者与医护人员密切配合，避免精神紧张、情绪波动、用力排便、屏气、剧烈咳嗽及血压过高等，一旦发现再出血征象及时就诊。女性患者 1~2 年内应避免妊娠及分娩。指导患者积极配合各种检查，必要时行脑血管影像学检查，使患者了解脑血管影像学检查的目的与安全性等相关知识。

2. 生活指导　多食维生素丰富的食物蔬菜、水果等，养成良好的排便习惯。

复习思考

1. 如何鉴别脑血栓形成与脑出血？

2. 如何对蛛网膜下腔出血患者进行再出血的预防及护理？

3. 脑出血的主要护理措施有哪些？

4. 如何对短暂性脑缺血发作进行健康指导？

5. 常见脑栓塞的病因有哪些？应如何预防发生脑栓塞？

项目四　帕金森病患者的护理

【学习目标】

1. 掌握帕金森病的临床表现特征、主要护理诊断和护理措施。

2. 熟悉帕金森病的治疗要点、辅助检查。

3. 了解帕金森病的病因、发病机制。

案例导入

患者，男，56 岁。患者步伐变小变慢，转身困难，左手静止性震颤，穿衣动作迟缓，呈进行性加重，伴有头昏，大便干结 9 年。患者神志清楚，精神差，每 3~5 天排 1 次大便，腹胀，活动受限，生活自理困难，情绪低落。

请思考：

1. 你认为该患者可能是什么疾病？

2. 该患者的主要护理诊断是什么？

帕金森病（Parkinson disesse，PD）又称震颤麻痹（paralysis agitans），以静止性震颤、运动迟缓、肌强直和姿势步态异常为主要临床特征，是一种常见的中老年人神经系统变性疾病。主要病变部位在黑质和纹状体，黑质多巴胺（DA）能神经元变性坏死和路易小体形成是其主要病理改变。高血压脑动脉硬化、脑炎、外伤、中毒、基底核附近肿瘤，以及药物等所产生的震颤、强直等症状，称为帕金森综合征。

帕金森病多发于 50~60 岁以上人群，在 60 岁以上人群中患病率为 1000/10 万，并随年龄增长而增高，男女发病分布差异不大。

【病因病理】

1. 病因　帕金森病的病因未明，发病机制复杂，目前认为是系多因素共同参与所致。

（1）遗传因素　有家族聚集现象，10%左右的帕金森患者有家族史，包括常染色体显性或隐性遗传。

（2）环境因素　长期接触杀虫剂、除草剂或某些工业化学品等可能是帕金森发病的危险因素。

（3）年龄老化　多巴胺能神经元退变不足是引起本病的主要因素。本病多见于中老年人，60 岁以上人口患病率高达 1%，40 岁以前发病者很少。30 岁以后多巴胺神经元在纹状体的含量随着年龄的增长而降低，且与黑质细胞的死亡数成正比。只有当黑质细胞减少至 15%~50%，纹状体多巴胺递质减少 80% 以上，临床上才会出现帕金森病的症状。

2. 病理　在多种因素参与下，通过氧化应激、线粒体功能衰竭、钙超载、兴奋性氨基酸产生毒性、细胞凋亡、免疫异常等机制，导致黑质纹状体多巴胺能神经元大量变性、减少而引发疾病，其减少程度与临床症状的严重程度成正比。

【临床表现】

1. 一般表现　帕金森病多在 60 岁后发病，偶有 20 多岁发病者。该病起病隐袭，缓慢进展，逐渐加剧。首发症状多为动作不灵活与静止性震颤。症状常自一侧上肢远端开始，逐渐扩展到同侧下肢及对侧上、下肢，呈 "N" 字型进展（65%~70%），25%~30% 病例自一侧下肢开始，两侧下肢同时开始者极少见。

2. 主要症状

（1）静止性震颤　拇指与食指 "搓丸样" 动作，节律 4~6Hz，安静时出现，运动时减轻或停止，紧张时加剧，入睡后消失，故称为 "静止性震颤"。常为首发症状（60%~70%），一侧上肢远端（手指）开始，逐渐扩展到同侧下肢及对侧肢体，下颌、唇、舌及头部最后受累。

（2）肌强直　多从一侧上肢或下肢近端肌开始，逐渐蔓延至远端、对侧及全身肌肉，屈肌与伸肌同时受累。被动运动时，关节阻力始终增高，似弯曲软铅管，称为 "铅管样强直"。若伴震颤，检查时感觉在均匀阻力有断续停顿，似转动齿轮，是肌强直与静止性震颤叠加所致，称为 "齿轮样强直"。被动运动时，关节开始阻力明显，随后迅速减弱，常伴腱反射亢进和病理征。

（3）运动迟缓　患者随意运动减少，动作缓慢笨拙。多表现为开始的动作困难和缓慢，如行走时启动和终止均有困难。表情肌活动少，面部表情呆板，笑容出现和消失缓慢，双眼凝视，瞬目减少，呈 "面具脸"。手指精细动作困难，如系鞋带、扣衣扣、系裤带等很难完成；书写时有字越写越小的倾向，称为 "写字过小征"。

（4）姿势步态异常　早期走路拖步，迈步时身体前倾，行走时步距缩短，颈肌、躯干肌强直使患者站立时呈特殊屈曲体姿，行走时上肢协同摆动的联合动作减少或消失；晚期由坐位、卧位起立困难，有时行走中全身僵住，不能动弹，称为 "冻结" 现象；有时迈步后碎步、往前冲，越走越快，不能立即停步，称为 "慌张步态"。

（5）其他　如便秘、出汗多、流涎、性功能减退和脂溢性皮炎（脂颜）等自主神经症状。约半数患者伴有抑郁症和（或）睡眠障碍。约 15%~30% 的患者在晚期出现智能障碍。

【辅助检查】

1. 脑电图检查 除基础波形稍呈慢波化外，无明显变化。

2. 影像学检查 CT、MRI 等检查无特征性改变，部分患者可见脑萎缩。

3. 功能显像检测 采用正电子发射计算机体层成像（PET）或单光子发射计算机体层成像（SPECT）与特定的放射性核素检查，疾病早期可发现 PD 患者脑内多巴胺转运体（DAT）功能显著降低和 DA 递质合成减少。

4. 基因检测 DNA 印迹技术、PCR、DNA 序列分析在家族性 PD 可发现基因突变。

【治疗要点】

治疗目的：缓解症状和预防残疾；避免、推迟或减轻药物治疗并发症或不良反应；神经保护性治疗，减缓或阻断神经变性过程。

1. 药物治疗 帕金森病目前仍以药物治疗为主，疾病早期无须特殊治疗，鼓励患者多主动运动，若疾病影响患者日常生活和工作能力，则需药物治疗。

（1）左旋多巴制剂 补充外源性多巴胺前体，能提高黑质-纹状体内已降低的多巴胺水平，是治疗帕金森病的最基本、最重要、最有效的药物，目前主要应用美多巴和帕金宁。

（2）金刚烷胺 可促进神经末梢释放多巴胺，并阻止其再吸收，从而使症状减轻。对少动、强直、震颤均有轻度改善作用。严重肾病者禁用。

（3）抗胆碱能药物 可协助维持纹状体的递质平衡，部分改善震颤和强直症状，适用于震颤明显的年轻患者，常用药物有盐酸苯海索（安坦）或东莨菪碱等。青光眼及前列腺肥大患者禁用。

（4）多巴胺受体激动剂 能直接激动纹状体产生和多巴胺相同作用的药物。如溴隐亭、培高利特、氯烯雌醚等。

（5）单胺氧化酶 B 抑制剂 抑制多巴胺分解代谢，增加脑内多巴胺的含量，保护多巴胺能神经元，与复方左旋多巴制剂合用可增强疗效。常用药物司来吉兰。

（6）儿茶酚-氧位-甲基转移酶抑制剂 抑制左旋多巴在外周代谢，加速其通过血脑屏障，增加脑内多巴胺含量。一般与左旋多巴制剂联用，可改善其疗效。常用药物恩他卡朋。

2. 外科治疗 采用 γ-刀立体定向手术，可破坏胆碱能神经系统，对控制肢体震颤和缓解肌强直有一定疗效，但应严格掌握适应证。

【常见护理诊断及医护合作性问题】

1. 躯体移动障碍 与肢体震颤、肌强直、体位不稳、随意运动异常有关。

2. 自尊紊乱 与震颤、流涎、面肌强直、言语障碍、生活依赖他人有关。

3. 知识缺乏 缺乏本病相关知识与药物治疗知识。

4. 营养失调：低于机体需要量 与吞咽困难、肌强直、消耗量增加有关。

5. 便秘 与消化道蠕动运动障碍或活动量减少有关。

6. 潜在并发症 外伤、压疮、感染等。

【护理措施】

1. 生活护理

（1）协助患者功能锻炼和必需的生活照顾 ①鼓励患者尽量参与各种形式的活动，做力所能及的事情，坚持四肢关节的功能锻炼，必要时协助患者洗漱、进食。②对出汗多的患者，勤洗澡，勤换洗被褥和衣服，穿柔软、宽松的衣物。③患者自理能力显著降低，注意患者活动中的安全问题，走路时持拐杖助行。④若患者下蹲及起立困难时，可置高凳坐位排便。⑤无法进食者，需协助喂饭。⑥穿衣服、扣纽扣、系腰带、鞋带有困难者，均需给予帮助。⑦晚期的卧床患者要按时翻身，做好皮肤护理，防止尿液、大便浸渍和褥疮的发生。

（2）饮食护理 ①饮食以高热量、高维生素、低脂、适量优质蛋白为主，蛋白不宜盲目过多，以免降低左旋多巴类药物的疗效。多吃新鲜蔬菜和水果，提供多种维生素，促进肠蠕动，防治大便秘结。②餐前、餐后让患者坐在椅子上或床沿上 10~15min。③进食时不要督促，餐具最好使用不易打碎的不锈钢餐具。④对咀嚼能力减退的患者，提供易咀嚼、易消化的细软、无刺激的食物或半流质的软食，如粥、蒸蛋等。对进流质、饮水呛咳，易误吸的患者，及时给予鼻饲。

2. 运动护理 帕金森病患者运动锻炼的目的在于防止和延迟关节强直与肢体挛缩，应与患者和家属共同制定切实可行的具体锻炼计划。①早期尽量鼓励患者参与各种形式的活动如散步、太极拳、床旁体操等，四肢各关节做最大范围的屈伸、旋转等活动，以预防肢体挛缩、关节僵直的发生。②对有功能障碍如起坐困难者，协助患者反复练习起坐动作。③对起步困难或步行时突然僵住不动的患者，指导患者思想放松，尽量跨大步，向前行进时脚尽量抬高，双臂尽量摆动，双眼注视前方，不要注视地面等。④锻炼的过程中，活动与休息交替，不能强行拉住患者走。⑤晚期患者做被动肢体活动和肌肉、关节的按摩，以促进肢体的血液循环，注意动作轻柔，勿造成患者疼痛。

3. 用药护理 告知患者及其照护者本病需要长期或终生服药治疗，介绍常用的药物种类、用法、服药注意事项、疗效和不良反应的观察与处理。

（1）抗胆碱能药物 常见不良反应为口干、眼花（瞳孔扩大）、少汗、便秘、排尿困难等，青光眼及前列腺肥大者忌用。

（2）左旋多巴制剂 ①早期有食欲减退、恶心、呕吐、腹痛、直立性低血压、失眠等不良反应，一般选择进食时服药或减小服药剂量，症状会逐渐消失。②服药时避免嚼碎药片。③为了不影响左旋多巴的疗效，避免与维生素 B_6 药物同服。④当出现幻觉、妄想等严重精神症状时，应报告医生积极处理。⑤长期服用左旋多巴制剂会出现运动障碍和症状波动（最常见为"开-关现象"和"剂末现象"）等长期治疗综合征。出现开-关现象时最佳服药时间是餐前 30min 和餐后 1h，避免与高蛋白食物一起服用，避免突然停药。

（3）金刚烷胺　副作用有口渴、失眠、食欲不振、头晕、足踝水肿、视力障碍、心悸、精神症状等，有严重肾病者禁用。

（4）多巴胺受体激动剂　常有恶心、呕吐、头晕、乏力、皮肤瘙痒、便秘等不良反应，剂量过大时，还可出现精神症状、直立性低血压等，应从小剂量开始服用，逐步缓慢加量。尽量上午服药，避免影响睡眠。避免与维生素 B_6、利舍平、氯丙嗪等药物同服。

📚 **课堂互动**

"开-关现象"是指每天症状在突然缓解（开期）与加重（关期）两种状态之间波动。一般与服药时间和剂量无关，不可预料，减少每次剂量，增加服药次数而每日总药量不变或适当加用多巴胺受体激动剂，减少左旋多巴用量，可以防止或减少发生。

"剂末现象"又称"剂末恶化"，指每次服药后药物的作用时间逐渐缩短，表现为症状有规律性的波动，与有效血药浓度有关，可以预知，增加每日总剂量并分开多次服用可以预防。

4. 心理护理　帕金森病作为一种慢性进展性变性疾病，不仅可导致功能障碍，可产生外源性抑郁和恐惧、失落等心理障碍。早期预防各种致病的心理因素，并针对性改变患者自卑等心理，对控制帕金森病有帮助。帕金森病患者入院后，由于环境和生活习惯的改变，心理会不适应，护士的任何生硬、冷淡的态度都能给患者心理造成不利因素，护士应配合家属密切注意其思想动向，及时解除其心中郁闷，与患者交流，分散其注意力，并针对不同年龄、职业文化水平和心理需求，因人施教。

【健康教育】

1. 生活指导　指导患者进食高热量、高维生素、高纤维素、低盐、低脂、适量优质蛋白的易消化饮食，保持大小便通畅。保持平衡心态和有规律的生活，避免情绪紧张、波动。根据气候、天气调整室温、增减衣服、决定活动的方式、强度与时间，预防受凉感冒。衣、食、住、行等都要适合患者活动与安全的需要。吞咽困难的患者，喂饭时防止呛咳和误吸，以防吸入性肺炎。

2. 疾病知识指导　按医嘱正确服药，定期门诊复查，动态了解血压变化和肝肾功能、血常规等指标。根据患者病情制定具体的锻炼计划。当患者出现发热、外伤、骨折或运动障碍、精神、智能障碍加重时及时就诊。

复习思考

1. 如何确诊一个患者是帕金森病？
2. 帕金森病患者的主要临床表现是什么？
3. 如何对帕金森病患者进行健康教育？

项目五　癫痫患者的护理

【学习目标】

1. 掌握癫痫的临床表现、主要护理诊断和护理措施。
2. 熟悉癫痫的治疗要点、辅助检查。
3. 了解癫痫的病因、发病机制。

📚 案例导入

患儿，女，12岁。因反复发作性意识丧失、全身抽搐1周入院。1周来，患儿反复发生3次不明原因的尖叫一声后倒地、呼之不应、全身抽搐、口吐白沫、两眼上翻、牙关紧闭、头后仰，每次持续几分钟，清醒后对当时发作的情况一概不知。医生正在检查的过程中，患儿再次出现上述情况。

请思考：

1. 该患儿出现了什么情况？
2. 目前患儿存在的主要护理诊断是什么？
3. 你将如何配合医生进行抢救？

癫痫（epilepsy）是一组由大脑神经元高度同步化异常放电所引起的，以短暂中枢神经系统功能失常为特征的慢性脑部疾病，具有突然发生、短暂性、刻板性、反复性、间歇性的特点。因异常放电神经元的位置和异常放电波及的范围不同，患者可表现为运动、感觉、意识、行为、自主神经、精神、认知等不同神经功能障碍。癫痫每次发作或每种发作的短暂过程称为癫性发作。

癫痫是神经系统常见疾病。据统计，癫痫的发病率为5‰，年发病率为50~70/10万，死亡率为（1.3~3.6）/10万。我国约有癫痫患者600万以上，每年新发癫痫患者65万~70万，其中难治性癫痫患者至少150万（占25%），约75%患者通过常规的一线抗癫痫药物治疗可获得满意疗效。该疾病可见各年龄组，青少年和老年是发病的两个高峰阶段。

【分类与定义】

1. 根据病因分类

（1）特发性癫痫 又叫原发性癫痫，是指病因尚未清楚，主要由遗传因素所致，为单基因或多基因遗传，表现为部分性或全身性发作，药物治疗效果较好。

（2）症状性癫痫 又称继发性癫痫，其病因较复杂，主要由脑部疾病和全身疾病所致，遗传也起一定作用，可发生于各个年龄组，药物治疗效果欠佳。

（3）隐源性癫痫 临床表现提示是症状性癫痫，但目前的检测手段不能发现明确的病因，约占全部癫痫的60%~70%。

2. 根据癫痫发作形式分类 根据国际抗痫联盟分类方案，痫性发作的分类准则为：①痫性发作的异常放电源于一侧脑部还是两侧脑部。②患者意识是否保存。据此分类准则，痫性发作分为部分性和全面性两个主要类型。分类见表9-6。

表9-6 痫性发作的国际分类

部分性发作 （局部起始的发作）	全面性发作 （两侧对称性发作，伴意识障碍）
（1）单纯部分性发作（不伴意识障碍）：有运动、体觉或特殊感觉、自主神经、精神症状	（1）失神发作 （2）肌阵挛发作
（2）复杂部分性发作（伴有意识障碍）：1）先有单纯部分性发作，继有意识障碍；2）开始即有意识障碍；①仅有意识障碍；②自动症	（3）阵挛性发作 （4）强直性发作 （5）全面性强直-阵挛发作
（3）部分性发作继发为全面性发作：①单纯部分性发作继发；②复杂部分性发作继发	（6）无张力性发作

【病因与发病机制】

1. 病因 按照病因是否明确分为：

（1）特发性癫痫 未发现脑部存在足以引起癫痫发作的结构性损伤或功能异常，与遗传因素密切相关。多在儿童或青少年期发病，具有特征性临床及脑电图表现。

（2）症状性癫痫 ①由各种明确的脑部疾病，如脑部先天疾病、颅脑外伤、颅内感染、脑肿瘤、脑寄生虫病、脑血管病等。②全身疾病，如阿-斯综合征、肝性脑病、尿毒症、一氧化碳中毒等。

（3）隐源性癫痫 目前的检测手段未明确病因。

2. 发病机制 癫痫的发病机制迄今尚未完全阐明，但不论是何种原因引起的癫痫，其电生理改变是一致的，即发作时大脑神经元异常的、过度的同步性放电。其原因为兴奋过程的过盛，抑制过程的衰减和（或）神经膜本身的变化。脑内兴奋性神经递质如谷氨酸、天门冬氨酸显著增加，促使钠离子和钙离子进入神经元，发作前病灶中两种递质显著增加。

不同类型癫痫发病机制可能与异常放电的传播有关：异常放电局限于某一区域，表现为局限性发作；异常放电波及双侧脑部，则出现全面性发作；异常放电在边缘系统扩散，引起复杂部分性发作；异常放电传至丘脑神经元被抑制，则出现失神发作。

3. 影响癫痫发作的因素

（1）年龄 特发性癫痫与年龄密切相关。婴儿痉挛症在1岁内起病，6~7岁是儿童失神发作的发病高峰，肌阵挛发作在青春期前后发病。各年龄段癫痫的病因也不同。

（2）遗传因素 在特发性癫痫还是症状性癫痫的近亲中，癫痫的患病率分别为1%~6%和1.5%，均高于普通人群；儿童失神发作患者的兄弟姐妹在5~16岁间有40%以上出现异常脑电图，但仅1/4出现失神发作；单卵双胎儿童失神和全面强直-阵挛发作一致率为100%。近年来有3种呈常染色体显性遗传的特发性癫痫的基因已被克隆，表明某些特发性癫痫与某种基因突变有关。

（3）环境因素 睡眠不足、疲劳、饥饿、便秘、饮酒、情绪激动等都能激发癫痫发作，内分泌失调、电解质紊乱和代谢异常均可影响神经元放电阈值而导致癫痫发作。少数患者仅在月经期或妊娠早期发作，称为月经期和妊娠期癫痫。部分患者仅在闪光、音乐、下棋、阅读、沐浴、刷牙等特定条件下发作，称为反射性癫痫，如过度换气对失神发作、过度饮水对全身性强直-阵挛发作（GTCS）、闪光对肌阵挛发作均有诱发作用。

（4）睡眠 癫痫发作与睡眠-觉醒周期密切相关。全面强直-阵挛发作常发生于晨醒后；婴儿痉挛症多于醒后或睡前发作。

【临床表现】

1. 部分性发作 为成人痫性发作的最常见类型，源于大脑半球局部神经元异常放电。

（1）单纯部分性发作（SPS） 以局部症状为特征，发作时间短，一般不超过1min，无意识障碍，可分为以下四种类型。

1）部分性运动性发作：指肢体局部的抽搐，大多见于一侧眼睑、口角、手指或足趾，也可涉及整个一侧面部或一侧肢体远端。

2）体觉性发作：常表现为肢体的麻木感或针刺感，多数发生于口角、舌部、手指或足趾，病灶在中央后回体感觉区；特殊体感性发作包括视觉性、听觉性、嗅觉性和眩晕性发作。

3）自主神经发作：如多汗、苍白、潮红、呕吐等。

4）精神性发作：包括各种类型的遗忘症，虽可单独发作，但常为复杂部分性发作的先兆症状。

（2）复杂部分性发作（CPS） 大多由颞叶病变所引起，主要特征有意识障碍。于发作起始出现各种精神症状或特殊感觉症状，随后出现意识障碍或自动症和遗忘症，有时一开始即有意识障碍，常称为精神运动性发作或颞叶癫痫。

（3）部分性发作继发泛化 单纯部分性发作可发展为复杂部分性发作，单纯或复杂部分发作可发展为全面性强直-阵挛发作（GTCS）。

2. 全面性发作 发作是伴有意识障碍或以意识障碍为首发症状，突发突止。异常放电源于双侧大脑半球。

（1）全面性强直-阵挛发作（GTCS） 又称大发作，是最常见的发作类型，以意识丧失和全身抽搐为特征。发作到意识恢复约5~10min。发作分为三期：

1）强直期：突然意识丧失，跌倒在地，全身骨骼肌呈持续性收缩，双眼球上窜，神志不清，喉肌痉挛，发出尖叫，口先强张后突闭，可咬破舌尖；颈部和躯干先屈曲后反张，上肢由上举、后旋转为内收、前旋，下肢自屈曲转为强直。常持续10~20秒转入阵挛期。

2）阵挛期：全身肌肉节律性一张一弛地抽动。阵挛频率由快变慢，松弛期逐渐延长，此期常持续约1min。最后一次强烈痉挛后，抽搐突然终止。以上两期中，可见心率增快，血压升高，唾液和支气管分泌物增多，瞳孔扩大等自主神经征象；呼吸可暂时中断，皮肤由苍白转为发绀，瞳孔对光反射和深浅反射消失，跖反射阳性。

3）发作后期：阵挛期后尚有短暂强直痉挛，造成牙关禁闭，可发生舌咬伤。随即全身肌肉松弛，括约肌松弛可使大小便失禁。抽搐停止后，呼吸首先恢复，心率、血压和瞳孔逐渐恢复正常，肌张力松弛，意识逐渐清醒，自发作开始至意识恢复历时约5~10min。患者醒后常感觉头痛、头昏、疲乏无力，对抽搐过程全无记忆。多数患者进入昏睡，少数患者在完全清醒前有自动症、暴怒或惊恐等情感反应。

（2）失神发作 典型失神发作又称小发作。多见于儿童，患者突然意识短暂丧失，停止当时的活动，呼之不应，两眼茫然凝视不动，手中持物可跌落，持续3~15秒后立即清醒，继续原来的活动，对发作无记忆。

（3）肌阵挛发作 为突然、短暂、快速的肌肉收缩，累及全身，也可仅限于面部、躯干和肢体，一般无意识障碍。

（4）阵挛性发作 仅见于婴幼儿，表现为全身重复性阵挛发作伴意识丧失，无强直期，持续1min或数分钟，恢复较强直-阵挛发作快。

（5）强直性发作 常在睡眠中发作，表现为全身强直性肌痉挛，常伴面色苍白或潮红、瞳孔散大等自主神经紊乱症状，发作持续数秒或数十秒。

（6）无张力性发作 部分或全身肌肉的张力突然降低，造成张口、颈垂、肢体下垂和跌倒。EEG 示多棘慢波或低电位活动。

3. 癫痫持续状态 是指癫痫连续发作之间意识尚未完全恢复又频繁再发，或癫痫发作持续 30min 以上不自行停止。任何类型的癫痫均可出现癫痫持续状态，但通常指全身性强直-阵挛发作（GTCS）持续状态。常见诱因有突然停药、减药、漏服药物及换药不当，或因急性脑病、脑卒中、脑炎、外伤、肿瘤和药物中毒引起；其次为发热、感染、劳累、饮酒、妊娠和分娩。患者常伴有高热、脱水、酸中毒，如不及时抢救，继而发生心、肝、肺、肾多器官衰竭而死亡。

【辅助检查】

1. 脑电图检查 为诊断癫痫首选的检查方法。典型表现是棘波、尖波、棘-慢波或尖-慢复合波。常规头皮脑电图仅能记录到约 50% 患者的痫性放电，多次重复或过度换气、闪光等刺激诱导，可进一步提高阳性率。

2. 血液检查 血常规、血糖、血寄生虫（如肺吸虫、血吸虫、囊虫等）检查，可了解有无贫血、低血糖和脑寄生虫病。

3. 头部放射性核素和影像学检查 SPECT、CT、MRI 检查可发现脑部器质性改变、占位性病变和脑萎缩等。DSA 可发现颅内血管畸形和动脉瘤、血管狭窄或闭塞，以及颅内占位性病变。

【治疗要点】

1. 病因治疗 对病因明确者应针对病因治疗。如对于脑寄生虫病引起者行驱虫治疗，尽快纠正低血糖、低血钙等代谢异常和手术治疗颅内占位病变等。

2. 发作间歇期的治疗

（1）用药原则 从单一药物、小剂量开始，逐渐加量；一种药物达到最大有效血药浓度而仍不能控制发作者再加第二种药物；坚持长期服药，不可随意停药。偶尔发病，脑电图异常而临床无癫痫症状及 5 岁以下，每次发作都伴有发热的儿童，一般不用抗癫痫药物；经药物治疗，控制发作 2~3 年，脑电图随访痫性活动消失者可开始减量。一般全面性强直-阵挛发作、强直性发作、阵挛性发作完全控制 4~5 年后，失神性发作停止半年后可考虑停药，停药遵循缓慢和逐渐减量的原则，一般需 6 个月以上时间。换药者需有 1 周的重叠用药期。

（2）常用药物及其作用 苯妥英钠作用为稳定神经膜、阻止钠离子通路和减少高频冲击后的突触易化；卡马西平为三环类化合物，作用类似苯妥英钠；苯巴比妥可阻止痫性电活动的传导；丙戊酸钠为脂肪酸，通过抑制 CABA 转氨酶起作用；乙琥胺为琥珀酸胺，作用为减少重复性传递和抑制皮质的兴奋性传入；扑痫酮为苯巴比妥先驱物，两者作用相同；氯硝西泮作用于抑制性受体发挥作用。

（3）常规药物选择 药物的选择主要取决于发作类型，但也要注意药物的毒副作用。特发性全身性强直-阵挛发作首选丙戊酸钠，次选苯妥英钠；症状性或原因不明的全身性强直-阵挛发作首选卡马西平，次选苯巴比妥；特发性失神发作首选乙琥胺，次选丙戊酸钠；复杂部分性发作首选卡马西平，次选苯妥英钠；婴儿痉挛症首选ACTH。

3. 发作时处理 立即让患者就地平卧，解开衣领、衣扣，放低头并偏向一侧以保持呼吸道通畅，及时给氧；尽快用压舌板、牙垫等置于齿间，以防舌咬伤；不可强行按压患者肢体，以免引起骨折、肌肉撕裂和关节脱位；发作后患者可有短期的意识模糊，禁用口表测体温或喂药；为防止再次发作，可选用地西泮、苯妥英钠和苯巴比妥等药。

4. 癫痫持续状态的治疗

（1）控制发作 迅速建立静脉通道，选用足量强有力的抗癫痫药物及时控制发作，首选地西泮 $10\sim20mg$ 静脉注射。

（2）保持呼吸道通畅 给予鼻导管或面罩吸氧，必要时行气管切开。

（3）其他治疗 保护患者的安全，防止受伤。注意预防和控制感染，避免发生脑水肿、酸中毒、肺部感染和呼吸循环衰竭。抽搐停止后应立即给予维持量，清醒后改用口服抗癫痫药，并寻找病因。

【常见护理诊断及医护合作性问题】

1. 有窒息的危险 与癫痫发作时喉头痉挛、气道分泌物增多有关。

2. 有受伤的危险 与癫痫发作时全身肌肉抽搐发作及突然意识丧失有关。

3. 清理呼吸道无效 与全面性强直-阵挛发作或癫痫持续状态所致喉头痉挛、呼吸道分泌物增多有关。

4. 自尊紊乱 与抽搐发作时难堪的外观形象，使患者的自尊心被破坏有关。

5. 潜在并发症 窒息、头外伤、骨折、脑水肿、酸中毒等。

【护理措施】

1. 生活护理

（1）环境与活动 保持环境安静，室内光线柔和，避免闪光、惊吓、噪声，减少声光刺激。保持良好的生活规律，劳逸结合，避免过度疲劳、睡眠不足、情绪激动等，出现发作先兆即刻卧床休息。

（2）饮食 给予清淡、无刺激、富于营养的食物。饮食要有规律，避免饥饿和暴饮暴食，防止便秘，戒烟，避免酒、咖啡及辛辣刺激性食物。对大发作的患者一次饮水不要过量，以免诱发发作。

2. 病情观察　观察有无发作先兆表现。应注意发作的类型，观察发作的时间及次数，监测患者的生命体征、神志、瞳孔的变化；注意发作过程中有无心率的增加、血压升高、呼吸减慢或者暂停、瞳孔散大、大小便失禁等；注意有无窒息、舌咬伤、骨折、头痛、自动症等。观察癫痫发作后患者意识是否完全恢复，有无发生癫痫持续状态。

3. 对症护理

（1）防止窒息　癫痫发作的患者，应迅速解开患者的衣扣、领带、腰带，使其头偏向一侧且下颌稍向前，清理呼吸道分泌物，并及时吸痰。必要时托起下颌，将舌用舌钳拉出，以防舌后坠引起呼吸道阻塞。癫痫发作时不能强行喂水喂食，以免误吸进入气管发生窒息。缺氧者，在保持呼吸道通畅同时，给予吸氧。

（2）避免受伤　患者有发作先兆时立即平卧，避免摔伤。如果患者是在动态时发作，陪伴者应抱住患者缓慢就地躺下。对有全身抽搐发作的患者，切勿用力按压患者的肢体，防止骨折等。极度躁动的患者必要时给予约束带，但注意勿约束过紧，以免影响血液循环。及时使用牙垫、压舌板等置于患者口腔一侧上、下臼齿之间，防止舌咬伤。少数患者抽搐停止后，意识恢复的过程中有短时的兴奋躁动，应加强保护，防止自伤或他伤。注意环境安全，病室地面防滑，床两侧应有床栏，危险物品应远离患者，如床旁不能放置热水杯，移开一切可能对患者产生损伤的尖锐物品等。使用防止意外发生的警示牌，患者户外活动时要佩戴安全帽，随身携带安全卡（注明患者姓名、年龄、所在病区及诊断）。

（3）癫痫持续状态的护理　避免癫痫持续状态的诱发因素，正确识别癫痫持续状态，如发现及时配合医生抢救。具体措施有：①立即建立静脉通道，遵医嘱使用地西泮或苯妥英钠静脉推注，严格控制用药速度，注意观察药物对呼吸、意识、血压的影响，如呼吸变浅、昏迷加深、血压下降，应暂停注射。②保持呼吸道通畅，及时吸痰，必要时气管切开，吸氧。做好口腔和皮肤护理，防止继发感染。③心电监护，观察患者生命体征、意识、瞳孔，定时行血气分析、血电解质监测。④保持病室环境安静，对患者实施安全保护。⑤及时发现并处理高热、脑水肿等严重并发症。高热者给降温护理；连续抽搐者应控制入液量，按医嘱快速静脉滴注脱水剂，降低颅内压。

4. 用药护理　告诉患者抗癫痫药物的治疗原则以及药物的不良反应（表9-7），指导患者按医嘱长期服药，不能自行减量或者停药。观察药物的不良反应，及早发现药物的毒副作用，反应严重时在医生指导下减量或者停药、换药。必要时应作血、尿常规检查及肝、肾功能检查，以便采取相应的措施。有条件者应作血药浓度的监测。

表 9-7 常用抗癫痫药及不良反应

药物名称	不良反应（与剂量相关）与特异反应
苯妥英钠（PHT）	胃肠道症状、毛发增多、齿龈增生、面容粗糙、小脑征、复视、精神症状等，骨髓、肝、心脏损害
卡马西平（CBZ）	胃肠道症状，小脑征，复视，嗜睡，体重增加。骨髓、肝脏损害，皮疹
苯巴比妥（PB）	嗜睡，小脑征，复视，认知与行为异常
丙戊酸盐（VPA）	肥胖，震颤，毛发减少，踝肿胀，嗜睡，肝功能异常，骨髓、肝脏损害、胰腺炎
乙琥胺（ESM）	胃肠道症状，嗜睡，小脑症状，精神症状，骨髓损害
加巴喷丁（GBP）	胃肠道症状，头昏，体重增加，步态不稳，动作增多
拉莫三嗪（LTG）	头昏，嗜睡，恶心

5. 心理护理 难治性癫痫患者，因病程长、反复多次发作有可能变得消沉、孤独、忧郁、失望，应关心、理解、尊重患者，鼓励患者表达心中感受，告诉患者疾病的相关知识及预后的正确信息，列举控制良好、能正常工作及生活的病例，使患者树立战胜疾病的信心，保持平衡心态，以便更好地配合医生进行长期、正规治疗，取得满意疗效。

【健康教育】

1. 生活指导 生活应有规律，适当参加体力和脑力劳动，做力所能及的工作，注意劳逸结合，保证睡眠。避免单独行动，禁止从事带有危险性的活动，如游泳、攀高、驾驶以及在炉火旁或高压电机旁作业等，以免发作时对生命有危险。合理饮食，给予清淡、无刺激、营养丰富的饮食，不饮兴奋性饮料，戒烟酒。

2. 疾病知识指导 向患者及家属介绍本病有关知识及发作时紧急救治的方法。避免癫痫的诱发因素，如饥饿、睡眠不足、便秘、过度劳累、情感冲动、声光刺激、惊吓等。向患者及家属告知药物的名称、剂量、用法及不良反应。并说明遵守用药原则的重要性，不可随意增减药物剂量及随意停药或换药，要坚持长期、规律服药。注意观察药物的不良反应，定期到医院复查血常规、肝肾功能，定期专科门诊随访。告知患者随身携带个人疾病资料，写上姓名、地址、病史、家庭联系电话等，以备癫痫发作时及时了解情况及与家人联系。

复习思考

1. 癫痫大发作的临床表现是什么？
2. 癫痫持续状态的临床表现是什么？
3. 癫痫发作时的处理要点是什么？
4. 癫痫持续状态患者的护理措施是什么？

项目六　神经系统常用诊疗技术与护理

【学习目标】

　　1. 掌握腰椎穿刺术、数字减影脑血管造影和支架植入术的适应证、操作前的准备、和操作后的护理。能够配合医生进行腰椎穿刺术、数字减影脑血管造影和支架植入术的操作。

　　2. 熟悉腰椎穿刺术、数字减影脑血管造影和支架植入术的操作方法。

一、腰椎穿刺术的护理

　　腰椎穿刺术是神经科临床常用的检查方法之一，对神经系统疾病的诊断和治疗有重要价值、简便易行，亦比较安全。腰椎穿刺术是通过穿刺第 3~4 腰椎或第 4~5 腰椎间隙进入蛛网膜下腔放出脑脊液的技术。

【适应证】

1. 诊断性穿刺

　　（1）脑血管病　观察颅内压高低，脑脊液是否为血性，以鉴别病变为出血性或者缺血性，帮助决定治疗方针。

　　（2）中枢神经系统炎症　各种脑膜炎、脑炎，如乙型脑炎、流行性脑膜炎、结核性脑膜炎、病毒性脑膜炎、真菌性脑膜炎等，可通过脑脊液检查加以确诊，并追踪治疗结果。

　　（3）脑肿瘤　脑脊液压力增高，细胞数增加，蛋白含量增多有助诊断，且脑和脊髓的转移性癌可能从中找到癌细胞。

　　（4）脊髓病变　通过脑脊液动力学改变及常规、生化等检查，可了解脊髓病变的性质，鉴别出血、肿瘤或炎症。

　　（5）脑脊液循环障碍　如吸收障碍、脑脊液鼻漏等，可通过穿刺注入示踪剂，再行核医学检查，以确定循环障碍的部位。

2. 治疗性穿刺

　　（1）缓解症状和促进恢复　对颅内出血性疾病、炎症性病变和颅脑手术后的患者，通过腰穿引流出炎性或血性脑脊液。

　　（2）鞘内注射药物　如注入抗菌药物可以控制颅内感染，注入地塞米松和 α-糜蛋白酶可以减轻蛛网膜粘连等。

【禁忌证】

1. 穿刺部位皮肤和软组织有局灶性感染或有脊柱结核者，穿刺有可能将细菌带入蛛网膜下腔或脑内。

2. 颅内病变伴有明显颅内高压或已有脑疝先兆，特别是疑有后颅凹占位性病变者，腰椎穿刺能促使或加重脑疝形成，引起呼吸骤停或死亡。

3. 开放性颅脑损伤或有脑脊液漏者。

4. 脊髓压迫症的脊髓功能处于即将丧失的临界状态。

5. 明显出血倾向或病情危重、不宜搬动者。

【操作前准备】

1. 术者准备 实训环境，观看操作视频；着装整洁，洗手（七步洗手法），戴口罩。

2. 护生准备 学习态度端正，备有课本、笔和笔记。着装整洁，洗手（七步洗手法），戴口罩。

3. 用物准备 备好穿刺包、压力表包、急救药品（20%甘露醇、洛贝林、尼可刹米等）等用物，用普鲁卡因局麻时先做好过敏试验。环境：整洁、安静、舒适，必要时屏风遮挡。

4. 评估患者 患者的病情、意识、生命体征及合作程度。指导患者排空大、小便，在床上静卧 15~30min，放松情绪，舒适体位，配合检查。

【操作过程及护理】

1. 患者体位 协助患者去枕侧卧，后背齐床沿，屈颈抱膝，以可能增加椎间隙宽度。

2. 确定穿刺点 一般选择第 3~4 腰椎间隙或腰 4~5 椎间隙为穿刺点。两侧髂嵴最高点连线与脊柱中线相交处为第 4 腰椎棘突，其上为腰 3~4 椎间隙，其下为腰 4~5 椎间隙。

3. 消毒与麻醉 以穿刺点为中心，呈螺旋式消毒，范围 10cm×10cm，术者戴无菌手套，铺无菌巾。麻醉以 1%普鲁卡因或 0.5%~2%利多卡因 1~2mL，在穿刺点作皮内、皮下至韧带的浸润麻醉。

4. 穿刺与测压 左手固定穿刺部位两棘突间的皮肤，右手持穿刺针（套上针芯）沿腰椎间隙垂直进入（针头斜面向上），推进 4~5cm（儿童 2~3cm）深度或感到阻力突然降低时，提示针尖已进入蛛网膜下腔，可拔出针芯，让脑脊液自动滴出，并接上测压管先行测压。连接测压管后让患者放松身体，缓慢伸直头及下肢，脑脊液在玻璃管内随呼吸轻微波动，此时的读值即为患者脑脊液压力的数值，正常为 80~180mmH$_2$O（0.78~1.77kPa），超过 200mmH$_2$O（1.96kPa）为颅内压升高，低于 80mmH$_2$O（0.78kPa）为低颅压。如脑脊液压力显著高于正常，则一般不放脑脊液，防止发生脑疝。若需了解椎管内有无梗阻，可做压颈试验，但颅内压增高或疑有后颅窝肿瘤者，禁忌此试验，以免发生脑疝。

5. 取脑脊液 取所需数量脑脊液于无菌试管中送检，若需作细菌培养，试管口及棉塞应用酒精灯火焰灭菌。

6. 穿刺点处理 术毕拔出穿刺针，针孔用碘酒消毒后覆盖无菌纱布，并稍加压迫防止出血，再用胶布固定。

【操作后护理】

1. 病情观察 观察患者有无头痛、腰背痛、脑疝及感染等穿刺后并发症。穿刺后头痛最常见，多发生在穿刺后的 1~7 天，可能为脑脊液量放出较多或持续脑脊液外漏所致颅内压降低。应指导患者多饮水，延长卧床休息时间至 24h，遵医嘱静滴生理盐水等。观察有无穿刺部位渗液、渗血，指导患者保护局部，穿刺针眼敷料防止潮湿，24h 内不宜淋浴。

2. 护理指导 嘱患者去枕平卧 4~6 天，卧床期间不可抬高头部，可适当转动身体。

3. 书写护理记录 记录穿刺的时间、穿刺过程、抽液的量、脑脊液的颜色以及患者穿刺前、中及穿刺后的状态。

二、数字减影脑血管造影术和支架植入术的护理

数字减影脑血管造影（DSA）是通过导管或穿刺针将含碘显影剂注入选定的动脉或静脉，把需要检查部位的影像数据分别输入电子计算机的两个存储器中，经减法指令和模-数转换系统成为只显影血管影像的减影图像。根据造影剂注入动脉或静脉的途径不同，可分为静脉 DSA 和动脉 DSA。目前动脉 DSA 常见。主要是进行脑血管疾病、颅内占位病变及颅脑外伤的检查。

【适应证】

1. 脑血管病　颅内动脉瘤、动静脉畸形、动脉狭窄闭塞、动脉痉挛等。

2. 自发性颅内血肿或蛛网膜下腔出血的病因检查。

3. 颅内占位性病变的血供与邻近血管的关系及某些肿瘤的定位。

4. 脑动静脉畸形，如位于功能区或脑深部的动静脉畸形、血管畸形较大、手术切除困难或者风险大者。

5. 支架植入术的适应证：动脉粥样硬化性脑血管病，如颈动脉狭窄>70%，患者有与狭窄相关的神经系统症状；双侧椎动脉开口狭窄>50%或一侧椎动脉开口狭窄>70%、另一侧发育不良或完全闭塞等。

【禁忌证】

1. 凝血障碍或对肝素有不良反应者。

2. 造影剂过敏者。

3. 患者临床状况极差。

4. 动脉粥样硬化性脑血管病患者显示双侧颈动脉闭塞或双侧椎动脉闭塞、严重血管迂曲、狭窄部位伴有软血栓、严重神经功能障碍、3 周内有严重的卒中发作或者合并严重全身器质性疾病等。

5. 穿刺部位皮肤感染者

【操作前准备】

1. 用物准备　注射泵、监护仪、造影剂、麻醉剂、生理盐水、肝素、股动脉穿刺包、无菌手套、沙袋及抢救药物等。

2. 患者准备

（1）向患者说明检查目的、操作过程及配合注意事项，以消除紧张情绪，取得合作。儿童与烦躁不安者应使用镇静药或在麻醉下进行。

（2）检查患者出、凝血时间，血小板计数，做普鲁卡因和碘过敏试验。

（3）穿刺部位备皮 5cm×5cm，经股、肱动脉穿刺插入导管者，按外科术前要求准备皮肤。

（4）术前 4~6h 禁食、禁水，术前 30min 排空大小便。

【操作过程及护理】

经股动脉插管 DSA：

1. 患者体位　协助患者取舒适的穿刺体位，选择合适的穿刺点。

2. 局部麻醉　在耻骨联合-髂前上棘的中点、腹股沟韧带下 1~2cm 股动脉搏动最强点进行穿刺。络合碘消毒皮肤，利多卡因局部麻醉。

3. 置入导管鞘或导管　将穿刺针与皮肤成 30°~45° 刺入股动脉，将导丝送入血管 20cm 左右，撤出穿刺针，迅速沿导丝置入导管鞘或导管，撤出导丝。

4. 正确置入导管　在电视屏幕监护下将导管送入各个头臂动脉。

5. 确认动脉，造影　进入靶动脉后注入少量造影剂确认动脉，然后造影。

6. 支架植入术　在局麻或全麻下，选择合适的指引导管放置在靶动脉，将相应的指引导丝通过狭窄部位，沿指引导丝将适当的支架放置在狭窄部位，透视定位下位置满意后释放支架，再次造影评价治疗效果。

7. 术中观察　观察患者生命体征、意识状态等，一旦发现异常及时报告医生并协助配合抢救。

【操作后护理】

1. 病情观察　密切观察意识、瞳孔、血压、脉搏、呼吸变化，发现异常及时报告医生处理。注意穿刺部位有无渗血，穿刺部位应用沙袋压迫止血，股动脉穿刺者肢体制动

6~12h，同时应观察足背动脉搏动和远端皮肤颜色、温度等。

2. 生活指导　脑血管造影术后嘱患者平卧 4h 后再起床活动或进食。术后 24h 多饮水，以促进造影剂排泄。

3. 拔管后处理　术毕拔管，股动脉穿刺部位垂直重压止血 30min，沙袋（1kg）压迫 6~8h，支架植入术后患者穿刺侧肢体继续制动（取伸展位，不可屈曲）2~4h。一般于穿刺后 8h 左右可行侧卧位；24h 内卧床休息、限制活动。

复习思考

1. 腰椎穿刺术的护理注意事项是什么？
2. 列出腰椎穿刺术的适应证和禁忌证。
3. 数字减影脑血管造影的护理注意事项是什么？
4. 写出数字减影脑血管造影的适应证和禁忌证。

模块十

传染性疾病

传染病（communicable disease）是由病原体感染人体后引起的具有传染性的疾病。常见的病原体包括病毒、细菌、支原体、衣原体、立克次体、真菌、螺旋体、原虫、蠕虫等。其中，由原虫、蠕虫感染人体后引起的疾病又称为寄生虫病。传染病属于感染性疾病，但并非所有的感染性疾病都具有传染性，有传染性的感染性疾病才是传染病。

传染病曾对人类造成过很大灾难。中华人民共和国成立以前，鼠疫、天花、霍乱、血吸虫病等严重危害人民健康。中华人民共和国成立后，大力开展卫生防疫、推行计划免疫，使很多传染病已被控制，甚至已被消灭。但仍有许多传染病存在，如病毒性肝炎、肾综合征出血热等；还有一些传染病出现死灰复燃的迹象，如性病；也有一些新发生的传染病，如传染性非典型肺炎、艾滋病、人禽流感等，因此，传染病的防治工作仍面临着巨大挑战。

传染病护理是传染病防治工作中的重要组成部分。护士要掌握传染病患者护理的基础理论知识和基本技能，在工作中应具有高度责任感和同情心，能够做到严密细致地观察病情、迅速准确地配合抢救、严格执行消毒隔离制度、认真履行传染病疫情报告职责、广泛开展传染病健康教育等工作。传染病护理工作不仅关系到传染病患者的早日康复，对防止传染病传播蔓延亦具有十分重要的意义。

项目一　概　述

【学习目标】

1. 掌握感染、隐性感染、传染性、潜伏期、传染源、传染期、消毒、隔离等概念；传染病患者的管理方法、预防措施和医务人员的职业防护措施。

2. 熟悉传染病区的划分及管理、传染病的种类、传染病的基本特征、传染病的防治、隔离、消毒的知识。

3. 了解感染过程中机体的免疫应答和传染病的流行过程及影响因素。

📖 **案例导入**

患者，男，胸腹部挤压伤并多处骨折，120 急救车转运过程中，患者的血液喷溅到急诊医生的身上、脸上；到达医院后另一名医生为患者手术过程中，手指被扎破，手术衣、口罩被患者喷出的鲜血染湿。经 6h 抢救，患者脱离险境，3 天后患者确诊为艾滋病病毒携带者。

请思考：

1. 抢救他的医生能否排除感染艾滋病的可能？
2. 手指被扎破的医生应采取哪些措施？
3. 医务人员接诊患者时应采取的防护措施是什么？

一、感染过程的表现

病原体通过各种途径进入人体后，就开始了感染过程。感染后的表现主要取决于病原体的致病力和机体的免疫功能，也受来自外界的因素如药物干预、放射治疗等影响。传染病感染过程的表现有以下 5 种形式。

1. 病原体被清除　病原体被清除（eliminating of pathogen）是指病原体进入人体后，人体通过非特异性免疫屏障所清除，如皮肤与黏膜的屏障作用和胃酸的杀菌作用等，也可由来自母体或人工注射的抗体而获得的特异性被动免疫所中和，亦可通过预防接种或感染后获得的特异性主动免疫所清除，不产生病理变化，也无临床症状。

2. 隐性感染　隐性感染（covert infection）又称亚临床感染，是最常见的感染形式，指病原体入侵人体后，仅引起机体发生特异性的免疫应答，而不引起或只引起轻微的组织损伤，在临床上不显出任何症状、体征，甚至生化改变，只能通过免疫学检查才能发现。在大多数传染病中，是以隐性感染最常见，如脊髓灰质炎和流行性乙型脑炎等。隐性感染过程结束后，多数人获得不同程度的特异性主动免疫，病原体被清除。少数人病原体持续存在于体内，称为无症状病原携带者，如伤寒、菌痢、乙型肝炎等。

3. 显性感染 显性感染（overt infection）又称临床感染，发生率最低，是指病原体侵入人体后，不但引起机体免疫应答，而且通过病原体本身的作用或机体的变态反应，导致组织损伤，引起病理改变和临床表现。在临床上，仅有少数传染病表现为显性感染，如麻疹、天花。显性感染后，病原体可被清除，感染者可获得稳定而持久的免疫力，不易再受感染，如伤寒。但也有些传染病感染后免疫力不巩固，易再感染而发病，如细菌性痢疾、流行性感冒等。还有少部分传染病患者成为慢性病原携带者，如病毒性乙型肝炎。

4. 病原体携带状态 病原体携带状态（carrier state）是指病原体侵入人体后，在人体内生长繁殖并不断排出体外，而人体不出现任何疾病状态的整个时期，如伤寒、菌痢、霍乱、白喉、乙型肝炎、流行性脑膜炎等。按病原体种类不同可分为带病毒者、带菌者与带虫者等。按其发生的时期不同，分为潜伏期携带者、恢复期携带者或慢性携带者；按携带病原体持续时间不同，分为急性携带者（持续3个月以下）和慢性携带者（持续3个月以上）。所有病原携带者的共同特点是病原体在体内持续生长繁殖并排出体外，且没有明显临床症状，容易被忽视，因而是重要的传染源，更具流行病学意义。

5. 潜伏性感染 潜伏性感染（latent infection）指病原体感染人体后，寄生在机体中某些部位，由于机体免疫功能足以将病原体局限化而不引起临床表现，但又不足以将病原体清除时，病原体可暂时潜伏起来，当机体免疫功能下降时，才引起显性感染，如单纯疱疹、带状疱疹、结核、疟疾等。潜伏性感染期间，病原体一般不排出体外，没有传染性。

上述5种表现形式，在不同的传染病中各有侧重，且在一定条件下可相互转变。一般来说，隐性感染最常见，病原体携带状态次之，显性感染所占比例最少。

二、感染过程中病原体的致病作用

病原体侵入人体后能否引起疾病，取决于病原体的致病能力和机体的免疫功能。病原体的致病能力包括以下4个方面。

1. 侵袭力 侵袭力是指病原体侵入机体并在体内生长、繁殖的能力。有些病原体可直接侵入人体，如钩端螺旋体和钩虫丝状蚴等；有些病原体则需经消化道或呼吸道进入机体，引起病变；有些病原体如破伤风杆菌，需经伤口进入人体；病毒性病原体，常通过与细胞表面的受体结合进入细胞。

2. 毒力 毒力包括毒素和其他毒力因子。毒素包括外毒素与内毒素。外毒素通过与靶细胞的受体结合，进入细胞内而起作用。内毒素通过激活单核-巨噬细胞，释放细胞因子而起作用。其他毒力因子中，有些具穿透能力，如钩虫丝状蚴；有些具有侵袭能力，如痢疾杆菌；有些具有溶组织能力，如溶组织阿米巴原虫。

3. 数量 在同一种传染病中，入侵病原体的数量一般与致病能力成正比。但在不同传染病中，能引起疾病的最低病原体数量差别很大，如伤寒需要 10 万个菌体，而菌痢仅需 10 个菌体即可致病。

4. 变异性 病原体可因环境或遗传等因素而产生变异。一般来说，在人工培养多次传代的环境下，可使病原体的致病力减弱，如卡介苗；而在宿主之间反复传播的病原体可使致病力增强，如肺鼠疫。病原体的抗原变异可逃避机体的特异性免疫作用而引起疾病，如流行性感冒病毒、丙型肝炎病毒和人类免疫缺陷病毒等。有些病毒可在动物或家禽中流行一段时间后，出现变异，再传染人类，如禽流感等。

三、感染过程中免疫应答的作用

机体的免疫应答对感染过程的表现和转归起着重要作用。免疫应答分为保护性免疫应答和变态反应两大类。保护性免疫应答有利于机体抵抗病原体入侵与破坏；变态反应促进病理生理过程和组织损伤。保护性免疫应答分为非特异性免疫与特异性免疫。

【非特异性免疫】

非特异性免疫是先天就有的，又称先天性免疫，是机体对进入体内异物的一种清除机制，无抗原特异性，主要表现以下 3 方面的功能。

1. 免疫屏障 包括皮肤黏膜屏障、血脑屏障和胎盘屏障。

2. 吞噬作用 肝脏、脾脏、骨髓、淋巴结、肺泡等组织中的巨噬细胞和血液中的单核细胞、中性粒细胞等，均具有强大的吞噬作用。

3. 体液因子的作用 包括存在于体液中的补体、溶菌酶和各种细胞因子，如白细胞介素、肿瘤坏死因子、γ 干扰素、粒细胞-吞噬细胞集落刺激因子等。细胞因子主要由单核-吞噬细胞和淋巴细胞被激活后释放的激素样肽类物质，这些因子能直接或通过免疫调节作用清除病原体。

【特异性免疫】

是指通过对抗原特异性识别而产生的免疫，又称获得性免疫。感染后的免疫通常都是特异性免疫，能够抵抗同一种病原微生物的重复感染，是一种主动免疫。包括 T 淋巴细胞介导的细胞免疫和 B 淋巴细胞介导的体液免疫。

1. 细胞免疫 主要通过 T 淋巴细胞来完成。抗原进入机体，刺激 T 淋巴细胞致敏，致敏的 T 淋巴细胞与相应抗原再次相遇时，发生分化、增生，并释放多种淋巴因子，通过细胞毒性作用和淋巴因子来杀伤病原体及其所寄生的细胞。许多细胞内病原体的清除，细胞免疫起到重要作用。

2. 体液免疫 主要通过 B 淋巴细胞来完成。抗原进入机体，刺激 B 淋巴细胞致敏，转化为浆细胞，并产生能与相应抗原结合的抗体，即免疫球蛋白（Immunoglobulin 简称 Ig）。Ig 在化学结构上分为 5 类，即 IgM、IgG、IgA、IgD、IgE，它们主要作用于细胞外的微生物，但功能各不同。IgM 在感染过程中首先出现，但持续时间不长，是近期感染的标志；IgG 在临近恢复期出现，持续时间较长；IgA 主要是呼吸道和消化道黏膜上的局部抗体；IgE 主要作用于原虫和蠕虫；IgD 在机体含量较少，不易测出。

四、传染病的流行过程及影响因素

传染病的流行过程是指传染病在人群中发生、发展和转归的过程。构成流行过程必须具备的 3 个基本条件即传染源、传播途径和易感人群。流行过程亦受到社会因素和自然因素的影响。

【传染病流行的基本条件】

1. 传染源 传染源（source of infection）是指病原体已在体内生长繁殖并能排出病原体的人或动物。包括患者、隐性感染者、病原携带者、受感染的动物等。

（1）患者 在不同的传染病中，不同类型患者其流行病学意义不同。急性期患者通过咳嗽、呕吐、腹泻等症状使病原体播散。慢性患者可长期污染环境。轻型患者人数多，症状不典型而不易被识别，因此作为传染源意义更大。

（2）隐性感染者 由于无任何症状和体征而不易被发现，因此，在某些传染病（如脊髓灰质炎、流行性脑脊髓膜炎等）中，隐性感染者是重要的传染源。

（3）病原携带者 由于不出现症状，能长期排出病原体，因而也是重要的传染源，对某些传染病（如伤寒、细菌性痢疾等）具有重要的流行病学意义。

（4）受感染的动物 以啮齿类动物最常见，其次是家禽与家畜。以动物为传染源传播的疾病称为动物源性传染病。以野生动物为传染源传播的疾病，称为自然源性传染病，如鼠疫、狂犬病等。动物源性传染病由于动物源受地理、气候等自然因素影响较大，因此常存在于特定的地区，并具有严格的季节性。

2. 传播途径 传播途径（route of transmission）是指病原体离开传染源后，到达另一个易感机体的途径。各种传染病有其各自的传播途径，传播途径可以是单一途径，也可以是多个途径。包括水平传播和垂直传播。

（1）水平传播 指病原体在人群个体之间的传播。主要通过 5 种途径传播。

1）呼吸道传播 通过污染的空气、飞沫、尘埃传播，如流行性感冒等。

2）消化道传播（又称粪-口传播） 主要通过污染的手、水、食物传播。苍蝇是重要的传播媒介，如伤寒、痢疾等。

3）接触传播 性接触传播，如艾滋病、梅毒等；日常生活接触传播，通过污染的手、用物、玩具传播，如痢疾、白喉等；通过污染的土壤传播，如破伤风、炭疽、寄生虫等。

4）虫媒传播　以吸血节肢动物（蚊子、跳蚤、螨等）为中间宿主的传染病如疟疾、斑疹伤寒等。

5）血液/体液传播　某些病原体存在于患者或携带者的血液和体液中，可通过应用血制品、分娩、性交等传播，如乙型肝炎、丙型肝炎、艾滋病、性病等。

（2）垂直传播　指病原体通过母亲的胎盘、产道及哺乳方式传染给胎儿或婴儿，又叫母婴传播。

1）胎盘传播　受感染孕妇体内的病原体可经胎盘血液使胎儿遭受感染，如艾滋病、麻疹、乙型肝炎等。

2）产道传播　分娩过程中，胎儿经过母体产道时，胎儿的皮肤、黏膜、呼吸道接触母体的分泌物和血液等可遭受病原体感染，例如艾滋病、淋病等。

3）哺乳传播　母亲分娩后病原体可通过母乳喂养感染婴儿，如艾滋病、乙型肝炎等。

3. 人群易感性　人群易感性（susceptibility）是指人群对某种传染病容易感染的程度。易感人群是指对某种传染病缺乏免疫力的人群。对某一传染病缺乏特异性免疫力的人称为易感者。易感者在某一特定人群中的比例决定该人群的易感性。易感者的比例在人群中达到一定水平时，如果又有传染源和合适的传播途径，则传染病的流行很容易发生。在普遍推行人工自动免疫的干预下，可把易感者水平降至最低，使流行不再发生。

（1）影响人群易感性因素　新生儿增加、易感人口的迁入等可使人群易感性升高；免疫接种可提高人群对传染病的特异性免疫力，是降低人群易感性最重要的措施。全球消灭天花的辉煌成就，其最重要的对策是实施痘苗接种计划。

（2）与流行的关系　易感者大量减少后，免疫者增加，能抑制传染病的流行，甚至使之停止；传染病只有在易感者、传染源都存在，而且有一定的传播途径时才能发生流行，这是构成传染病流行的 3 个基本环节。

【传染病流行的影响因素】

1. 自然因素　自然因素主要是指气候、地理、生态等因素，对流行过程的发生和发展有重要的影响，如冬季，寒冷、干燥有利于呼吸道传染病的流行；炎热的夏天，气温高、雨水多，有利于蚊、蝇滋生，可促使肠道传染病及虫媒传染病发病率呈季节性升高。又如南方江河湖多，水草丛生，有利于钉螺的滋生，易发生血吸虫病。

2. 社会因素　社会因素对传染病的流行起决定性的主导作用，包括社会制度、风俗、经济、生活条件以及文化水平等。近年来，人口流动、生活方式、饮食习惯的变化，环境污染引起的生态环境改变，导致新发传染病或某些传染病发病率升高，如 H5N1、H7N9 人禽流感、艾滋病等。因此，传染病的防治工作仍很严峻，我国政府高度重视突发急性传染病的预防和控制，建立了各种急性传染病的预防机制。

五、传染病的基本特征及临床特征

【基本特征】

传染病的基本特征有病原体、传染性、流行病学特征和感染后免疫。

1. 病原体　每种传染病都是由特异的病原体所引起，包括微生物与寄生虫。如甲型肝炎的病原体是甲型肝炎病毒（HAV），艾滋病的病原体是人免疫缺陷病毒（HIV）、疟疾的病原体是疟原虫等。临床上检出病原体对诊断传染病有重要的意义。

2. 传染性　传染性（infectivity）是指病原体由宿主体内排出，经一定途径传染给另一个宿主的特性。各种传染病都具有一定的传染性，这是传染病与其他感染性疾病的主要区别。如耳源性脑膜炎和流行性脑脊髓膜炎，在临床上都表现为化脓性脑膜炎，但前者无传染性，无须隔离，而后者有传染性，属于传染病，必须隔离。传染病患者具有传染性的时期称为传染期，是决定患者隔离期限的重要依据。

3. 流行病学特征

（1）流行性　是指传染病在一定条件下，能在人群中广泛传播蔓延的特性。按其强度可分为散发、流行、大流行、暴发。

1）散发　是指某传染病在某地常年一般发病水平。

2）流行　指某种传染病的发病率显著高于当地常年的发病水平。

3）大流行　指某传染病在一定时间内迅速蔓延，波及范围广泛，超出国界或洲界者。

4）暴发　指在短时间（数日，通常为该病的潜伏期内）集中发生大量同一种传染病，这些病例多由同一传染源或共同的传播途径所引起。

（2）季节性　指在每年的一定季节出现发病率升高的现象。如冬春季节，呼吸道传染病发病率升高；夏秋季节，消化道传染病发病率升高；如流行性乙型脑炎在夏秋季（每年的7月、8月、9月）蚊子活跃时发病率升高。

（3）地方性　由于受地理、气候等自然因素或人们生活习惯等社会因素的影响，某些传染病仅局限在一定的地区内发生，这种传染病称为地方性传染病，如血吸虫病多发生于在钉螺容易存在的长江以南地区。以野生动物为主要传染源的疾病，称为自然疫源性传染病或人兽共患疾病，如流行性出血热、鼠疫、钩端螺旋体病、传染性非典型肺炎等。存在这种疾病的地区称为自然疫源地。

4. 感染后免疫　人体感染病原体后，无论显性感染或隐性感染，均能产生针对病原体及其产物（如毒素）的特异性免疫，属于主动免疫，可通过抗体（抗毒素、中和抗体等）的检测而获知。感染后免疫的持续时间在不同传染病中有很大差异。一些传染病（如麻疹、脊髓灰质炎、流行性乙型脑炎、伤寒）感染后的免疫持续时间最长，往往保持终身；一些传染病（如流行性感冒、细菌性痢疾、钩端螺旋体病、阿米巴病）感染后的免疫持续时间较短，仅为数月至数年。蠕虫病感染后通常不产生保护性免疫，因而往往产生重复感染（如血吸虫病、钩虫病、蛔虫病等）。

【临床特征】

传染病的发生、发展和转归，将传染病分为潜伏期、前驱期、症状明显期、恢复期四个阶段。

1. 潜伏期　从病原体侵入人体，至出现临床症状前的一段时期。通常相当于病原体在体内繁殖、转移、定位、引起组织损伤和功能改变导致临床症状出现之前的整个过程。不同传染病潜伏期不同。传染病的检疫期主要是根据最长潜伏期决定。

2. 前驱期　从起病至症状明显开始前的时期。该期症状多无特异性，常为许多传染病所共有，表现为发热、头痛、乏力、肌肉酸痛及食欲下降等。

3. 症状明显期　出现该传染病所特有的症状和体征，此时病情达到高峰。

4. 恢复期　机体免疫力增长到一定程度，体内的病理生理过程基本终止，症状及体征基本消失。在此期间内可能还有残余病理改变或生化改变，病原体尚未完全被消除，许多患者还有传染性。

有些患者进入恢复期后，已退热一段时间，由于潜伏于组织内的病原体再度繁殖至一定程度，使初发症状再度出现，称为复发，可见于伤寒、疟疾等。有些患者进入恢复期后，体温尚未稳定下降至正常时，重新出现发热等，称为再燃。

六、传染病的预防

【管理传染源】

1. 对患者的管理　对患者应尽量做到"五早"，即早发现、早诊断、早报告、早隔离、早治疗。传染病报告制度是早期发现传染病的重要措施，必须严格遵守。任何单位和个人发现传染病患者或者疑似传染病患者时，应当及时向附近的疾病预防控制机构或者医疗机构报告。

（1）传染病的种类　《中华人民共和国传染病防治法》将传染病分为甲、乙、丙三大类，共39种。

甲类传染病2种：鼠疫、霍乱。

乙类传染病26种：传染性非典型肺炎、艾滋病、病毒性肝炎、脊髓灰质炎、人感染高致病性禽流感、麻疹、流行性出血热、狂犬病、流行性乙型脑炎、登革热、炭疽、细菌性和阿米巴性痢疾、肺结核、伤寒和副伤寒、流行性脑脊髓膜炎、百日咳、白喉、新生儿破伤风、猩红热、布鲁氏菌病、淋病、梅毒、钩端螺旋体病、血吸虫病、疟疾、甲型H1N1流感。

丙类传染病11种：流行性感冒、流行性腮腺炎、风疹、急性出血性结膜炎、麻风病、流行性和地方性斑疹伤寒、黑热病、包虫病、丝虫病，除霍乱、细菌性和阿米巴性痢疾、伤寒和副伤寒以外的感染性腹泻病，手足口病。

（2）传染病的报告时间

1）甲类传染病　为强制管理传染病，城镇要求发现后 2h、农村要求发现后 6h 内上报。

2）乙类传染病　为严格管理传染病，城镇要求于发现后 6h 内上报，农村不超过 12h。

3）丙类传染病　为监测管理传染病，要求于发现后 24h 内上报。

对乙类传染病中传染性非典型肺炎、炭疽中的肺炭疽和人感染高致病性禽流感和脊髓灰质炎，必须采取甲类传染病的报告、控制措施。

2. 对接触者的管理　接触者是指曾经和传染源发生过接触的人，可能受到感染而处于疾病的潜伏期。对传染病的接触者，应分别按具体情况采取检疫措施（如医学观察、留验）或预防接种。

3. 对病原携带者的管理　早期发现病原携带者十分重要，对在人群中检出的病原携带者应进行治疗、健康指导、调整工作岗位和随访观察。为做到早期发现病原携带者，凡是传染病接触者、曾患过传染病者、流行区居民和服务性行业、托幼机构、供水行业的工作人员应定时普查，以及时检出病原携带者。

4. 对动物传染源的管理　对动物传染源，如属有经济价值的家禽、家畜，应尽可能加以治疗，必要时宰杀后加以消毒；如无经济价值者则设法消灭。

5. 国境卫生检疫　按照有关规定，国际检疫传染病为鼠疫、霍乱和黄热病。而流行性感冒、疟疾、脊髓灰质炎、斑疹伤寒、登革热、回归热为我国监测传染病。另外对患有艾滋病、性病、麻风病和开放性肺结核的外国人，应阻止其入境。

【切断传播途径】

1. 传染病的隔离管理制度

（1）将传染病患者或病原携带者安置在指定的地方，与健康人和非传染患者分开，便于集中治疗和护理，防止传染和扩散。凡传染病医院、综合医院的传染病科室必须划分清洁区、半污染区及污染区，隔离单位应有标记，病室门口挂隔离衣，走廊设消毒液，门口要有消毒脚垫及门把套。

（2）各类患者均应在指定的各自范围内活动，不得请假外出。如需去其他科室检查应由医护人员陪同，并采取相应的隔离措施。

（3）按不同病种使用医疗器械，如体温表、叩诊锤、听诊器等。

（4）住院传染病患者不准家属陪护，甲类传染病患者禁止探视，其他传染病患者可定时在指定地点隔栏探视或电视探视。对必须探视及陪护的人员应指导他们执行隔离制度。

（5）患者出院、转科、死亡，应进行终末消毒。病床、被褥、家具等用消毒水擦洗，消毒后才能给其他人使用。

（6）医务人员必须严格遵守消毒隔离制度，做到在病区内不吸烟、不进食，双手接触患者或污染物后必须消毒，不倚靠墙壁，不坐患者床凳，巡视患者不带病历卡等，要定期体检并接受有关的预防注射或服药。

2. 隔离的种类及要求

（1）呼吸道隔离（蓝色标志）　适应于经患者飞沫、尘埃传播的呼吸道传染病应执行呼吸道隔离，如流行性感冒、流行性脑脊髓膜炎等。

隔离要求：

1）相同病种可同住一室，床间距至少 2m，必要时置屏风。

2）患者一般不能外出，如必须外出，应戴口罩。

3）接近患者时，应戴口罩，必要时穿隔离衣、戴手套。

4）患者的呼吸道分泌物应先消毒后弃去，痰具每日消毒。

5）室内保持适宜温、湿度。病室每日通风 3 次，紫外线消毒每日 2 次。

（2）消化道隔离（棕色标志）　适应于经患者排泄物、污染食物或餐具传播的消化道传染病，如伤寒、细菌性痢疾、甲型及戊型肝炎等。

隔离要求：

1）同病种患者可同住一室，若条件不允许，不同病种患者也可同住一室，但患者之间必须实施床边隔离，床间距离应在 2m 以上。

2）接触患者时穿隔离衣，护理不同病种患者要更换隔离衣，接触患者、被污染物品后以及护理下一个患者前应严格消毒双手。

3）患者的生活用具专用，用后要消毒。患者的呕吐物及排泄物应随时消毒、然后弃去。

4）室内保持无苍蝇、无蟑螂。

（3）严密隔离（黄色标志）　用于甲类传染病或有高度传染性及致死性的传染病。如霍乱、非典型肺炎等。

隔离要求：

1）患者应住单间病室，无条件时，同病种患者可住同一病室，房内物品专用，门窗关闭并禁止随意开放，门外应有"严密隔离"标志，门口应设置用消毒液浇洒的门垫，门把手包有消毒液浸湿的布套，禁止探视和陪住。

2）凡入室者必须戴帽子、口罩、穿隔离衣、隔离鞋、戴手套。接触患者及污染敷料后、护理下一个患者前应严格消毒双手。

3）污染敷料要装袋，贴签，消毒处理。患者的分泌物、排泄物及污染品应及时严格消毒处理。

4）病室每日消毒，患者出院或死亡后，应进行终末消毒。

（4）接触隔离（橙色标志）　适用于由体表或伤口排出的病原微生物，接触皮肤或黏膜破损处而引起的传染病，如婴幼儿中的急性呼吸道感染、新生儿感染、大面积烧伤等。

隔离要求：

1）接触患者时戴口罩、手套、穿隔离衣。

2）接触患者或污染物品后及护理下一个患者前要洗手。

3）污染物品要弃去，需装袋、贴签，送消毒处理。

（5）血液/体液隔离（红色标志）　防止直接或间接接触感染的血液及体液引起的传染病。如乙型肝炎、丙型肝炎、钩端螺旋体病、疟疾、艾滋病等。

隔离要求：

1）接触患者或其血液/体液时要戴手套、穿隔离衣；若皮肤沾染其血液/体液后应立即清洗。

2）工作中注意避免损伤皮肤，用过的针头、注射器浸入消毒液后送中心消毒室做毁形处理。

3）污染物装袋、贴标签后送出销毁或消毒处理。

4）血液污染室内物品表面时，要立即用次氯酸钠溶液清洗消毒。

（6）脓汁/分泌物隔离（绿色标志）　防止因直接或间接接触感染部位的脓汁或分泌物引起的传染病。适用于轻型皮肤和伤口感染、溃疡、脓肿、小面积烧伤感染等。隔离要求同接触隔离。

（7）结核菌隔离（灰色标志）　用于肺结核患者痰涂片结核菌阳性者或阴性但 X 线检查证实为活动性结核者。

隔离要求：

1）隔离室有特别通风设备，关闭门窗，同疗程者可同住一室。

2）医护人员接触患者时应戴口罩、穿隔离衣，患者咳嗽时应戴口罩；接触患者或污染物品后、护理下一个患者之前要洗手。

3）污染物品要彻底清洗、消毒或弃去。

3. 传染病的消毒

（1）消毒的种类

1）疫源地消毒　是指对有传染源存在或曾经有过传染源的地方进行的消毒。按时间又可分为随时消毒和终末消毒。随时消毒是指对传染患者的排泄物、分泌物以及被污染的物品随时进行的消毒，以便及时杀灭病原体，防止传播。终末消毒是指传染患者出院、转科或死亡后，对患者及其所住的病室与用物进行一次彻底的消毒，以便杀灭各种物体上的病原体。

2）预防性消毒　是对疑有传染源存在或可能被病原体污染的场所和物品所进行的消毒，以预防传染病的发生，如医院环境日常卫生处理，餐具及饮用水消毒，饭前、便后洗手等。

（2）消毒的方法

1）物理消毒法　是指利用物理因素杀灭或消除病原微生物及其他有害微生物的方法。主要包括自然净化、机械除菌、热力消毒灭菌、电离辐射消毒、超声波消毒、过滤除菌等。

2）化学消毒法　是指应用化学消毒剂使病原体蛋白质凝固、变性或使其失去活性而将其杀死的方法。根据化学消毒剂的消毒性能将其分为：①高效消毒剂：能杀灭包括细菌芽孢、真菌孢子在内的各种病原微生物，如2.5%碘酊、戊二醛、过氧乙酸、甲醛等。②中效消毒剂：能杀灭除细菌芽孢以外的各种病原微生物，如乙醇、含氯制剂、氧化剂、溴剂等。③低效消毒剂：只能杀死细菌繁殖体和亲脂类病毒，对真菌有一定作用，如汞、氯己定及某些季胺类消毒剂等。

【保护易感人群】

1. 增强非特异性免疫力　非特异性免疫力是生物个体生来就有的、能遗传给后代、不涉及免疫识别和免疫反应的增强。加强体育锻炼、调节饮食、养成良好的卫生生活习惯、改善居住条件、良好的人际关系、保持愉快心情等措施可以提高机体非特异性免疫力，以增强人群对传染病的抵抗力。

2. 提高特异性免疫力　人体可通过隐性感染、显性感染或人工自动、被动免疫，获得对该种传染病的特异性免疫力，其中以人工自动免疫起关键作用。

（1）人工自动免疫　疫苗接种是预防传染病最有力的方式。将减毒或灭毒的病原体制成菌（疫）苗接种到人体内，使人体于接种后1~4周产生抗体，称为人工自动免疫。

（2）人工被动免疫　将制备好的含抗体的血清或抗毒素注入易感者体内，使机体产生免疫力的方法。免疫持续时间仅2~3周。常用于治疗或对接触者的紧急预防，常用制剂有抗毒血清、人血丙种球蛋白、胎盘球蛋白和特异性高价免疫球蛋白等。

3. 药物预防　对某些尚无特异性免疫方法或免疫效果尚不理想的传染病，在流行期间可给易感者口服预防药物，对于降低发病率和控制流行有一定作用。如口服磺胺嘧啶预防流行性脑脊髓膜炎，口服乙胺嘧啶预防疟疾等。

课堂互动

计划免疫

计划免疫是指根据某些传染病的发生规律，将有关疫苗，按科学的免疫程序，有计划地给人群接种，使人体获得对这些传染病的免疫力，从而达到控制、消灭传染源的目的。随着科技进步和医药卫生事业的发展，目前我国已经将有十余种传染病纳入了国家免疫规划：卡介苗、脊髓灰质炎三价糖丸疫苗、百白破三联疫苗、麻疹、甲型肝炎、乙型肝炎、流行性脑脊髓膜炎、流行性乙型脑炎、风疹、流行性腮腺炎、流行性出血热、炭疽和钩端螺旋体病疫苗等。

七、传染病科的管理及医务人员的职业防护

【传染病科分区及管理】

要做好传染病护理，护士必须首先掌握传染病科分区及管理，以便对传染病患者进行科学管理，患者的有序安置、人员的有序流动、对传染病患者的正确评估都是做好传染病护理的重要内容。

1. 传染病科的区域划分　传染病科分为清洁区、污染区和半污染区，简称传染病房的"三区"。进入传染病院或综合医院传染病科工作时，护理人员必须熟练掌握分区情况，并严格遵守分区工作规范，防止交叉感染。

（1）清洁区　凡未被病原微生物污染的区域称为清洁区，如办公室、示教学习室、值班室、配餐室和库房、工作人员使用的厕所等，此区不允许患者进入。

（2）污染区　凡已被病原微生物污染或被患者直接接触和间接接触的区域称为污染区，这些区域是患者生活的地方及被患者排泄物、用物等污染的地方，如病房、患者使用的厕所、浴室和清洁间（污物处理室）等。

（3）半污染区　有可能被病原微生物污染或被间接轻度污染的区域称为半污染区，如更衣室、治疗室、实验室、消毒室、走廊、楼梯和电梯等。

2. 传染病区对医务人员的管理要求

（1）对临床上诊断为传染病患者，必须立即填写传染病报告卡，向有关部门报告。

（2）病室按相同的病种收治患者，并按病种穿隔离衣。穿隔离衣时，只能在规定的污染区与半污染区范围内活动。

（3）在工作中应严格遵守隔离技术，污染区的物品不能放入清洁区，污染的手不能触摸非污染物。在污染区工作时，应戴口罩、帽子、穿隔离服。接触不同病种传染病患者前均应

洗手。

3. 传染病区对其他人员的要求

（1）做好入院处理工作，按规定限制携带物品。患者的食具、卫生洁具等物品为个人专用，不得与他人共用。

（2）患者不得进入不同病种的病房中活动，不得进入清洁区。

（3）向患者亲属介绍隔离制度，必要时应穿隔离衣，作预防措施。

（4）患者出院时，其用具应作消毒处理后方可带出医院

【传染病科医护人员的职业防护】

传染病科的医护人员职业防护对保证自身安全和预防传染病的播散十分重要。如果医护人员职业防护意识薄弱，一旦被感染，不仅威胁到医护人员自身的健康，而且易造成传染病的播散。

1. 医护人员的职业防护分级

医护人员的职业防护分为 3 级，以传染性非典型性肺炎为例介绍分级防护的原则。

（1）一级防护

1）适用于门（急）诊医护人员。

2）应穿工作服、隔离衣、戴工作帽和 12 层以上的棉纱口罩。

3）每次接触患者后应立即洗手和消毒。

（2）二级防护

1）适用于进入隔离病区或观察室的医务人员，还包括接触患者、采集标本、处理其分泌物、排泄物及处理、转运死亡患者尸体的医护人员和司机等。

2）进入隔离病区和留观室时，必须戴 12 层以上的棉纱口罩或 N95 口罩，每 4h 更换一次或潮湿时更换，并戴手套、帽子、鞋套、穿隔离衣。

3）每次接触患者后应立即洗手和消毒。

4）对患者实施近距离操作时要戴防护眼镜。

（3）三级防护

1）主要针对与患者密切接触或对患者实施特殊治疗的医护人员，如为患者实施吸痰、气管切开和气管插管的医务人员。

2）除应采取二级防护外，还应戴全面型呼吸防护器。

2. 医护人员的职业防护方法

（1）提高自我防范意识　作为一名传染病科的医护人员，必须提高自我防范意识。了解传染病医疗、护理工作的特殊性，掌握各种传染病的流行特点，认识职业感染的途径及职业感染的危害性，普及职业危害预防的概念和措施，了解预防接种、职业防护的重要性。学会防护用物的选择，正确处理污染锐器、血标本、医疗垃圾等。

（2）加强洗手和手消毒　规范洗手及手消毒方法，加强手部卫生的监管力度，是控制医院感染的一项重要措施，也是对患者和医务人员双向保护的有效手段。手部卫生应加强以下监督管理：①严格按照洗手指征的要求进行规范洗手和手消毒。②使用正确的洗手（七步洗手法）和手消毒方法，并保证足够的洗手时间。③确保消毒剂的有效使用浓度；定期进行手的细菌学检测。④定期与不定期监控护理人员手卫生情况，对存在的问题提出改进意见。

（3）正确使用各种防护用品

1）各种防护用品的应用

口罩：应根据不同的操作要求选用不同种类的口罩。一般医疗活动，可佩戴纱布口罩或医用外科口罩。纱布口罩应保持清洁干燥，定期更换与消毒。接触经空气、飞沫传播的呼吸道感染患者时，应戴医用防护口罩或全面型呼吸防护器，其效力能维持6～8h，遇污染或潮湿，应及时更换且要进行面部密合性试验。

课堂互动

正确使用口罩

工作中，医护人员必须戴口罩，一只口罩使用不超过4h，使用过程中不可用手触摸口罩。当一只口罩潮湿或污染，立即更换口罩。离开诊室前，必须脱下口罩，不可以悬挂于颈前。使用后的口罩属于"医疗废物"应及时处理。掌握使用的先后顺序，即护理操作前先戴口罩、洗手后再戴手套；护理操作后先脱手套、洗手后再摘口罩。

护目镜/防护面罩/全面型防护面罩：在进行诊疗、护理操作时可能发生被患者血液、体液、分泌物等喷溅时；近距离接触经飞沫传播的传染病患者时使用护目镜/防护面罩。若为呼吸道传染病患者进行气管切开、气管插管等近距离操作，可能发生患者血液、体液、分泌物喷溅时，应使用全面型防护面罩。佩戴前应检查有无破损，佩戴装置有无松懈。用后应清洁与消毒。

帽子：进入洁净环境前、进行无菌操作时应戴帽子。帽子被患者血液、体液污染时，应立即更换；布质帽子应保持清洁干燥，定期更换与清洁；一次性帽子应一次性使用。

防护服：根据制作材质的不同，防护服分为一次性防护服和重复使用的布制防护服。下列情况应穿防护服：可能受到患者血液、体液、分泌物、排泄物污染时；对患者实行保护性隔离时，如护理大面积烧伤患者、骨髓移植患者以及大创面换药时；对感染性疾病患者如多重耐药菌感染患者等实施隔离时。

课堂互动

防护服使用注意事项

防护服应为防水材料制作，否则应在外面加穿防水围裙。使用过程中，防护服应遮盖全部的衣服和外露的皮肤，保持里面及领部清洁，穿、脱防护服时勿接触面部。医务人员接触多个同类传染病患者时，防护服可连续应用，接触疑似患者，防护服应每个患者之间进行更换。防护服被患者血液、体液、污物污染时，应及时更换。使用后应放置在指定的容器内，一次性防护服不能重复使用。

防水围裙：根据材质防水围裙分为复用的塑胶围裙及一次性使用防水围裙。可能有患者的血液、体液、分泌物及其他污染物质喷溅、进行医疗器械的清洗时应穿防水围裙。一次性防水围裙应一次性使用，受到明显污染时应及时更换；重复使用的塑胶围裙，用后应及时清洗与消毒；遇有破损或渗透时，应及时更换。

手套：戴手套是预防经"手"感染的有效方法。应根据操作的需要，选择合适的手套。接触患者的血液、体液、分泌物、排泄物及污染物品时应戴手套。

课堂互动

戴手套的注意事项

医护人员手上有伤口时必须戴手套；诊疗护理不同的患者之间应更换手套；操作中，手套破损后应立即更换；对一些特殊患者有时需戴双层手套，如对艾滋患者进行手术和有关检查时；操作完成后脱去手套，按规定程序与方法洗手，戴手套不能替代洗手，必要时进行手消毒。

鞋套：鞋套应具有良好的防水性能，并一次性应用。在区域隔离预防、从半污染区进入污染区时、负压病房的隔离预防、从缓冲区进入病房时应穿鞋套。鞋套应在规定区域内穿，离开该区域时应及时脱掉鞋套。发现破损应及时更换。

2）医务人员防护用品穿脱程序

穿戴防护用品的程序：清洁区进入半污染区：洗手→戴帽子→戴医用防护口罩→穿工作衣裤→换工作鞋→进入半污染区；半污染区进入污染区：穿隔离衣或防护服→戴护目镜/防护面罩→戴手套→穿鞋套→进入污染区。

脱防护用品的程序：医务人员离开污染区进入半污染区前：摘手套、消毒双手→摘护目镜/防护面罩→脱隔离衣或防护服→脱鞋套→洗手和/或手消毒→进入半污染区，洗手或手消毒。用后物品分别放置于专用污物容器内；从半污染区进入清洁区前：洗手和/或手消毒→脱工作服→摘医用防护口罩→摘帽子→洗手和/或手消毒后，进入清洁区；离开清洁区：沐浴、更衣→离开清洁区。

（4）处理污染物、标本和废物时的防护

1）锐物处理　用过的针头或其他锐器，及时放入专门的容器中，以免他人在清理器械或物品时被刺伤。

课堂互动

正确使用针头收集箱

针头收集箱可降低50%针刺伤，收集箱应不易刺破、防漏、可密封，并贴有明显标签，不要将针头放入过满的针头收集箱内。收集箱应放置到位，便于使用和清理，保证安全。

2）血标本处理　化验标本应放在带盖的试管内，再放到密闭的容器内，戴手套送检，在送检过程中防止标本溢出。

3）血渍清理　处理地面、墙壁、家具上的血渍时，先用1∶10的漂白水浸泡15～30min，再戴手套用抹布擦拭，擦后立即彻底洗手。

4）医疗废物的处理　所有废弃的医疗用品，如各种废弃的标本、污染敷料及一次性的锐利器械等均应放在有标记的专门容器内，送往规定地点进行焚烧等做相应的处理。

课堂互动

安全处置废弃物

不要人工分拣锐器，不要携带锐器在工作区行走，在诊疗区放置锐器处理装置。运输废弃物的人必须戴厚质乳胶手套，处理液体废弃物必须戴防护眼镜。

（5）针刺伤的防护　针刺伤已成为严重危害护士健康的问题，也成为血源性疾病传播的主要途径。目前已证实有20多种病原体可经针刺伤接种传播，其中最常见的危害是乙肝（HBV）、丙肝（HCV）、艾滋病（HIV）等。

1）安全处理使用过针头的方法　使用过的针头应立即丢入利器箱，不要人工毁损、弯曲，改掉操作后回套针帽的习惯，以防刺破手指。

2）护理人员在工作中不慎刺伤时处理方法　护理人员在工作中不慎刺伤，被患者血液、体液污染时，应立即从近心端向远心端反复挤压受伤部位，挤出部分血液，然后用流水冲洗，碘酒、乙醇擦拭消毒伤口，待干燥后贴上无菌敷料，且进行相关病毒血清检查和采取有关的治疗措施。

（6）增强医护人员的免疫力 ①增强非特异性免疫力：医务人员要增强体质，注意劳逸结合，避免过度劳累，提高抵抗疾病的能力。②疫苗接种：有些传染病可通过暴露前的疫苗接种来预防，如乙型肝炎表面抗原阴性的医务人员均应接种乙肝疫苗预防。

八、传染病患者常见症状、体征与护理

（一）发热的护理

【发热的表现】

感染性发热是传染病最常见、最突出的症状，在急性传染病中有特别重要的意义。传染病的发热过程可分为三个阶段：

1. 体温上升期 指患者在病程中体温上升期的时期。若体温逐渐上升，患者可出现畏寒，见于伤寒、细菌性痢疾；若体温骤然上升至39℃以上，常伴有寒战，见于疟疾和登革热。

2. 极期 指体温上升到一定高度，持续数天至数周，如典型伤寒的极期。

3. 体温下降期 是指升高的体温可缓慢或骤然下降的时期。有些传染病体温缓慢下降，几天后才降至正常，如伤寒。有些传染病体温可在一天之内降至正常，此时常伴有大量出汗，如疟疾、败血症、恙虫病等。

【常见热型】

热型是传染病的重要特征之一，具有鉴别诊断意义，常见热型有：

1. 稽留热 体温升高达39℃以上，24h内波动幅度不超过1℃，见于伤寒、斑疹伤寒的极期。

2. 弛张热 24h内波动范围超过1℃，但最低体温仍高于正常体温，见于重症肺结核、败血症等。

3. 间歇热 24h内体温波动于高热与常温之间，见于疟疾、败血症等。

4. 回归热 高热持续数日后自行消退，但数日后又再出现高热，如布氏菌的发热。如在病程中重复多次出现发热并持续数日之久，称为波状热。

5. 不规则热 体温曲线无一定规律的热型，如流感和败血症等。其他热型如马鞍热等。

每一种传染病发热程度及持续时间均不同，如短期高热可见于痢疾、流行性乙型脑炎；长期高热见于伤寒、布氏杆菌病急性期；长期低热见于结核病、艾滋病等。

【护理评估】

1. 病史 注意患者发病的地区、季节、接触史等流行病学特点。重点观察发热时间、起病缓急、热型的特点、持续时间、伴随症状及退热情况。发热是否伴有皮疹、黄疸、腹泻、食欲不振、恶心、呕吐、头痛、肌肉酸痛甚至谵妄、抽搐等。

2. 身体评估 进行全面的体格检查，评估患者的生命体征。重点检查患者的面容是否潮红，观察皮肤的颜色、弹性，有无伤口、焦痂、溃疡，有无皮疹，全身淋巴结及肝脾有无肿大，其他重要脏器如心、脑、肾、中枢神经系统的检查有无异常，有无抽搐和惊厥。

3. 辅助检查 对感染性发热的患者进行血常规检查、粪便常规检查和病原学检查尤为重要。另外结合病史还可以进行脑脊液检查、血清学检查，必要时进行活体组织病理检查、X 线检查、B 超检查、CT 检查等。

【常见护理诊断及医护合作性问题】

体温过高 与病原体致热原作用于体温中枢，导致体温中枢功能紊乱有关。

【护理目标】

患者体温逐渐恢复正常。

【护理措施】

1. 休息及环境 患者应卧床休息，宜穿透气、棉质衣服。保持环境整洁，空气清新，室温维持 20～24℃，湿度 55%～60% 为宜，注意通风换气。患者若有寒战应注意保暖。

2. 采取有效降温措施 常用物理降温方法，可用冰袋冷敷头部或大动脉处，也可用 25%～50% 乙醇或 32～36℃ 温水擦浴等；物理降温效果欠佳者，可配合药物降温；高热惊厥者，可遵医嘱采用亚冬眠疗法。在降温过程中的注意事项：

（1）避免持续长时间冰敷同一部位，以防止局部冻伤。

（2）注意周围循环状态，有脉搏细速、面色苍白、四肢厥冷者，禁用冷敷和乙醇擦浴。

（3）全身发疹者，禁用乙醇擦浴降温。

（4）药物降温时，退热药用量不宜过大，以免大汗导致虚脱。

（5）采用亚冬眠疗法前应先补足血容量，用药过程中避免搬动患者，观察生命体征，保持呼吸道通畅。

3. 病情观察 按规定时间测量体温，一般每 4h 测量 1 次体温，观察伴随症状、体征的变化。及时正确地做好记录，掌握热度、热程与热型。

4. 加强口腔、皮肤护理 高热易发生口腔炎，可用生理盐水于饭后、睡前漱口。病情重者，协助口腔护理。患者大汗后给以温水擦拭，及时更换衣裤，保持皮肤清洁、干燥。

5. 补充营养及液体 结合病情，能进食者给予高热量、高维生素、营养丰富的流质或半流饮食，指导患者摄取足够液体，维持水和电解质平衡。必要时遵医嘱给予静脉输液。

【护理评价】

患者体温逐渐恢复正常，未发生并发症。

（二）发疹的护理

许多传染病在发热的同时伴有发疹现象，又称为发疹性感染，有皮疹和黏膜疹。不同传染病疹子的形态、出疹时间、分布部位、出疹顺序、疹子的消退及伴发症状不同，对传染病的诊断和鉴别诊断有重要参考价值。

【出诊时间】

水痘、风疹的皮疹多出现于病后第1天，猩红热出现于第2天，天花出现于第3天，麻疹出现于第4天，斑疹伤寒出现于第5天，伤寒出现于第6天。

📚 **课堂互动**

常见传染病疹子的出疹时间口诀

常见传染病疹子的出疹时间依次的天数：1痘（水痘）、2猩（猩红热）、3花（天花）、4麻（麻疹）、5斑（斑疹伤寒）、6伤（伤寒）。或总结为：痘（水痘）猩（猩红热）花（天花）、麻（麻疹）斑（斑疹伤寒）伤（伤寒）。

【皮疹形态】

1. 斑疹 呈红色，既不突出皮肤也无凹陷，见于斑疹伤寒、猩红热等。

2. 丘疹 呈红色，突出皮肤，见于麻疹、猩红热等。

3. 斑丘疹 是斑疹和丘疹同时存在，在斑疹的底盘上出现丘疹，见于猩红热、风疹、伤寒等。

4. 疱疹 为高出于皮肤、黏膜的小水泡，泡内有液体，见于水痘、单纯疱疹、带状疱疹等病毒性疾病，若合并细菌感染称为脓疱疹。

5. 出血疹 为局部血管破裂出血造成的皮下出血，若出血斑点直径<2mm的称为瘀点；直径为3~5mm者，称为紫癜；直径>5mm者，称为瘀斑。多见于流行性出血热、败血症、流行性脑脊髓膜炎等。

6. 荨麻疹 又称风团，为暂时性水肿性隆起，大小不等，形态不一，呈苍白色或淡红色，见于血清病、过敏性疾病、病毒性肝炎等。

【皮疹分布】

水痘的皮疹主要分布于躯干，呈向心性分布；麻疹和猩红热的出疹顺序相似，均从颈部、耳后开始，自上而下迅速遍及全身，皮疹先出现于耳后、发际、面部，然后向躯干、四肢蔓延，最后达手和足。

【护理评估】

1. 病史　仔细询问皮疹出现的时间、顺序、部位、形态、持续时间、进展情况，有无伴随发热、乏力、食欲不振、恶心、呕吐等症状。出疹后患者自觉症状变化情况，是否出现并发症。

2. 身体评估　评估患者的生命体征、神志及全身情况。注意全身皮肤黏膜有无红肿，浅表淋巴结有无肿大，心、肺、腹部查体情况有无异常。观察皮疹的形态、大小的变化，有无融合或出现溃疡、合并感染，出疹的进展、消退情况。观察皮疹消退后脱屑、脱皮、结痂、色素沉着等变化。

3. 辅助检查　进行血、尿、粪便常规检查，必要时进行病原学检测，注意血清学检查中抗原、抗体的检测结果。

【常见护理诊断及医护合作性问题】

组织（皮肤或黏膜）完整性受损　与病原体和（或）代谢产物引起皮肤、黏膜损伤、毛细血管炎症有关。

【护理目标】

患者皮疹消退，受损组织恢复正常，未发生继发感染。

【护理措施】

1. 观察出疹情况　掌握皮疹（黏膜疹）类型、出现时间、顺序、分布及疹退后有无脱屑、脱皮、结痂、色素沉着等变化，并及时做好记录。

2. 环境和休息　患者应卧床休息，保持环境安静整洁，每天通风，避免强光刺激及对流风直吹。

3. 局部皮肤护理　保持局部皮肤清洁、干燥，每日温水清洗，禁用肥皂水和酒精擦洗。衣被保持清洁、平整、干燥、柔软。翻身时动作轻柔，避免拖、拉、扯、拽等动作，以免损伤皮肤。患者的指甲剪短，婴幼儿可包裹手部，避免抓破皮肤。脱皮不完全时，可用消毒剪刀修剪，忌撕扯，以防出血、感染。局部瘙痒严重者，用炉甘石洗剂、2%甲紫、5%碘苷等局部涂擦。对出现大面积瘀斑、坏死的皮肤，局部用海绵垫、气垫圈加以保护，防止大小便浸渍，避免发生溃疡和继发感染。瘀斑破损后，用无菌生理盐水清洗局部，辅以红外线照射，还可涂抗生素软膏，再覆盖无菌敷料。护士穿刺时应避开皮疹处，有出血倾向或合并出血性皮疹者，穿刺后应适当延长按压时间。

4. 口腔黏膜疹的护理 每天常规用温水或朵贝液漱口 2~3 次。每次进食后用温水漱口，保持口腔清洁、黏膜湿润。合并溃疡者，局部可用 3% 过氧化氢溶液洗净后涂以冰硼散。避免进食过冷或过热食物，鼓励用吸管吸服。

5. 眼部护理 观察有无结膜充血、水肿，应注意保护眼睛，保持局部清洁，防止继发感染，如有结膜充血、水肿，可用 4% 硼酸水或生理盐水清洁眼睛，滴抗生素眼药水或涂抗生素眼膏，每天 2~4 次，以防继发感染。

【护理评价】

皮疹完全消退，受损皮肤恢复正常，未发生继发感染。

复习思考

1. 某医院妇产科护士，在为一表面抗原阳性的子宫肌瘤术后患者拔静脉穿刺针头时，不慎刺伤右手背皮肤，随即出血。护士感到十分紧张。请思考：

（1）应该采取哪些防护措施？

（2）如何防止该类事情发生？

2. 疫源地消毒与预防性消毒的区别是什么？

3. 如何做一个合格的传染病区护士？

4. 同种病原体感染在不同患者的潜伏期是否相同？

项目二　病毒性肝炎患者的护理

【学习目标】

1. 掌握各型病毒性肝炎的病原学、临床表现及护理、预防措施。

2. 熟悉病毒性肝炎病原学、辅助检查及常见护理问题。

3. 了解病毒性肝炎的发病机制及治疗要点。

案例导入

患者，男，45 岁。以低热，乏力，食欲不振，恶心，呕吐，尿黄，消瘦 1 个月，加重 5 天为主诉入院。入院体检：T 38.3℃，P 89 次/分，R 22 次/分，BP 110/70mmHg，急性病容，嗜睡，巩膜及皮肤深度黄染，皮肤可见瘀斑，腹胀明显，腹水征（+），肝脾触诊不满意。患者患病来体重较前减轻 4kg。

请思考：

1. 患者有可能患什么疾病？
2. 为了确诊应做什么辅助检查
3. 患者目前存在的主要护理问题是什么？应采取哪些护理措施？

病毒性肝炎（viral hepatitis）是由多种肝炎病毒引起的以肝脏病变为主的一组全身性传染病。目前引起肝炎的病原已确定的有甲、乙、丙、丁、戊 5 型肝炎病毒。近年来又发现已型和庚型病毒，但是否引起肝炎尚没有确切定论。各型肝炎以乏力、食欲减退、厌油、肝大、肝功能异常为主要表现，部分病例出现黄疸。

甲型和戊型为急性感染，经粪-口途径传播。而乙型、丙型及丁型多呈慢性感染，少数可发展为肝硬化或肝细胞癌，主要经血液、体液等途径传播。

【病原学】

1. 甲型肝炎病毒　甲型肝炎病毒（HAV）属于微小 RNA 病毒科中的嗜肝 RNA 病毒属。HAV 能感染人的血清型只有一个，因此只有一个抗原抗体系统，感染后早期产生 IgM 抗体，是近期感染的标志，一般持续 8～12 周。IgG 型抗体是过去感染的标志，可长期存在。

HAV 外界抵抗力较强，耐酸碱，室温下可生存 1 周，在贝壳类动物、污水、泥土中可生存数月。100℃煮沸 1min，余氯 1.5～2.5mg/L 浸泡 15min，紫外线照射 1h 可使之灭活。

2. 乙型肝炎病毒

（1）乙型肝炎病毒（HBV）　是嗜肝 DNA 病毒科。在电镜下，HBV 感染者的血清中存在三种形式的病毒颗粒：大球形颗粒（Dan 颗粒）、小球形颗粒和管形颗粒。Dane 颗粒由包膜和核心组成，包膜内含乙型肝炎表面抗原（HBsAg）、糖蛋白与细胞脂质，其本身并无传染性，但有抗原性，是制备乙肝疫苗的成分；核心内含环状双股 DNA、DNA 聚合酶、核心抗原（HBcAg），是病毒复制的主体。HBV 的抵抗力很强，对热、低温、干燥、紫外线及一般浓度的消毒剂均能耐受。100℃煮沸 10min 可被灭活。对 0.5%过氧乙酸、2%戊二醛和含氯消毒剂敏感。

（2）HBV 的抗原抗体系统

1）HBsAg 和抗-HBs　急性患者 HBsAg 大多持续 1～6 周，最长可达 20 周，慢性患者和无症状携带者则可持续多年，甚至终生。抗-HBs 出现于 HBsAg 阴转后数周到数月，可持续多年，为保护性的抗体。

2）HBcAg 和抗-HBc　核心抗原存在于受感染的肝细胞核中，血液中游离的 HBcAg 极少，故临床上一般不检测 HBcAg，而检测其抗体。IgM 型核心抗体只出现于急性乙肝和慢性乙肝急性发作时，持续时间不长，代表有现症感染存在。IgG 型核心抗体则可长期存在。

3）HBeAg 和抗-HBe　HBeAg 阳性，说明 HBV 在复制和传染性强。抗-HBe 出现于 HBeAg 阴转后。如果 HBeAg 阴转、抗-HBe 出现、同时 HBV DNA 也阴转，则说明 HBV 复制减少或停止；但如果 HBV DNA 仍持续阳性，则说明 HBV 发生了变异，病毒仍在复制，仍有传染性。

3. 丙型肝炎病毒　丙型肝炎病毒（HCV）属于黄病毒科丙型肝炎病毒属。该病毒对有机溶剂敏感，10%氯仿、紫外线、煮沸等可使 HCV 灭活。血清加热至 60℃时 10h 或 1/1000 甲醛 6h 处理后，可使 HCV 丧失活性。

HCV 的抗原抗体系统：血清中 HCVAg 含量很低，检出率不高。抗 HCV 不是保护性抗体，是 HCV 感染的标志。

4. 丁型肝炎病毒　丁型肝炎病毒（HDV）是一种缺陷病毒。必须在 HBV 或其他嗜肝 DNA 病毒的辅助下才能复制、表达抗原，引起肝损害。HDV 可与 HBV 同时感染人体，但大多数是在 HBV 感染的基础上引起重叠感染。

HDV 的抗原抗体系统：HDVAg 最早出现，然后分别是抗-HDV IgM 和抗-HDV IgG。抗-HDV 不是保护性抗体。HDV RNA 是 HDV 感染最直接的依据。

5. 戊型肝炎病毒　戊型肝炎病毒（HEV），为无包膜球形 RNA 病毒。在碱性环境下稳定，对热、氯仿均敏感。

HEV 的抗原抗体系统：血液中检测不到 HEVAg，可检出抗-HEV，抗-HEV IgM 在发病初期产生，阳性是近期感染的标志，抗-HEV IgG 多数于发病后 6～12 个月阴转，但亦有持续数年。

【流行病学】

1. 传染源

（1）甲型、戊型肝炎　甲型肝炎无病毒携带状态，传染源为急性患者和隐性感染者，隐性感染者多见。患者一般在起病前 2 周至血清谷丙转氨酶（ALT）高峰期后 1 周传染性最强，少数患者可延长至起病后 30 天。

（2）乙型、丙型、丁型肝炎　传染源是急性和慢性（包括肝炎肝硬化）患者和病原携带者。慢性患者和病原携带者作为传染源的意义更大。

2. 传播途径

（1）甲型、戊型肝炎　以粪-口传播为主，水源污染和水生贝类（如毛蚶）受污染可致暴发流行。日常生活接触常为散发性发病。

（2）乙型、丙型、丁型肝炎　常因含病毒的血液和体液经破损的皮肤黏膜进入易感者体内导致感染。主要有以下传播途径：

1）血液、体液传播　含有病毒的微量血液或体液进入人体即可造成感染。如输血和血制品、注射、手术、针刺、共用剃刀和牙刷、血液透析、器官移植等均可引起传播。现已证实唾液、汗液、精液、阴道分泌物、乳汁等均含有病毒，密切的生活接触和性接触亦能导致传播。

2）母婴传播　是我国婴幼儿 HBV 感染的重要途径。包括宫内感染、围生期传播、分娩后传播。宫内感染可能因妊娠胎盘轻微剥离而导致。围生期和分娩过程中是主要传播方式，婴儿因破损的皮肤或黏膜接触血液、羊水或阴道分泌物而感染。分娩后传播主要是母乳喂养导致。

3. 人群易感性　人类对各型肝炎普遍易感。甲型肝炎以幼儿和学龄前儿童发病较多，但遇暴发流行时各年龄组均可发病。HBV 感染者多发生于婴幼儿及青少年，其高危人群包括 HBsAg 阳性母亲的新生儿、HBsAg 阳性者的家属、反复输血及血制品者、血液透析者、多个性伴侣者、静脉药瘾者、接触血液的医务工作者等。新生儿通常因不具有来自母体的抗-HBs 而普遍易感。30 岁以后我国有近半数的人检查出抗-HBs。感染后或疫苗接种后出现抗-HBs 者有免疫力。人类对丙型肝炎普遍易感。戊型肝炎隐性感染多见，显性感染主要见于成年。

4. 流行病学特征　病毒性肝炎在我国属高发病。据中国疾病控制中心近 5 年法定传染病发病例数统计，病毒性肝炎年发病数占我国乙类传染病的第一位。随着乙肝疫苗的广泛接种，乙肝发病率将逐步下降。甲型肝炎的流行率与居住条件、卫生习惯及教育程度密切相关，农村高于城市，发展中国家高于发达国家。戊型肝炎有明显的季节性，冬、春季为高峰，流行多发生于雨季或洪水后，均由于粪便污染水源所致；原有慢性 HBV 感染者或晚期妊娠妇女感染 HEV 后病死率高。乙型、丙型、丁型肝炎以散发为主，HBV 感染有家庭聚集现象，无明显季节性。

【发病机制】

病毒性肝炎发病机制复杂，主要是各种肝炎病毒侵入机体，引起肝细胞的免疫反应，导致肝细胞变性、坏死等（图 10-1）。

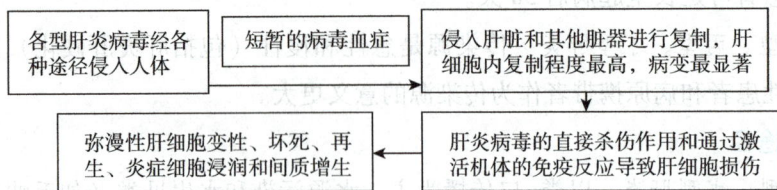

图 10-1　病毒性肝炎发病机制示意图

【健康史】

1. 病史　询问患者有无食欲不振、体重减轻、恶心、呕吐；皮肤黄疸持续的时间、是否进行性加重、有无皮肤瘙痒、瘙痒部位及程度；大小便情况；有无出血的表现；患者神志及精神状态的变化等。

2. 流行病学资料 询问当地有无肝炎流行；有无与肝炎患者接触史；个人饮食及饮水卫生情况；有无注射、输血及使用血制品的病史；是否进行过肝炎疫苗接种史等。

【临床表现】

不同类型肝炎潜伏期不同，甲型肝炎 2~6 周，平均 4 周；乙型肝炎 1~6 个月，平均 3 个月；丙型肝炎 2 周~6 个月，平均 40 天；丁型肝炎 4~20 周；戊型肝炎 2~9 周，平均 6 周。

1. 急性肝炎 根据有无黄疸分为急性黄疸型和急性无黄疸型肝炎，各型病毒均可引起。

（1）急性黄疸型肝炎 典型临床经过分为三期，总病程 2~4 个月。

1）黄疸前期：甲型、戊型肝炎起病急，80%患者有畏寒、发热，体温在 38~39℃。乙型、丙型、丁型肝炎起病多相对较缓，仅少数有发热。此期以消化道症状最为突出，常表现为全身乏力、食欲减退、厌油、恶心、呕吐、上腹饱胀不适、肝区疼痛、尿色加深等，肝功能改变主要为谷丙转氨酶（ALT）升高。少数病例以发热、头痛、上呼吸道感染为主要表现。本期平均持续 5~7 天。

2）黄疸期：患者自觉症状好转，发热消退，但小便颜色加深如浓茶样，可见皮肤、巩膜出现不同程度黄染，1~3 周内黄疸达高峰。有些患者可有一过性大便颜色变浅、皮肤瘙痒、心动过缓等梗阻性黄疸表现。肝大，有压痛及叩击痛。部分病例有轻度脾大。肝功能检查 ALT 和胆红素增高，尿胆红素阳性。本期持续 2~6 周。

3）恢复期：黄疸逐渐消退，症状逐渐消失，肝、脾回缩，肝功能逐渐恢复正常。此期持续 1~2 个月。

（2）急性无黄疸型肝炎 除无黄疸外，其他临床表现与黄疸型相似。症状一般较轻，恢复较快，病程大多在 3 个月内。有少数病例因无明显症状而易被忽视。

1）急性丙型肝炎：临床表现一般较轻，无明显症状，2/3 以上为无黄疸型。血清 ALT 轻、中度升高。即使是急性黄疸型病例，血清总胆红素一般不超过 52μmol/L。

2）急性丁型肝炎：可与 HBV 感染同时发生或继发于 HBV 感染中（重叠感染），其临床表现部分取决于 HBV 感染状态。同时感染者其临床表现与急性乙型肝炎相似，大多数表现为黄疸型，预后良好，极少数可发展为重型。重叠感染者病情常较重，ALT 升高可达数月之久，部分可进展为暴发型肝炎，此种类型大多会转变为慢性。

3）急性戊型肝炎：与甲型肝炎相似，但黄疸前期较长，平均 10 天，症状较重，自觉症状至黄疸出现后 4~5 天方可缓解，病程较长。晚期妊娠妇女患戊型肝炎时，容易发生肝衰竭，可能与血清免疫球蛋白水平低下有关。HBV 慢性感染者重叠感染戊型肝炎者病情常较重，死亡率增高。

2. 慢性肝炎　慢性肝炎仅见于乙、丙、丁 3 型肝炎。急性肝炎症状迁延不愈或反复发作，病程超过 6 个月，或原有乙型、丙型、丁型肝炎或 HBsAg 携带者因同一病原体，再次出现肝炎症状、体征和肝功能异常者。发病日期不明，或虽无肝炎病史，但根据症状、体征、化验及 B 超检查符合慢性肝炎表现者。

（1）轻度　病程较轻，反复出现乏力、厌油、食欲减退、头晕、尿黄等症状，肝脏轻度肿大并有轻触痛，可有轻度脾大。部分患者无症状、体征。肝功能指标仅 1~2 项轻度异常。

（2）中度　症状、体征、实验室检查居于轻度和重度之间。

（3）重度　有乏力、食欲缺乏、腹胀、尿黄等明显肝炎症状，伴肝病面容、肝掌、蜘蛛痣、脾大，明显肝功能异常，如 ALT 或 AST 反复或持续升高、白蛋白明显降低、丙种球蛋白明显升高、凝血酶原活动度极度降低等。

3. 重型肝炎（肝衰竭）　是病毒性肝炎最严重的一种类型，各型肝炎病毒均可引起，黄疸迅速加深，血清胆红素 ≥171μmol/L，出现肝臭，出血倾向严重，精神神经症状明显，预后差，病死率高，约占全部肝炎的 0.2%~0.5%。重型肝炎的病因和诱因复杂，包括重叠感染（如乙型肝炎重叠戊型肝炎）、机体免疫力降低、妊娠、劳累、精神刺激、饮酒、应用肝损害的药物、合并感染或其他疾病如甲状腺功能亢进症、糖尿病等。根据病理组织学特征和病情发展速度，可分为 4 种类型。

（1）急性重型肝炎（急性肝衰竭）　亦称暴发型肝炎（fulminant hepatitis）。发病多有诱因。以急性黄疸型肝炎起病，病情发展迅猛，2 周即出现极度乏力，消化道症状明显，迅速出现Ⅱ度以上肝性脑病。有明显出血现象，凝血酶原时间显著延长及凝血酶原活动度 <40%。黄疸进行性加深，血清胆红素每天上升 ≥17.1μmol/L，或大于正常值的 10 倍，出现酶-胆分离现象。肝浊音界进行性缩小，出现中毒性鼓肠、肝臭和急性肾衰竭（肝肾综合征）。本病死亡率极高，病程一般不超过 3 周。

（2）亚急性重型肝炎（亚急性肝衰竭）　亦称亚急性肝坏死（subacute liver failure, SALF）。以急性黄疸型肝炎起病，发病 15 天至 24 周出现上述症状者。首先出现Ⅱ度以上肝性脑病者称脑病型；首先出现腹水者，称为腹水型。其晚期可有难治性并发症，如脑水肿、消化道大出血、严重感染、电解质紊乱及酸碱平衡失调等。白细胞升高，血红蛋白下降，低血糖，低胆固醇，低胆碱酯酶。一旦出现肝肾综合征，预后极差。本型病程较长，常超过 3 周至数月，容易转化为慢性肝炎或肝硬化。

（3）慢性加急性（亚急性）重型肝炎　亦称慢加急性（亚急性）肝衰竭（acute-on-chronic liver, ACLF），是在慢性肝病基础上出现的急性或亚急性肝功能失代偿。

（4）慢性重型肝炎（慢性肝衰竭）　是在肝硬化的基础上表现肝功能进行性减退导致的以腹水和门静脉高压、凝血功能障碍和肝性脑病为主要表现的慢性肝功能失代偿。

4. 淤胆型肝炎（cholestatic hepatitis） 是以肝内淤胆为主要表现的一种特殊临床类型，亦称毛细胆管型肝炎。其病程较长，可达 2~4 个月或更长时间。临床表现类似急性黄疸型肝炎，但自觉症状较轻，黄疸深且具有以下特点：①"三分离"特征：黄疸深，但消化道症状轻，ALT 升高不明显，凝血酶原活动度（PTA）下降不明显，常 >60%。②梗阻性特征：在黄疸加深的同时，伴全身皮肤瘙痒，粪便颜色变浅或呈灰白色；血清碱性磷酸酶（ALP）、γ-谷氨酰转肽酶（γ-GT）和胆固醇显著升高，尿胆红素增加，尿胆原明显减少或消失。

5. 肝炎后肝硬化 在肝炎基础上发展为肝硬化，表现为肝功能异常及门静脉高压。

6. 并发症 肝内并发症多发生于 HBV 或 HCV 感染，主要有肝硬化、肝细胞癌、脂肪肝。肝外并发症包括胆道炎症、胰腺炎、糖尿病、甲状腺功能亢进症、再生障碍性贫血、溶血性贫血、心肌炎、肾小球肾炎等。不同病原所致重型肝炎均可发生以下严重的并发症。

（1）肝性脑病 肝功能不全所引起的神经精神综合征，可发生于重型肝炎和肝硬化的患者。

（2）出血 上消化道出血等，主要病因是凝血因子、血小板减少；胃黏膜广泛糜烂和溃疡；门静脉高压。

（3）肝肾综合征 往往是严重肝病的终末期表现。主要表现为少尿或无尿、氮质血症、电解质平衡失调。

（4）感染 重型肝炎易发生难以控制的感染，胆道、腹膜、肺感染多见，以革兰阴性杆菌为主，细菌主要来源于肠道。若应用广谱抗生素后常合并真菌感染。

【辅助检查】

1. 血常规 急性肝炎初期白细胞总数正常或偏高，黄疸期白细胞正常或稍低，淋巴细胞相对增多，可见异常淋巴细胞。重型肝炎时白细胞总数可升高，红细胞及血红蛋白可下降。肝硬化和脾功能亢进者有血小板、红细胞、白细胞减少。

2. 尿液检查 尿胆红素和尿胆原的检测有助于黄疸的鉴别诊断。肝细胞性黄疸时两者均阳性，溶血性黄疸以尿胆原为主，梗阻性黄疸以尿胆红素为主。

3. 肝功能检查

（1）血清酶检测 以血清 ALT 为最常用的反映肝细胞功能的指标。重型肝炎可出现 ALT 快速下降，而胆红素不断升高，称为酶-胆分离，提示肝细胞大量坏死。天冬氨酸氨基转移酶（AST）升高，与肝炎的严重程度呈正相关。血清胆碱酯酶（CHE）活性明显减低常提示肝损害严重。γ-谷氨酰转肽酶（γ-GT）、乳酸脱氢酶（LDH）及碱性磷酸酶（ALP）均有参考价值。

（2）血清蛋白 血清总蛋白减少，白蛋白降低，白球比值（A/G）下降或倒置，反映肝功能显著下降，常有助于慢性活动性肝炎、肝硬化及重型肝炎的诊断。

（3）胆红素　血清总胆红素升高，多见于急性肝炎和淤胆型肝炎，其含量与肝损害程度呈正相关。

（4）凝血酶原时间（PT）、凝血酶原活动度（PTA）　PT 延长、PTA 下降与肝损害严重程度密切相关。PTA<40% 是诊断重型肝炎或肝衰竭的重要依据，亦是判断其预后的敏感指标。

（5）血氨　血氨升高提示肝性脑病。

4. 肝炎病毒病原学检测

（1）甲型病毒性肝炎　①抗-HAV IgM：血清抗-HAV IgM 检测阳性是 HAV 新近感染和确诊的标准。发病后数日即可检出，3~6 个月即可转阴。②抗-HAV IgG：出现较晚，与 2~3 个月达高峰，持续多年或终身，属于保护性抗体，具有免疫力的标准。

（2）乙型病毒性肝炎

1）HBsAg 和抗-HBs：HBsAg 阳性表示 HBV 感染，HBsAg 阴性不能排除 HBV 感染。抗-HBs 阳性表示对 HBV 有免疫力，是保护性抗体，少数病例始终不出现抗-HBs。HBsAg 和抗-HBs 同时阳性见于乙型肝炎恢复期。

2）HBcAg 和抗-HBc：血清中 HBcAg 主要存在于 HBV 完整颗粒的核心，游离的极少，常规方法不能检出。抗-HBc 阳性表示 HBV 处于复制状态，有传染性。抗-HBc IgM 是 HBV 感染后较早出现的抗体，绝大多数出现在发病第一周，多数在 6 个月内消失，高滴度抗-HBc IgM 阳性提示急性期或慢性肝炎急性发作。抗-HBc IgG 在血清中可长期存在，高滴度抗-HBc IgG 表示现症感染，常与 HBsAg 并存；低滴度的抗-HBc IgG 表示过去感染，常与 HBsAg 并存。单一抗-HBc IgG 阳性者可以是过去感染，亦可以是低水平感染，特别是高滴度者。

3）HBeAg 和抗-HBe：HBeAg 阳性是 HBV 复制活跃和传染性强的标志。如 HBeAg 持续存在预示趋于慢性。HBeAg 消失而抗-HBe 产生称为血清转换。抗-HBe 阳性可显示病情好转，但不能作为无传染性标志。近年来研究表明，抗-HBe 阳性血清中也有一定比例的 HBV DNA 阳性。

4）乙型肝炎病毒脱氧核糖核酸（HBV DNA）和 HBV DNA 聚合酶：两者都位于 HBV 核心部位，与 HBsAg 几乎同时出现于血液中，是 HBV 感染最直接、最特异和最灵敏的指标。

📖 **课堂互动**

大三阳与小三阳

乙肝病原学检测中，如果 HBsAg、HBeAg、抗-HBc 同时阳性称为大三阳，可能为急慢性乙型肝炎，提示 HBV 复制，传染强；如果 HBsAg、抗-HBe、抗-HBc 同时阳性称为小三阳，可能急性 HBV 感染趋向恢复或慢性 HBsAg 携带者，传染性相对弱。

（3）丙型病毒性肝炎　血清中抗-HCV 为非保护性抗体，其阳性为 HCV 感染的标志。抗-HCV IgM 见于丙型肝炎的急性期，高效价的抗-HCV IgG 常提示现症感染。HCV RNA 在血液中含量很少，可用免疫扩增法（PCR）检出。HCV RNA 阳性是病毒感染和复制的标志。

（4）丁型病毒性肝炎　①HDV Ag、抗-HDV IgM 和抗-HDV IgG：HDV Ag 阳性是诊断 HDV 感染的直接证据。抗-HDV IgM 是现症感染的标志。抗-HDV IgG 不是保护性抗体，高滴度的抗-HDV IgG 提示感染持续存在，低滴度提示感染静止或终止。②HDV RNA：检测阳性是诊断 HDV 感染最直接的依据。

（5）戊型病毒性肝炎　①抗-HEV IgM 和抗-HEV IgG：抗-HEV IgM 是近期感染的标志，多数在 3 个月内转阴。抗-HEV IgG 急性滴度较高，恢复期明显下降，若抗-HEV IgG 滴度较高，或由阴性转为阳性，或由低滴度转为高滴度，均可诊断为 HEV 感染。②HEV DNA：在粪便和血液标本中检测到 HEV DNA 是诊断 HEV 感染的直接标志。

【治疗要点】
各型肝炎的治疗原则均以充足休息、合理营养为主，辅以适当药物，避免饮酒、过度劳累和损害肝脏的药物。

1. 急性肝炎　急性肝炎以一般治疗及对症治疗为主，一般不采用抗病毒治疗，但急性丙型肝炎除外，因急性丙肝容易转为慢性，早期应用抗病毒药物可防止转变成慢性，可采用普通干扰素或长效干扰素，疗程 3~6 个月，同时加用利巴韦林治疗。

2. 慢性肝炎　一般采用综合治疗，除了合理休息和营养外，还应根据患者的具体情况采用保护肝细胞、调节机体免疫功能，抗病毒及抗纤维化等治疗。亦可采用中医中药辨证论治。

（1）改善和恢复肝功能　①非特异性护肝药：维生素类、还原型谷胱甘肽、葡醛内酯等。②降酶药：五味子类药、山豆根类、垂盆草等。③促进能量代谢药物：肌酐、ATP、辅酶 A 等。④退黄药物：茵栀黄、丹参等。

（2）抗病毒治疗　①干扰素：用于慢性乙型肝炎和丙型肝炎的抗病毒治疗，能抑制 HBV DNA 和 HCV RNA 的复制。治疗慢性乙型肝炎的适应证：HBV 在活动性复制中，HBV DNA>10^5 拷贝/毫升；肝炎处于活动期。用法：500 万单位皮下或肌内注射，隔天 1 次，或聚乙二醇干扰素 180μg，每周 1 次，疗程 6~12 个月。对于慢性丙型肝炎只要 HCV RNA 阳性者均要抗病毒治疗，用法同急性丙型肝炎，但疗程应延长至 6~12 个月。

②核苷类药物：目前该类药物仅用于乙型肝炎的治疗，对 HBV DNA 复制有较强的抑制作用。主要药物有拉米夫定、阿德福韦、恩替卡韦和替比夫定等。③利巴韦林：主要用于丙型肝炎的抗病毒治疗。

（3）免疫调节　如胸腺肽或胸腺素、转移因子、特异性免疫核糖核酸等。某些中草药提取物如猪苓多糖、香菇多糖亦有免疫调节作用。

（4）抗肝纤维化治疗　主要有中草药丹参、冬虫夏草等。

3. 重型肝炎　原则是以支持和对症疗法为基础的综合治疗，促进肝细胞再生，预防和治疗各种并发症。对难以保守恢复的病例，有条件时可采用人工肝支持系统，争取适当时期行肝移植。

4. 淤胆型肝炎　早期治疗同急性黄疸型肝炎，黄疸持续不退时，可适量加用激素治疗，2 周后逐步减量。

5. 肝炎肝硬化　治疗基本同慢性肝炎和重型肝炎的治疗。有脾功能亢进或门脉高压者可选用手术或介入治疗。

【疾病预防】

1. 控制传染源　急性期应隔离治疗，慢性患者和病毒携带者应定期检测各项传染指标，禁止献血和从事饮食、托幼、自来水工作。

2. 切断传播途径　推行健康教育制度；加强血源管理，提倡使用一次性注射器，对医疗器械实行"一人一用一消毒制"等。搞好饮食、饮水及个人卫生，搞好粪便、食物管理，灭蝇。

3. 保护易感人群

（1）主动免疫　①甲型肝炎疫苗有减毒活疫苗和灭活疫苗两种疫苗。②乙型肝炎应用乙肝疫苗，高危人群可每次 $10\sim30\mu g$，0、1、6 个月分别注射 1 次；新生儿在首次疫苗接种（在出生后 24h 内完成）后 1、6 个月再分别接种 1 次。

（2）被动免疫　对各种原因已暴露于 HBV 的易感者，包括 HBsAg 阳性母亲所分娩的新生儿，出生后立即注射高效价乙型肝炎免疫球蛋白（HBIG），2 周后接种乙肝疫苗。乙型肝炎免疫球蛋白使用剂量为新生儿 100IU，成人 500IU，一次肌肉注射，免疫力可维持 3 周。

📖 **课堂互动**

被乙肝患者血液污染器械意外刺伤者的处理

在护理乙肝患者的过程中，如被 HBsAg 阳性血液污染的针头或其他锐利器械刺伤皮肤时，应立即挤出少量血液，以流动水冲洗，再用碘伏消毒后包扎伤口；如污血溅于眼、鼻、口等黏膜内时，立即用生理盐水或清水冲洗。以上两种情况经初步处理后，若已知自己HBsAg或抗-HBV阳性则不需特殊处理，不清楚者，应尽早肌注HBIG，并抽血查HBsAg及抗-HBs，如HBsAg及抗-HBs均为阴性，2周后再接种乙肝疫苗。

【常见护理诊断及医护合作性问题】

1. 活动无耐力 与肝细胞受损、能量代谢障碍有关。

2. 营养失调：低于机体需要量 与患者摄入不足和呕吐有关。

3. 有皮肤完整性受损的危险 与肝细胞受损，影响胆盐排泄，胆盐沉积于皮肤致皮肤瘙痒有关。

4. 知识缺乏 缺乏肝炎的治疗、护理和预防等相关知识。

5. 潜在并发症 肝性脑病、上消化道出血、肝肾综合征等。

【护理措施】

1. 生活护理

（1）消毒与隔离 甲、戊型肝炎从发病之日起按消化道隔离3周；急性乙型肝炎按血液（体液）隔离至HBsAg阴性；慢性肝炎（乙型、丙型）按病毒携带者管理。

（2）休息与活动 急性肝炎、重型肝炎、慢性肝炎活动期、ALT升高者均应卧床休息。根据病变不同时期指导患者休息：①急性肝炎早期安静卧床休息（发病后1个月内），症状好转，黄疸减轻，肝功能改善后，每日轻微活动1~2h，以不感到疲劳为度。以后随病情进一步好转，指导逐渐增加活动量。肝功正常后1~3个月可恢复日常活动和工作，但仍应避免过劳及重体力劳动。②慢性肝炎可根据病情及肝功能状况指导患者合理休息与活动，以不感到疲劳为度。③重型肝炎患者应绝对卧床休息，保持情绪稳定，做好口腔和皮肤护理。

（3）饮食 合理的营养、适宜的饮食可以改善患者的营养状况，促进肝细胞再生和修复，利于肝功能恢复。

1）急性肝炎：宜进食清淡、易消化、维生素丰富的饮食，如蛋羹、清肉汤、豆浆等。保证足够热量，每日碳水化合物250~400g，多食水果、蔬菜，如患者食欲差可喝糖水、果汁，或静脉补充10%葡萄糖液加维生素C。蛋白质每日1~1.5g/（kg·d）。伴腹胀时减少产气食物摄入，如牛奶、豆浆等。黄疸消退，食欲好转后，可逐渐增加饮食，但应避免暴饮暴食防止营养过剩。恢复期患者可过渡至普通饮食。

2）慢性肝炎：宜适当的高蛋白、高热量、高维生素易消化食物。蛋白质1.5~2.0g/（kg·d），以优质蛋白为主，如牛奶、鸡蛋、瘦肉、鱼等。

3）重症肝炎：宜低脂、低盐、高糖、高维生素易消化流质或半流饮食，少食多餐，注意食物色、香、味以增加患者的食欲。进食不足者，遵医嘱输入 10%~15% 葡萄糖液，加适量胰岛素，总液量以 1500mL/d 为宜；有肝性脑病先兆者，应限制或禁止蛋白质摄入，每日蛋白质摄入 <0.5g/（kg·d）；合并腹水、少尿者，应低盐或无盐饮食，钠限制在 500mg/d，进水量每日不超过 1000mL/d，以减少水钠潴留。

4）注意：各型肝炎患者均不宜长期摄入高糖、高热量饮食，食用植物油，尤其是肥胖和糖尿病倾向患者，以防诱发脂肪肝和糖尿病。各型肝炎患者均应戒烟和酒，以免加重肝损害。

2. 对症护理

（1）皮肤护理　黄疸型肝炎患者由于胆盐沉积刺激皮肤，易引起皮肤瘙痒，具体护理措施为：①保持床单清洁干燥，衣服宜柔软、宽松，经常换洗；②每日用温水清洗皮肤，不宜使用肥皂、化妆品等刺激性用品；③及时修剪指甲避免搔抓，防止皮肤破损，对已有破损者，则应保持局部清洁、干燥，预防感染；④瘙痒重者局部可涂擦止痒剂，也可口服抗组胺药。

（2）呕吐、腹泻护理　给予清淡易消化饮食，少食多餐；纪录 24h 出入液量；严重者暂禁食，遵医嘱静脉补充所需营养；保持床单元整洁，加强肛周皮肤护理。

3. 病情观察　密切观察生命体征、意识；消化道症状及黄疸程度；有无心悸、呼吸困难、腹水；皮肤黏膜有无瘀点、瘀斑，有无呕血、便血等出血倾向；血红蛋白、血小板计数、凝血酶原时间、凝血酶原活动度等指标；是否有肝性脑病、肾功不全等早期表现；重型肝炎和肝衰竭患者应严格纪录 24h 出入液量，监测尿常规、尿比重、血清钾、钠、血肌酐、血尿素氮，一旦发现病情变化，及时报告医生，积极配合抢救。

4. 并发症护理

（1）肝性脑病护理　密切观察患者的精神状态，慢性病毒性肝炎患者要定期检查其定向力、计算力，及时发现肝性脑病早期表现。昏迷患者按昏迷常规护理。

（2）出血的护理　观察有无牙龈出血、鼻出血、皮肤瘀斑、呕血、便血及注射部位出血等，并密切观察生命体征，注意出血程度。告知患者不要用手指挖鼻或用牙签剔牙，不用硬毛牙刷刷牙，刷牙后有出血者可用棉棒擦洗或用水漱口。注射后局部至少压迫 10~15min，以避免出血。若发生消化道出血时，按照消化道出血常规护理。

（3）肝肾综合征护理　对出现少尿或无尿的患者严格记录出入量，根据"量出而入"原则控制入液量，以免导致稀释性低钠血症而诱发肝性脑病。控制蛋白质的摄入和禁止含钾饮食。禁用肾毒性的药物。注意利尿剂的利尿效果，对大量利尿、大量及多次放腹水、严重感染的患者应加强观察，以免诱发肝衰竭。

5. 用药护理　指导患者按医嘱用药，向患者说明药物的名称、剂量、给药时间和方法，教会患者观察疗效和副作用。避免滥用药物如吗啡、苯巴比妥类、磺胺类及抗结核等药物，以免加重肝脏损害。

6. 心理护理　急性期患者由于对疾病的不了解、隔离治疗、活动受限等，患者易出现紧张、焦虑、恐惧心理；慢性病患者因病情反复、久治不愈、担心疾病预后等出现焦虑、悲观、孤独、抑郁等消极心理，表现为少言寡欢、情绪低落、自卑孤独、睡眠障碍等。在治疗护理中应注意介绍疾病相关知识，如主要症状、体征、治疗方法、护理措施、疾病预后及隔离的意义，鼓励患者与病友多交谈，以增加患者对疾病的了解；多与患者交流沟通，随时了解患者心理活动，鼓励说出自己的想法和感受，及时进行疏导，使患者产生安全感，消除焦虑、抑郁等不良心理，保持豁达、乐观心情，增强战胜疾病信心。

【健康教育】

1. 肝炎预防知识　甲型肝炎做好"三管一灭"即管好饮食、饮水及粪便，灭蝇；乙型肝炎做好"一人一针一管"。对高危人群应及早接种甲型肝炎疫苗或乙型肝炎疫苗。

2. 疾病知识　宣教各类病毒性肝炎的发病、传播途径、主要表现、转归、预防等知识；强调早期隔离的必要性，急性肝炎彻底治疗的重要性；减少探视和陪护，以免交叉感染。

3. 生活指导　①指导患者规律生活，劳逸结合，待症状消失、肝功能恢复 3 个月以上，可逐渐恢复原工作，坚持正常工作和学习，但避免劳累。②加强营养，适当增加蛋白质摄入，多食蔬菜水果，但要避免长期高热量、高脂肪饮食。不吸烟、不饮酒。③实施适当的家庭隔离，如患者的食具、用具和漱洗用品应专用，定时消毒；患者应注意卫生，养成良好卫生习惯；禁止献血，避免血液、体液及排泄物污染环境，其排泄物、分泌物可用 3% 漂白粉消毒后弃去；家中密切接触者，可接种相应肝炎疫苗进行预防。④凡接受输血、大手术应用血制品的患者，出院后应定期检查肝功能及肝炎病毒标记物，以便早期发现由血液和血制品为传染途径所致的各型肝炎。

复习思考

1. 女，48 岁，反复肝区不适、食欲减退 3 年，曾检查发现肝功能异常，当时诊断为"慢性肝炎"，并给予护肝治疗，但效果不明显。近 1 个月来上述症状加重而住院治疗。经查：血清 ALT 185U/L，HBsAg 阳性，HBeAg 阳性，抗-HBc 阳性，其余均为阴性。请思考：

（1）该患者的血清标志物检查结果有何临床意义？

（2）该患者目前存在的主要护理问题是什么？

2. 简述乙型肝炎抗原抗体检测的临床意义。

3. 简述乙型病毒性肝炎的主要预防措施。

项目三　艾滋病患者的护理

【学习目标】

1. 掌握艾滋病的临床表现、护理诊断、护理措施、健康教育。
2. 熟悉艾滋病的病原学、治疗要点和辅助检查方法。
3. 了解艾滋病的发病机制。

案例导入

患者，男，38岁。持续发热、乏力、咳嗽、腹泻、消瘦2月余。患者5年前有多次卖血史。查体：面色苍白、右下肺可闻及湿啰音，全身多处淋巴结肿大。辅助检查：CD4$^+$T淋巴细胞为$0.3×10^9$/L，HIV抗体阳性。

请思考：

1. 患者有可能是什么疾病？
2. 为了确诊应做什么辅助检查？
3. 患者目前存在的主要护理问题是什么？应采取哪些护理措施？

艾滋病又称获得性免疫缺陷综合征（acquire dimmuno deficiency syndrome AIDS），由人免疫缺陷病毒（HIV）引起的慢性传染病。主要经性接触、血液及母婴传播。HIV主要侵犯、破坏CD4$^+$T淋巴细胞，导致机体细胞免疫功能严重缺陷，最终并发各种严重机会性感染和肿瘤。

【病原学】

HIV为单链RNA病毒，属于反转录病毒科，慢病毒亚科。病毒呈圆形或椭圆形，直径约100~120nm，有两层结构，外层为类脂包膜，表面有锯齿样突起，内有圆柱状核心，由RNA反转录酶、DNA多聚酶和结构蛋白等组成。目前将HIV分为两型即HIV-1、HIV-2，全球流行的主要是HIV-1，HIV-2在西非地方性流行。HIV具有广泛的细胞和组织嗜性，既嗜淋巴细胞，又嗜神经细胞，主要感染CD4$^+$T淋巴细胞、单核-吞噬细胞、B淋巴细胞、小神经胶质细胞和骨髓干细胞等。HIV侵入人体可刺激产生抗体，但中和抗体少，作用非常弱，因此血清中可同时存在抗体和病毒，但仍有传染性。

HIV对热敏感，56℃温度时30min可灭活。亦能被75%乙醇、0.2%次氯酸钠及漂白粉灭活。但对0.1%甲醛、紫外线和γ射线均不敏感。

【流行病学】

1. 传染源 患者及 HIV 无症状携带者为本病的传染源，后者尤为重要。无症状而血清 HIV 抗体阳性的感染者更具有重要的流行学意义。血清病毒阳性而 HIV 抗体阴性的窗口期感染者亦是重要的传染源。

2. 传播途径

（1）性接触传播 性接触是艾滋病传播的主要方式。HIV 主要存在于血液、精液和阴道分泌物中，唾液、眼泪和乳汁等体液中也含 HIV。HIV 通过性接触摩擦所致细微破损处即可侵入机体致病。每毫升精液含 HIV 量 100 万~1000 万个，远高于阴道分泌物。

（2）血液或血制品接触传播 毒瘾者共用针头，输入被 HIV 污染的血液或血液制品等均可被感染。

（3）母婴传播 感染 HIV 的孕妇可经胎盘传给胎儿，也可经产道及血性分泌物、哺乳等传给婴儿。

（4）其他 接受 HIV 感染者的器官移植、人工授精或污染的器械等，医务人员被 HIV 污染的针头刺伤或经破损皮肤侵入也可被感染。目前无证据表明可经食物、水、昆虫或生活接触传播。

3. 易感人群 人群普遍易感，15~49 岁发病者占 80%，儿童和妇女感染率逐年上升。高危人群为男性同性恋、静脉药瘾者、性乱者、血友病、多次接受输血或血制品者。

4. 流行特征 自 1981 年美国首次报道 AIDS 以来，至少有 199 个国家和地区发现 HIV 感染者，发展中国家疫情严重，全世界约 90% 的 HIV 感染者发生于防治能力非常有限的发展中国家。

【发病机制】

HIV 主要侵犯 $CD4^+T$ 淋巴细胞，使 $CD4^+T$ 淋巴细胞数量减少和功能障碍，并导致多种免疫细胞功能缺陷（图 10-2）。

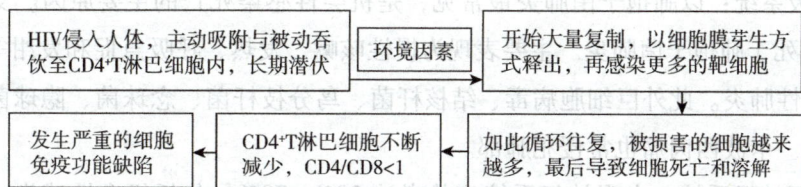

图 10-2 艾滋病发病机制示意图

【健康史】

1. 病史 患病的起始时间，有无明显诱因，主要症状及其特点，伴随症状及其并发症，既往检查、治疗经过及效果，目前的主要不适及用药，潜伏期的长短，有无毒血症状等。

2. 流行病学资料 应询问当地有无艾滋病流行；是否与艾滋病患者有密切接触或不明性伴史；是否有注射、输血及使用血制品的历史。

【临床表现】

本病潜伏期较长，短至数月，长至 10 余年，一般 2~10 年可发展为艾滋病。根据艾滋病临床表现分为急性期、无症状期和艾滋病期。

1. 急性期（Ⅰ期） 初次感染 HIV 的 2~4 周后可出现发热、全身不适、头痛、厌食、恶心、肌痛、关节痛、淋巴结肿大等症状。其中，发热最常见。大部分患者临床症状轻微，持续 1~3 周后缓解。血清可检出 HIV 及 p24 抗原。CD4$^+$T 淋巴细胞一过性减少，导致 CD4/CD8 比例倒置，还可出现血小板减少。

2. 无症状期（Ⅱ） 此期没有任何症状，但血清中能检测出 HIV 和 HIV 核心蛋白及包膜蛋白抗体，CD4$^+$ 逐渐下降。此期具有传染性。此阶段实际上是 AIDS 的潜伏期。此期持续时间一般为 6~8 年。

3. 持续性淋巴结肿大期（Ⅲ） 表现为除腹股沟淋巴结外的其他部位两处或两处以上淋巴结肿大。肿大的淋巴结直径在 1cm 以上，质地柔韧，无压痛、无粘连，一般持续肿大 3 个月以上，无自觉症状。活检可见淋巴结反应性增生。部分患者淋巴结肿大 1 年后才逐步消散，也可反复肿大。

4. 艾滋病期（Ⅳ） 是艾滋病病毒感染的最终阶段。本期临床表现复杂，除 HIV 相关症状外，易发生各种机会性感染及恶性肿瘤。继发肿瘤以卡波西肉瘤和淋巴瘤最常见。

（1）HIV 相关症状 持续 1 个月以上的发热、乏力不适、盗汗、厌食、体重下降、慢性腹泻和易感冒等症状。部分患者表现为神经精神症状，如记忆力减退、性格改变、头痛、癫痫和痴呆等。可有肝、脾肿大。

（2）各种机会性感染和肿瘤

1）呼吸系统：以肺孢子菌肺炎最常见，是机会性感染死亡的主要原因。艾滋病病例中，约 50% 死于肺孢子菌肺炎。主要表现为慢性咳嗽、发热、呼吸急促和发绀等。胸部 X 线显示间质性肺炎。此外巨细胞病毒、结核杆菌、鸟分枝杆菌、念珠菌、隐球菌等均可引起肺部感染。卡波西肉瘤也常侵犯肺部。

2）中枢神经系统：出现神经系统症状者达 30%~70%，包括机会性感染，如脑弓形虫病、隐球菌脑膜炎、巨细胞病毒脑炎等；机会性肿瘤，如原发性脑淋巴瘤和转移性淋巴瘤；艾滋病痴呆综合征；无菌性脑炎，可表现为头晕、头痛、癫痫、进行性痴呆等。

3）消化系统：以白色念珠菌、疱疹和巨细胞病毒感染较为常见，引起口腔炎、食管炎或溃疡，表现为吞咽困难和胸骨后烧灼感。胃肠黏膜常受到疱疹病毒、隐孢子虫、鸟分枝杆菌和卡波西肉瘤的侵犯，表现为慢性腹泻和体重减轻，肝大及肝功能异常等。

4）皮肤黏膜：卡波西肉瘤常侵犯下肢皮肤和口腔黏膜，表现为紫红色或深蓝色浸润或结节。其他常见的有鹅口疮、复发性口腔溃疡、牙龈炎、口腔毛状白斑等。口腔毛状白斑表现为舌的两侧边缘有粗厚的白色突起。此外，皮肤带状疱疹、传染性软疣、尖锐湿疣、真菌性皮炎等也较常见。

5）眼部：常见有巨细胞病毒性视网膜炎、弓形虫视网膜脉络膜炎、眼部卡波西肉瘤等。

【辅助检查】

1. 血、尿常规检查 有不同程度贫血、白细胞计数降低、血小板减少。尿蛋白呈阳性。

2. 免疫学检查 T淋巴细胞绝对计数下降，$CD4^+T$淋巴细胞计数下降，$CD4/CD8<1$。

3. 血生化检查 可有血清转氨酶及肾功能异常等。

4. 血清学检查

（1）HIV-1/HIV-2抗体检测 采用ELISA法检测患者血清、尿液、唾液或脑脊液HIV抗体，可获阳性结果，gp24和gp120抗体连续2次阳性即可确诊，其阳性率可达99%。HIV抗体检测结果须经蛋白印迹检测确认。

📖 **课堂互动**

艾滋病窗口期

艾滋病病毒进入人体到抗体产生的这段时期称为窗口期。此期感染者体内已有病毒，具有传染性，但抗体检测呈阴性，极易漏诊，在流行病学上更具有意义。目前国际公认的窗口期是6个月，但随着检验方式的进步，窗口期已经大大缩短。根据中国艾滋病预防与控制中心临床病毒研究室的最新研究成果显示，窗口期已经缩短为2~6周。

（2）HIV抗原检测 采用ELISA检测血清中HIV p24抗原，有助于艾滋病窗口期和新生儿早期感染的诊断。

【治疗要点】

目前认为早期抗病毒治疗既能缓解病情，又能减少机会性感染和肿瘤等并发症的发生。

1. 抗病毒治疗 国内目前抗HIV的药物可分为以下4大类：

（1）核苷类反转录酶抑制剂 此类药物能选择性与HIV反转录酶结合，从而抑制HIV的复制和转录，推迟HIV感染者病情进展，延长艾滋病患者的存活时间，首选齐多夫定，也可应用拉米夫定。

（2）非核苷类反转录酶抑制剂　主要作用于 HIV 反转录酶的某个位点，使其失去活性，从而抑制病毒的复制。主要药物有奈韦拉平（NVP）、依非韦伦（EFV）等，但该类药物易产生耐药性。

（3）蛋白酶抑制剂　通过阻断 HIV 复制和成熟过程中所必需的蛋白质合成，从而抑制病毒的复制。主要制剂有利托那韦、沙奎那韦等。

（4）整合酶抑制剂　主要有拉替那韦（RAV）。

鉴于仅用一种抗病毒药物易诱发 HIV 突变，并产生耐药性，因而目前主张联合用药，通常采用 3 联或 4 联，称为高效抗反转录病毒治疗（HAART），亦称鸡尾酒疗法。

2. 免疫治疗　基因重组 IL-2 与抗病毒药物同时应用有利改善机体的免疫功能。

课堂互动

鸡尾酒疗法

鸡尾酒疗法由美籍华裔科学家何大一于 1996 年提出，是通过 3 种或 3 种以上抗病毒药物联合使用治疗艾滋病。可减少耐药性，最大限度抑制病毒的复制，恢复被破坏的机体免疫功能，从而延缓病程进展，延长患者生命，提高生活质量。蛋白酶制剂与多种抗病毒的药物联合使用，既可以阻止艾滋病病毒复制，又可以防止体内产生耐药性的病毒。

3. 并发症治疗

（1）肺孢子菌肺炎　喷他脒每日 3~4mg/kg，肌内注射或静脉滴注。SMZ-TMP 治疗，轻、中度患者口服治疗，重症患者可静脉用药，疗程 2~3 周。

（2）卡波西肉瘤　齐多夫定（AZT）与干扰素联合治疗，或应用博来霉素，长春新碱、阿霉素联合化疗。

（3）隐孢子虫感染和弓形虫病　应用螺旋霉素或克林霉素治疗。

（4）巨细胞病毒　可用阿昔洛韦 7.5~10mg/kg 或更昔洛韦 5g，每日静脉滴注 2 次，疗程 2~4 周。

（5）隐球菌脑膜炎　应用两性霉素 B 或氟康唑治疗。

4. 支持及对症治疗　加强营养、补充维生素及叶酸，对忧郁或绝望者进行心理治疗。

5. 预防性治疗　HIV 感染而结核菌素试验阳性者，异烟肼治疗 4 周；CD4$^+$T 细胞 < 0.2×10^5/L 者用喷他脒或 SMZ-TMP 预防肺孢子菌肺炎。

6. 中医治疗　某些中草药有抑制病毒的作用，如甘草、苦瓜、天花粉、紫花地丁、黄芩等。可应用人参、黄芪、当归、阿胶、菟丝子、麦冬等具有升高 T 淋巴细胞数量的中药，以及增强和调节机体免疫力，提高免疫球蛋白作用的药物。

【疾病预防】

1. 控制传染源 隔离治疗，及时检测，禁止献血等。

2. 切断传播途径 加强血源管理，不擅自输血和使用血制品；强化性教育工作，做到洁身自爱，不卖淫嫖娼，避免婚前、婚外不了解情况的性行为，提倡使用安全套，安全套是预防艾滋病的有效措施之一；严格消毒隔离制度，加强锐利医疗用品的管理，实行"一人一用一消毒制"；严禁吸毒，不与他人共用注射器；避免直接与艾滋病患者的血液、精液、乳汁和尿液接触；不借用或共用牙刷、剃须刀、刮脸刀等。

3. 保护易感人群 实验室、医护、预防保健等工作人员，意外被艾滋病患者或艾滋病病毒感染者的血液、体液污染了破损的皮肤或非胃肠道黏膜，或被艾滋病患者或艾滋病病毒感染者的血液、体液污染了的锐器刺破皮肤，处理如下：

（1）局部处理 用肥皂液和流动水清洗污染的皮肤，用生理盐水冲洗黏膜。如有伤口，应当在伤口周围轻轻挤压，尽可能挤出损伤处的血液，再用肥皂液和流动水进行冲洗；禁止进行伤口的局部挤压。受伤部位的伤口冲洗后，应当用消毒液，如：75%乙醇或者0.5%碘伏进行消毒，并包扎伤口；被暴露的黏膜，应当反复用生理盐水冲洗干净。

（2）评估暴露级别 对暴露的级别和暴露源的病毒载量水平进行评估和确定。

（3）预防性用药 预防性用药方案分为基本用药程序和强化用药程序。基本用药程序为两种反转录酶制剂，使用常规治疗剂量，连续使用28天。强化用药程序是在基本用药程序的基础上，同时增加一种蛋白酶抑制剂，使用常规治疗剂量，连续使用28天。

【常见护理诊断及医护合作性问题】

1. 活动无耐力 与营养不良、长期发热、腹泻等导致机体消耗增多有关。

2. 营养失调：低于机体需要量 与腹泻、厌食、消耗大有关。

3. 恐惧 与预后不良，疾病折磨、被人歧视有关。

4. 社交孤立 与患者实施强制性管理，采取严格血液和体液隔离，易被他人歧视有关。

5. 有传播感染的危险 与疾病时间长、无症状及传播途径有关。

【护理措施】

1. 病情观察 加强病情观察，及时发现机会性感染，观察感染的部位、性质与程度，特别注意肺部、皮肤黏膜、胃肠道、口腔及神经系统等处的感染。定时评估患者的生命体征、营养状况等。及时发现各种并发症，详细记录病情变化。

2. 生活护理

（1）环境与休息 对艾滋病患者实行血液/体液隔离和保护性隔离。急性期发热时和艾滋病期绝对卧床休息。为保证患者休息，安静、舒适、空气清新。无症状感染者可进行正常的工作和学习。

（2）饮食　给予高热量、高蛋白、高维生素、易消化饮食，保证营养供给，增强机体抗病能力。对于厌食的患者，应结合患者原有的饮食习惯，提供色香味俱全的食物，促进患者的食欲；有呕吐者，可暂禁食2天后再给予食物，严重者，在饭前30min给予止吐药物；对于腹泻者，应少量多餐，给予少渣或无渣饮食，并鼓励其多饮水。

3. 对症护理　加强口腔和皮肤护理，防止继发感染或减轻口腔、外阴真菌、病毒等感染引起的不适。长期腹泻的患者要注意肛周皮肤的护理，每次排便后用温水清洗局部皮肤，再用吸水性良好的软布或纸巾吸干，也可涂润肤油保护皮肤。

4. 用药护理　遵医嘱给予抗病毒、抗感染、抗肿瘤治疗，观察药物的疗效与副作用。如应用核苷类反转录酶抑制剂有严重的骨髓抑制作用，可引起贫血、中性粒细胞和血小板减少等症状，应定期检查血常规，当中性粒细胞$<0.5\times10^9$/L，及时通知医师。

5. 心理护理　由于艾滋病缺乏特效治疗，加上疾病本身的折磨，患者易出现焦虑、抑郁、恐惧等心理反应，部分患者可出现报复、自杀等极端行为。护士首先要以正确的态度对待患者，发扬人道主义精神，关心、体贴、尊重患者，不歧视患者，多与其沟通，了解患者的心理状态，了解并满足其需要，解除患者的孤独感和恐惧感。同时动员其亲属朋友，关怀、同情、支持患者，使患者以积极的心态面对现实，树立战胜疾病的信心。

【健康教育】

1. 无症状期感染者个人保健指导　①指导患者正确看待疾病，回归正常生活，加强营养，合理休息，提高机体抵抗力。②自觉遵守公共道德，避免传染给他人，就诊时应主动申明。③保护自己，对一般性的感染积极治疗，避免重复感染和继发感染。④定期到医院复查，坚持治疗，密切观察病情变化，病情改变时立即就诊。

2. 家庭护理指导　①指导家庭成员掌握预防方法，杜绝疾病的传播。如性生活指导；患者日常生活用品单独使用并定期消毒；接触患者血液、体液污染过的物品要戴手套或使用辅助工具，避免直接接触；女性患者行经期，防止血液溅污室内设施，防止疾病的传播。②向患者及家属介绍预防或减少机会性感染的措施，满足患者正常的生活习惯和卫生条件，防止继发感染。③家属应关怀、同情、鼓励患者，使患者回归正常生活。④为患者提供足够营养，增强抗病能力。

复习思考

1. 男，30岁，因发热、乏力、消瘦半年来诊。患者半年前无明显诱因出现低热，体温不超过 38℃，伴乏力、全身不适和厌食，大便每天 2~5 次，稀便，无脓血，无腹痛和恶心、呕吐，半年来体重下降约 8kg。既往因外伤曾输过血。身体评估：T 37.5℃，P 84 次/分，R 18 次/分，BP 120/80mmHg。右颈部和左腋窝各触及 1 个 2cm×2cm 大小淋巴结，活动，无压痛。请思考：

（1）确诊患者的疾病需要做什么辅助检查？

（2）作为接诊护士，你将如何护理该患者？

2. 简述医务人员 HIV 意外暴露如何处理。

3. 简述艾滋病的预防措施。

项目四　流行性乙型脑炎患者的护理

【学习目标】

1. 掌握流行性乙型脑炎的临床表现、护理、预防措施、健康教育和高热、惊厥、呼吸困难的急救。

2. 熟悉流行性乙型脑炎的病原学特点、流行特点、治疗要点和辅助检查。

3. 了解流行性乙型脑炎的发病机制。

案例导入

患者，女，3 岁。因高热、头痛、呕吐 2 天，频繁抽搐 1h 于 1986 年 7 月 16 日入院。体检：体温 39.5℃，精神倦怠，颈项强直，双侧巴氏征阳性。正在查体过程中患儿发生全身强直性抽搐，历时 7min。

请思考：

1. 患儿有可能患什么疾病？为了确诊应做什么辅助检查？

2. 患儿目前存在的主要护理问题是什么？应采取哪些护理措施？

流行性乙型脑炎（epidemic enccphalitis B）简称乙脑，是由乙脑病毒引起的以脑实质炎症为主要病变的急性传染病。本病经蚊虫传播，流行于夏秋季，多发生于儿童，临床上以高热、意识障碍、惊厥、呼吸衰竭及脑膜刺激征为特征。重症患者病死率高达 20%~50%，可留有神经系统后遗症。

【病原学】

乙型脑炎病毒简称乙脑病毒，属虫媒病毒乙组的黄病毒科，为单股正链 RNA 病毒。

病毒呈球形，直径 40～50nm，有包膜。包膜中镶嵌有糖基化蛋白（E蛋白）和非糖基化蛋白（M蛋白）。其中E蛋白是病毒的主要抗原成分，具有血凝活性和中和活性，同时还与多种重要的生物学活性密切相关。本病毒能寄生在人或动物的细胞内，尤其在神经细胞内更适宜生长繁殖，故又称嗜神经病毒。本病毒抵抗力不强，加热100℃，煮沸2min即可灭活，但对低温和干燥抵抗力很强，用冷冻干燥法在4℃冰箱中可保存数年。

【流行病学】

1. 传染源 乙脑是人畜共患的自然疫源性疾病，主要传染源是家畜、家禽。其中猪饲养面广、更新快，对乙脑病毒的自然感染率高，幼猪在流行季节几乎100%感染，因此猪是重要传染源。人被感染后仅发生短期病毒血症且血中病毒数量较少，不是主要传染源。

2. 传播途径 蚊子是乙脑的主要传播媒介。国内传播乙脑病毒的蚊种有库蚊、伊蚊和按蚊的某些种，三带喙库蚊是主要传播媒介。蚊虫吸血后，病毒首先在蚊体内增殖，然后移至唾液腺，经叮咬传播给人或动物，再由动物感染更多蚊虫。蚊子可携带病毒越冬，并可经卵传代，是病毒的长期宿主。此外，受感染的候鸟、蠛蠓、蝙蝠也是乙脑病毒的越冬宿主。

3. 人群易感性 人对乙脑病毒普遍易感。感染后多数呈隐性感染并获得免疫力。出现典型症状的只占少数。乙脑患者大多数为10岁以下儿童，以2～6岁儿童发病率最高。

4. 流行特征 乙脑主要分布在亚洲。我国除东北北部、青海、新疆、西藏外均有乙脑流行。在热带地区乙脑全年均可发生；温带和亚热带地区，乙脑呈季节性流行，80%～90%的病例集中在7月、8月、9月。乙脑一般呈散发，家庭成员中少有同时多人发病。

【发病机制】

带有乙脑病毒的蚊虫叮咬人后，形成病毒血症，病毒通过血脑屏障，导致脑实质的炎症反应（图10-3）。

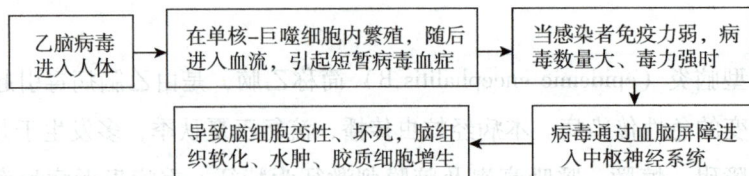

图 10-3 流行性乙型脑炎发病机制示意图

📖 **课堂互动**

乙脑的发现

1924 年和 1971 年，日本先后有两次乙脑的大流行，日本学者根据其两次表现，为了与甲型脑炎相区别而命名为日本乙型脑炎。1934 年，日本学者首先从死亡患者的脑组织中分离出乙脑病毒。中华人民共和国成立后，我国命名为流行性乙型脑炎，简称乙脑。

【健康史】

1. 病史　患病的起始时间，主要症状及其特点，有无伴随症状及并发症，既往检查、治疗经过及效果，目前主要的不适及用药，有无毒血症等。

2. 流行病学资料　是否为发病季节，有无接种过乙脑疫苗。

【临床表现】

潜伏期 4~21 天，一般为 10~14 天。典型的临床经过分为 4 期。

1. 初期　病程第 1~3 天，体温在 1~2 天内升高到 39~40℃，伴头痛、恶心和呕吐，多有精神倦怠或嗜睡，可有颈部强直及抽搐。

2. 极期　病程第 4~10 天。主要表现是脑实质受损症状。

（1）高热　体温常高达 40℃以上，多呈稽留热，轻者持续 3~5 天，重者可达 3 周，一般 7~10 天。发热越高，热程越长，病情越重。

（2）意识障碍　包括嗜睡、定向力障碍、谵妄、昏迷等。神志不清最早可见于病程第 1~2 天，但多见于第 3~8 天，通常持续 1 周左右，重者可长达 4 周以上。嗜睡具有早期诊断意义，是大脑皮质、丘脑、脑干网状结构功能障碍所致。昏迷为意识障碍最严重阶段，昏迷越早越深，时间越长，则病情越重、预后越差。

（3）惊厥或抽搐　可由于高热、脑实质炎症及脑水肿所致。多于病程第 2~5 天，先见于面部、眼肌、口唇的小抽搐，随后肢体呈阵挛性抽搐，重者出现全身抽搐、强直性痉挛，历时数分钟至数十分钟不等，均伴有意识障碍。频繁抽搐可导致发绀、脑缺氧、脑水肿，甚至呼吸暂停。长时间或频繁抽搐可加重脑缺氧和脑实质损害。

（4）呼吸衰竭　主要是中枢性呼吸衰竭，常因脑实质炎症，特别是延髓呼吸中枢损害、脑水肿、脑疝和低钠性脑病引起。表现为呼吸节律不规则及幅度不均，如呼吸表浅、双吸气、叹息样呼吸、潮式呼吸、抽泣样呼吸等，最后呼吸停止。如继发小脑幕切迹疝，除呼吸异常外，可表现为患侧瞳孔先变小，随病情进展逐渐散大。患侧上眼睑下垂、眼球外斜。病变对侧肢体的肌力减弱或麻痹，病理征阳性；如继发枕骨大孔疝则表现为极度烦躁、深昏迷、面色苍白、眼球固定、瞳孔散大、对光反应消失等。

此外，可因并发肺部感染，呼吸道痰液阻塞或脊髓受侵犯呼吸肌麻痹表现为周围呼吸衰竭，出现呼吸困难、呼吸表浅、呼吸短促、呼吸先快后慢、胸式或腹式呼吸减弱、发绀明显，但呼吸节律整齐。

（5）其他神经系统症状和体征　多在病程10天内出现，第2周后就较少出现新的神经症状和体征。常有浅反射消失或减弱，深反射如膝、跟腱反射等先亢进后消失，病理性锥体束征阳性。昏迷者可有肢体强直性瘫痪，偏瘫或全瘫，伴肌张力增高；还可出现脑膜刺激征，以较大儿童或成人多见，表现为颈项强直、凯尔尼格征、布鲁津斯基征阳性（婴幼儿脑膜刺激征可无，但可出现前囟膨隆）；根据病变损害部位不同，还可出现相应的神经症状，如失语、听觉障碍、吞咽困难、语言障碍，出现各种震颤等。

高热、抽搐及呼吸衰竭是乙脑极期的严重症状，三者相互影响，呼吸衰竭常为致死主要原因。多数患者在本期末体温下降，病情改善，进入恢复期，少数患者因严重并发症或脑部损害重而死亡。

3. 恢复期　极期过后，体温逐渐下降，精神神经症状逐日好转，一般于2周左右可完全恢复。重症患者可有一短期精神"呆滞"阶段，经积极治疗后大多数患者于6个月内恢复。

4. 后遗症期　患病6个月后如仍留有精神神经症状者称后遗症。发生率约为重症患者的5%～20%，以失语、瘫痪及精神失常最为多见。如继续积极治疗，仍可望有一定程度的恢复。

5. 并发症　发生率为10%，以支气管肺炎最常见，其他为肺不张、尿路感染、败血症等，重症患者也可出现应激性溃疡导致消化道大出血等。

【辅助检查】

1. 血常规　白细胞计数常在（10～20）×10^9/L，病初中性粒细胞在80%以上，随后以淋巴细胞占优势，部分患者血象始终正常。

2. 脑脊液　压力增高，外观无色透明或微混，白细胞计数多在50～500×10^6/L，个别可达1000×10^6/L以上，分类早期以中性粒细胞为主，随后则淋巴细胞增多。蛋白轻度升高，糖正常或偏高，氯化物正常。少数病例于病初脑脊液检查可正常。

3. 血清学检查

（1）特异性IgM抗体测定　最早在病程第3～4天即出现阳性，2周达高峰，可作早期诊断。

（2）其他抗体的检测　补体结合抗体，具有较高的特异性，抗体水平可维持一年，主要用于流行病学调查。血凝抑制抗体出现较早，抗体水平可维持一年，主要用于临床诊断和流行病学调查。

4. 病毒分离　病程第一周内死亡病例的脑组织中可分离到病毒，但脑脊液和血中不易分离到病毒。

【治疗要点】

1. 治疗原则　目前，对乙脑治疗尚无有效的抗病毒药物，以对症处理为主，尤其对高热、惊厥和呼吸衰竭等危重症状的处理是抢救患者、降低病死率、减少后遗症的关键。

2. 一般治疗　病室应安静，对患者要尽量避免不必要的刺激，降低室温。注意口腔及皮肤的清洁，防止发生褥疮。注意精神、意识、体温、呼吸、脉搏、血压以及瞳孔的变化。给足够的营养及维生素。

3. 对症治疗

（1）降低体温　采用物理降温为主，药物降温为辅，同时降低室温。可用30%酒精擦浴，在腹股沟、腋下、颈部放置冰袋；也可用降温床或冷褥。幼儿或年老体弱者可用50%安乃近滴鼻，防止过量退热药物致大量出汗而引起虚脱。高热伴抽搐者可用亚冬眠疗法，氯丙嗪和异丙嗪每次各 $0.5 \sim 1mg/kg$ 肌注，每 $4 \sim 6h$ 用 1 次，疗程约 $3 \sim 5$ 天，用药过程注意呼吸道通畅并观察生命体征的变化。

（2）控制惊厥或抽搐　①因高热所致者，降温后即可止惊。②因呼吸道分泌物阻塞所致脑细胞缺氧者，应及时吸痰、给氧，保持呼吸道通畅，必要时气管插管。③因脑水肿所致者，应立即采用脱水剂治疗。可用20%甘露醇按 $1 \sim 2g/kg$ 静脉滴注或推注。④因脑实质炎症引起的抽搐，可给予镇静剂或亚冬眠疗法。

（3）及时处理呼吸衰竭　①保持呼吸道畅通，定时翻身拍背、吸痰、给予雾化吸入以稀释分泌物，低流量给氧。②中枢性呼吸衰竭有呼吸表浅、节律不整或发绀时，可用呼吸兴奋剂，洛贝林，成人每次 $3 \sim 6mg$，小儿每次 $0.15 \sim 0.2mg/kg$，静注或静滴。③由脑水肿所致者用脱水剂治疗。可用血管扩张剂改善微循环，减轻脑水肿。如东莨菪碱，成人每次 $0.3 \sim 0.5mg$，小儿每次 $0.02 \sim 0.03mg/kg$，稀释于葡萄糖液静注或静滴，$15 \sim 30min$ 重复使用，一般用 $1 \sim 5$ 天。经上述处理无效，病情危重者，可气管插管或气管切开建立人工气道。

（4）恢复期及后遗症处理　加强智力、语言和运动功能锻炼，可用理疗、针灸、按摩、高压氧等治疗。

【疾病预防】

1. 管理传染源　隔离患者至体温正常。加强对家畜的管理，特别是仔猪，流行季节前对猪进行疫苗接种，能有效地控制乙脑在人群中的流行。

2. 切断传播途径　灭蚊与防蚊是预防本病的主要措施。应注意消灭蚊虫滋生地，重点做好牲畜棚，尤其是猪圈的灭蚊工作，消灭越冬蚊和早春蚊。使用蚊帐、蚊香或驱蚊剂，防止蚊虫的叮咬。

3. 保护易感人群 目前国内采用地鼠肾细胞灭活和减毒活疫苗进行预防接种，安全性大、反应轻、效果好，人群保护率可达76%~90%。疫苗接种应在开始流行前一个月完成，注射后2~3周产生免疫力，免疫期为1年。接种对象为10岁以下儿童和从非流行区进入流行区的人员。凡有过敏体质、严重心肾疾病、中枢神经系统疾病或发热患者禁用。

【常见护理诊断及医护合作性问题】

1. 体温过高 与病毒血症及脑部炎症有关。

2. 意识障碍 与脑实质损害、抽搐、惊厥有关。

3. 气体交换受损 与呼吸衰竭有关。

4. 有受伤的危险 与惊厥、意识障碍有关。

5. 营养失调：低于机体需要量 与高热、呕吐、吞咽困难或昏迷不能进食有关。

6. 有皮肤完整性受损的危险 与昏迷和长期卧床有关。

【护理措施】

1. 病情观察 注意观察生命体征、瞳孔大小、意识障碍变化，观察抽搐及呼吸衰竭的表现。密切注意患者有无支气管肺炎、肺不张、败血症、尿路感染、褥疮以及应激性溃疡所致的上消化道大出血等并发症的迹象，一旦发现及时与医师联系并处理。使用人工呼吸器时要对患者进行监护。

2. 生活护理

（1）环境与休息 将患者安置在安静、有防蚊设备的病室内，控制室温在30℃以下，避免噪音、强光刺激。有计划集中护理操作，避免诱发惊厥或抽搐，做好皮肤、眼、鼻、口腔的清洁护理；

（2）饮食 鼓励患者多进食清淡流质饮食，有吞咽困难或昏迷者给予鼻饲，或遵医嘱静脉补充足够的营养和水分。

3. 对症护理

（1）惊厥、抽搐的护理 ①患者应卧床休息，保持病室安静，防止强声、强光刺激。集中进行各种检查、治疗和护理操作，尽量减少对患者的刺激，避免惊厥、抽搐的发生。②一旦发现惊厥或抽搐，应及时处理：清除呼吸道分泌物，保持呼吸道通畅；吸氧以改善脑缺氧；用开口器置于患者的上下白齿之间，防止舌咬伤，用舌钳将舌头拉出，以防舌后坠阻塞呼吸道。③安置床护栏，以防患者坠床。④遵医嘱使用止惊药物。⑤因高热引起惊厥、抽搐者，给予降温处理；由脑水肿、颅内压增高引起者给脱水剂治疗。

（2）呼吸衰竭的护理 ①密切观察患者呼吸频率、节律、瞳孔、生命体征、意识状态等的改变。若有呼吸困难、发绀、叹息样呼吸则为呼吸衰竭的表现，应立即报告医生。②保持呼吸道通畅。③鼓励患者多翻身、协助拍背，痰液黏稠可雾化吸入，痰阻者吸痰。④采用鼻导管吸氧，氧流量1~2L/min。⑤遵医嘱使用药物，注意观察其疗效和副作用。

⑥若有突然发生的呼吸停止、呼吸肌麻痹等，经一般处理仍不能维持其换气功能者，应及时配合医生行气管切开或气管插管；若有自主呼吸停止、严重换气障碍者，可应用人工呼吸器辅助呼吸。

（3）意识障碍的护理 ①昏迷患者应取头高脚低位，头部抬高15°~30°，以利于脑水肿消退。头偏向一侧，以防舌后坠阻塞呼吸道。定时吸痰保持呼吸道通畅。②伴发热能进食的患者，应多给清淡流质饮食，有吞咽困难、昏迷不能进食者，可行鼻饲或静脉补充足够水分和营养。③协助做好生活护理。为防止褥疮形成，定时洗身擦体、更换衣服，勤翻身、拍背、皮肤按摩。及时清理大小便。做好眼、鼻、口腔的清洁护理。④有肢体瘫痪者，应将肢体放于功能位，并进行肢体按摩，防止肌肉萎缩和功能障碍。恢复期患者神志清醒后仍留有后遗症者，应尽早进行针灸、理疗、按摩、功能锻炼、语言训练等，配合药物治疗，帮助患者尽快康复。

4. 用药护理 在使用退热药时，防止过量退热药物致大量出汗而引起虚脱；使用镇静药物如地西泮，苯巴比妥时，必须注意此类药物的呼吸抑制作用。

5. 心理护理 乙脑病情凶险且变化迅速，住院患者和家属突出的表现是恐惧。向患者及家属做好安慰、鼓励工作，使其增强战胜疾病的信心，解除其紧张、恐惧心理。

【健康教育】

1. 疾病预防知识

（1）防蚊、灭蚊 重点是抓好稻田、大面积水坑、家畜圈的灭蚊工作。

（2）疫苗注射及宿主动物的管理 疾病流行前1~2个月对易感儿童进行预防接种，并作好对猪、马等家畜的管理并进行预防接种。

2. 疾病知识指导

（1）普及乙脑有关知识 对患者及家属讲解乙脑的发病原因、临床表现和诊治方法，流行季节出现高热、头痛、意识障碍者，应及时到医院就诊。

（2）康复治疗 对留有后遗症的患者，应鼓励患者坚持治疗和锻炼，应用针灸、理疗、按摩、功能锻炼、语言训练等，使患者尽可能康复。

复习思考

1. 患儿，男，3岁。于2014年8月12日来院急诊。其母代诉病史：患儿于昨晚突然起病，畏寒、高热、头痛、呕吐3次，为胃内容物，天亮前即呼之不应，并持续抽搐。身体评估：T 41℃，深昏迷，瞳孔左>右，呼吸节律不整，呈双吸气，颈抵抗，克氏征（+），巴氏征（+）。请思考：

（1）患儿可能患什么疾病？其诊断依据是什么？

（2）指出患者目前 3 种需紧急处理的症状。

（3）针对抽搐及呼吸异常应立即采取的护理措施是什么？

2. 简述乙脑患者发热的护理措施。

3. 简述乙脑患者的预防措施。

项目五　麻疹患者的护理

【学习目标】

1. 掌握麻疹的临床表现、主要护理诊断、护理措施和健康教育。

2. 熟悉麻疹的病原学特点、流行病学特点、治疗要点和辅助检查方法。

3. 了解麻疹的发病机制。

案例导入

患儿，男，3 岁。患儿咳嗽、畏光、流泪，高热 4 天。全身出现皮疹 2 天。初见于耳后，后逐渐延及全身。体检：精神差，全身皮肤可见散在淡红色斑丘疹，大小不等，压之褪色，疹间皮肤正常。双侧睑结膜及咽部充血，双侧扁桃体轻度肿大。左肺可闻及湿性啰音。测 T 39.6℃，心率 132 次/分。

请思考：

1. 患儿有可能是什么疾病？

2. 患儿目前存在的主要护理问题是什么？

3. 应如何为患儿降温？

麻疹（medasles）是由麻疹病毒引起的急性呼吸道传染病。以发热、咳嗽、流涕、眼结合膜炎、口腔麻疹黏膜斑（Koplik spots）及皮肤斑丘疹为主要表现。好发于儿童，传染性强，愈后可获得终生免疫。

【病原学】

麻疹病毒属副黏病毒科、麻疹病毒属。仅有一个血清型，抗原性稳定。在空气飞沫中保持传染性不超过 2 天。对日光和消毒剂均敏感，日光照射或在流通空气中 30min 失去活力。不耐热，55℃时 15min 即被破坏，但耐寒、耐干燥。

【流行病学】

1. 传染源 麻疹患者是唯一的传染源，自发病前 2 天（潜伏期末）至出疹后 5 天眼结膜、鼻、口咽和气管等分泌物中均含有病毒，具有传染性。如合并肺炎，传染期可延长至出疹后 10 天。恢复期患者分泌物中无病毒。

2. 传播途径 呼吸道飞沫传播为主要途径。主要通过打喷嚏、咳嗽和说话等排出的病毒经口、咽、鼻或眼结膜侵入易感者。密切接触者可经过污染病毒的手传播。通过患者衣物、玩具、用品等间接传播较少见。

3. 人群易感性 人群普遍易感。易感者接触后 90% 以上发病。6 个月以内的婴儿很少发病。6 个月至 5 岁的小儿发病率最高，男女无差异。病后获得持久免疫力。

4. 流行特征 麻疹一年四季均可发病，以冬、春季多见。近年来随着麻疹减毒活疫苗的广泛接种，麻疹的流行在世界范围内已得到较好的控制，但在流动人口较多及未普种疫苗的地区易发生局部麻疹暴发流行。

【发病机制】

麻疹病毒经飞沫到达易感者呼吸道、口咽部或眼结合膜，在上皮细胞内复制，并侵入局部淋巴组织，繁殖后入血，共形成了 2 次病毒血症（图 10-4）。

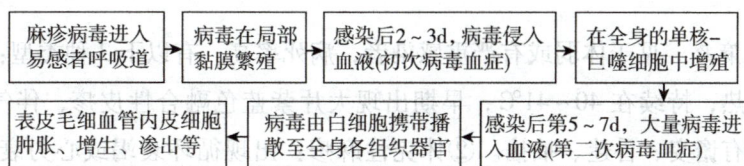

麻疹病毒进入易感者呼吸道 → 病毒在局部黏膜繁殖 → 感染后 2~3d，病毒侵入血液（初次病毒血症）→ 在全身的单核-巨噬细胞中增殖

表皮毛细血管内皮细胞肿胀、增生、渗出等 ← 病毒由白细胞携带播散至全身各组织器官 ← 感染后第 5~7d，大量病毒进入血液（第二次病毒血症）

图 10-4 麻疹发病机制示意图

【健康史】

1. 病史 有无咳嗽、流涕、眼结膜充血、畏光、流泪及咽部充血等卡他症状，既往检查、治疗经过及效果，目前的主要不适及用药，有无毒血症状等。

2. 流行病学资料 是否为疾病的高发季节，是否接种过麻疹疫苗。

【临床表现】

潜伏期一般为 6~18 天，平均 10 天左右，曾接受过免疫者可延长至 3~4 周。潜伏期末可有低热、精神差等全身不适症状。

1. 典型麻疹 典型麻疹临床经过可分为 3 期。

（1）前驱期（出疹前期） 传染性最强，从发热至出疹，一般约 3~4 天。出现类似上呼吸道感染的症状。①发热：多为首发症状，中度以上发热，随着体温的升高可出现全身中毒症状，如全身不适、食欲减退、精神不振、呕吐、腹泻等。②急性卡他症状：在发热的同时出现咳嗽、流涕、咽部充血等症状。③眼部症状：结膜充血、畏光、流泪及眼睑水肿是本病特点，下眼睑边缘可有一条明显充血横线（Stimson 线），对诊断麻疹有帮助。④麻疹黏膜斑（Koplik spots）：在出疹前 24~48h，约 90% 患者在两侧近第二磨牙相对的颊黏膜上，出现直径约 0.5~1.0mm 灰白色小点，周围有红晕，初起仅数个，1~2 天迅速增多并融合，一般在麻疹出现后 2~3 天消失，对麻疹的早期诊断具有特殊意义。

（2）出疹期　多在发热后 3~4 天出现皮疹，3~5 天出齐。始于耳后发际，渐及面、颈部，然后自上而下蔓延至胸、背、腹、四肢，最后到达手掌和足底。皮疹初为淡红色斑丘疹，大小不等，直径约 2~4mm，高出皮肤，压之褪色。皮疹数量逐渐增多，可融合成片，皮疹颜色由淡红色、鲜红色到暗红色，疹间皮肤正常。可有全身浅表淋巴结和肝脾轻度肿大。高热时常有谵妄、嗜睡，多为一过性，热退后消失。肺部有湿啰音，X 线检查可见肺纹理增多。

（3）恢复期　一般为 3~5 天。皮疹出齐后，体温开始下降，全身症状明显减轻。皮疹按出疹先后顺序依次消退，消退时有糠麸样脱屑，留有浅褐色色素沉着，1~2 周完全消失。

2. 非典型麻疹

（1）轻症麻疹　见于机体有一定免疫力者，症状较轻，麻疹黏膜斑不明显，皮疹稀疏，无并发症。

（2）重症麻疹　见于体弱或有严重感染者，病死率高。有以下 3 种类型：①中毒性麻疹：起病即高热，持续在 40~41℃，早期出现大片紫蓝色融合性皮疹，伴气促、心率加快、发绀，常有谵妄、昏迷、抽搐。②休克性麻疹：出现循环衰竭或心力衰竭，有高热，面色苍白，肢端发绀、四肢厥冷、心音变弱、心率快、血压下降等。患儿皮疹颜色暗淡、稀少，出疹不透或皮疹刚出又突然隐退。③出血性麻疹：皮疹为出血性，压之不褪色，同时可有内脏出血。

（3）异型麻疹　接种灭活疫苗后引起。表现为高热、头痛、肌痛，无口腔黏膜斑。皮疹从四肢远端开始延及躯干、面部，呈多形性，常伴水肿及肺炎。国内不用麻疹灭活疫苗，故此类型少见。

3. 并发症

（1）肺炎　麻疹最常见的并发症，占麻疹患儿死因的 90% 以上。多见于 5 岁以下小儿，出疹 1 周内最常见，主要为继发肺部感染，病原体有金黄色葡萄球菌、肺炎球菌、流感杆菌、腺病毒等，也可为多种细菌混合感染。表现为高热持续、咳嗽、脓性痰、气急、发绀、肺部啰音等。

（2）喉炎　麻疹病毒本身可导致整个呼吸道炎症。由于 3 岁以下小儿喉腔狭小、黏膜层血管丰富、结缔组织松弛，易继发细菌或病毒感染。临床表现为声音嘶哑、犬吠样咳嗽、吸气性呼吸困难及三凹征，严重者可窒息死亡。

（3）心肌炎　多见于 2 岁以下重型麻疹或并发肺炎和营养不良者，表现为气促、烦躁、面色苍白、心率快、短期内肝大等急性心力衰竭症状。

（4）神经系统并发症

1）脑炎：发病率约为 1‰~2‰，多在出疹后 2~6 天再次发热，外周血白细胞增多，出现意识障碍、惊厥等症状。病死率为 10%~25%，存活者中 20%~50% 留有运动、智力或精神上的后遗症。

2）亚急性硬化性全脑炎：为麻疹病毒所致远期并发症，属亚急性进行性脑炎，少见，发病率约为（1~4）个/100 万。患者多有典型麻疹病史，潜伏期 2~17 年。表现为大脑功能渐进性衰退，如智力减退、性格改变、肌阵挛、视听障碍，最终因昏迷、强直性瘫痪死亡。脑脊液检查麻疹抗体持续强阳性。

📖 课堂互动

麻疹疫苗接种

大量研究证实，小儿由母体中带来的麻疹抗体要到出生 8 个月以后才完全消失，所以麻疹疫苗的初次接种时间应安排在出生第 8 个月以后。麻疹疫苗接种后所产生的免疫力约持续 4~6 年，而不能保持终身。因此，接种麻疹疫苗后 4 年还应加强接种 1 次。

【辅助检查】

1. 血常规　出疹期白细胞、中性粒细胞计数下降，淋巴细胞相对增多。若白细胞增多常提示继发细菌感染。

2. 病原学检查　早期从患者鼻咽部、眼、呼吸道分泌物中分离到麻疹病毒均可诊断。

3. 血清抗体检测　皮疹出现 1~2 天内，用酶联免疫检测法从血中检出特异性 IgM 抗体，有早期诊断价值。

【治疗要点】

目前尚无特效抗麻疹病毒药物，以对症治疗和中医治疗为主。关键在于加强护理，积极防治并发症。

1. 对症治疗　高热者补液，必要时可应用小剂量解热药物；咳嗽可用祛痰止咳剂；烦躁不安可用少量镇静剂；必要时给氧；维持水、电解质及酸碱平衡等。

2. 中医中药治疗　麻疹属于中医"温热病"范畴，根据不同病期进行辨证施治。前驱期以透疹解表为主，如宣毒发表汤等；出疹期宜解毒透疹、驱邪外出，如银翘散加减等；恢复期宜养阴生津、调理脾胃，可服沙参麦冬汤。

3. 并发症治疗　患者出现支气管肺炎、喉炎等并发症，可根据致病菌药敏结果选用抗菌药物、雾化吸入稀释痰液、服用止咳祛痰剂等，重症者可用泼尼松或地塞米松静脉滴注，喉阻塞严重者应及早考虑气管切开。

【疾病预防】

1. 控制传染源　对麻疹患者应早发现，早隔离，早治疗。患者采取呼吸道隔离，隔离至出疹后 5 天，有并发症者延长至 10 天。对密切接触的易感者隔离检疫 21 天，做被动免疫者应隔离 4 周。集体托幼机构的儿童应暂停接送，并加强晨间检查，发现疫情及时上报。

2. 切断传播途径　流行期间避免易感儿童到公共场所或探亲访友；病房每日通风并用紫外线照射消毒；患者衣物应在阳光下暴晒；医护人员或成人在接触患者后，应穿脱隔离衣和洗手并在空气流通的环境中停留 30min，方能接触其他易感儿童，以防传播。

3. 保护易感人群　接种麻疹减毒活疫苗是预防麻疹的最佳办法，接种主要对象为 8 个月以上婴幼儿，但未患过麻疹的儿童和成人均可接种麻疹减毒活疫苗。在接触麻疹患者后 5 天内，立即给予丙种球蛋白肌肉注射以预防发病，被动免疫可维持 8 周。

【常见护理诊断及医护合作性问题】

1. 体温过高　与病毒血症、继发感染有关。

2. 皮肤完整性受损　与麻疹病毒感染所致皮疹有关。

3. 营养失调：低于机体需要量　与食欲下降、发热消耗增加有关。

4. 潜在并发症　喉炎、肺炎、心肌炎、脑炎。

【护理措施】

1. 病情观察　密切观察生命体征、出疹顺序、部位、皮疹颜色；有无糠麸样脱屑；意识状况；是否出现喉炎、肺炎、心肌炎、脑炎等并发症表现。

2. 生活护理

（1）活动与休息　患者卧床休息。保持室内空气新鲜、湿润，室内温度以 18～20℃，湿度维持在 50%～60% 为宜。房间光线柔和，避免冷风直吹患者及强光直射眼睛。保持床单清洁、平整，经常更换体位。衣服应宽松，忌"捂汗发疹"，出汗后及时更换衣被。

（2）饮食　高热时给予营养丰富、易消化的流质或半流质饮食，少量多餐；疹退后要供给高蛋白、高维生素饮食，尤其是鱼肝油或富含维生素 A 的食品，如动物的肝脏和胡萝卜，防止角膜混浊、软化、穿孔。多饮水，可少量多次饮用白开水，以利毒素的排出。脱水及摄入过少者可静脉补液。

3. 对症护理

（1）发热　出疹避免用药物或物理方法强行降温，尤其禁用酒精擦浴和冷敷，以免影响皮疹透发及体温骤降。体温超过 40℃ 可服用小剂量退热剂或温水擦浴。

（2）皮疹　出疹期及疹退后常有皮肤瘙痒，应剪短指甲，以防抓破皮肤继发感染。瘙痒严重者可擦炉甘石洗剂。皮肤干燥者可涂润滑油。

（3）保持眼、鼻、口腔清洁　可用生理盐水或 4% 硼酸溶液清洁双眼，洗后滴 0.25% 抗生素眼药水或眼膏，每日 2~4 次，加服维生素 A 预防眼干燥症；清除鼻腔分泌物，保持鼻腔通畅；常规用温水或朵贝液彻底清洗口腔 2~3 次/天，以保持口腔清洁、黏膜湿润；口唇或口角干裂者，局部涂以甘油或无菌液状石蜡。

4. 用药护理　高热者（T>40℃）酌情应用少量退热剂；烦躁不安或惊厥者可给予苯巴比妥等镇静剂；咳嗽严重者用止咳祛痰药或行超声雾化吸入；体弱病重者可早期肌注丙种球蛋白。配合中草药治疗。

5. 心理护理　多与患儿接触，给予关心、鼓励，教会父母必要的护理措施，解除患者及家属的恐惧心理。

【健康教育】

1. 麻疹预防知识　麻疹流行季节不要带儿童到人口密集的地方，幼儿及未患过麻疹的儿童应接种麻疹疫苗。

2. 疾病知识指导　对患者及家属讲解麻疹的原因、临床表现、诊治方法、病后免疫力情况。平时加强营养和体育锻炼，提高机体免疫力。流行季节发现身体不适如发热等症状及时就诊。

复习思考

1. 患儿，女，4 岁。患儿发热、咳嗽、畏光、流泪 5 天，体温 39℃ 以上。出现皮疹 3 天，最初见于耳后，逐渐延及全身。体检：T39.6℃，患儿精神差，全身皮肤可见散在淡红色斑丘疹，压之褪色，大小不等，疹间皮肤正常。双侧睑结膜明显充血，咽部充血，双侧扁桃体轻度肿大。左肺可闻及湿性啰音。请思考：

（1）患儿最可能的诊断是什么？诊断依据？

（2）该患儿存在的主要问题有哪些？

（3）应采取怎样的护理措施？

2. 简述麻疹的并发症有哪些？

3. 简述如何预防麻疹？

项目六 水痘患者的护理

【学习目标】

1. 掌握水痘的临床表现、护理诊断、护理措施和疾病预防措施。

2. 熟悉水痘的发病机制和病理变化特点、相关辅助检查和治疗要点。

3. 了解水痘的病原学，流行病学特点。

案例导入

患儿，女，6岁。发热伴全身多处疱疹2天。查体：T 39.1℃，P 110次/分，R 24次/分，BP 100/70mmHg。脸部、背部、胸部和四肢有小红疹，个别成水疱状，瘙痒明显。

请思考：

1. 患儿有可能是什么疾病？

2. 患儿目前存在的主要护理问题是什么？

3. 应如何为患儿做皮肤护理？

水痘（varicella，chickenpox）是由水痘-带状疱疹病毒所引起的急性呼吸道传染病。原发感染为水痘，多见于儿童，以全身分批出现、迅速发展的斑疹、丘疹、疱疹与结痂为临床特征；继发感染为带状疱疹，多见于成年人，水痘痊愈后，病毒继续潜伏在感觉神经节内，当机体免疫力低下时，再次激活可引起的沿身体一侧周围神经分布成簇的疱疹。

课堂互动

带状疱疹

带状疱疹是患水痘后，部分病毒长期潜伏于脊神经后根神经节、三叉神经节的神经细胞内，当成人尤其是受凉、疲劳、创伤、患恶性肿瘤、应用免疫抑制剂或病后虚弱等引起机体免疫力下降时，病毒被激活，导致神经节炎，并沿神经下行至相应的皮肤节段，造成簇状疱疹及神经痛。

【病原学】

水痘-带状疱疹病毒（varicellazoster病毒，VZV）属疱疹病毒，为双链的脱氧核糖核酸（DNA）病毒。直径为 150~200nm，为有包膜的正二十面体。该病毒不耐高温，不耐酸，不能在痂皮中存活，易被消毒剂灭活，但能在疱疹液中−65℃下可以存活 8 年。

【流行病学】

1. 传染源 水痘及带状疱疹患者为主要传染源，自水痘出疹前 1~2 天至皮疹干燥结痂时均有传染性。易感儿童接触带状疱疹患者，也可发生水痘，但少见。

2. 传播途径 主要经飞沫和直接接触传播。孕妇患水痘可感染胎儿。

3. 人群易感性 人群普遍易感，但学龄前儿童发病最多。6 个月以内的婴儿和大于 20 岁者较少见。病后获得持久免疫，一般不再发生水痘，但体内高效价抗体不能清除潜伏的病毒，以后可发生带状疱疹。

4. 流行特征 呈全球性分布。传染性很强，易感者接触患者后约 90% 发病，幼儿集体机构易引起流行。水痘全年均可发生，以冬末、初春多见。带状疱疹发病无明显季节性。

【发病机制】

病毒经上呼吸道侵入人体后，先在呼吸道黏膜细胞中繁殖，病毒呈间歇性入血，形成了 2 次病毒血症（图 10-5），主要损害皮肤。部分病毒经感觉神经纤维传入，潜伏在脊髓背侧神经根和三叉神经节的神经细胞内，形成慢性潜伏性感染。

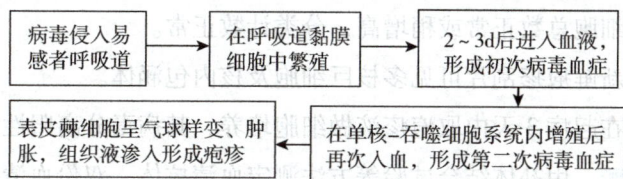

病毒侵入易感者呼吸道 → 在呼吸道黏膜细胞中繁殖 → 2~3d后进入血液，形成初次病毒血症

表皮棘细胞呈气球样变、肿胀，组织液渗入形成疱疹 ← 在单核-吞噬细胞系统内增殖后再次入血，形成第二次病毒血症

图 10-5 水痘发病机制示意图

【健康史】

1. 病史 患儿起病时间，近期在托儿所、幼儿园是否有水痘流行，家人、邻居等密切接触者中有无水痘患者，主要症状及特点。

2. 流行病学资料 询问当地有无水痘流行。

【临床表现】

1. 前驱期 婴幼儿常无前驱症状。年长儿或成人可有发热、头痛、全身不适、食欲减退及上呼吸道症状，持续 1~2 天。发热同时或 1~2 天后出疹。

2. 皮疹期

（1）出疹顺序 先见于躯干、头部，后延及全身。皮疹发展迅速，开始为红斑疹，数小时内变为丘疹，然后形成瘙痒的疱疹，最后干结成痂，此过程有时只需 6~8h，如无感染，1~2 周后痂皮脱落，不留瘢痕。

（2）皮疹性状　常呈椭圆形，3~5mm，周围有红晕，疱疹浅表易破。疱液初为透明，后混浊。继发感染可呈脓性，结痂时间延长并可留有瘢痕。

（3）皮疹分布　呈向心性分布，躯干多，四肢少。数目数个至数千个不等。

（4）皮疹特征　皮疹分批出现，同一部位可见斑疹、丘疹、疱疹和结痂同时存在。

（5）其他症状　口腔、外阴、眼结合膜等处黏膜可发生浅表疱疹，易破溃，形成浅表性溃疡，有疼痛感。

水痘为自限性疾病，一般10天左右自愈。儿童患者全身症状和皮疹均较轻，新生儿水痘病情常较危重。有免疫功能缺损者，易出现播散性水痘。妊娠期感染水痘，可起胎儿畸形、早产或死胎

3. 并发症

（1）皮肤继发细菌感染是最常见的并发症。

（2）成人及婴儿症状较重，易并发水痘肺炎，患者可出现鼻塞、咽痛、发热、头痛、全身肌肉酸痛等，累及肺部时出现干咳、少痰、胸痛等。

（3）个别播散性水痘易患水痘脑炎，表现为意识障碍、惊厥或抽搐、脑膜刺激征阳性及颅内压升高，严重者可因呼吸衰竭而死亡。

【辅助检查】

1. 血常规　白细胞总数正常或稍增高，分类计数正常。

2. 疱疹刮片　新鲜疱疹刮片可见多核巨细胞及核内包涵体。

3. 病毒分离　在起病3天内取疱疹液做细胞培养，其病毒分离阳性率高。

4. 血清抗体检测　用补体结合试验等方法测定血清抗体，双份血清效价增高4倍以上为阳性。

【治疗要点】

1. 对症治疗　高热时给予退热药，但禁用阿司匹林，可诱发Reye综合征。糖皮质激素可导致病毒扩散，一般不宜使用。若患水痘前，因其他疾病长期使用激素治疗者，应尽快减为生理剂量或停止使用。

2. 抗病毒治疗　一般水痘患者不需抗病毒治疗，但对免疫缺陷及使用免疫抑制剂的患者，应尽早使用抗病毒药物治疗，阿昔洛韦是目前首选药物，在水痘发病24h内应用才有效。

3. 防治并发症　若皮肤继发感染，可加用抗菌药物。如并发脑炎出现脑水肿及颅内高压者可脱水治疗。

课堂互动

合理使用皮质激素类药物

糖皮质激素药物能抑制人体网状内皮系统的吞噬功能，减少抗体生成，降低机体免疫力，不但不能抑制和杀灭病毒，反而能阻止溶酶体的破裂，使之不能释放出核酸酶去破坏病毒核酸。故在对水痘进行治疗的过程中，若应用激素，有激活水痘病毒的可能，导致病毒播散，从而使病情迅速恶化。

【疾病预防】

1. 控制传染源　患者应隔离至疱疹全部结痂或出疹后 7 天。对易感儿童接触者医学观察 3 周。

2. 切断传播途径　病室加强通风换气。集体托幼机构宜采用紫外线空气消毒。避免与急性期患者接触。患者呼吸道分泌物、污染物应消毒。

3. 保护易感人群　接种水痘病毒减毒活疫苗可有效预防该疾病的发生；细胞免疫缺陷者、免疫抑制剂治疗者、患有严重疾病者、易感孕妇及体弱者等易感者在接触患者 72h 内肌肉注射水痘−带状疱疹免疫球蛋白被动免疫，如孕妇已患水痘建议终止妊娠。

【常见护理诊断及医护合作性问题】

1. 皮肤完整性受损　与水痘病毒和继发细菌感染有关。

2. 体温过高　与病毒血症有关。

3. 有传播感染的危险　与呼吸道及疱液排出病毒有关。

【护理措施】

1. 病情观察　注意观察生命体征、出疹顺序、部位、皮疹颜色、皮肤有无继发感染等。如发现患者高热不退、咳喘、呕吐、头痛、烦躁不安或嗜睡等，应立即通知医师，以便得到及时的处理。

2. 生活护理

（1）休息与活动　急性期卧床休息。保持室内适宜的温度与湿度，定时通风换气或用紫外线空气消毒。适时增减衣被，衣服宜宽大、柔软，被褥平整、清洁，防止因穿过紧的衣服和盖过厚的被子，造成过热，引起疹子发痒。

（2）饮食　给予高蛋白、高维生素、易消化的饮食。补充足够水分，多喝开水和果汁。

3. 对症护理　注意保持皮肤及口腔清洁。剪短指甲，保持手的清洁，必要时戴上棉质手套，避免抓破皮疹而引起感染。

4. 药物护理 观察药物疗效，遵医嘱肌内注射维生素 B_{12}，可促进皮疹干燥结痂。皮肤瘙痒可用炉甘石洗剂或5%碳酸氢钠溶液涂擦，必要时口服抗组胺药物，疱疹破裂后可涂甲紫或抗生素软膏，继发感染时及时用抗生素。

5. 心理护理 多与患者交流沟通，讲解水痘的相关知识，说明本病是自限性疾病，护理得当，预后良好，不留瘢痕，以解除患者的恐惧心理。

【健康教育】

1. 疾病预防知识 水痘患者应隔离至疱疹全部结痂或出疹后7天；流行季节尽量少带儿童去人多的公众场所；室内保持空气流通；注意保持皮肤及手的清洁卫生，养成良好的卫生习惯。

2. 疾病知识指导 对患者及家属讲解水痘的原因、临床表现、诊治方法及病后免疫力情况。流行季节如出现发热、皮疹等症状及时就诊。应加强营养及体育锻炼，以防带状疱疹的发生。

复习思考

1. 患儿，男，3岁。因发热、咳嗽、食欲减退4天，出现皮疹2天就诊。身体评估：T 39℃，全身可见斑疹、丘疹、疱疹和结痂，以躯干最多，其次为头面部及四肢近端。请思考：

（1）患儿最可能的诊断是什么？

（2）写出该患儿的主要护理问题。

2. 简述水痘皮疹期的主要表现。

3. 简述水痘皮疹的主要护理措施。

4. 简述幼儿园预防水痘流行的措施。

项目七　流行性腮腺炎患者的护理

【学习目标】

1. 掌握腮腺炎的临床表现、护理诊断、护理措施和疾病预防措施。

2. 熟悉腮腺炎的发病机制和病理变点、相关辅助检查和治疗要点。

3. 了解腮腺炎的病原学，流行病学特点。

📚 案例导入

患儿，男，9 岁。头痛、发热 5 天，双侧腮腺肿大 3 天。体检：T 39.8℃，P 90 次/分，R 24 次/分，BP 110/80mmHg，双侧腮腺部可见一肿块（左侧为甚），以耳垂为中心，边界不清，表面发热，有触痛，双侧颌下腺肿大、触痛。辅助检查：血淀粉酶 266 苏氏单位，尿淀粉酶 267 苏氏单位。

请思考：

1. 患儿有可能患什么疾病？
2. 患儿目前存在的主要护理问题是什么？
3. 你将如何护理该患儿？

流行性腮腺炎（mumps）是由腮腺炎病毒引起的常见的呼吸道传染病。临床特征为腮腺非化脓性肿痛，并可侵犯其他腺体组织、脏器及神经系统，是一种全身性疾病。

【病原学】

腮腺炎病毒属副黏液病毒，是单股 RNA 病毒，呈球形，直径 100～200nm。有脂蛋白包膜，表面有小突起的糖蛋白。该病毒含有两种抗原即 V 抗原（病毒抗原）和 S 抗原（可溶性抗原），感染后可出现相应抗体。V 抗体出现较迟，一般感染后 2～3 周才出现，有保护作用。S 抗体起病后 1 周出现，可保持 6 个月，无保护作用。

腮腺炎病毒抵抗力低，紫外线照射可迅速灭活，加热 55～60℃时 20min 可灭活，但 4℃时可存活 2 个月。

【流行病学】

1. 传染源　人是腮腺炎病毒唯一宿主。患者及隐性感染者为主要传染源。腮腺肿大前 7 天至肿大后 9 天，可从患者的唾液、血液、尿液等中分离出大量病毒，具有传染性。

2. 传播途径　主要通过飞沫、直接接触传播。孕妇感染可通过胎盘传染胎儿，导致胎儿畸形或死亡。

3. 人群易感性　人群普遍易感。90%病例发生于 5～15 岁，尤其 5～9 岁的儿童。无免疫力的成人亦可发病，病后可获较持久免疫力。

4. 流行特征　全年均可发病，但以冬、春季节为主。在儿童集体机构可暴发流行。

【发病机制】

腮腺炎病毒从呼吸道侵入人体后，在局部繁殖入血，引起腮腺炎和脑膜炎。病毒进一步增殖后再次入血，侵犯其他未受累的器官（图 10-6）。

```
┌─────────────┐      ┌─────────────┐      ┌─────────────┐
│ 病毒经呼吸   │ ───> │ 在局部黏膜上皮细│ ───> │ 进入血液，形成│
│ 道侵入人体   │      │ 胞和淋巴结中复制│      │ 第一次病毒血症│
└─────────────┘      └─────────────┘      └─────────────┘
                                                   │
┌─────────────┐      ┌─────────────┐      ┌─────────────┐
│ 再次侵入血液，形成第二次│ <─── │ 病毒在受累部位│ <─── │ 病毒经血流播散至腮│
│ 病毒血症，侵犯其他器官│      │ 进一步大量繁殖│      │ 腺和中枢神经系统│
└─────────────┘      └─────────────┘      └─────────────┘
```

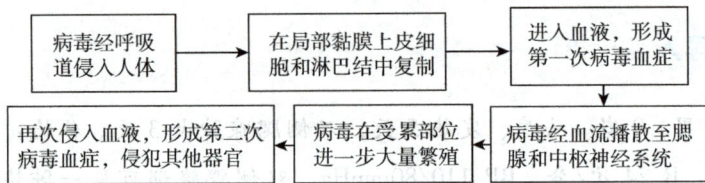

图 10-6　流行性腮腺炎发病机制示意图

【健康史】

1. 病史　患病的起始时间，有无发热、发热的程度、热型；有无头痛、乏力、纳差等症状。既往检查、治疗经过及效果，目前的主要不适及用药。

2. 流行病学资料　是否为发病的高峰季节，有无腮腺炎患者接触史，是否接受过腮腺炎减毒活疫苗注射。

【临床表现】

潜伏期 14～25 天，平均 18 天。

1. 全身表现　部分患者有发热、畏寒、头痛、食欲不振等前驱症状。1～2 天后腮腺逐渐肿大，体温可达 39℃ 以上。

2. 局部症状　一侧腮腺肿大常是疾病的首发体征。一般以耳垂为中心，向前、后、下发展，形状如梨形，边缘不清，同时伴周围组织水肿；局部皮肤紧张、发亮但不发红，触之坚韧有弹性，有轻触痛；言语、咀嚼（尤其进酸性饮食）时唾液分泌增加使疼痛加剧；通常一侧腮腺肿胀后 1～4 天累及对侧，双侧肿胀者约占 75%。腮腺管开口处早期可有红肿，挤压腮腺始终无脓性分泌物自开口处溢出。腮腺肿胀大多于 1～3 天到达高峰，持续 4～5 天，逐渐消退而回复正常，全程约 10～14 天。颌下腺或舌下腺也可同时被累及。颌下腺肿大表现为颈前下颌肿胀并可触及肿大的腺体。

3. 并发症

（1）神经系统　脑膜脑炎是最常见的并发症。临床表现为急性高热伴剧烈头痛、呕吐、嗜睡、意识障碍、脑膜刺激征阳性等。脑脊液检查均呈病毒性脑炎或脑膜炎的改变。一般预后良好，个别重症患者可导致死亡。

（2）生殖系统　腮腺炎病毒好侵犯成熟的生殖腺体，故多见于青春后期的成人患者。睾丸炎是男孩最常见的并发症，多于腮腺肿后 1 周左右，突发高热、寒战、睾丸肿痛伴剧烈触痛，病变常为单侧；卵巢炎主要表现为下腹疼痛，月经周期失调。

（3）胰腺炎　发生率约 5%，多见成人。常发生于腮腺肿胀后 1 周左右，以中上腹剧痛和触痛、腹肌紧张为主要症状。伴呕吐、发热、腹胀和便秘，有时可扪及肿大的胰腺。

【辅助检查】

1. 血常规　白细胞计数正常或稍低，后期淋巴细胞相对增多。

2. 血清和尿淀粉酶 90%患儿的血清淀粉酶有轻度和中度增高。淀粉酶增高程度与腮腺肿胀程度成正比。无腮腺肿大的脑膜炎患者，尿中淀粉酶也可升高。疑并发胰腺炎时除检测淀粉酶外，血清脂肪酶测定有助于明确诊断。

3. 血清学检查 血清或脑脊液中特异性 IgM 抗体增高可作早期诊断。

4. 病毒分离 早期患者可在唾液、尿、血、脑脊液中分离到病毒。

【治疗要点】

本病是自限性疾病，无特殊疗法，主要是对症和支持治疗。可采用中医中药内外兼治。

1. 抗病毒治疗 发病早期可用利巴韦林每日 1g，儿童 15mg/kg，静脉滴注。疗程 5~7 天。

2. 对症治疗 患者应卧床休息，呼吸道隔离直至腮腺肿胀完全消退。高热患者可采用物理降温或使用解热剂。局部冷敷可减轻炎症充血和疼痛。

3. 中医治疗 应用疏风清热、消肿散结、止痛的中草药外用和口服，如金银花、连翘、大青叶、板蓝根、黄连等，以及针灸治疗均有一定疗效。

4. 并发症治疗

（1）脑膜脑炎 按病毒性脑膜炎处理。头痛剧烈者可用 20%甘露醇进行脱水治疗。必要时可短期使用肾上腺皮质激素。

（2）睾丸炎 用丁字带托住肿大的睾丸可减轻疼痛，局部间歇进行冷敷。男性成人患者在本病早期应用己烯雌酚，每日 3 次，每次 1mg。

【疾病预防】

1. 控制传染源 对腮腺炎患者应尽早呼吸道隔离，隔离至腮腺肿大消退后 3 天，一般不少于 10 天。有接触史的易感儿应观察 3 周。

2. 切断传播途径 病室加强通风换气，集体托幼机构宜采用紫外线空气消毒；避免与急性期患者接触，患者呼吸道分泌物、污染物应消毒。

3. 保护易感人群 预防的重点是应用腮腺炎减毒活疫苗（国际上推荐应用麻疹-腮腺炎-风疹三联疫苗）接种获取主动免疫，可用亦可采用喷鼻或气雾方法，预防效果可达 90%以上。疫苗可致胎儿畸形，孕妇禁用。年幼体弱者接触患者后，5 天内应注射特异性免疫球蛋白。

【常见护理诊断及医护合作性问题】

1. 疼痛 与腮腺炎症、肿胀有关。

2. 体温过高 与病毒感染有关。

3. 有传播感染的可能 与病原体排出有关。

4. 潜在并发症 睾丸炎、脑膜脑炎。

【护理措施】

1. 病情观察 密切观察生命体征变化；有无气道阻塞；观察患者的意识及精神状态，是否出现意识障碍；腮腺肿胀程度的变化，颌下腺或舌下腺有无受累；睾丸、腹部有无疼痛等。

2. 生活护理 急性期卧床休息。给予营养丰富、清淡、易消化半流质或流质饮食，避免进食酸、辣、硬而干燥的食物。注意保持口腔卫生，生理盐水或复方硼酸溶液漱口，并鼓励患者多饮水。

3. 对症护理

（1）高热 以物理降温为主，如头部冷敷、温水或乙醇擦浴等，必要时遵医嘱使用退热剂，注意观察降温效果；多饮水，维持体液平衡等。

（2）疼痛 腮腺局部外敷中药制剂或间歇冷敷，必要时遵医嘱使用止痛剂，并避免引起疼痛加重的因素。

（3）口腔护理 餐后、睡前用淡盐水漱口或刷牙，以保持口腔清洁卫生。

4. 并发症护理 并发睾丸炎时可用棉花垫或丁字带将肿胀的睾丸托起，注意避免束缚过紧影响血液循环，局部间歇冷敷治疗，严重者可以用2%普鲁卡因局部封闭；并发胰腺炎时应注意腹痛的表现，禁食，按胰腺炎护理；并发脑膜脑炎参见本教材"流行性乙型脑炎"的相关护理内容。

5. 用药护理 遵医嘱给予抗病毒药物及用解热镇痛药，应注意观察药物疗效及不良反应。

6. 心理护理 讲解腮腺炎的相关知识，稳定患者情绪，密切配合治疗。

【健康教育】

1. 疾病预防知识 向社区居民宣传疫苗接种是预防腮腺炎的重要方法；流行期间，幼儿园等儿童集中的机构应加强通风、空气消毒。

2. 疾病知识指导 向患者及家属宣教腮腺炎的相关知识如病因、临床表现、传播途径、可能出现的并发症等。对居家治疗的单纯性腮腺炎患者，指导家属做好消毒与隔离、用药工作；为患者提供营养丰富、清淡流质或软食；家属应做好病情观察，如患者出现高热、呕吐、精神差等立即住院治疗。

📚 **课堂互动**

腮腺炎种类

腮腺炎包括化脓性（细菌性）和非化脓性（流行性腮腺炎、病毒感染）。化脓性腮腺炎是由细菌感染引起，常为一侧腮腺肿大，局部皮肤红、肿、热、痛，界限清楚，早期质硬，后期有波动感，挤压腮腺管口有脓溢出。查血常规白细胞增多，中性粒细胞相对增多。

复习思考

1. 简述流行性腮腺炎腮腺肿大的特征。
2. 简述流行性腮腺炎的预防措施。

项目八　中毒型细菌性痢疾患者的护理

【学习目标】

1. 掌握中毒型细菌性痢疾的临床表现、护理和疾病预防措施。
2. 熟悉中毒型细菌性痢疾的发病机制、辅助检查和治疗要点。
3. 了解中毒型细菌性痢疾的病原学，流行病学特点。

案例导入

患儿，男，5 岁。高热、惊厥、嗜睡 1 天，体温高达 39.5℃。查体：T 39.8℃，P 105 次/分，R 28 次/分。患儿呈嗜睡状态，时而惊厥，腹平软，左下腹压痛，肠鸣音 7 次/分。血常规：Hb 110g/L，WBC 18.4×10^9/L，N 81%。

请思考：

1. 患儿有可能患什么疾病？如何确诊？
2. 患儿目前存在的主要护理问题是什么？
3. 你将如何护理患儿？

中毒型细菌性痢疾（Poisoning type bacillary dysentery）是由痢疾杆菌（又称志贺菌属）引起的急性细菌性痢疾的危重型，起病急骤，突发高热，抽搐，昏迷，迅速发生感染性休克或中毒性脑病而危及生命。

【病原学】

痢疾杆菌属肠杆菌科志贺菌属，革兰染色阴性。按抗原结构和生化反应的不同，志贺菌可分为 4 群 47 个血清型，即 A 群痢疾、B 群福氏、C 群鲍氏、D 群宋内。目前我国主要以 B 群福氏志贺菌感染为主，但近年部分地区也有 A 群、D 群流行，欧美国家则主要以 D 群宋内志贺菌感染为主。各群志贺菌属均可产生内毒素，是引起全身毒血症状的主要原因。A 群志贺菌属还可以产生外毒素（志贺毒素），具有神经毒、细胞毒和肠毒素样作用。

痢疾杆菌在外界环境中抵抗力较强，温度越低生存时间越长，在瓜果蔬菜及污染物上能存活 1~2 周之久。但对日光照射、煮沸等抵抗力差，一般日光照射 30min，加热 60℃时 10min、煮沸 2min 可将其灭活，对各种化学消毒剂敏感。

【流行病学】

1. 传染源 主要是患者和带菌者。急性患者早期排菌量大，传染性强。

2. 传播途径 消化道传播。病原菌主要通过污染食物、水源和生活用品，经口传播；也可通过污染健康人的手，导致经口感染。食物和水源被污染可引起暴发流行。

3. 人群易感性 人群普遍易感。病后可获得一定的免疫力，但因各型之间无交叉免疫，所以时间短暂且不稳定，容易反复感染。

4. 流行特征 本病全年均可发病，但以夏、秋季多见。发病高峰年龄为 2~7 岁儿童。主要集中在温带和亚热带地区，多见于卫生条件较差的区域。

【发病机制】

痢疾杆菌经口进入，穿过胃酸屏障后，在结肠黏膜上皮细胞繁殖，经基底膜进入固有膜增殖，释放毒素，不但能够导致肠道黏膜炎症反应，痢疾杆菌释放的内毒素还可以引起发热和毒血症，并直接作用于肾上腺髓质、交感神经和单核-吞噬细胞系统释放各种活性物质，引起急性微循环衰竭（图 10-7）。

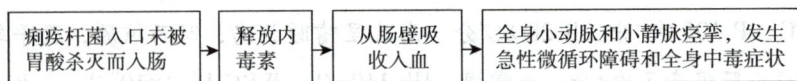

图 10-7 中毒型细菌性痢疾发病机制示意图

【健康史】

评估患者发病前有无不洁饮食史或者痢疾患者接触史，个人卫生习惯，居住所在地卫生状况等。

【临床表现】

潜伏期 1~2 天，短者数小时。

起病急、发展快，突发高热，体温高达 40℃以上（少数不高），病势凶险，全身中毒症状重，迅速发生呼吸衰竭和循环衰竭，而肠道症状相对较轻，甚至无腹痛和腹泻，但如果用生理盐水灌肠或直肠拭子取标本镜检，可见大量脓细胞和血细胞。也有在发热、脓血便后 2~3 天发展为中毒型。根据其临床表现的不同，可分为以下 4 型。

1. 休克型（周围循环衰竭型） 较多见，以感染性休克为主要表现。患者面色苍白、四肢厥冷、发绀、血压下降、心率增快、脉搏细速、尿量减少等，并可出现不同程度的意识障碍和心、肾功能不全的症状。

2. 脑型（呼吸衰竭型） 可由脑血管痉挛导致的脑缺氧、脑水肿甚至脑疝。患者可出现剧烈头痛、频繁呕吐、烦躁不安、惊厥、抽搐、昏迷、双侧瞳孔不等大、对光反射迟钝或消失等，严重者出现中枢性呼吸衰竭，导致死亡。

3. 肺型（肺微循环衰竭型） 表现为呼吸窘迫综合征，以肺微循环障碍为主，常在中毒性痢疾脑型或休克型基础上发展而来，病情危重、病死率高。

4. 混合型 具有以上两型的表现，常先表现为高热、惊厥，如未及时治疗，则迅速发展为呼吸衰竭和循环衰竭，病死率极高。

【辅助检查】

1. 血常规 白细胞总数增高，常在（10~20）×10⁹/L，以中性粒细胞增高为主，甚至有中毒颗粒。

2. 粪便检查 外观多为黏液脓血便，常无粪质。镜检可见大量脓细胞、白细胞、红细胞以及少量吞噬细胞。

3. 病原学检查 分离出痢疾杆菌是确诊的最直接的证据。采集粪便培养标本应在抗生素应用之前、早期、多次、并选取含有黏液脓血部分的新鲜标本，及时送检，可提高阳性率。

【治疗要点】

应采取综合急救措施，力争早期治疗。

1. 对症治疗

（1）降温止惊 积极给予物理降温，必要时给予退热药，将体温控制在 37℃ 左右；高热伴烦躁、惊厥者，可采用亚冬眠疗法，予氯丙嗪和异丙嗪各 1~2mg/kg 肌注；反复惊厥者可用地西泮、苯巴比妥钠肌注或水合氯醛灌肠。

（2）治疗循环衰竭 及时补充血容量，迅速纠正休克、酸中毒，及早应用糖皮质激素，维持水与电解质平衡。

（3）改善微循环 在充分扩容的基础上应用东莨菪碱、酚妥拉明、多巴胺或间羟胺等血管活性药物。

（4）防治脑水肿和呼吸衰竭 保持呼吸道通畅，给氧。首选甘露醇降颅压，或与利尿剂交替使用。若出现呼吸衰竭及早使用呼吸机。

2. 抗菌治疗 为迅速控制感染，可联合应用两种痢疾杆菌敏感的抗生素静脉滴注，首选喹诺酮类，如氧氟沙星、环丙沙星等或第三代头孢菌素类。

【疾病预防】

1. 管理传染源 对患者严格消化道隔离至临床症状完全消失后1周，或粪便培养连续3次阴性为止。对从事餐饮、水源管理及托幼人员定期进行健康检查，发现带菌者应积极治疗，并调换工作岗位。

2. 切断传播途径 对患者的排泄物、污染物进行消毒；加强对水源、饮食和粪便的管理工作，做好防蝇灭蝇工作，改善环境卫生；养成良好卫生习惯，防止"病从口入"。

3. 保护易感人群 在菌痢流行期间，易感者可口服多价痢疾减毒活菌苗。

【常见护理诊断及医护合作性问题】

1. 体温过高 与痢疾杆菌感染释放内毒素有关。

2. 体液不足/体液不足的危险 与发热、微循环障碍有关。

3. 潜在并发症 感染性休克、脑疝、呼吸衰竭。

【护理措施】

1. 生活护理

（1）隔离 严格消化道隔离。

（2）饮食护理 暂禁食，遵医嘱静脉补充营养物质，维持水、电解质、酸碱平衡。病情缓解后，给予清淡、易消化、高热量、高维生素、少渣、少纤维素流质或半流质饮食，禁忌生冷、油腻、刺激性强的食物，少量多餐。

（3）休息和体位 应绝对卧床休息，采取中凹位或者平卧位，专人监护，注意保暖。

2. 病情观察 密切监测患者生命体征、神志、瞳孔、尿量等变化，记录24h出入液量；如有休克、脑水肿、脑疝、呼吸衰竭等，应报告医生及时处理。

3. 对症护理 高热者遵医嘱给予物理降温或者药物降温；注意患者安全，防止坠床；及时建立静脉通道，遵医嘱及时应用药物。

4. 用药护理 遵医嘱使用有效抗菌药物，喹诺酮类药物可有胃肠道、头痛、过敏、可逆性白细胞减少等不良反应，应注意观察；使用磺胺类药物时，因其溶解度低，容易在尿中出现结晶，引起肾毒性，用药时应该严格掌握剂量、时间，定期复查肾功，多饮水并遵医嘱服用碳酸氢钠；阿托品类药物使用时要注意观察有无口干、心动过速及尿潴留等。

5. 心理护理 对患者和家属解释本病的病因、治疗措施和护理要点，消除他们的紧张、焦虑心理，积极配合治疗、护理。

【健康教育】

1. 疾病预防指导 对患者和家属讲解及时隔离、治疗的重要性，取得他们的配合。指导患者进食清淡、易消化、富营养的食物。保持生活规律，注意饮食卫生，养成饭前、便后洗手的习惯，并加强锻炼，增强机体抵抗力。

2. 疾病康复指导 指导患者遵医嘱及时、准确、按疗程服药。及时进行大便常规和病原学复查，防止迁延成慢性菌痢。

复习思考

1. 简述中毒型细菌性痢疾的临床类型及主要临床表现。
2. 中毒型细菌性痢疾的护理措施。

项目九　流行性脑脊髓膜炎患者的护理

【学习目标】

1. 掌握流行性脑脊髓膜炎的临床表现、护理和疾病预防措施。
2. 熟悉流行性脑脊髓膜炎的发病机制、辅助检查和治疗要点。
3. 了解流行性脑脊髓膜炎的病原学，流行病学特点。

案例导入

患儿，男，2 岁。患儿高热，体温达 39℃以上，伴畏寒、寒战，并出现剧烈头痛，喷射性频繁呕吐 2 天。查体：T 39.5℃，P 110 次/分，R 26 次/分，BP 120/80mmHg，急性热病容，神志清楚，皮肤散在少量出血点，咽腔充血，颈有抵抗，Brudzinski 征（+），Kernig 征（+）。实验室检查：Hb 124g/L，WBC 14.4×10⁹/L，N 84%，L 16%。

请思考：

1. 患儿有可能患什么疾病？需要做什么辅助检查确诊？
2. 患儿目前存在的主要护理问题是什么？
3. 你应如何护理患儿？

流行性脑脊髓膜炎（epidemic cerebrospinal meningococcal meningitis, menin-gitis）简称流脑，是由脑膜炎双球菌引起的一种急性化脓性脑膜炎症。病原菌由呼吸道侵入，最终局限于脑膜和脊髓膜，形成化脓性脑脊髓膜病变。其主要临床表现为突起高热、剧烈头痛、频繁呕吐、皮肤黏膜瘀点、瘀斑以及脑膜刺激征阳性等，重者可发生败血症休克及脑实质损伤。

【病原学】

脑膜炎球菌为奈瑟菌属之一，革兰染色阴性。该菌仅存在于人体，可从带菌者鼻咽部分离到，以及患者的血液、脑脊液、皮肤瘀点中检出。细菌裂解后能产生毒力较强的内毒素，是本病主要的致病因素。该菌专性需氧，对培养基要求较高，在含有血液、血清卵黄液、浓度为 5%~10% 的二氧化碳、温度为 35~37℃ 及 pH 值 7.4~7.6 的条件下生长最佳。病菌在体外能形成自溶酶而易自溶，故采集标本后必须立即送检接种或在床旁直接接种。

根据菌体表面的荚膜多糖抗原，将本菌分为 A，B，C，D，X，Y，Z，29 E，W 135，H，I，K，L，13 个菌群。目前我国流行的主要以 A 群为主，占到 90% 以上，其次为 B 群和 C 群。脑膜炎球菌在外界抵抗力弱，对寒冷、干燥、热和一般消毒剂均很敏感。在体外环境低于 30℃ 或者高于 50℃ 时均易死亡。

【流行病学】

1. 传染源 患者和带菌者是主要的传染源。患者从发病末期到发病后 10 天之内均有传染性，但抗菌治疗后细菌很快消失。流行期间正常人群带菌率可高达 50%，对人群的威胁远远高于患者，所以认为带菌者是最主要的传染源。

2. 传播途径 主要经呼吸道传播，病菌可通过喷嚏、咳嗽等经飞沫传播。

3. 易感人群 人群普遍易感。发病高峰年龄为 6 个月~2 岁的婴幼儿，病后可获得持久免疫力。

4. 流行学特征 本病全年均可发生，但有明显季节性，好发于冬、春季节，3、4 月是流行高峰。发生有周期性流行的特点，一般 3~5 年小流行，7~10 年发生一次大流行。

【发病机制】

流行性脑脊髓膜炎发病机制复杂，因脑膜炎球菌的不同菌株的侵袭力不同，临床表现亦不同，细菌释放的内毒素是本病的主要因素（图 10-8）。

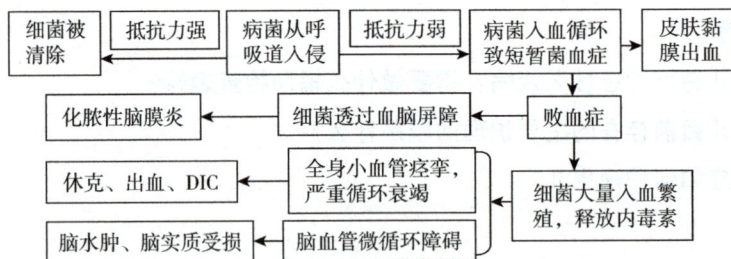

图 10-8　流行性脑脊髓膜炎发病机制示意图

【临床表现】

潜伏期 1~10 天，平均 2~3 天。

流脑的病情较复杂，轻重不一，主要包括以下四种类型：即普通型、暴发型、轻型和慢性败血症型。

1. 普通型 最常见，约占全部感染后发病的90%。

（1）上呼吸道感染期 多数患者无任何症状，仅部分可有低热、咽痛、咳嗽、鼻炎等上呼吸道感染的表现，采取鼻咽拭子做培养可以发现脑膜炎球菌。次期传染性最强，可持续1~2天。

（2）败血症期 起病急，突发寒战、高热，体温可达39~40℃，并伴头痛、呕吐、全身乏力、肌肉酸痛、食欲减退等毒血症症状。此期约70%~90%的患者，可出现全身皮肤黏膜瘀点和瘀斑，大小为1~2mm至1~2cm。病情重者瘀点、瘀斑可迅速扩大，融合成大片皮下出血，中央因血栓形成而出现紫黑色坏死或大疱，是本病特征性的表现。约10%的患者可在唇周出现单纯疱疹。此期瘀点涂片可查到病原菌，血培养可阳性，持续约1~2天。

（3）脑膜炎期 脑膜炎的症状可与败血症同时出现或稍晚。患者除有全身毒血症及皮肤瘀点、瘀斑等症状持续外，还可出现明显的中枢神经系统症状，表现为剧烈头痛、烦躁不安、频繁呕吐、惊厥、意识障碍等，脑膜刺激征阳性。此期持续约2~5天进入恢复期。

（4）恢复期 经治疗后患者临床症状开始好转，体温逐渐恢复正常，神经系统检查也正常，多在1~3周内痊愈。

2. 暴发型 多见于儿童，患者起病急骤，病势凶险，如不及时抢救，常于24h内危及生命。根据临床表现可分三型：

（1）休克型 突发寒战、高热，伴剧烈头痛，呕吐及全身严重中毒症状，精神极度萎靡。全身广泛瘀点、瘀斑，且迅速扩大，融合成大片皮下出血，伴中央坏死。循环衰竭是本型的重要特征，出现面色苍白、口唇及指端发绀，四肢厥冷，皮肤花斑，脉搏细速，血压下降或不易测出。但患者脑膜炎的表现并不典型，如脑膜刺激征缺如、脑脊液检查变化不大等。

（2）脑膜脑炎型 以脑实质损害为主要临床症状。患者除了有高热、全身中毒症状及皮肤瘀点、瘀斑外，出现颅内压增高的表现，如剧烈头痛、喷射样呕吐、反复惊厥、迅速进入昏迷及锥体束征阳性等，严重者可发生脑疝，出现中枢性呼吸衰竭。

（3）混合型 兼有上述两种暴发型的临床表现，可同时或先后出现，是本病最严重的类型，病死率高。

3. 轻型 多发生于流行后期，临床表现轻微，仅有较轻的上呼吸道感染症状，可有皮肤较细小出血点和脑膜刺激征。

4. 慢性败血症型 此型极少见，多见于成人，病程常迁延数月之久。患者常有间歇性寒战、发热、皮肤瘀点或皮疹、多发性大关节痛等，每次发作持续约1~6天。

【辅助检查】

1. 血常规 白细胞总数明显升高，可达 $20\times10^9/L$ 以上，其中中性粒细胞超过 80%。并发 DIC 时血小板下降明显。

2. 脑脊液检查 是协助诊断的重要方法。典型改变为脑脊液压力增高，外观混浊，白细胞总数可超过 $1000\times10^6/L$，以中性粒细胞为主，蛋白含量增高，糖和氯化物明显减少。

3. 细菌检查 是确诊的重要方法。

（1）涂片检查 皮肤瘀点涂片阳性率约 50%~70%，有简便、迅速的特点；脑脊液沉淀涂片阳性率可达 60%~80%。

（2）细菌培养 可取血液、皮肤瘀点刺出液或脑脊液作细菌培养，但阳性率低。应在抗生素使用之前采集标本，密闭容器，立即送检，可提高阳性率。

4. 血清免疫学检测 适合于已经使用抗生素治疗而细菌学检查阴性者。用酶联免疫或放射免疫，测定患者血液或脑脊液中的细菌抗原和特异性抗体，具有快速、敏感性高、特异性强的特点。

【治疗要点】

1. 普通型 以病原治疗和对症治疗为主。

（1）一般治疗 执行呼吸道隔离，维持水、电解质和酸碱平衡。

（2）病原治疗

1）首选青霉素：因其对脑膜炎球菌高度敏感，但该药不易透过血脑屏障，所以需大剂量使用才能达到有效浓度。一般成人 20 万 U/（kg·d），儿童 20 万~40 万 U/（kg·d），静脉点滴，疗程 5~7 天。

2）头孢菌素：多选用第三代头孢，如头孢曲松、头孢噻肟等，具有对脑膜炎球菌抗菌能力强，容易透过血脑屏障，不良反应少等优点。

2. 暴发型

（1）休克型 尽早使用有效抗生素，如青霉素、头孢菌素类等；积极抗休克治疗，在补充血容量、纠正酸中毒的基础上，应用血管活性药物等；并发 DIC 者，及早应用肝素治疗，高凝状态得到纠正的同时，注意凝血因子的补充。

（2）脑膜脑炎型 在尽早使用有效抗生素的基础上，治疗重点为减轻脑水肿、防止脑疝和呼吸衰竭的发生，同时做好高热、惊厥等对症治疗。

【疾病预防】

1. 管理传染源 对患者和带菌者采取呼吸道隔离，一般隔离至临床症状消失后 3 天。密切接触者医学观察 7 天。

2. 切断传播途径 疾病流行期间，做好自我保护，搞好个人卫生和环境卫生，保持室内空气流通，减少到拥挤的公共场所，外出戴口罩等。

3. 保护易感人群 流行季节前，可用脑膜炎球菌 A 群多糖体菌苗预防接种，保护率可达 90% 以上；密切接触者，预防性用复方磺胺甲基异恶唑连服 3 天。

【常见护理诊断及医护合作性问题】

1. 体温过高 与脑膜炎球菌感染导致败血症有关。

2. 皮肤完整性受损 与意识障碍、皮肤广泛瘀点、瘀斑有关。

3. 组织灌注量不足 与内毒素引起微循环障碍有关。

4. 潜在并发症 惊厥、脑疝、呼吸衰竭等。

【护理措施】

1. 生活护理 呼吸道隔离，病室应保持空气流通、新鲜，定期消毒，患者的痰液应消毒后倾倒，接触患者应戴口罩等；急性期应卧床休息，注意保暖；饮食应清淡、易消化、富营养，多饮水；不能进食者，静脉补充水分和营养。

2. 病情观察 密切观察患者生命体征、意识、瞳孔、面色、皮疹和 24h 出入液量等变化。如出现面色苍白、血压下降、脉搏细速等，提示出现循环衰竭；若患者出现烦躁不安、剧烈头痛、意识障碍、喷射样呕吐时，提示颅内压增高；当出现瞳孔对光反射迟钝或者消失、双侧瞳孔不等大等，提示有脑疝发生的可能。以上均为临床危重急症，需及时报告医生，积极配合抢救。

3. 用药护理 使用青霉素和头孢类药物时，应注意观察有无过敏反应；甘露醇脱水时，应快速静脉滴入，保证输液通畅，不能渗漏至血管外，并同时监测电解质；应用肝素治疗 DIC 时，注意观察有无出血及过敏反应。

4. 对症护理 加强皮肤护理；烦躁不安者，注意防止受伤，可适当加用床档、约束带给予保护；昏迷患者应定时翻身、拍背；高热者遵医嘱物理降温或者药物降温，但禁忌酒精或者温水擦浴；呕吐者应取侧卧位或头偏向一侧，以防呕吐物误吸，呕吐后及时清洁口腔，更换污染被服等。

5. 心理护理 起病急，发展迅速，特别是暴发型流脑，病情凶险，死亡率高，患者及家属容易出现紧张、焦虑、恐惧心理。应耐心讲解本病的相关知识，消除疑虑，积极配合治疗和护理。

【健康教育】

1. 疾病预防宣教 对患者和家属讲解流脑的病因、临床经过和预后，以及呼吸道隔离的意义和方法。

2. 疾病知识指导 脑膜脑炎型流脑，可导致脑神经损害，出现肢体运动障碍、失语等后遗症，应告知患者和家属早期、坚持进行功能锻炼的重要性，指导患者及时、正确地进行康复训练，以提高其生活质量。

复习思考

1. 简述流行性脑脊髓膜炎休克型患者的临床表现特征。
2. 如何观察流行性脑脊髓膜炎患者的病情。
3. 为流行性脑脊髓膜炎患者腰穿时如何采取标本？

项目十　猩红热患者的护理

【学习目标】

1. 掌握猩红热的临床表现、主要护理诊断、护理措施和疾病预防措施。
2. 熟悉猩红热的发病机制和病理变化特点、相关辅助检查和治疗要点。
3. 了解猩红热的病原学，流行病学特点。

案例导入

患儿，女，6岁。患儿发热、头昏、乏力、咽痛、干咳、出现皮疹1天。体检：体温38.8℃，咽红，右侧扁桃体肿大，见少许脓性分泌物。患儿双颊面部充血，颈部及躯干满布米粒大小红色丘疹，压之褪色，瘙痒明显。血常规：WBC $15.4×10^9$/L，N 78%，L 14.3%。

请思考：

1. 患儿有可能患什么疾病？
2. 患儿目前存在的主要护理问题是什么？
3. 你应如何对患儿进行皮肤护理？

猩红热（searlet fever）是由A组β型溶血性链球菌感染引起的急性呼吸道传染病。其临床特征为发热、咽喉炎、全身弥漫性鲜红色皮疹和疹子消退后脱屑。少数患者病后因变态反应而出现心、肾、关节的并发症。

【病原学】

A组β型溶血性链球菌（group A-β hemolytic streptococcus）按其所含多糖类抗原的不

同，分为 A~V（无 I，J）20 个群，引起猩红热的病原体是 A 群 β 型溶血性链球菌，该菌呈球形，排列成链状，直径约 0.6~1.0μm，革兰染色阳性。初检出时有荚膜，不运动，无芽孢或鞭毛，在血液培养基上生长良好，并产生完全（β 型）溶血。细菌的致病性与细菌的荚膜、M 蛋白和产生的红疹毒素及一些酶有关，细菌的脂壁酸和 M 蛋白使得细菌黏附于组织，荚膜中的透明质酸和 M 蛋白使细菌具有抗吞噬作用；A 群链球菌产生的致热性外毒素，又称红疹毒素，能引起发热和猩红热皮疹；O 和 S 两种溶血素对白细胞和血小板都有毒性。

A 组 β 型溶血性链球菌在痰及脓液中可生存数周，但对热和干燥抵抗力弱，加热 56℃时 30min 或一般消毒剂均可将其杀灭。

【流行病学】

1. 传染源　主要是患者和带菌者。患者自发病前 24h 至疾病高峰时期的传染性最强，脱屑时的皮屑无传染性。

2. 传播途径　主要经空气飞沫传播。偶尔也可通过被污染的书籍、生活用品及食物传播。少数情况下，病菌可由皮肤伤口或产妇产道侵入，而引起"外科猩红热"或者"产科猩红热"。

3. 人群易感性　人群普遍易感。感染后人体可产生抗菌免疫力和对红疹毒素的抗毒免疫力，后者较持久，但各亚型之间无交叉免疫，机体再感染 A 组 β 型溶血性链球菌后可不发疹，但仍可引起咽喉炎等症状；由于红疹毒素有五种血清型，其间也多无交叉免疫，因而患猩红热后，若感染了另一种红疹毒素的 A 组链球菌仍可再发病。

4. 流行特征　猩红热属于温带疾病，在我国全年均可发病，但以冬、春季节发病率较高。5~15 岁为好发年龄。

【发病机制】

猩红热的临床表现主要有化脓性、中毒性和变态反应病变，并引起相应的病理变化（图 10-9、10-10、10-11）。

1. 化脓性病变

病菌从呼吸道入侵 → 病菌黏附于咽峡部引起炎症 → M蛋白 透明质酸 → 炎症扩散 组织坏死

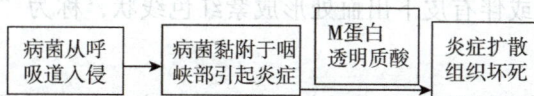

图 10-9　猩红热化脓性病变发病机制示意图

2. 中毒性病变

病菌从呼吸道入侵 → 产生红疹毒素入血 → 全身毒血症状 / 血管充血（皮肤最明显）、肝、脾充血和脂肪变性等

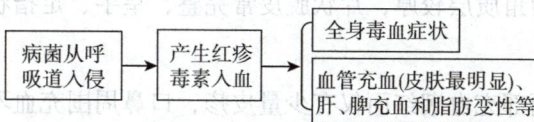

图 10-10　猩红热中毒性病变发病机制示意

3. 变态反应病变

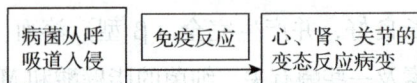

病菌从呼吸道入侵 → 免疫反应 → 心、肾、关节的变态反应病变

图 10-11　猩红热变态反应病变发病机制示意

【健康史】

评估患者有无猩红热接触史，是否最近到过人群密集地方的活动，曾经有无猩红热的感染史，是否属于发病的流行季节，有无预防猩红热的用药史等。

【临床表现】

潜伏期为 1~7 天，平均为 2~5 天。

1. 普通型　起病急骤，主要表现为发热、咽喉炎，起病第 2 天出现典型皮疹，为猩红热的三大特征性表现。

（1）发热　多为持续性，可达 39℃ 左右，伴有头痛、食欲减退、全身不适等症状。发热的高低及持续时间与皮疹的轻重和变化一致，一般发热持续 1 周。

（2）咽喉炎　开始表现为咽部干燥，继而疼痛，吞咽时加重，多数患者可见扁桃体充血、肿大，上覆盖有灰白色或黄白色点片状脓性渗出物。

（3）皮疹　皮疹为猩红热最重要的症状之一。

1）黏膜内疹：在皮疹出现前出现，表现为在软腭黏膜肿胀、充血的基础上，有小米粒状充血或出血性黏膜疹。

2）皮疹出疹顺序：皮疹在发热后第 2 天出现，始于耳后、颈及上胸部，24h 内迅速蔓延至全身。

3）皮疹特征：典型皮疹表现为在全身充血的皮肤上，分布着针尖大小且密集均匀的丘疹，压之褪色，称为"粟粒疹"，触之有砂纸感，疹间无正常皮肤，严重者可表现为出血性皮疹。在皮疹密集或伴有皮下出血处形成紫红色线状，称为"线状疹"（又称帕氏线）。

4）皮疹消退：皮疹多在 48h 后达到高峰，然后依出疹的先后顺序消退，2~4 天可完全消退，重症者可持续 1 周。皮疹消退后开始脱屑，脱屑顺序与出疹的顺序一致，脱屑的程度与皮疹的轻重呈正比，轻者为糠屑样，重者可成片状，颈、躯干部位常为糠屑样，手足掌、指（趾）处因为角质层较厚，片状脱皮常完整，呈手、足指状或者趾套状。无色素沉着。

（4）面部改变　面部充血潮红而仅有少量皮疹，口鼻周围充血不明显，与面部充血相比之下显得苍白，所以，称为"口周苍白圈"。

（5）舌象变化 发疹同时，出现舌覆盖白苔，舌乳头红肿突出于白苔之外，舌尖及边缘处显著，称为"草莓舌"。第三天白苔开始脱落，舌面光滑呈肉红色，部分可有浅表破裂，舌乳头仍隆起，称为"杨梅舌"。

（6）淋巴结肿大 部分患者颈及颌下淋巴结肿大、压痛，但多为非化脓性。

2. 其他临床类型

（1）轻型 表现为低热，轻度咽痛，皮疹少，消退快，脱屑不明显，病程短。

（2）脓毒型 罕见，表现为咽部严重化脓性炎症，渗出物多，局部黏膜出现坏死及溃疡，细菌常扩散到附近组织，形成化脓性中耳炎、鼻窦炎及颈淋巴结炎等，也可经血循环引起败血症和迁徙性化脓性病灶。

（3）中毒型 少见，主要表现为全身中毒症状明显，可有中毒性心肌炎、中毒性肝炎及感染性休克等。咽喉炎不重，但皮疹明显，可为出血性，近年少见。

（4）外科型或产科型 病原菌从伤口或产道侵入而致病，无咽喉炎，皮疹在伤口或产道周围首先出现，并向全身蔓延，中毒症状较轻，预后较好。

3. 并发症 早期可发生中毒性和化脓性并发症，如中毒性心肌炎、中毒性肝炎、化脓性中耳炎、化脓性淋巴结炎等；病程恢复期（2～3周）后，主要以变态反应并发症为主，如风湿病、肾小球肾炎等。

【辅助检查】

1. 血常规 白细胞总数（10～20）$\times10^9$/L 或更高，中性粒细胞占 80% 以上，严重者可见中毒颗粒。

2. 尿液 多无明显变化。并发肾小球肾炎时，尿蛋白增加，可出现红、白细胞和管型。

3. 细菌学检查 咽拭子或其他病灶分泌物培养可有 β 型溶血性链球菌生长，用免疫荧光法进行咽拭子涂片发现病原菌可快速诊断。

【治疗要点】

1. 病原治疗 首选青霉素治疗。早期治疗可缩短疗程，减少并发症。成人每次 400～800 万单位，2～4 次/天；儿童每天每千克体重 10 万～20 万单位，根据病情选择肌肉注射或者静脉点滴，疗程 7～10 天。病情严重者可酌情加大剂量。对青霉素耐药者可选择第二、三代头孢菌素类治疗。也可用红霉素，20～40mg/（kg·d），分 3 次给药，疗程同青霉素。

2. 对症治疗 高热可用物理降温，效果不好者使用小剂量退热剂；咽痛可协助用生理盐水漱口；中毒型或脓毒性患者，可在积极使用抗生素的基础上，加用肾上腺糖皮质激素等。

3. 并发症治疗 针对中毒性疾病如中耳炎等，以及变态反应性疾病如风湿病、肾小球肾炎等，进行相应的治疗。

【疾病预防】

1. 管理传染源　对患者和带菌者进行呼吸道隔离至症状消失 1 周，连续咽拭子培养 3 次阴性。密切接触者医学观察 7 天。流行期间的咽喉炎或扁桃体炎患者，也应按照猩红热隔离治疗。

2. 切断传播途径　病室应保持空气流通，定时消毒。疾病流行期间，避免到人群密集的公共场所，注意个人卫生和改善环境卫生，外出应戴口罩等。

3. 保护易感人群　疾病流行期间，对儿童机构或其他有必要的集体，可酌情采用药物预防，如苄星青霉素儿童每天 60 万~90 万单位，成人每天 120 万单位，可保护 30 天。或磺胺嘧啶 1g/d 口服等。

【常见护理诊断及医护合作性问题】

1. 体温过高　与 A 组 β 型溶血性链球菌感染有关。

2. 皮肤完整性受损　与细菌产生的红疹毒素损害皮肤有关。

3. 疼痛：咽痛　与咽喉炎症有关。

4. 焦虑　与起病急、患者症状明显有关。

5. 潜在的并发症　肺炎、皮肤细菌感染、急性肾小球肾炎、风湿热等。

【护理措施】

1. 生活护理　实行呼吸道隔离，病室空气流通，定期消毒，接触患者应戴口罩。急性期患者应卧床休息，给予高热量、清淡、易消化、富营养的流质或半流质饮食，避免辛辣、刺激食物，多饮水。

2. 病情观察　密切观察患者生命体征，特别是体温的变化情况；观察患者咽喉部红、肿、痛及分泌物变化情况；皮疹的出疹时间、蔓延状况及消退、脱屑变化；观察有无其他化脓性疾病如化脓性中耳炎，或变态反应性疾病如肾小球肾炎等并发症的发生。

3. 对症护理

（1）发热　保持适宜的温湿度，遵医嘱使用抗生素，必要时给予小剂量的退热剂，禁忌擦浴。

（2）皮疹　穿宽松棉质的内衣、裤，保持床单位的清洁、干燥、平整。修剪指甲，勿搔抓皮肤，瘙痒难以忍受者可适当涂擦止痒剂。若出现皮肤破溃，应保持创面清洁、干燥、及时涂抹抗生素软膏。脱皮时待其自然脱屑，勿强行撕拉皮肤造成新的损伤。

（3）咽痛　加强口腔护理，咽痛明显者可用氯己定或硼酸溶液漱口，可用华素片等含服。

4. 用药护理　应用青霉素时，应注意有无过敏史，观察疗效和不良反应；退热剂应小剂量使用，以免患者大量出汗而发生虚脱。

5. 心理护理 尊重、关心、体贴患者，病情允许的情况下，尽可能满足其需求。讲解疾病相关知识，保持患者最佳的心理状态，促进疾病恢复。

【健康教育】

1. 疾病知识指导 对患者和家属讲解猩红热的病因、临床经过和疗程，解除其顾虑。对发热、皮疹的护理方法及呼吸道隔离的措施给予具体的指导。

2. 疾病康复指导 指导患者疾病期间注意休息、合理饮食。告知在病程的 2~3 周，有可能出现变态反应性并发症，其中较多见的是急性肾小球肾炎，应每周到医院检查尿常规，以便及时发现、早期治疗。

复习思考

1. 简述猩红热皮疹的特点。
2. 简述猩红热患者的皮肤护理措施。

主要参考书目

［1］沈翠珍．内科护理［M］．北京：中国中医药出版社，2016．

［2］李晓莉．内科学［M］．1版．南京：南京大学出版社，2015．

［3］刘杰，吕云玲．内科护理［M］．北京：人民卫生出版社，2010．

［4］尤黎明，吴瑛．内科护理学［M］．5版．北京：人民卫生出版社，2012．

［5］李秋萍．内科护理学［M］．2版．北京：人民卫生出版社，2013．

［6］李丹，冯丽华．内科护理学［M］．3版．北京：人民卫生出版社，2014．

［7］孙建勋．内科护理学［M］．郑州：河南科学技术出版社，2015．

［8］陈燕．内科护理学［M］．3版．北京：中国中医药出版社，2016．

［9］徐桂华．内科护理学［M］．8版．北京：人民卫生出版社，2013．

［10］葛均波，徐永健．内科学［M］．8版．北京：人民卫生出版社，2013．

［11］汪芝碧．成人护理学［M］．1版．北京：人民卫生出版社，2016．

［12］刘俊香，江领群．内科护理学［M］．北京：人民卫生出版社，2016．

［13］杨绍基，任红．传染病学［M］．7版．北京：人民卫生出版社，2010．

［14］袁爱娣，黄涛，褚青康．内科护理［M］．武汉：华中科技大学出版社，2015．

［15］罗先武，王冉．2017护士执业资格考试［M］．北京：人民卫生出版社，2016．

［16］关永俊．全国护士执业资格考试过关精点［M］．上海：第二军医大学出版社，2016．

［17］全国护士执业资格考试用书编写专家委员会．全国护士执业资格考试指导［M］．北京：人民卫生出版社，2017．